脉学要论
中医脉学及仲景脉法探究

MAI XUE YAO LUN
ZHONG YI MAI XUE JI ZHONG JING MAI FA TAN JIU

武紫晖　黎辉 著

中医古籍出版社
Publishing House of Ancient Chinese Medical Books

图书在版编目（CIP）数据

脉学要论：中医脉学及仲景脉法探究 / 武紫晖，黎辉著 . -- 北京 : 中医古籍出版社，2024. 11. -- ISBN 978-7-5152-2932-4

Ⅰ . R241.1

中国国家版本馆 CIP 数据核字第 2024JX6552 号

脉学要论：中医脉学及仲景脉法探究

武紫晖　黎　辉　著

策划编辑　张　威

责任编辑　刘　婷

封面设计　王　悦

出版发行　中医古籍出版社

社　　址　北京市东城区东直门内南小街16号（100700）

电　　话　010-64089446（总编室）010-64002949（发行部）

网　　址　www.zhongyiguji.com.cn

印　　刷　北京市泰锐印刷有限责任公司

开　　本　710mm×1000mm　1/16

印　　张　32.25

字　　数　463千字

版　　次　2024年11月第1版　2024年11月第1次印刷

书　　号　ISBN 978-7-5152-2932-4

定　　价　128.00元

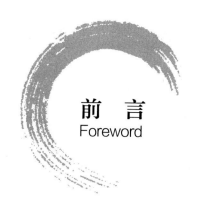

前 言
Foreword

诊有神、圣、工、巧者。望而知之谓之神：望其五色，视其精明，以知五脏之盈虚；闻而知之谓之圣：闻其五音，嗅其气味，以知六腑之强弱；问而知之谓之工：问其五味，察其寒热，以知邪之所在；切而知之谓之巧：切其寸口，视其虚实，以知病之所起。

纵观四诊，唯脉诊最贵、最准、最难。脉诊之贵，贵在可"占外知内"而"视死别生"，贵在使"虚实明了"而"寒热清晰"，贵在使"升降分明"而"出入显然"。脉诊之准，准在其"定位准确"而"病性了然"，准在使"病情昭彰"而"愈后显明"。脉诊之难，难在其"脉体难明"而"脉力难辨"，难在其"脉理精微"而"脉象纷然"。

统观中医，最难跨越之山岳有二，一为《伤寒》，一为脉诊。《伤寒》之难，在于六经理论的解析，在于六经思维的形成，在于六经治法的应用，在于六经方药的变通。若平素能细细研究六经之文、多多思考六经之变、时时应用六经之法、每每使用六经之方，日久则《伤寒》之难必然攻克，已然高屋建瓴，而一览众山皆简。脉诊之难，在于脉象的认识，在于脉理的明了。若平素能多多研读于脉诊之书、细细辨识于脉象之要、病病思考脉象之理、药药对应脉象之异，日久则脉诊之要必然烂熟于心而精然于指下，然后自能变通于临证。故脉诊者，只有心中清明，方能指下了然，再行论治，自然效如桴鼓、拔刺、雪污。

笔者初学于《伤寒》而后学于《金匮》，有感于圣论之精微而不能尽解，遂取一端，欲从脉法以微探其究。而脉学又是中医诸多理论中最难学习者之一，而欲解仲景，欲精临证，必当熟悉于脉理，熟练于脉诊。遂参考于《伤寒》《金匮》，而查阅于《内》《难》诸书，前后共阅读脉学相关著作三十余部以上，并参考学生时诸位老师的经验及笔者临证的实践，而从脉诊基本理论及二十七脉两大方面进行研究，并作此书。

本书上篇，主要探讨了脉诊基本理论，从气血理论出发，探析了诸般脉象产生的机理；并参考阴阳理论、气血理论等，探讨了阴阳脉诊法，如两寸前主咽以上及皮毛诸疾、右寸后主肺、左寸后主心、右关前胃关后脾、左关前胆关后肝、右尺前大肠尺后肾阳、左尺前小肠尺后肾阴等；并以"虚实"为总纲，以"沉浮、迟数、滑涩"为六目，以"上下、来去、至止、前后、内外、曲直、厚薄、软硬、溢覆"为九象，合为两纲六目九象，凡临证所见诸般脉象，无论简单还是复杂，皆可以此理论描述之、研究之。

本书下篇，主要研究了常见的二十七脉的基本脉象、病理意义、临床相关脉案等。如数脉有"至数之数"与"来去之数"之分，迟脉有"三至之迟"与"来去之迟"之分，长脉有"形体之长"与"往来之长"之分，有滑涩脉、双弦脉等。并参考《伤寒》《金匮》相关条文，探讨了条文中相关脉象的基本脉理；更参考诸家之说，以补充完善诸脉的生理病理意义。脉案主要选取于李士懋、赵绍琴、秦景明之实践，其皆为脉诊大家，而脉案中其脉象描述更是清楚明了，最能恰当地指导疾病的诊断和治疗，临床学习确实值得细细研读。

然，脉理如山，脉著如林。山之高不可丈量，林之多不可胜数。以无尽之林木，量无极之高山，终非人力可为，况笔者仅有个人之力，虽历四年，修改七遍，但仍不能尽数脉理，而遗漏者甚多，又不能尽览脉著，而至缺陷错谬者不少。故诚请诸位读者，凡见错而批之评之，凡见谬而指之正之，凡见漏而补之广之，并告于笔者，不胜感激！

于缙云山下、嘉陵江畔

2024 年 3 月 11 日

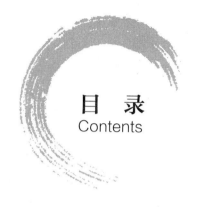

目 录
Contents

下 篇 | 二十七脉解

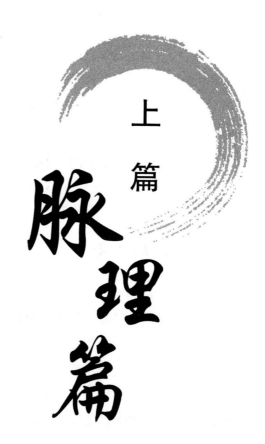

上篇

脉理篇

一、脉及脉诊法的发展

（一）脉字字源及含义

从文字的发展过程看，先有甲骨文，后依次为金文、大篆、小篆、隶书、楷书、简体字。大篆为西周晚期太史籀（zhòu）所编的字书《史籀篇》中收录，因此叫籀文；小篆为秦统一六国后（公元前221年），推行"书同文，车同轨"政策，由丞相李斯负责在秦国原来使用的大篆籀文的基础上进行简化，创制而出的统一文字。小篆从秦朝流行到西汉末年（约公元8年），最终逐渐被隶书取代。许慎于汉和帝永元十二年（公元100年）完成《说文解字》草稿，又经二十载修改，于建光元年（公元121年）方定稿，并遣子将其献于朝廷。许慎所著《说文解字》以小篆为正字，并将其作为主要研究对象，同时参照了小篆以外的古文（或体）、籀文。

《说文解字·辰部》言："衇，血理分衺行體者。从辰，从血。脈，衇或，从肉。𧖴，籀文。"（见图1）

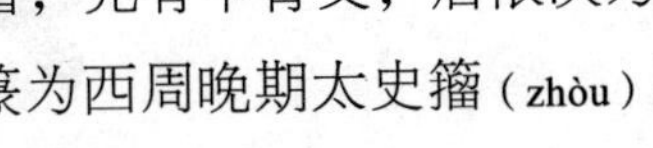

《说文解字》小篆　《说文解字》或体　《说文解字》籀文

图1　"脉"的各种文字

𧖴："脉"字，最早见于《说文解字》的籀文中，隶定[①]后写作"𧖴"。《集韵·卦韵》言："辰，水分流也。"指水的支流，后作"派"。故"𧖴"

---

①　隶定：将古文字按照其原有结构写成现代的字体。

有水流之含义，亦表示水流的分支。而人体内的血脉如同河流一样，有许多的支流，所以"衇"字用"辰"字作声符并会其意。"血""辰"这两个字形组合在一起，即指"人体中的血脉"。

衇：《说文解字》小篆将"辰"与"血"两部分对调，隶定后写作"衇"。

脈：《说文解字》或体①左边写作"月（肉，表示与人的肌体血肉有关）"旁，右边是"辰"字，隶定后写作"脈"。

脉：《说文解字》言："辰，水之衺流，别也。从反永。"又言："永，长也。象水巠理之长。"徐锴注曰："永，长流也。"观"辰"与"永"，其理相似，皆在形容水流分合有时、长流不息之貌。所以，在"脈"字基础上，将"辰"反写作"永"，从而有"脉"字。

汉字简化时，将"脉"字的异体字，如"衇""衇""脈"，及衇、衇、衇、覛、眽、衇、脈、衇等皆淘汰，而"脉"则成为楷书的规范字。

所以，"脉"字由表示水流流动不止的"永"和表示人体的"月（肉）"构成，本义指人体中的血脉，如河流一样，网络全身，聚散而行，而血行脉中，随脉而行，流通周身，永不停歇。

此"脉"者，即指中医之经脉，其遍布于上下内外，网络于五脏六腑，联通于四肢百骸，为人体生命之所系、疾病之所处。人体经脉，若无邪阻，则气血如河水一般畅行无碍，而能灌溉滋养于稼穑；若为邪阻，则气血阻塞难行、滋养不能，而灾祸纷起。

（二）脉诊的基本发展史

1.《内经》脉诊法

《黄帝内经》作为中医源头，亦是脉诊起源之书，其奠定了中医脉诊的基础，特别是在《素问》中，其"脉要精微论""平人气象论""三部九候论"等篇，详细地谈论了脉诊相关内容，为脉诊的发展提供了初始材料。

---

① 或体：指音义皆同，但因字形笔画增减而形成的异体字。

《黄帝内经》不仅提出了诸般脉象的具体名称，更论述了诸多脉象产生的机理，亦较为详细地论述了数种脉诊法，其中最具代表性的就是"三部九候"诊法，并设专篇进行介绍，并且强调了通过其法可以断人之死生。我们现代中医临床主要使用的寸口脉诊法亦源自《黄帝内经》，在《素问·五脏别论》及《素问·经脉别论》言之甚详，后世将其总结为"寸口独主五脏"理论。

观《黄帝内经》，有"寸""寸口""寸脉""寸口脉""尺""尺寸"之言，唯不言"关"。一般认为，《黄帝内经》之"寸"或"尺"，多总指之今日之"寸关尺"三部，并非为仲景、叔和及后世诸家所细分之寸口、关上、尺中。

2.《难经》脉诊法

《难经》一书，一般被认为是对《黄帝内经》的继承、发展、补充、阐释。

《难经》八十一难，后人将其分为"论脉""论经络""论脏腑""论病""论穴道""论针法"六大部分，其中"论脉"部分包括第一难至第二十二难，竟占其书的四分之一！并且将其放在开篇之处。可见在越人的认识中，诊病问疾之时，脉诊占着何等重要的地位。故《史记·扁鹊仓公列传》言其"特以诊脉为名耳"，太史公确实遵迹而述。

我们现在使用的寸口脉诊法，出自《难经·一难》："曰：十二经皆有动脉，独取寸口，以决五脏六腑死生吉凶之法，何谓也？然：寸口者，脉之大会，手太阴之脉动也。……寸口者，五脏六腑之所终始，故法取于寸口也。"此处"十二经皆有动脉"者，即指《黄帝内经》之遍诊法，即"三部九候"诊法。在《黄帝内经》时代，其主要诊法为遍诊法，而扁鹊却能"独取寸口"，独扬"寸口"脉诊法。此法又影响及后世万代，可见扁鹊之慧眼如炬。

至于寸关尺三部的规定，出自《难经·二难》："从关至尺是尺内，阴之所治也；从关至鱼际是寸内，阳之所治也。"《难经》所载寸、关、尺的概念与后世稍异，其"关"者并非指关脉，而是寸与尺的分界线。后世王叔和在越人、仲景的基础上，方将此理论继承并发展为现代所使用的寸关尺三部。

至于寸关尺三部所主，出自《难经·十八难》："脉有三部九候，各何所主之？然：三部者，寸、关、尺也。九候者，浮、中、沉也。上部法天，主胸以上至头之有疾也；中部法人，主膈以下至脐之有疾也；下部法地，主脐以下至足之有疾也。"此"上部""中部""下部"者，分别对应寸关尺三部，此乃《黄帝内经》"上竟上""下竟下"的配属原则。

一般认为，现代的寸口脉诊法主要来自《难经》，然观《黄帝内经》，仍然有寸口脉诊法，特别是《素问·脉要精微论》将寸口六部脉每部又各分为前后两部者，最为精要。寸口脉诊法，源自《黄帝内经》，发明于《难经》，实践于仲景，推广于叔和。

3. 仲景脉诊法

仲景之《伤寒杂病论》，总结了东汉末年之前的医学成就，将《黄帝内经》《难经》《汤液经》《神农本草经》等经典中的基本医药理论与临床实践相结合，创立了融理法方药为一体的六经辨证论治法，成为第一部中医临床学专著，为中医临床的发展奠定了坚实的基础。

仲景不仅是临床大家，更是脉诊圣手。虽然《伤寒论》卷一即为"辨脉法"与"平脉法"两篇，专论脉诊，但此两篇内容晦涩深奥，"与仲景书中脉法，殊多歧异捍隔（《冉注伤寒论》）"。似不是仲景所作，或为叔和之作，或为唐后宋前之人填入之作。故后世研究脉诊者，甚少提及并研究此两篇。但此并不影响仲景在脉诊之道的博大精深。

观《伤寒论》《金匮要略》两书，言脉者甚多。在《伤寒论》六经提纲条文中，太阳病及少阴病提纲条文皆先言脉，再言证，如"太阳之为病，脉浮，头项强痛而恶寒""少阴之为病，脉微细，但欲寐"。此两处先言脉者，说明在临床诊断太阳病及少阴病时，脉诊占据着首要地位，以脉最能显现疾病之本象故也。如在太阳病的诊断中，笔者向来以脉诊作为主要凭证，未有不中的者。临证凡见脉浮而紧，即使患者无任何其他表证之象，亦必当兼用汗法以开卫祛邪；凡脉见微细无力者，必兼用补益阴阳之法。

在《金匮要略》中，更是以脉象言其病机，如言中风之病机："寸口脉浮而紧，紧则为寒，浮则为虚，寒虚相搏，邪在皮肤。浮者血虚，络脉空虚，贼邪不泻，或左或右；邪气反缓，正气即急，正气引邪，喝僻不遂。"此言正气不足，邪气入中经络，经络挛急而见"喝僻不遂"之证。

仲景脉诊法，以"寸口"诊法为主，兼有诊趺阳脉和少溪脉者。它继承和发扬了《难经》脉诊法，摒弃了《黄帝内经》中大部分脉诊理论，将脉诊与临证实践相结合，故更适用于临证之辨证论治。

仲景虽然未定义寸关尺三部的具体部位，但在诊脉之时，已将其融入其中，且相比《难经》，更为精细实用。如《伤寒论》128条言："寸脉浮，关脉沉，名曰结胸也。"129条言："寸脉浮，关脉小细沉紧，名曰脏结。"如《金匮要略》谈及血痹病言："血痹，阴阳俱微，寸口关上微，尺中小紧，外证身体不仁，如风痹状，黄芪桂枝五物汤主之。"叔和及后世所言寸关尺三部，即来自仲景，且及现代，仍然实用于临床！

至仲景，方有"寸口""关上""尺中"之称，即今日寸、关、尺三部。如果《难经》之关脉多指寸脉与尺脉的分界线，那么仲景便已将关脉具体化，专指"高骨"处的关脉。正是因此，所以《伤寒论》和《金匮要略》两书里的脉诊理论，仍能指导于我们现在的中医临床。只有学过张仲景，方知"医圣"脉诊功夫，已臻化境。

仲景脉诊理论不仅可靠，而且实用。其不仅是王叔和研究脉诊和编著《脉经》的重要依据，更为后世所宗。实用而不造作，精彩而不华丽，临证之时，皆在效仿，永而不衰。凡学习研究仲景学术者，不仅当重视其理法方药理论的学习，更当重视其对脉诊的研究与应用。

4.叔和脉诊法

在王叔和之前，各种脉象约计八十种以上（《临证脉学十六讲》），多而繁杂，错乱无序，而且大多脉象仅见脉名而并无具体指感形象，故不能很好地指导于临床。鉴于此，叔和在《黄帝内经》《难经》的基础上，借鉴仲景脉诊理论，去糟粕而存精微，修繁杂混乱而为精简有序，遂作第一部脉学专著，为后世脉学发展奠定基础。

《脉经》第一篇即为"脉形状指下秘诀"。此篇专为诸脉"去繁杂""去混乱""去糟粕"而立法，亦为常见的二十四种脉象的具体指感形象而立法。凡后世研究诸脉之形象者，必参考于此。但要注意的是，叔和并非圣人，亦有错误之处。如言"革脉，有似沉伏，实大而长，微弦"，此实为"牢"脉。

在《黄帝内经》《难经》及仲景的基础上，叔和更进一步确定了寸关尺的部位，特别是在《脉经·分别三关境界脉候所主》中首次提出"高骨"与"关脉"的关系。"从鱼际至高骨，却行一寸，其中名曰寸口。从寸至尺，名曰尺泽。故曰尺寸""寸后尺前，名曰关"。后世所言之"掌后高骨，是谓关上"即根据此处而来。至此，寸关尺之位便已确定，及后世诸代皆遵而从之。

叔和在前人的基础上，明确了寸关尺三部与五脏六腑的关系。如在《脉经·两手六脉所主五脏六腑阴阳逆顺》中言道："心部在左手关前寸口是也……肝部在左手关上是也……肾部在左手关后尺中是也。"仲景言寸关尺三部，虽已暗含对应之脏腑，但明确提出者，乃叔和。

《脉经》系统地总结和发展了魏晋之前的脉诊内容，不仅规范了脉诊内容，使其达到了新的高度，更保存了大量的古文献材料，为后世脉诊的发展提供了重要的依据。其书的出现，预示着脉诊进入了新的发展时代。

5. 后世脉诊法

继《黄帝内经》《难经》及仲景、叔和之后，脉诊法有了发展的土壤。从唐至清，脉诊的发展主要宗《脉经》为主，后人只是从不同的角度或查缺、或补漏，以完善《脉经》，推广其用而已。

在《脉经》之后，也正是经过 1800 多年的发展，促使寸口脉诊法更加完善，使其在临证指导辨证用药方面更为准确，更为实用，且经过千年的临床实践，也证明了寸口脉诊法是中医临证中不可或缺的重要组成部分，正如滑寿《诊家枢要·序》所言："百家者流，莫大于医，医莫先于脉。"

在近现代，脉诊法的研究主要集中在文献的归纳总结和用现代科学技术手段探测脉之成象并分析其原理等方面。文献的归纳总结为研究某一学科或某一领域的最基本的研究方式，无论是过去，还是现在，但凡论著的完成常依靠于此法，本书也正是采用这种方式撰写而成。对于文献的研究，综述的探索，不仅可窥探脉诊的全貌，更能查缺补漏，萃取精华，以求突破原本理论的限制，从而达到新的高度。现代科学技术对脉诊的研究主要起始于 20 世纪 60 年代，研究方向主要集中在脉象传感器的发明和脉象图谱的分析方面，此方面的研究水平与科学技术的发展密切相关，但就目前情况来看，其对临证实用性、指导性不强，且价格昂贵，普遍应用困难，且容易造成资源的浪费。

（三）几本当读、必读的脉学书籍

笔者近几年探讨研习脉学，翻阅参考相关书目 30 本以上，虽非甚多，但也能窥探脉诊之大要。在这些书籍中，笔者认为，以下诸本著作对脉诊的学习、提高帮助较大，特别是《脉学心悟》《临证脉学十六讲》《文魁脉学》三本，若能潜心研习，必然将于临证方面收获丰硕。

1.《濒湖脉学》

叔和虽撰《脉经》，但其内容晦涩难懂，若非脉诊基础理论深厚者，则实难读懂，此致使其书传播局限，而通俗易懂的《王叔和脉诀》的出现，方使脉诊得到更好的流传和推广。

《王叔和脉诀》一般认识是六朝高阳生所作，此书将《脉经》的内容以四言歌诀的形式进行编写，在去繁就简后，理解容易，诵记简单，使脉诊内容更容易学习，故在宋元之间流传甚广。但其文字鄙浅，谬误甚多，甚至出现"宁悖《内经》，不悖《口诀》"之象，故南宋崔嘉言（亦有人认为是崔嘉言三传弟子张道中）仿其四言歌诀的写法，而作《崔嘉言脉诀》。崔氏论脉以"浮、沉、迟、数为宗"，对后世脉学影响甚大，明代李月池（李时珍之父）予以补订，改名《四言举要》，并被李时珍辑入《濒湖脉学》。

自《濒湖脉学》成书后，后世凡初学脉诊者，多将其作为脉诊启蒙之书，且被认为是中医必学书目之一，而有"四小经典"之美誉。笔者亦在大一之时听闻其名,遂每日早晚背诵,并在整个本科期间又反复多次背诵巩固,确实受益良多,对脉诊的喜爱亦从此始,所以才有现在对脉诊更进一步的研习。

《濒湖脉学》以七言歌诀的形式编写二十七脉,每一脉分为"体状诗""相类诗""主病诗"三者,并附有比较简单的解释。但其整本内容比较浅显,并未揭示其脉产生的核心机理,所以该书主要适合脉诊初学者,但若想在临证方面更有借鉴者,该书却难堪重任。

2.《脉学心悟》

本书为第二届国医大师李士懋老先生及其夫人田淑霄女士所作。

《脉学心悟》一书,仅五万余字,六十九页厚,言语虽少,内容却精炼,字字乃珠玑,句句为精华。其每字每句皆为揭示脉理而设,论调虽高,却简单易懂,于脉象、于脉理,皆论之深入而浅出,无论初学者还是提高者,皆甚适宜,当仔细学习之。

《脉学心悟》论脉之本质及诸般脉象,皆从气血理论出发予以解析脉理,并无其他"怪诞"理论,学之深入,亦不会走上其他"歪路"。《脉学心悟》一书,笔者学之已有十余遍,为最喜爱者,亦是受益最多者,笔者脉诊的入门与提高,正是得益于本书。凡学脉诊者,《濒湖脉学》之后,便是《脉学心悟》,但若从《脉学心悟》始,又未尝不可。但若非脉诊理论极为扎实者,读一遍欲得其要,却是不能;三五遍后,必然得之甚多。

李士懋、田淑霄夫妇又有《濒湖脉学解索》一书,乃为《濒湖脉学》注解本,后与《脉学心悟》合编为一本,名之《脉学心悟·濒湖脉学解索》;现又有将《脉学心悟》《濒湖脉学解索》《平脉辨证脉案》三书合一,名之曰《平脉辨证脉学心得》,各大书店均有所售。学李老脉学,必当参阅李老脉案,此书甚为合意,从理论至临证,一体而贯之。

3.《临证脉学十六讲》

本书为江西名医教授姚梅龄老先生之作。

其以讲稿的形式,系统总结了以姚国美、姚荷生、姚梅龄祖孙三代为代表的江西姚氏中医世家在薪火百年的临证实践中积累总结并逐步完善的脉诊经验。

《临证脉学十六讲》言之详细，论之精微，共讨论临床常见之脉象43种。《临证脉学十六讲》论脉，"以经典理论为纽带，以临床实用为指归"，其论"扎实具体，法度从容，特色鲜明，气象清新"，对中医临床有重要的参考价值。其对《脉学心悟》甚为推崇，文中曾多次引用其内容，两者在讲解脉理方面亦甚为相似，相互参学，更为有益。

4.《文魁脉学》

本书为赵绍琴老先生所作。赵老曾祖父以下三代皆为皇宫御医，其父赵文魁，时任清太医院御医，后任院使（院长），其医术精深，以脉诊为最。爱新觉罗·溥杰作序言："（赵文魁）于奇难急重之疾，凭脉论病，辨证究理，处方用药辄有奇效。举国盛名，终始不衰。"

《文魁脉学》为笔者所读脉学专著中最难懂者，特别是在脉诊理论薄弱之时，常不明了，但待有一定的脉诊理论基础及临证基础之后，方知其脉理之精微，论证之精妙。

《文魁脉学》论脉，与一般脉诊书籍完全不同，其专为临证作书，而非泛泛空谈。其论脉者，主脉、兼脉相参，且与浮、中、按、沉相配。所言脉象，常常三种脉象相兼，甚至可达五种之多。如言"浮兼迟"："浮迟而中取或沉取有弦滑之象，这就不能说是单纯表寒，很可能热郁于内，表气不疏，肺气受阻，气机不调，三焦不利。治疗可考虑先治内部郁热，俟郁热解，肺气开，三焦利，脉象即可由浮迟而恢复为正常脉象。"又如言"紧兼沉"："紧兼沉而弦细无力者。紧沉为寒邪在里，主痛；弦细为阴分不足，经络失养；无力为阳虚气弱。当以温养阳气，兼顾其阴，宜温寒拈痛之法。"

诸般脉诊书籍，虽然皆在言脉，但最切合临床实际情况者，却最以《文魁脉学》突出。此为脉诊必读之书，特别是欲提高临证能力者，为必不可缺者。唯中医基础理论扎实，又有一定临床经验者，最为适宜，不适合脉诊初学者。

5.《脉说》

本书为清代叶霖所撰，分上下两卷。上卷选取《黄帝内经》《难经》《脉经》等内容，并以"按"而加以阐释，其理论与临床实际结合紧密，每发新义，甚为实用。下卷列举分析 30 种脉象，每一脉象，前有总论，而后"按"之，引《黄帝内经》《难经》及仲景、叔和等后世诸家之言，结合其深厚的理论基础和临证实践能力，而对每一种脉象之理进行详细剖析。其亦为诸多脉诊书籍中极为精华者，学习脉诊者当参考研习。

6.《脉神》

本书原称《脉神章》，为《景岳全书》第四至六卷。上卷为"内经脉义"，中卷为"通一子脉义"，下卷为"难经脉义""仲景脉义""滑氏脉义"及"诸家脉义"。

本书核心在"通一子脉义"卷，论述了"脉神""正脉十六部"等内容，特别是"脉神"中提出，脉乃血气之神，是邪正之鉴，并强调诸疾病不过"表里寒热虚实"六字而已，而其中最重要者，便是"虚实"，而"欲察虚实，无逾脉息"。表里易分，寒热易明，唯虚实最难辨清，而辨虚实者，重在脉象。景岳之言，直指大道，直点脉诊之机要。《脉神章》以"脉神"命名，而"脉神"者，便是虚实，以脉察其虚实，此为最简便且最准确的方法。景岳此言，是为圣道。《脉神章》之"脉神"篇，为学习脉诊者必读之篇，不仅当领会其要义，更应将其用之于临证，实际践行之。

7.《脉学正义》

本书为清代张山雷所作，约四十万言，是一部系统、全面的脉学专著。作者引经据典，所引脉诊专著或医集多达六十余种。

全书共分六卷，第一卷论脉学纲领，第二卷论诊法操作要领，第三卷论诸脉形象之辨别，第四、五、六卷分述诸脉主病及其辨证应用。于每节之下，先引诸文献内容，再在其后列"正义"，以详细分析之、论述之、褒贬之。其书引文广泛，言之深入，发明详细，褒贬鲜明，为脉诊重要参考书目！

8.《诊家枢要》

本书为元代滑寿所撰,成书于1359年,其书未做分卷,分别以"脉象大旨""诊脉之道""脉阴阳类成"等12个小题目论述之。在"脉象大旨"中,直言气血之盛衰乃脉产生的物质基础;在"诊脉之道"中,滑氏提出脉诊当以浮、沉、迟、数、滑、涩六脉为纲;在"脉阴阳类成"中,共论述了30种脉象,每条首述该脉形象及主病,再依临床常见兼脉简述其病候,最后依该脉所现寸、关、尺不同部位分述其所主病证。其中"脉阴阳类成"的写作方式开后世单一脉象研究先河,观后世凡研究诸脉形象、脉理、临证所主、兼脉之意、不同部位所主之病,皆仿滑氏写作之法。小有差异,无大区别,因此研究方式甚为精细、实用。笔者在脉诊文献的整理研究中,《诊家枢要》其书及写作方式,亦作为重点参考。滑氏其书,所述简明扼要,错误较少,临证甚为实用,为可以仔细认真阅读者。

9.《诊家正眼》

本书为明代李中梓于1642年所作,其分上下两卷。上卷整理并引用《黄帝内经》《难经》及仲景、滑寿等人脉学之言,并加以分析阐论,另又注按,颇有发挥;下卷亦以四言歌诀的形式,分别从"体象""主病""兼脉"三方面论述28脉,并于其后设"按",更加深入通俗地剖析其脉象、脉理。其所言"主病""兼脉"部分,与《诊家枢要》甚为相似,实为滑氏后继者。

二、脉诊在临床诊断中具有决定性意义

《素问·经脉别论》言："气口成寸，以决死生。"

《灵枢·邪气脏腑病形》言："按其脉，知其病，命曰神。"

《素问·五脏别论》言："帝曰：气口何以独为五脏主？岐伯曰：胃者，水谷之海，六腑之大源也。五味入口，藏于胃，以养五脏气，气口亦太阴也。是以五脏六腑之气味，皆出于胃，变见于气口。"

《三因极一病证方论·脉经序》言："脉为医门之先，虽流注一身，其理微妙，广大配天地，变化合阴阳，六气纬虚，五行丽地，无不揆度。"

《重订诊家直诀·序》言："医有四科：曰脉，曰证，曰药，曰方。知脉而后知证，知药而后能方，故脉尤汲汲也。"

《外科大成·痈疽之脉》言："病在脏腑，不能以告人而脉告之，脉不能以接人而指接之。则是脉也者，乃天真委和之气，非图可状，非言可传，惟在人之会心而已……寓之于目，悟之于心，措之于指，运之于意，于是乎病之浅深无不彰明较著也哉。"

《脉学心悟·脉诊的意义》言："脉诊，在疾病的诊断中，起着决定性的作用。若用数字来估量，大约可占 50% ～ 90%……若论四诊的重要性，当以切诊为先。"

《临证脉学十六讲·脉诊的价值》言："脉象信息大概能反映病人约百分之七八十的问题，例如其病因，尤其是病机，其次是病所、体质，百分之七八十都能从脉象上反映出来……一个不会脉诊，或对脉诊掌握不扎实的中医，不可能成为一个合格的中医，更不可能成为一个高水平的中医。"

就四诊而言，脉诊必排第一。以气血流通于脏腑、运行于经络、出入于官窍、穿梭于皮肉筋骨，其在统集一身内外信息之后，变见于寸口。所以可以通过诊察寸口脉象，以推断其人气血在流经各组织时所反映的基本情况，并依此归纳出疾病的基本病机，并按机论治。此亦为脉诊的实质。

凡病，必然引起气血的变化，最后变见于寸口，故可以通过寸口脉象的变化，以诊察任何疾病，且脉象能"反映病人约百分之七八十的问题"，故"在疾病的诊断中，（脉诊）起着决定性的作用。若用数字来估量，大约可占 50% ～ 90%"。

脉诊在疾病诊断中的作用，主要在于可确定疾病的病位、病性、病情、病势，以及判断疾病的转归与预后等。

（一）从脉诊可以判断疾病的四大属性

任何疾病的发生、发展、变化，必然与病位（疾病发作的部位、涉及的脏腑）、病性（寒热虚实）、病情（疾病的轻重程度）、病势（疾病的发展趋势）四个方面最为相关，而这四个方面，即对应着中医在诊断时对疾病的定位、定性、定量、定势。

1. 定位

定位即通过脉诊，可确定疾病的发生部位、主要涉及的脏腑、其病偏气分偏血分等情况。判断方法主要有八纲辨证（表里辨证）、脏腑辨证、气血津液辨证、六经辨证、卫气营血辨证、三焦辨证、经络辨证等，每一种辨证法均有自己独特的定位方法，临证可按具体病情的不同择而用之。但八纲辨证与脏腑辨证、气血津液辨证为中医辨证法最核心内容，无论择用其他何种辨证法，此三者必当参合以用之。

（1）定病变部位

病变部位的确定，主要包括以下几种：

首先，通过症状位置来判断。哪里不舒服，哪里便是病变部位。如头痛的病变部位在头部，腹痛的病变部位在腹部。此即病历中主诉的主要组成部分。

其次，通过脉诊以判断，此主要包括两点：

一者，通过浮沉以断其在表在里。如《伤寒论》第 51 条言："脉浮者，病在表。"第 218 条言："脉沉而喘满，沉为在里。"第 394 条言："脉浮者，以汗解之，脉沉实者，以下解之。"

二者，通过大脉、小脉之所在部位以推断其具体病位。①《素问·三部九候论》言："帝曰：何以知病之所在？岐伯曰：察九候，独小者病，独大者病，独疾者病，独迟者病，独热者病，独寒者病，独陷下者病。"张景岳《脉神·七诊》解曰："详此独字，即医中精一之义，诊家纲领，莫切于此。"②《诊宗三昧·师传三十二则》言："有诸脉皆小，中有一部独大者；诸脉皆大，中有一部独小者。便以其部，断其病之虚实。"此为最常用之病位判断法。若"诸脉皆小，中有一部独大"，则脉大处，即为正邪相争剧烈之处，为邪之所处，必为病位所在；"诸脉皆大，中有一部独小"，则脉小之处，即为正气虚弱之所或为邪气闭阻不通之处，必为病变部位所在。至于具体为虚、为实，自当结合沉取之脉力以判断之。③凡邪之祛除，必因正气使然。所以，凡是有邪气的地方，必然为正气聚集的地方，而正邪相争，脉象必大。故凡脉大之处，常为正邪相争之所，亦为病变部位所在。要注意的是，此大脉乃相对于其他部位而言：如六脉均细小乏力，反见某一处较其他部位稍大稍有力，那么此处便为病位之所在；如六脉均大而有力，却见某一部最大、最有力，那么此处即为病位之所。凡脉之最异常处，即为病位之所在。④此节内容亦见于下篇第十一章大脉之"大脉小脉与病位的关系"处，可参合而阅，方更完整、全面。

（2）定关联脏腑

疾病的具体病变部位较易确定，然引起其病的原因却甚多。

从脏腑辨证法可知，若某脏腑功能失常，则脏腑之间可彼此影响，互相侵犯而为病。探索病变部位与哪些脏腑的功能失常相关的过程，即为脏腑辨证。

脏腑辨证是中医辨证法中最根本的辨证法。任何疾病的发生，总与某个脏腑的功能失常密切关联。①如头痛头晕者，或因脾运失常而痰湿上泛、阻塞脑窍所致，或因肺气不利而卫气不行、壅阻脑窍所生，或因肝阳上亢而壅塞脑窍所得，或因肝肾亏虚、精血不充而脑窍失养所成；若治之，或健脾降浊化痰而使脑窍清明，或宣肺通经畅卫而使脑络畅通，或滋肝潜阳而使之不扰，或补肝肾、生精血以充养脑窍。②李老于《脉学心悟》记载一病例："一人后头痛四日，别无他症。随诊的实习学生以为外感，予辛凉解表剂。余诊其脉尺浮，此为相火旺，淫于膀胱经，沿经上灼而后头痛，改用知柏地黄丸而愈。"此即《金匮要略·脏腑经络先后病脉证》之"病人脉浮在前，其病在表，浮者在后，其病在里"。尺脉本沉，李老此案尺脉反浮，知其为肾阴亏虚而虚火内盛，并循足太阳经上行而聚之于项，经气不畅，故而为痛。③临证辨证，总不离脏腑辨证法，而治疗者，实以调理相关脏腑为主。诸疾病者，若能确定其关联脏腑及基本病性，即使治疗效果不佳，偏差亦未太远。

如何从脉诊以确定与疾病的发生相关联的脏腑？此可参阅上篇第六章"脏腑配属原则"处，言之甚详。

（3）定在气、在血、在津液

气、血、津液者，是组成人体的最基本物质，亦是滋养于脏腑组织而使其功能正常发挥的关键物质，只有脏腑强健、经络通畅，气血津液方能正常生成、运行，人体方能健康无疾。

凡病，若脏腑失和、经络不通，则必然影响气血津液，致使气、血、津液中某一个或某几个的生成、运行失常。有偏于气之失常而为病者，如气滞、气逆、气陷等证；有偏于血之失常而为病者，如出血、瘀血等证；有偏于津液代谢失常而为病者，如痰湿水饮等。

气、血、津液者，彼此联系，相互影响，若其中某一个病变，往往会波及其余两者。观之临床，疾病的初期若治疗得法，往往可起到药到病除、拔刺雪污的效果，此乃疾病初期气、血、津液的病变程度及结滞程度较低使然；若病久不解，病位扩展，则必然使此三者相互凝结、阻碍，最终胶结难解，治之必然困难万分，唯有徐徐图之，如诸肿瘤辈皆是如此。

审病问疾者，皆在细究于气、血、津液，而脉象者，却最能反映其三者在当前的基本状态。治病者，无非在于调和气、血、津液，使虚者得补，使滞者得行，此乃万般治法之源头。所以，在审疾问病之时，必当细察于气、血、津液之状态，方能得见疾病之本质，对应治之，何能不效！

诸般脉象的形成，皆是气、血、津液在运达一身之后变见于寸口所成，故脉诊者实乃在诊察气血津液而已，并通过脉象以推断气、血、津液的当前状态，以推断疾病的基本情况。

对于如何从脉诊确定其病在气在血，可参阅上篇第六章的"气血配属原则"处，言之详细。

2. 定性

性者，属性。定性，即确定疾病的基本属性。

疾病的属性主要分为两种，即病情的属性与病邪的属性。

（1）通过脉诊可以确定疾病的八纲属性

依据八纲辨证，病性主要分为寒、热、虚、实四者。从理论方面来看，任何疾病均具有此四者中的两种，如虚寒证、虚热证、寒实证、实热证。只有在确定了病情的属性，方能针对其具体情况，制定出相应的治法，如虚者补之、实者泻之、寒者热之、热者寒之。

判断疾病的寒、热、虚、实，却为中医临证中最难者，但凡寒热误判，或虚实误断，必然导致治疗时寒者却清之、热者却温之、虚者却泻之、实者却补之，如此治疗与服毒无异。为中医者，一生均在深研、细研、精研"寒、热、虚、实"四者！凡临证功力深厚者，必然独具慧眼，自然能辨明其疾病的寒热为多少，虚实为几分。待用药之时，自然能切合其数，服之又何能不效！

当然，一些疾病的寒热、虚实之象不甚明显，有人认为其偏平性。这种情况，可以依"邪之所凑，其气必虚（《素问·生气通天论》）""两虚相得，乃客其形（《灵枢·百病始生》）""正虚之处，便是容邪之所（《医宗金鉴·金匮要略注》）"等理论来分析。从邪正两方面来看，邪气的侵袭，主要是因正气的不足使然，故曰"正气存内，邪不可干（《素问·刺法论》）"。所以，凡病，若虚象不明显，亦可兼以扶正之法。若寒热之象不明显者，可从寒论治。因人以阳气为生，阳气足则气血津液自能源源不断地生成，阳气足则脏腑功能方能正常运转，阳气足则身体暖和舒适；活人与死人，区别就在那一口阳气而已。精血津液者，死人何不具有？只因缺失了阳气的温煦推动，它们已不能正常运行以发挥其基本功能而已。总之，寒热之象不明显者，可从偏寒论治；虚实之象不明显者，可从偏虚论治。

中医一生，便是在精研寒、热、虚、实四者而已。从脉诊辨虚实最为明了：凡脉，若沉取有力便为实，沉取无力便为虚。至于何为有力、何为无力，只能通过临证诊脉，多人对比，自能明了于指下。从脉判断寒热者却无定数，虽言"数则为热，迟则为寒"，然张景岳却言数脉以虚证最多见，且"愈虚则愈数，愈数则愈危"，而迟脉又非寒者独见，凡邪气阻滞较甚者，其脉皆可见迟。所以，欲断虚实者，可凭于脉之力量强弱，而欲断为寒为热者，却必当借鉴于四诊，细察其有无舌红苔黄、面赤唇红、腹热便秘、小便短赤等诸般热象。依李士懋老先生经验，临证发热，即使烧至四十一二度者，若其脉数疾、按之无力，或舌淡嫩者，则为阳虚阴盛证，治之必当重以温扶阳气为主，稍兼清解透邪之法，不可主次颠倒，或纯以清热，病必不除，甚至出现死证（《温病求索·医案十则·麻疹肺炎合并心力衰竭》）！

（2）通过脉诊可以确定病邪的属性

邪气者，有外感六淫、内伤七情，以及痰湿水饮、食积、瘀血、结石等。观其病邪，每种邪气均有相应的致病部位，如风寒之邪常袭肌表、暑热病邪常及阳明、七情易伤心肝、食积常壅胃肠、结石常居胆肾膀胱等。从脉观之，浮紧表寒，沉紧里寒，洪为暑盛，滑为痰食，涩为七情、瘀血、结石等。

外感六淫邪气，常可从脉象判断之。如笔者曾治一失眠患者，其患失眠数十年，最近两个月病情加重，严重时彻夜不眠。其平素一直在服用安眠药，最近服用安眠药竟然无效，遂找中医治疗。查其脉，按之无力甚，两尺浮沉皆稍紧，两关沉而稍紧，两寸脉象不清。此为正气虚甚而又为风寒侵袭之，治之以肾气丸重用附片以扶助正气，以桂甘龙牡汤养心安神，更加祛风散寒之品以祛邪外出。服药两剂即有改善，至八剂而明显好转。

虽言数热、迟寒、滑痰、涩血，然临证者，却不能仅凭脉诊而武断之，必当四诊结合，并参考疾病的发生、发展、变化及治疗的过程，方能最终确定。性命之事大于天，大意不得。

3. 定量

定量即通过脉诊可确定疾病的轻重程度，并依此确定治疗药物剂量的多少。

疾病的轻重程度较难确定，其定义也较为模糊，但又是中医必须掌握者。中医的不传之秘在于药物的剂量，而处方治病，每味药剂量的多少就是依疾病的轻重程度而决定的。如寒证用附子者，是用 10 克还是 20 克，甚至是 50 克、100 克等，此与寒证的轻重程度密切相关。若热证用石膏是 10 克还是 20 克，虚证用人参是 10 克还是 20 克者，皆由疾病的轻重程度而定。中医临证治病，很多时候即使辨证准确，疗效也不佳者，常是因为病情轻重程度判断不够准确，导致所用药物剂量不准使然。至于药物的定量这一方面，诸般医书讲之甚少，常为医者通过长期临证总结所得。或许这也正是中医成才需要太长时间的原因之一。

（1）病情轻重的判定

中医基本理论认为，疾病的发生、发展、传变、痊愈的过程，主要与正气的强弱密切相关。疾病轻重的判定，既可以从疾病发作的整个过程来判定，也可从疾病的当前具体状态判定。

从整体来看，病邪由表传里、由浅入深、由实转虚的过程，皆与正气的虚损密切相关。在疾病过程中，正气起着祛邪和修复损伤机体的作用。随着疾病的持续，正气不停地消耗，最后必然致使正气逐渐损伤，正不胜邪，邪气内传、深入，从而使疾病持续加重，最终至正气虚极，油尽灯枯，从而出现亡阴、亡阳之死证。如伤寒的六经病传变，温病的卫气营血传变、三焦传变，慢性疾病的脏腑传变等，均可从正气的虚损状况来判断病情的轻与重。以其病愈靠近后期，其正气愈虚，其病亦愈重、愈危。

从疾病的当前状态判断，疾病的轻重除了与正气的强弱、病位的深浅、病邪的多少相关外，关系最为密切的就是气的升降出入状态了。如《素问·六微旨大论》言："升降出入，无器不有。"又言："出入废则神机化灭，升降息则气立孤危。故非出入，则无以生长壮老已；非升降，则无以生长化收藏。"所以，气的升降出入正常与否，直接决定了人的脏腑功能能否正常发挥。若气的升降停息，人的脏腑活动停止，其生命必然灭亡。故仲景论阳明病之大陷胸汤证与大承气汤证，均有死证。此两证皆为大实之证，皆因邪气阻滞而气机不能正常升降使然。如《伤寒论》第212条之大承气汤证言脉沉"涩者死"，即为燥屎阻滞太甚，气不升降，故为死。

病情的轻重与正气的强弱及气的升降密切相关。正气的强弱直接影响着疾病的整个发展过程，正气强则疾病可逐渐向愈发展，正气弱则疾病可能迅速恶化；气的运行直接决定了生命能否持续进行，一般疾病均包括气的运行失常的病理变化，但若气的运行严重失常，气不能升降，则生命必然消亡。

（2）药量多少的确定

俗言"中药不传之秘在剂量"，观之临床，确实如此。

定性乃通过四诊合参概括出其病之证，再按此证以确定疾病的基本治疗方向，而定量乃是具体治疗的实施。可以说在定性准确的情况下，决定治疗效果的关键便是药物剂量的多与少。正如虽然明白番茄炒蛋的做法，但要做出美味的番茄炒蛋，在食材相同的情况下，火候的把握才是关键点，故亦有"厨师的不传之秘在火候"之说。观之两者，实乃同意。

只要中医基本理论功夫深厚，自能通过辨证以确定具体的治疗方向、部位，但在治疗时，药量的多少却与对病性判断的准确性及相关临床经验密切相关。如虽然都是风寒外束、正虚营弱之桂枝汤证及桂枝加葛根汤证，但后者兼见"汗出"且"项背强几几"，其风寒外束的程度比前者明显加重，故在原方的基础上再加解表祛邪之葛根，以增强桂枝汤的解表力量；若伴见"无汗"而"项背强几几"者，则以桂枝汤加葛根，更加麻黄以治之，此即葛根汤法，以其"无汗"而"项背强几几"者，为邪气闭郁更甚使然，故更加麻黄以加强其解表之力。此乃桂枝汤证偏实的治法，又有桂枝汤证偏虚者，如偏阳虚的桂枝加附子汤证，及偏气血虚的桂枝新加汤证。此乃通过加用他药来增强其方在某一方面的治疗力量，而又有增加某一味药物的剂量来加强相应功效者，如《金匮要略·腹满寒疝宿食病脉证治》言："痛而闭者，厚朴三物汤主之。"观其方，厚朴三物汤与小承气汤，均由厚朴、枳实、大黄三味组成，然前者厚朴八两、枳实五枚，后者厚朴二两、枳实三枚，二方大黄相同，均为四两，何以厚朴、枳实剂量相差如此之大？只因两者虽均有燥实的结滞，然气滞程度有所不同。厚朴三物汤者，用于燥热内结而气滞重者。

　　脉诊对用药剂量的指导，主要着眼于虚实两方面。症状或许有假，如"至虚有盛候""大实有羸状"，但脉诊却无假象。通过脉象最能判断邪气阻滞与正气虚损的程度，再以确定扶正或者祛邪药物剂量的多少。如两患者均感风寒而得咳嗽，其一脉浮紧，按之涩而乏力，此为正虚受邪，经脉不畅，气血不继，故在治疗时当增强扶正之力，如用小青龙汤加附子；若脉极虚者，更加人参、当归；其一脉虽沉涩，但按之有力，又兼咳而无痰或咳痰不爽之象，此为痰浊壅结于内，气机不利使然。在解表达邪的同时，当加强祛痰利气之力，可以小青龙汤合桔梗汤或瓜蒌薤白白酒汤或葶苈大枣泻肺汤等治之。

　　药物剂量的确定，确为中医的重点、难点。同一处方，药物的剂量不同，不仅可以使治疗方向发生改变，如桂枝汤以调和营卫、桂枝加桂汤以温阳降逆、桂枝加芍药汤以和络通便；亦可以使药物的功效发生改变，如桂枝汤之白芍，本在调肝养血以和营，但在桂枝加芍药汤中却倍用之，则以和络止痛、通泻大便为主。

　　药物剂量的确定，亦为中医在临证时必须攻克的点，这直接决定着一名中医能否成为大医，甚至国手。中医的入门门槛较低，正如仅学中医一年的大一学生，自信点即可以开药行医，即可以称自己是中医生。但想要用中医治病扶伤，却差之万里。而想要效如桴鼓，更是难上加难。没有数年，甚至数十年在理论上的潜心研究和在临证上的探索验证，想成为真正的中医，实为难矣。即使或有大名，亦为钓誉者耳。所以笔者及同学、朋友在攻读研究生阶段选择跟诊老师时，并非以老师一日所诊病人的多寡或老师的口碑作为主要参考点，而是选择能对患者病情讲得清楚、说得细微，对所用之方加减有度、变化自如，及病人复诊率比较高者。所幸的是，笔者当年所跟诸位老师，确为大医、明医，而得之甚多。欲入中医之门，欲得中医之要，欲成大医能手者，必须跟之于诸师，慢慢侍诊一旁，两三年、三五年之后，必然得之者细微而精要、实用。

现代中医学生主要毕业于医学院校，后从事于大小医院，俗称学院派。社会上的传统师承派也有，但较少。学院派的优势在于对中医理论学习较深、较广，但在临证方面却甚为薄弱。学校的中医专业课程，主要包括四大基础课——基础理论、诊断学、中药学、方剂学，四大临床课——内、外、妇、儿，及四大经典课——《黄帝内经》《伤寒论》《金匮要略》《温病学》。其对中医的学习，重视的是理论方面。即使是四大临床课，讲解的重点也是辨证方面而已，而且内容主要是较低端的辨证方法；至于论治方面，则重点在讲看到某证就用某方治疗，如在《中医内科学》中，治疗痰浊导致的咳嗽，就用二陈汤合三子养亲汤，并后缀数种加减变化，然皆未言其所用药物的剂量是多少。或言方剂中已经学过，但是凡讲授方剂者，笔者尚未见到兼讲其剂量者。他们重点讲解该方配伍组成的意义及所对应的证。从本科始到博士毕业，学校皆在讲辨证，至于论治，学生只有自学，或跟师学习。

那么如何掌握临证时处方中诸药物的剂量？除了精研诸经方、名方所用药物的剂量外，并当参考古代、现代名家大家的用药规律，更应总结自己的用药经验。如此，日久之后，用方、用药必能灵活圆润，加减有度，中的效佳。要注意的是，笔者一直强调多跟诸位老师学习临床，因为只有这样，才能明白并掌握当前所在地区的基本用药规律，以不同地区的气候不同、人文不同，必然导致患者身体基本情况的差异，所以必然产生本地区的用药规律。如江南沿海一带，气温较高，湿气较重，其病多以湿热为主，治疗用药多偏寒凉，而且剂量也轻，观温病学派便知；而川渝一带，寒湿较重，寒湿之邪重浊黏滞，亦伤阳气，缠绵难愈，所以用药常偏辛温，而且剂量亦重。火神派即出自于川，其用附子之重，远超常度。笔者本科时就读于广西中医学院（现广西中医药大学），时附院陈廷禧老师医术高明，笔者本科五年皆在陈老师处跟诊，每每二三剂药便可解除病痛。记得某次跟　诊时，突遇一患者怒气冲冲闯进诊室，言："我从大老远来，你却只开了三剂药，连十元都不到！"陈老师用药甚轻，常常3克、6克、9克，三剂药也就二十左右，而疗效颇佳。后笔者在成都读研、读博，所遇诸师用量皆重，如陈皮，陈老师常用6克左右，待成都诸师常用15克左右，皆因环境不同，邪气均异使然。

4. 定势

势即病势，即疾病发生、发展、变化的趋势。其由两方面组成，即邪气进退的趋势及正气祛邪的趋势。

（1）通过脉诊可推断出邪气进退的趋势

一般而言，外感病为急性病，其邪气亢盛，发病急速，传变较快，脉象随疾病的发展而变化迅速；而内伤杂病主要是以脏腑虚损、功能失和为主的慢性病，其传变较慢，变化隐晦，而脉象常常变化不明显。所以，凭脉象的变化以判断疾病的发展状况者，主要用于外感病或者是夹有外邪的内伤杂病的诊断。

诸邪者，以六淫最为常见，害人最为广泛。观仲景《伤寒论》、吴氏《温病条辨》，皆以研究六淫之邪为主，并皆能位列于"中医四大经典"，以其书不仅在理论方面阐释精微细致，而且在使用方面切合临床实际，都是不可多得的中医理实一体代表之作，所以才具有如此之高的地位。由此两书可以看出古人对外感病的重视，而称六淫为百邪之首，未尝不可。

外邪袭人，不外从表入里的基本传变过程，其规律被归纳为六经传变、卫气营血传变、三焦传变等，而外感病传变的实质是因误治、失治导致正气虚损，抗邪无力，邪无所阻而从表入里，内陷直入。总体来说，无论外感之六淫还是内生之百邪，其传变总是与正气亏虚相关。诸邪者，亦最喜聚集于正气亏虚之所，故言"邪之所在，皆为不足（《灵枢·口问》）""正虚之处，便是容邪之处（《金匮玉函经二注·血痹病》）"。所以，凡病位所在，必为正气不足之所；凡邪气所传，必为正气亏虚之处。无论是外感病还是内伤杂病，皆是如此。如六经病传变的实质，即是因正气的虚损而邪气逐渐深入。

如何从脉象判断病邪是否会传变？主要是观察脉象是否发生了变化。

若脉象发生了变化，则往往意味着病邪发生了传变，疾病发生了变化。

《伤寒论》第4条言："伤寒一日，太阳受之，脉若静者，为不传；颇欲吐，若躁烦，脉数急者，为传也。"此即是从脉象来判断病邪的传变，"静"指脉象没有发生变化，与原来的脉象相同，即仍然是太阳伤寒的"浮紧"之脉，此为正气较为充足，能够抗御邪气，邪气仍在肌表，而未内传。但若患者出现"颇欲吐""躁烦"等证，且脉象由原来的浮紧变为现在的"数急"，则说明病情已经发生变化，风寒之邪已然入里化热，已形成阳明病或少阳病。以阳明病病机为"里热炽盛"，热扰心神，心神不宁，故见"躁烦"；少阳病病机为"胆火内炽"，木气失和，横逆克土，胃气失和降，故见"颇欲吐"；胆火扰心，故见"心烦"。这些皆为火热内盛的阳热实证，热迫气血，气血激流，变见于脉，故见"数急"。

《伤寒论》第4条重点在强调"脉"，通过脉象的变化来判断疾病是否传变；而第5条"伤寒二三日，阳明、少阳证不见者，为不传也"，主要是从"证"来判断疾病是否发生了传变。此两条并列存在，位于《伤寒论》精华篇之太阳病篇的前五条，说明仲景对其甚为重视，以其最具有临床意义、最能判断疾病是否传变使然。特别是第4条"脉"在第5条"证"之前，说明凭脉以断疾病的传变，在外感病中更具有意义。

《伤寒论》第151条言："脉浮而紧，而复下之，紧反入里，则作痞。""脉浮而紧"者，为风寒之邪在表，为太阳伤寒；"紧反入里"者，为沉紧之脉，为表寒内陷入里使然。本为太阳伤寒，故治之者，当以辛温发汗法，以祛邪外出。本应汗之，但反下之，徒损中焦正气，里气不足，抗邪无力，表邪内陷，聚于中焦，阻塞气机，使中焦之气不能正常升降，痞塞不通，故见痞满不舒之象，如桂枝人参汤之"心下痞硬"者。

《伤寒论》中从脉象断其疾病传变趋势者，还有第274条："太阴中风，四肢烦疼，阳微阴涩而长者，为欲愈。"第290条："少阴中风，脉阳微阴浮者，为欲愈。"第 327 条："厥阴中风，脉微浮为欲愈，不浮为未愈。"第 23 条："太阳病，得之八九日，如疟状，发热恶寒，热多寒少，其人不呕，清便欲自可，一日二三度发。脉微缓者，为欲愈也；脉微而恶寒者，此阴阳俱虚，不可更发汗、更下、更吐也。"等等。

（2）通过脉诊可推断出正气祛邪的趋势

邪气者，客也；正气者，主也。邪气袭人，犹如客占主位，必祛之而方安。凡邪气袭人，正气必然奋起反抗，正邪相争，此乃是生病后人体各种不适症状产生的根本原因。正邪相争，存在于疾病的整个过程中，疾病的发生、发展、预后，均与正邪相争的结果相关。所以，通过正气祛邪的趋势以预判疾病的发展，对于疾病的治疗具有重要的临床意义。

1）从脉象以推断正气祛邪之势

《伤寒论》第 1 条太阳病提纲言："太阳之为病，脉浮，头项强痛而恶寒。"此处"脉浮"，即言正气祛邪的趋势。风寒之邪侵袭，阻塞于人体肌表。邪在肌表，属外，故体内之正气偏于向肌表布散，以求达表抗邪，祛邪外出。此种正气向肌表布散的趋势，应之于脉，即为"浮"脉，并按脉浮紧之有力无力，分别治之以麻黄汤、桂枝汤。

那么，如何通过脉象以推断正气祛邪之势？主要包括两点。

其一，通过脉力之大小以判断正气祛邪之势。人体正气有强弱之分，故祛邪之势有剧烈与徐缓之分。若正气旺盛，则外趋祛邪之势强而有力，表现于临床则可见脉浮紧有力、无汗、头身骨节疼痛、发热明显之太阳伤寒证；若正气不足，则外趋祛邪之势缓而无力，表现于临床，则见脉浮紧无力、汗出、低热之太阳中风证。太阳伤寒者，正胜邪实，治之可直祛其邪，用麻黄汤以发汗解表；太阳中风者，正虚邪轻，治之以扶正祛邪，用桂枝汤扶正解表。仲景将太阳病表证分为太阳伤寒和太阳中风者，正是依人之身体素质不同，致使人体正气有强弱之不同，所以感邪之后，便见正气祛邪之势而有所不同。风寒袭表，正气旺盛，抗邪有力者，便为太阳伤寒；正气虚弱，抗邪无力者，便为太阳中风。抗邪有力者，必然脉动有力；抗邪无力者，必然脉动无力。脉力之大小，以沉取为准。

其二，通过脉势之来去以判断正气祛邪之势。风寒之邪在表，正气必然外达以祛邪，应之于脉，便为浮象。①若其脉浮而来势明显者，说明正气正在外趋，正在外出抗邪，治疗自当顺其势，用辛温升散之品以发汗解表，透邪外出。麻黄汤、桂枝汤即为此而设，只是因为正气虽然在外出达表抗邪，但因其有强弱之不同，抗邪之势有峻、缓之别，故仲景将其分为麻桂二证。要注意的是，此两方的根本区别在于扶正力量和解表力量的强弱不同。②但若其脉虽浮，而脉之去象反明显者，则说明正气虚弱而抗邪无力，邪气欲向内陷、欲向内传，此时治之，自当扶正祛邪，或益气温阳，或生津养阴，并合解表药以急治之，以截断其传变之势。如《伤寒论》第301条言："少阴病，始得之，反发热，脉沉者，麻黄细辛附子汤主之。"此条之"脉沉"，即指脉势，即脉以去势为主，脉有从浮变沉的趋势。此时若不及时治疗，则邪气入里，大损阳气，脉必沉微，而为少阴病。在少阴阳气衰少、表邪将欲入里之际，急以附子温肾助阳以实其里，以麻黄祛邪外出以解其外，以细辛内接附子，外连麻黄，交通表里，加强扶正祛邪之力。此方药少而力宏，连表交里，透达三焦，扶正祛邪，凡平素阳气不足，感受风寒，无论邪气在表，还是已然内陷，若未见四逆、腹泻、脉微者，皆可用之。

总之，正气祛邪之势，决定着疾病的发展方向，或向愈，或加重。而判断的关键点则在于脉力的大小和脉势的来去。凡脉有力而来势明显者，为旺盛之正气祛邪外出之象；凡脉乏力而去势明显者，为虚弱之正气抗邪无力而邪气将欲内传之象。仲景治病立法，主要是依据这两方面，此本为《伤寒论》传变之道的核心要义。不仅伤寒病的传变如此，百病皆然。只有在脉诊之时，了然患者的脉力之大小和来去之势，那么短期内，其病传变的多种可能必然能明了于心。而于用药，自然能防患于未然。故仲景于《金匮要略·脏腑经络先后病脉证》言："见肝之病，知肝传脾，当先实脾。"观小柴胡汤方证，及太阴病治疗所用主方类"四逆辈"等，即是如此。《伤寒论》之精义皆在传变之道，未知其道者，则《伤寒论》尚未入门。

《伤寒论》中从脉象判断疾病的转归和愈后者甚多，如：

第323条言："少阴病，脉沉者，急温之，宜四逆汤。"此条之"沉"脉与301条麻黄细辛附子汤证之沉脉病理意义基本相同，不同的是麻黄细辛附子汤证乃感邪的初期，即见脉之去势明显，有浮脉向沉脉转变的可能，而邪气仍然在表，尚未入里，故治疗时以温阳助里、扶正解表；而323条四逆汤证则是在感邪后，浮脉已经转变为沉脉，说明寒邪已然入侵少阴，然尚未见厥利脉微等诸里寒内盛之证，说明寒邪虽然已入少阴，但尚未大伤肾阳而泛滥于里，此时肾阳虽弱但尚能抵御邪气，故当急以四逆汤温扶肾阳，牢固根本，以防寒伤肾阳而厥利俱现，且姜附兼能行散，尚可透邪外出。此两方皆以温散为主法，然323条之四逆汤证为阴寒之邪已然入侵少阴，故治之以温扶阳气为主，兼以透邪外出，而301条之麻黄细辛附子汤证为邪气仍在太阳，但因肾阳虚弱，邪气有向少阴传变的趋势，故治之以温、散并重。此两方之附子，皆为未病先防而设，皆在先安未受邪之地，皆在扶助正气以加强抗邪、祛邪之力。

第271条言："伤寒三日，少阳脉小者，欲已也。"此为少阳病欲愈的脉象。少阳伤寒主脉为"弦细（265条）"，但现得少阳病已数日，病时稍久，此时往往邪气不如初始之强盛，正气亦不如初时之旺盛，正邪相争较为平和，但若脉不"弦细"而仅见细者，则说明通过前面的正邪相争，邪气已然微弱，所剩无几，故脉不弦而见细者，为正气不足，为正气抗邪而有所消耗使然。邪气已微，正气也弱，若顾护得当，正气恢复，微少之邪自然可以直接祛除，疾病自然而愈。

第49条言："脉浮数者，法当汗出而愈。若下之，身重心悸者，不可发汗，当自汗出乃解。所以然者，尺中脉微，此里虚，须表里实，津液自和，便自汗出愈。"第50条："脉浮紧者，法当身疼痛，宜以汗解之。假令尺中迟者，不可发汗。何以知然？以营气不足，血少故也。"此两条的核心要义是，外有风寒之邪闭郁，应当发汗以祛其邪，然其人尺脉或"微"、或"迟"，此为气血营卫不足使然，当此之时，正气本虚弱，若不顾虚弱之正气而强迫发汗，必然会大伤正气，正不抗邪，邪气内传，而为诸般坏病。

这也是仲景在告诉我们，治疗外感病时，一定要判断清楚其人正气的强弱状况，只有正气旺盛者，方可加强祛邪之力，若正气虚弱者，必当扶正解表，不可过度或一味发散。不仅是表证如此，百病皆然，所谓治法，就是攻补而已，而临证功夫之深浅，则全在于对攻补之剂量和时机之掌握是否细致入微而已。

2）从症状以推断正气祛邪之势

通过脉诊本可以判断正气祛邪之势，然生命之事无小事，所以临证当多方参考，此亦可从临床症状判断正气祛邪之势。

除了阐释六经辨证法外，仲景更兼脏腑辨证法于其中。如《金匮要略·脏腑经络先后病脉证》言："见肝之病，知肝传脾，当先实脾。"观《伤寒论》第 96 条言："若腹中痛者，（小柴胡汤）去黄芩，加芍药三两。"第 100 条言："伤寒，阳脉涩，阴脉弦，法当腹中急痛，先与小建中汤，不差者，小柴胡汤主之。"第 279 条言："本太阳病，医反下之，因尔腹满时痛者，属太阴也，桂枝加芍药汤主之。"此三条皆见腹痛之症，或"腹中痛"，或"腹中急痛"，或"腹满时痛"，而治之皆以芍药泻肝和络，缓急止痛。此三证之腹痛，皆为木旺克土，或土虚木乘使然，治之皆在扶土抑木，并有未病先防，防肝病传脾，防少阳病传变为太阴病之意。

又如阳明病。阳明胃气，本以通降为主，但若其病在胃脘，胃气不降反而上逆，则可见呕吐之症，如栀子豉汤证；病在大肠，若燥屎阻滞太甚，腑气不通，津液不化，热迫津液从燥屎旁而下，便为"热结旁流"证。所以，病在阳明，若病位偏上在胃脘者，可见呕吐；若病位偏下在大腹者，可见泄泻。此两者，均为阳明正气祛邪外出之象，而升降却完全不同。究其因，皆乃"就近祛邪"使然。

又如肺病，本当见咳，以肺主宣发肃降，若肺脏受邪，肺气运行必然逆乱，升降失序而见咳。①咳为肺气上逆，病势向上向外。若外邪侵袭而见咳喘者，其咳不仅因肺气闭郁不宣所致，更体现了正气上宣升动，欲祛邪外出之机。若正气旺盛，则往往咳之有力，此为正气祛邪有力之外象；若正气虚弱，则往往咳声虚怯，此为肺气虽虚弱，但尚有一定祛邪之力；但若肺气大虚，无力与邪相争，则可无咳之证，如《金匮要略·肺痿肺痈咳嗽上气病脉证治》言："肺痿吐涎沫而不咳者……此为肺中冷……甘草干姜汤以温之。"此乃肺阳大伤，不能温养肺气，致使肺气痿弱而无力与邪相争，故肺虽病却不见咳，但因其病尚未及肾，肾阳尚实，故治之，仅以炮姜二两、炙甘草四两，以甘温苦敛缓和之剂，补之敛之，温肺阳、补肺气，扶其痿弱。②肺病反不咳者，为正气大虚而无力与邪相争，故其临床表现反见"缓和"。观《伤寒论》六经，三阳病为实，三阴病为虚。三阳病临床表现鲜明，各种恶寒、发热、疼痛等让人不适的症状极为明显；而三阴病因正气的不足，与邪抗争乏力，所以常见呕、利、冷等临床表现不甚鲜明之象，似乎不需治疗，忍一忍也可过去。而这种临床表现不鲜明之象反而是重证，治之较慢。如胃脘胀满者，若为痰饮宿食停积所致者，属阳明病范畴，常常偏实。直接消导之，可以很快治愈，甚至一剂而病除；但若为脾胃虚弱所致者，则属太阴病范畴，只能慢慢调理补养，三五剂之后，缓解似有似无，着急亦是无用。或言本为脾胃虚弱而至胃脘胀满者，反以消导清热之品，其胀满竟然自愈，病人认为医生水平了得，确实治好；但从理论而言，其病反而更重，因虚而实者，治之必当重在扶正，轻于祛邪，现在未扶其正而更损之，正气大虚而无力与邪相争，故临床表现反而不如之前鲜明。人生病后各种不适的症状，主要因正邪相争所产生。若正邪相争之势不如原来明显，其各种不适的症状必然减轻。这点在虚人感冒中最常见，每每遇到平素正气虚弱而感受风寒者，其表证往往不甚明显，但见各种鼻塞、咽痛、胸闷、失眠、恶心、腹胀等症状，此为正气虚弱，感邪初期邪气已然内陷使然。而为太阳阳明合病者，治之必当扶正祛邪，透邪外出，然在邪气外出之际，其咽痛、鼻塞往往会加重，甚至会出现咳嗽、头身疼痛等症，此为邪气外出阳明，专入太阳，故诸表证反而加重，此不为逆，继续扶正祛邪即可，但此时却当加强祛邪透表之力。③所以在临证之时，于医生而言，不能因病人的症状减轻就说其病向愈，也不能因其症状加重就说其病更重，必当综合前后，明了疾病的传变之势，方可断其已轻已重。

内伤杂病，主要以脏腑之间的功能失常为主，所以可以通过脏腑辨证法，观察是否在原来症状的基础上出现了新的症状，从而判断疾病是否传变。疾病在脏腑之间，主要借助经脉和气血津液为通路进行传变。①五脏之间主要通过气血津液进行信息的传递，亦是以气血津液为中介进行疾病的传变。如肝脾同居中焦，位置相近，彼此影响最大。在生理方面，肝调气机以助脾运，脾生气血以养肝体。在病理方面，肝不疏泄则中气升降失司，脾运不及；中气不能升降则壅塞于中，郁及于木，使肝失疏泄；脾不运化则气血不生，肝体失养。②六腑以通为用，以降为顺，其通过气而彼此影响。如胃气不降则腑气不通，大便秘结；三焦气化得行则小便通利；胆能助肝疏泄，胆液排泄则肝气疏泄，六腑之气皆得条畅，则二便通利，月经如期来潮。③互为表里的脏腑，以经络为通路进行传变。如心与小肠互为表里，其以经脉相连，心热可循经而下移小肠；如肺与大肠互为表里，肺气不降则腑气不通，大便滞而不泻，腑气不通又可使肺气不降而上逆为咳为喘；其他如胃气不降则脾气不升、胆气不泄则肝气不疏、小便不利则肾气不化，皆为脏腑间功能的失常、疾病的传变。

5. 小结

观此四者，定位以确定具体的治疗部位，定性以确定具体的治疗方向，定量以确定所使用药物的剂量，定势以确定疾病的发展趋势、所用药物的运动趋向。只有定位、定性准确，定量、定势恰当，其方方能契合病机、病情，治疗之时才能效如桴鼓。

（二）从脉诊可以判断疾病的转归与预后

1. 重视外感六淫致病

疾病是一个过程，从邪气侵袭开始至邪祛病愈结束，均为疾病的发生过程，这个过程包括了疾病的发生、发展、变化、愈后等，此过程可长可短，可简单亦可复杂。观之现今中医院校四大经典课程中，《伤寒论》与《温病条辨》皆主研外感六淫之邪侵袭人体的病变过程，此正与"夫百病之生也，皆生于风寒暑湿燥火，以之化之变也（《素问·至真要大论》）"相契合，此亦可看出仲景、叶天士等人对外感病因致病的重视。

人体之百病，确实以外邪致病最为多见，只是现代之人在外邪侵袭的初期往往忽视治疗或乱治误治，终使邪气深入，攻及脏腑，损其气血，伤其阴阳，终至脏腑功能损伤。即使邪祛病愈，损伤之脏腑亦难以恢复如初。脏腑功能低下，气血虚弱，则津行紊乱，痰浊瘀血生成。若更与外邪相结，壅塞于脏腑，阻塞于经络，一身表里失和，杂病必然彼此纷起，此即为何现今社会如此多内伤杂病的主因之一。

就外感病而言，不知何时起竟然普遍流传"感冒不治七天自愈"之谬说，甚至有人对此坚信不疑。实不知"百病"的突然发生或慢性病的突然加重，与突感外邪最相关，百病皆从感冒始而已。

2. 正虚是疾病发生及传变的关键所在

读《伤寒论》便知，无论人体何处，风寒之邪皆可直接或间接侵袭，至于邪气侵袭何处，则主要与人体的正气相关。如其人平素脾气、脾阳虚弱，感邪之后，若不及时、正确地治疗，病情迁延，其风寒之邪可直取中焦，侵及太阴，形成太阴病，如太阴兼表轻证之桂枝汤证（276 条）及重证之桂枝人参汤证（163 条）。若其人平素心之气血阴阳虚弱，则邪气易向心传变；若平素肝阴、肝阳不足，则邪气易向肝传变；余脏皆然。

"邪之所凑，其气必虚""正虚之所，便是容邪之处"。不仅外感病如此，内伤杂病亦然。凡内伤杂病发作之处，必然为正气不足之处。若人体某处各种病变频繁发作，特别是某种慢性病，则说明此处必以正气不足为主要矛盾。正是因为此处正气不足，所以邪气方能盘踞其处而不易被祛除，久为病巢，治之更难。

侵入人体的邪气能够祛除，逆乱的气血能够反正，皆乃正气的抗邪作用使然。正气充足，自然抗邪有力，及邪气初侵，即能祛之外出，而气血方已逆乱，即能拨乱反正。药物者，在治疗中仅起到扶助调理作用而已，若正气大虚，脏腑不养，油尽灯枯，神药亦为难治。

所以，在疾病的整个变化过程中，正气起着决定性的作用。疾病的发生，乃正气不足、邪气侵袭使然；疾病的传变，亦是因正气的不足而产生；而疾病的痊愈，更与正气相关。在整个治疗过程中，必当小心以呵护于正气，防止病体的再次损伤。即使治疗时间较长，其病依然在愈。如果邪气阻塞太甚，气机已不能正常升降，或火热亢盛而精液将枯者，此时已然危及生命，即使正气已虚，仍然以祛邪救命为主，待邪气祛除，升降有序，精液得保后，再徐徐言扶正固本，如《伤寒论》之大陷胸汤证、大承气汤证及少阴三急下证等。

3. 脉诊最能反映正邪相争的状态

正气是祛除邪气的关键。正气旺盛则邪气易祛，正气亏虚则邪易残留。疾病的变化，主要与正气的虚实最为相关，而脉象最能反映正气的强弱及抗邪情况。故欲判断疾病的变化，可主要依靠脉诊。

（1）通过脉诊可判断邪气的内传及疾病的加重

从脉力、脉位结合观察疾病的传变。在外感病中，邪气内传之因，主要与人体某脏的正气虚弱相关，而欲判断脏腑正气的强弱情况，必脉力与脉位结合相参，方为准确。若右寸沉取无力，为肺虚；右关沉取无力，为脾虚；右尺沉取无力，为肾阳虚；左寸沉取无力，为心虚；左关尺沉取无力，为肝肾亏虚。笔者遇一大二女生，在其朋友诊病问药之后，欲诊脉以断其身体情况，当时便见其左寸轻取稍紧，中取结代而稍大，沉取无力，便问其平素是否有心悸等心脏方面不适的情况，患者遂言昨日似心绞痛一整天！此为寒气内侵手少阴经，使其血脉不畅而致其内陷之因，正是心气虚弱使然，从脉沉取无力便知。然患者仅询问而不欲开药，邪气潜藏，必然为祸，甚为可惜。不知大病皆从小病来，小病均从感冒始。感冒虽小，不可忽视。邪气不祛，久郁必生大病。

从脉象的变化观察疾病的传变。疾病若欲内传，其脉常从浮向沉、从来向去、从上向下发生变化，主要是从脉势方面观察之。若欲更准确者，则必当最少参合数日之内两次以上的脉诊方可确定。如其脉昨日浮而今日已沉；其脉昨日来势明显而今日去象明显；其脉昨日进之象明显而今日进象明显减弱，甚至经柔按之后却有退意。然若病情严重且变化迅速者，早晚脉象即可见明显不同。在内伤杂病，特别是慢性病，若其病情加重之时，亦是邪气逐渐凝结阻滞严重之时，故其脉可从滑向涩、从大向小、从数向迟、从沉向伏牢等转变，或是脏腑虚损更甚而正气逐渐衰退之时，其脉可变为结、代、细、微、弱、散等。

（2）通过脉诊可判断邪气的祛除及疾病的治愈情况

邪气侵袭及疾病发生之因，乃正气亏虚使然；而邪气的祛除及疾病的痊愈，乃正气旺盛使然。正气旺盛，自能祛邪外出；正气旺盛，自能修复邪气损伤的脏腑器官，使之恢复至正常的运行状态。若外邪侵袭者，在邪气逐渐外祛过程中，则浮而紧、数、滑、濡等脉象可逐渐向正常平和脉象变动，沉而大、迟、涩、伏等脉可逐渐由沉向浮变动；若内伤者，则脉象可由涩向滑、由小向大、由迟数向平脉等变化；若正气亏虚为主因者，正气逐渐恢复，则可见脉沉取从无到有、从小到大、从无力向有力的变化。总之，邪气祛除及疾病恢复的脉象，是从病脉向正常平和脉象变化的过程。

（3）小结

疾病的发生、传变、恢复的关键在于正气。要注意的是，若药后患者自我感觉病情好像已经减轻，但其脉象变化不明显者，说明其病药后变化确实轻微，但当继续治疗即可；若见病症虽然转愈，而观正气却未见恢复，此时必当小心呵护，防止正气更损。若突然受邪，此时若顾护失常，则病情可能突然加重，甚至比前病更为恶化。凡病，若气机升降未停息或邪气尚未亢绝于内者，治之常当兼扶正气！即使如表实之麻黄汤证，仲景亦用二两桂枝、一两炙甘草以辛甘化阳，温扶正气，更何况于其他疾病。

三、寸口独主五脏

（一）气口、脉口、寸口

《灵枢·经脉》言："经脉者，常不可见也，其虚实也以气口知之。"

《灵枢·小针解》言："所谓虚则实之者，气口虚而当补之也；满则泻之者，气口盛而当泻之也。"

《灵枢·终始》言："持其脉口人迎，以知阴阳有余不足，平与不平，天道毕矣。所谓平人者不病，不病者，脉口人迎应四时也……少气者，脉口人迎俱少而不称尺寸也。"

《素问·平人气象论》言："欲知寸口太过与不及。"

《类经·气口独为五脏主》言："气口之义，其名有三：手太阴肺经脉也，肺主诸气，气之盛衰见于此，故曰气口；肺朝百脉，脉之大会聚于此，故曰脉口；脉出太渊，其长一寸九分，故曰寸口。"

寸口者，又称气口、脉口，"名虽三而实则一耳"，故景岳言："气口寸口脉口之义，乃统两手而言，非独指右手为气口也。"又言："气口者，六部之总称，非专指右关之前也。"

观《脉经·两手六脉所主五脏六腑阴阳逆顺》引《脉法赞》言："左主司官，右主司府。左大顺男，右大顺女。关前一分，人命之主；左为人迎，右为气口；神门决断，两在关后。"此几句实属妄议，过度强调，不可当真。叔和竟亦认为"左为人迎，右为气口"。观后世秉承其说者众，致使景岳亦在初年认为"左为人迎而候表，右为气口而候里"。至多年之后，方知此论为"无稽之言，其谬为甚"。甚至现代亦有人不究其理，直挪其言，侃侃而谈！笔者就曾遇到过，当时不明其理，便觉其言甚为高明，现在细细想来，当年不知接受多少莫名其妙、不究其理的"奇言怪谈"，后幸得名师指点，又勤翻于书，方避免了在中医之路及脉诊之道上走向"歪斜之路"。

然观《伤寒杂病论·序》有言："按寸不及尺，握手不及足；人迎趺阳，三部不参。"此"三部"者，即指寸口、人迎、趺阳三脉。此处之人迎，乃承《灵枢》"动输""本输""经脉"等篇之人迎，为喉结旁阳明经动脉。之所以名之曰人迎者，因其位本在人迎穴处，仲景未改其名，宗经直用。

（二）寸口何以独主五脏

《素问·五脏别论》言："帝曰：气口何以独为五脏主？岐伯曰：胃者，水谷之海，六腑之大源也。五味入口，藏于胃，以养五脏气；气口亦太阴也，是以五脏六腑之气味，皆出于胃，变见（xiàn）于气口。"

脉诊取寸口为主者，主要有以下四点原因：

1. 肺主行气的功能可变见于寸口

《四圣心源·寸口脉法》言："肺主藏气，而朝百脉，十二经之气，皆受之于肺。平旦寅初，肺气流布，起于寸口，运行十二经中，周而复始。一日一夜，五十度毕，次日平旦寅初，复会于寸口。寸口者，脉之大会。此曰寸口，乃寸尺三部之总名，非但鱼际已也。故十二经之盛衰，悉见于此。"

生命在于运动，在于气血的循环往复，而肺为气血运行的动力来源。人体之气血津液精等基本物质的输布、流通、转化、代谢等，无不是在气的推动、血的濡养下进行的。而五脏功能的正常发挥，皆是以气血为基础，只有气血充沛，运行畅通，则诸脏腑功能自然健旺，五脏强而身体亦健。然气血之间，阴阳之中，阳占主导，故气能行则血方能动，而人体之气运行的动力来源，或者说气运行之始的源头，便在于肺，在于肺的宣发肃降，故"人一呼脉再动，一吸脉亦再动，呼吸不已，故动而不止《灵枢·动输》"。

只有呼吸升降不停，方能使气血运行不息，及其流通四达，脏腑经络，无不得养。气血者，主要依附经络而行散；寸口者，属于太渊，归属肺经。故呼吸之间，气过寸口，呼吸不已，则脉动不止。故可以通过观察寸口脉搏之变化，以监察肺之呼吸的变化，进而能观察诸脏腑经脉间气血的运行状态。

2. 诸经脉的各种状态可变见于寸口

《难经·一难》言："十二经中，皆有动脉，独取寸口，以决五脏六腑死生吉凶之法，何谓也？然：寸口者，脉之大会，手太阴之动脉也。……营卫行阳二十五度，行阴亦二十五度，为一周也，故五十度复会于手太阴。寸口者，五脏六腑之所终始，故法取于寸口也。"

《难经悬解·一难》言："寸口者，脉之大会，以肺主气，十二经之脉动，肺气鼓之也，故肺朝百脉，十二经脉，皆朝宗于肺，而大会于寸口。……会寸口者，营气也，故气口成寸，以决死生，但言营气。若卫气，则今日平旦，始于足太阳之睛明，明日平旦，又会于睛明，不会于寸口也。"

《灵枢·动输》言："黄帝曰：经脉十二，而手太阴、足少阴、阳明，独动不休，何也？岐伯曰：足阳明胃脉也。胃为五脏六腑之海，其清气上注于肺，肺气从太阴而行之。其行也，以息往来，故人一呼，脉再动，一吸脉亦再动，呼吸不已，故动而不止。黄帝曰：气之过于寸口也。"

《灵枢·五十营》言："人经脉上下左右前后二十八脉，周身十六丈二尺……人一呼脉再动，气行三寸……呼吸定息，气行六寸……一万三千五百息，气行五十营于身。"

寸口者，脉之大会，乃指寸口位于太渊穴处，而太渊为八会穴之一，为"脉会"之所。经络者，连通于诸脏腑，而会聚于太渊处，故可以通过观察寸口脉搏的状态，而监察于诸脏腑经络。

又肺朝百脉，而太渊归属于肺经，即寸口归属于肺经，而与肺脏相连。故可以通过观察寸口的脉搏状态，通过"百脉"对肺的影响，以监察"百脉"的各种状态。

《灵枢·经脉》言："谷入于胃，脉道以通，血气乃行。"又言："经脉者，所以能决死生、处百病、调虚实，不可不通。"故知，气血充养于经脉，并随诸经脉而运行于周身，其经脉之通滞盈虚，皆可通过寸口而变见于外。

此三点即为称寸口为"脉口"的原因。

3. 后天之气的多寡可变见于寸口

《素问·平人气象论》言："人无胃气曰逆，逆者死。……脉无胃气亦死。"

《灵枢·营卫生会》言："人受气于谷，谷入于胃，以传于肺，五脏六腑，皆以受气，其清者为营，浊者为卫，营在脉中，卫在脉外，营周不休，五十而复大会，阴阳相贯，如环无端。"

《素问·经脉别论》言："食气入胃……经气归于肺。肺朝百脉……气归于权衡。权衡以平，气口成寸，以决死生。"

《圆运动的古中医学·脉的原理》言："人离母腹，通了大气，肺家即起呼吸作用，呼吸作用起后，循环作用、排泄作用、消化作用，乃随肺家的呼吸作用相继而起。……各脉皆会于肺脉，各脏腑的作用皆起于呼吸作用。此所以中医诊脉，只诊肺脉，便知全身也。"

后天之气者，包括天之清气与水谷精气。只有肺之宣降正常，天之清气才能源源不断地生成；只有脾胃中气健旺而运化正常，水谷充足、均衡，才能源源不断地生成水谷精气。肺者，手太阴；脾者，足太阴。所谓"气口亦太阴（《素问·五脏别论》）"者，即脾肺两脏所化生后天之气的多与寡可直接变见于寸口。

在天之清气与水谷精气之间，水谷精气更占主导地位。在正常情况下，因为外环境和肺功能无太大变化，所以天之清气的生成之量基本固定不变，故影响后天之气强弱者，主要在于水谷精气的多与少。而影响水谷精微多寡者，主要在脾胃之气的强与弱。所谓"胃气"者，即指脾胃之气；"无胃气"者，则指脾胃衰败，不能运化水谷，已无水谷精气生成，脏腑失养，功能俱息，人何以生！如机器无能量，又何能运转！故人无胃气则死，"脉无胃气亦死"。而候胃气之强弱者，便在其脉，在其寸口，故寸口能决人死生。

4. 营卫气血的各种状态可变见于寸口

《灵枢·经脉》言："谷入于胃，脉道以通，血气乃行。……经脉者，所以能决死生、处百病、调虚实，不可不通。……经脉者，常不可见也，其虚实也，以气口知之。"

《四圣心源·营气运行》言："营气之行也，常于平旦寅时，从手太阴之寸口始。……（行于）二十八脉，周而复始，阴阳相贯，如环无端。五十周毕，明日寅时，又会于寸口，此营气之度也。"

《濒湖脉学·四言举要》言："营者阴血，卫者阳气，营行脉中，卫行脉外。脉不自行，随气而至，气动脉应，阴阳之义。"

五味入口而藏于脾胃，五气入鼻而藏于心肺。五味者，水谷精气；五气者，天之清气。此两气在肺中与元气相合，生成宗气，而藏于膻中。宗气之用有四：上行吸道以行呼吸，灌注心脉以行气血，下蓄丹田以滋元气，流行周身以助视、听、言、动等机能。其中上行吸道者为卫气，灌注心脉者为营气。

营卫二气，运行周身，监察于脏腑经络之功能的正常与否。肺主气属卫，心主血属营。只有心肺功能正常，营卫二气方能正常运行而布达周身；营行脉中，卫行脉外，周行不休，五十复会；营卫互生，运行周身，诸脏诸腑，皆得其养。

营卫二气，直接影响了脏腑功能的强与弱。卫属气，营属血。在外言营卫，在内言气血；营卫者，主言气血之运行状态。气血者，主言其气血之量的多与寡。营卫与气血，一方偏言运行状态，一方偏言量之多寡，但均有滋润濡养脏腑经络的基本功能。只有营卫充足，运行正常，诸脏腑经络方能正常行使其基本功能。

营行脉中，卫行脉外，周流全身，五十周而相会，卫会睛明，营会寸口。营卫运行路径虽然不一，但相附而行，彼此影响，故可以通过寸口以诊察其运行状态，凡身体有不通、不养之所而皆能预警于寸口。故在寸口，可以通过诊察营卫之变化而能知周身之异常。

5. 小结

总之，寸口者，与脏腑、经络、营卫气血等直接相关，而人体脏腑经脉、气血津液的各种状态，皆可变见于寸口，所以可以通过寸口脉象的诸般变化，判断人体内在之脏腑经络、气血阴阳等的各种变化。观《伤寒论》平脉法，其言甚佳："荣卫血气，在人体躬，呼吸出入，上下于中，因息游布，津液流通，随时动作，效象形容。""效象形容"者，即言人体诸般复杂内象，最后皆变见于寸口。所以，司外揣内，见微知著，藏于内而象于外者，最以寸口为要。凡欲求中医之道者，必当对脉诊细细探讨之、明辨之、掌握之，再用之于临证，更经不断实践与检验，方能得其精微之义。

四、脉乃气血之先见

《伤寒论·平脉法》（桂林古本）言："问曰：脉何以知气血脏腑之诊也？师曰：脉乃气血先见。气血有盛衰，脏腑有偏胜。气血俱盛，脉阴阳俱盛；气血俱衰，脉阴阳俱衰。气独胜者，则脉强；血独盛者，则脉滑；气偏衰者，则脉微；血偏衰者，则脉涩；气血和者，则脉缓；气血平者，则脉平；气血乱者，则脉乱；气血脱者，则脉绝；阳迫气血，则脉数；阴阻气血，则脉迟；若感于邪，气血扰动，脉随变化，变化无穷，气血使之。病变百端，本原别之；欲知病源，当凭脉变；欲知病变，先揣其本，本之不齐，在人体躬，相体以诊，病无遁情。"

《三因极一病证方论·五脏本脉体》言："人之脉者，乃血之隧道也，非气使则不能行，故血为脉，气为息，脉息之名，自是而分。呼吸者，气之橐籥；动应者，血之波澜。"

《脉学心悟·脉诊原理》言："气血，是打开脉学迷宫的钥匙。倘能悟彻此理，则千变万化的各种脉象可一理相贯，触类旁通，而不必囿于众多脉象之分，划地为牢，死于句下。"

虽然脉象的产生与脏腑、经络、气血等密切相关，然欲明脉理者，必当从气血出发，精研其变化之道与脉象的关系，此为脉诊入门之最近道。

（一）气血与五脏的关系

心：心主血脉，心能生血，心能行血。只有心气充沛，方能使血液生成充足，使血液运行正常；而血液充足，运行正常，自能长养于心，使心气充足。心者藏神，血为神之基，神为血之主；只有心神正常，方能监察于诸脏腑，促使血液生成、运行的整个过程自然而顺利；只有血液充足，自能长养于心神，使心神强旺，精神倍增。所以，气血与心，彼此长养，互相促进。

肺：肺者主气，主宣发肃降。肺之呼吸乃人体气血运行之动力来源，只有肺气之宣发肃降正常，则气血方能正常输布；只有气血正常布散，方能促使肺气正常的升降。肺主生气，只有肺之呼吸正常，方能促使宗气的生成；宗气生成充足，自能上行吸道而助肺行呼吸，促使肺之宣降的正常；宗气生成充足，自能布散于心，助心生血、行血。肺朝百脉，脉为血之府，肺之功能正常，自能调节诸脉；而诸脉功能正常，血液充足，亦能长养于肺。所以，气血与肺，彼此长养，互相促进。

脾：虽言脾，实则包括脾胃两脏腑。胃主受纳，能够接纳腐熟水谷之物；脾主运化，能化水谷为精气，而长养于气血，滋养于五脏，百脉形骸无不得其所养。只有脾胃之气旺盛，则受纳运化健旺，水谷精微生成充足，气血充沛，自能养于诸脏腑形体；而气血旺盛，脾胃得养，其腐熟运化功能得助，自然旺盛不衰。又脾主统血，脾气旺盛，血得其摄，自能正常循行于脉道，而不妄流于外；而血得所摄，循环于经，濡养于脾，其脾气旺盛，运化自然有力。所以，气血与脾，彼此长养，互相促进。

肝：肝者，主疏泄，主藏血。肝之疏泄，能够调节全身表里内外之气的升降出入；肝藏血，能够调节全身血液量的多少。肝之疏泄正常，全身之气方能正常运行。气能行血，气血通利，则脏腑经络自和；而周身脏腑经脉气血和调，不仅能促使肝气疏泄顺达，更能使肝有血藏，肝体得养。所以，气血与肝，彼此长养，互相促进。

肾：肾者藏精。肾藏精，精能化气，精能生血。肾精充沛，自能化生气血，长养于脏腑机体；而气血之余者，可化生为精，故气血充沛自能化生成精，藏之于肾。所以，气血与肾，彼此长养，互相促进。

综上，气血与五脏，彼此长养，互相促进。所以可以通过判断气血的各种不同状态，间接揣测其相应脏腑的异与常。要注意的是，在生理方面，脏腑不同，其偏气、偏血有所不同；在病理方面亦如此，如心者易生血病，肺者易生气病，脾者其阳易虚，肝者其气易郁，肾者其精易损等。

（二）气血与经脉的关系

《素问·调经论》言："五脏之道，皆出于经隧，以行血气。血气不和，百病乃变化而生。……血气未并，五脏安定。……气血以并，阴阳相倾。……血气以并，病形以成。"

《灵枢·本脏》言："夫十二经脉者，内属于脏腑，外络于肢节。"

《脉诊便读·脉法源流》言："十二经皆有动脉，皆相贯通，以行血气。"

经脉者，有十二正经与奇经八脉。十二正经者，内连脏腑，外网肢节官窍，沟通表里内外；奇经八脉者，连通十二经脉，能够调节十二经脉之气血的运行。

经脉者，为气血运行的通道。气血者，生成于五脏，然后通过经脉布达于全身。而人体之诸脏诸腑、诸脉诸节、皮毛肌肉、形体官窍，无不为气血所养。

正经奇经，相互连通，本为一体。五脏生气血，气血流转，循经而行，遍布周身，能监察于上下内外而无所不到。所以，凡病之所，无论在脏、在腑，在经脉、在肢节皮毛，皆可通过流经此处气血的变化而象之于外，变见于寸口，故可"以气口知之（《灵枢·经脉》）"。

寸口者，为手太阴肺经动脉之处。然十二经皆有动脉，临床通过观察诸经之动脉，可以察探与此经脉相关的脏腑组织的病理变化，故《黄帝内经》有上中下、天地人之三部九候脉法。气血循环不息而流行于经脉之中，经脉本潜行于分肉之间而深不可见，然随经之气血却有外显之处，此处便是诸经之"动脉"。故《脉诊便读·动脉解》言："人身之动脉，十二经皆有之，是营卫气血流注之处，如地之有泉脉，气水上涌之象也。地之水皆伏流不见，一如人身之经，惟泉脉中气水见其上涌，人之动脉亦犹是也。脏腑有病，各随其经之动脉，皆可候其盛衰。"此即是《黄帝内经》三部九候脉法的实质。

（三）气血与脉象的关系

《中藏经·脉要论》言："脉者，乃气血之先也。"

《伤寒论·平脉法》（桂林古本）言："脉乃气血先见。"

《濒湖脉学·四言举要》言："脉乃血派，气血之先，血之隧道，气息应焉。"

俗言"先见之明"。"先见"者，为预见，为事前显露，即预见将要发生的事情的一些相关情况。所以"脉乃气血先见"者，乃言人体内部气血的各种盈虚通滞（出自陈潮祖老先生）的状态，皆可通过脉象而变见于外，更可通过诊脉而监察于外。所以，脉乃气血之外象，气血乃脉之本质，或言"气血是本，脉象是标""气血是物质，脉象是反映""气血决定脉象，脉象反映气血""脉乃气血之体，气血乃脉之用"者，皆一意也。

脉象者，气血之外象。气血者，所以"奉生"者也，人无气血何以活！气血者，其运行于五脏六腑，流通于经络肢节，表里内外而无所不到。正是因为其为人体必需的基本物质，又能通行于全身，故最能监察脏腑经络等人体组织器官功能的正常与否；而脏腑经络之病变、功能之失常，亦最先反映于气血，而变见于寸口。

脉诊者，主要通过诊察脉象的变化，以观察人体气血的状态。阴阳者，万物发展变化之根本。在人而言，气主动属阳，血主静属阴。气血者，即是阴阳。人体之气血的变化，亦即人体之阴阳的变动。故《素问·脉要精微论》言："微妙在脉，不可不察。察之有起，从阴阳始。"此处之"阴阳"，即指气血，其说明了脉诊的实质，即在揣测人体气血的各种状态。

所以，"脉乃气血先见"者，即言脉象，最能在人体感知不适之前，反映疾病的发生；或在疾病状态下，能最先显现出疾病的轻重、发展、预后等情况。故于临证，不可不察。

五、气血的变化对脉象的影响

《中藏经·脉要论》言："脉者，乃气血之先也。气血盛，则脉盛；气血衰，则脉衰；气血热，则脉数；气血寒，则脉迟；气血微，则脉弱；气血平，则脉缓。"

《脉学正义·短脉形象》言："寸口一寸九分，是脉管之浅显而流露于外者。故气血旺，则流露之位较长；气血弱，则流露之位较短。气为血帅，血随气行，二者若比目之鱼，比翼之鸟，如影随形。"

《脉诊便读·浮脉》言："脉之形象，随人之气血为变更，气充则脉充，气馁则脉馁。"

气血者，人体之根本。五脏六腑、经络百节、肌肉皮毛等各个组织功能的正常运作，必须依靠气以充塞，血以滋养。气血足，则诸五脏得养，功能旺盛，正气充足，而邪气难犯；气血虚，则五脏失养，正气亏虚，抗邪无力，而诸邪易侵，百病丛生。明了气血之理，便入中医之门。

脉者，气血变化之外象。然脉繁而象多，难以遍数，唯当明理。

脉之道理，全在气血。欲求脉之本质，必须明了气血的不同状态和其与脉象之间的关系。而诊脉者，即在察气血，在于观察气血的量是否充足，观察气血的运行是否流畅。

（一）气与血的基本理论

1. 气与血的功能

（1）气的功能

气能推动：人体内，水谷之物的运化、气血津液精之间的互相转化、脏腑经络组织功能的正常进行，皆由气的推动来完成。在人体，无处不有气，无处不依气，凡气不行、不足之处，便为病变之所。气的推动作用，是以气的运行为前提。临证可通过脉象判断出病位者，正是因为气喜向病变部位聚集，从而引起局部气机运行失常，再变见于相应脉位，方能断之。

气能温煦：气属阳，能够温养机体。人体体温的稳定，正是由气的温煦作用来完成。只有气的温煦作用正常，气血津液精才能正常地输布转化，脏腑经络才能在稳定的温度下保持着一定的活力，从而为机体的运行提供源源不断的能量。若气的温煦作用失常，人体或过热，或过冷，必然导致脏腑失和，经络失用，疾病自生。

气能滋养：气是人体组织能正常进行其生理功能的必需能源物质。气能够滋养人体，以修复被诸般邪气损伤的脏腑组织，促使其功能的恢复。

气能固摄：气为无形，可制约血津液精等有形之物，使其在脏腑经络中正常地运行，而不流溢于外。

气能抗邪：气在肌表能够抵御外邪的侵袭，在体内能够消除邪气或祛邪外出。人体之邪之所以能被祛除，正是由于气的此种作用。若气虚则必然抗邪无力，其人必然易为外邪侵袭，或易导致邪气内潜而疾病缠绵不愈。需要注意的是，祛除邪气的必然是正气，患者所服用的药物，只是起到引导和帮助的作用，而"邪之所凑，其气必虚"。所以在整个疾病的发展过程中，必须重视扶助正气。观麻黄汤、白虎汤、小柴胡汤三证，其皆为邪气盛实之证，然仲景治之，于麻黄汤却有炙甘草一两，于白虎汤却有炙甘草二两及粳米六合，于小柴胡汤却有炙甘草、人参各三两，大枣十二枚，便知扶正的重要性。正气不足，邪何以祛！而脉诊与其他三诊相比，最能断正气之虚实。凡脉沉取有力者为正气充足，沉取无力者为正气不足。

故气者，不仅为人体的生命活动提供最基本的物质基础和功能保障，更能修复损伤的机体，以及防止邪气的侵袭和祛除邪气。

（2）血的功能

《金匮钩玄·血属阴难成易亏论》言："（血）目得之而能视，耳得之而能听，手得之而能摄，掌得之而能握，足得之而能步，脏得之而能液，腑得之而能气。是以出入升降、濡润宣通者，由此使然也。注之于脉，少则涩，充则实。"

《景岳全书·血证》言："凡为七窍之灵，为四肢之用，为筋骨之和柔，为肌肉之丰盛，以至滋脏腑，安神魂，润颜色，充营卫，津液得以通行，二阴得以调畅，凡形质之所在，无非血之用也。"

血能滋润濡养：血有形而性濡润，在气的推动下，血随经络而布达全身，为人体诸组织的功能活动提供基本的物质基础。人体诸组织，只有在血的滋润濡养下，方能发挥其正常的生理功能。若血不足而滋润濡养失常，必然使其干枯而不用。

血能养神：心藏神而血摄神，肝藏血而血养神；神得血养则精明健旺，神得血摄则藏潜不浮。故凡神之妄动，常与血之失常相关，或为血不足而神失濡养，或为痰、瘀、寒、热等诸邪在血分，随血及神，扰动心神而为病。特别是寒袭心脉，伤及心阳，不仅可致使心神或不安、或不敛、或浮越，而表现为心悸、烦躁、惊狂等心神妄动等证，更可寒凝血脉而使血行不利，故仲景以桂枝、炙甘草二物治之，不仅可以温扶心阳，更能散寒通脉，祛邪外出。

故血者，重在滋养，能够滋润有形之体，能够滋养无形之神。血液充足，形神得养，则脏腑经络等组织功能协调，身体自然健康。

2. 气与血的关系

（1）气主煦之，血主濡之

《难经·二十二难》言："气主煦之，血主濡之。"

气为阳，性温热，主动；血为阴，性濡润，主静。

气是人体热能的来源。人体之所以能保持恒定的体温，正是因为气的温煦作用使然。人体之气，流布于周身内外，内可温养五脏六腑，外可温养皮脉百骸。正是在气的温煦作用下，人体的脏腑经脉、筋肉皮毛骨节等组织，才能正常地发挥各自的作用。若气的温煦作用失常，人体温度过高或过低，必然导致脏腑功能失常，疾病乃作。

血者，不仅包括血之本身，亦包括津液与肾精等属阴有形的生理性人体物质。血有形，性属寒，而主滋润濡养脏腑经脉。人体如机械，不仅需要阳气推动，机械方能正常运转，更需要阴血的濡润，方能使机械内部各精密部分之间滑润和谐，转动灵活。

气主温煦，血主濡润，两相配合，运达周身。脏腑经络、皮肉毛发、五官九窍、四肢百节，皆得其养。正是因为气血的温煦与濡养，人体各组织才能正常地发挥其相应的作用，应之于外，其人方显精神饱满、精力旺盛。

阴阳失和，疾病乃作，而治病者，拨乱反正，使逆乱的阴阳回归至正常的平和状态。阴阳即气血，生病者，气血不和，治病者，调和气血，使之恢复到平衡状态。生病治病，如此而已！

（2）气为血之帅

气为血之帅，包括气能生血、能行血、能摄血。

气能生血：包括血的生产需要气的推动，及气是血生成的原料。如肺吸入的天之清气与脾传输而来的水谷之气结合，在胸中化生为宗气。宗气灌注心脉的一部分，名之为营气。营气与经脉中的津液，在心气的推动下，化生为血液。在此生理过程中，心气起到促进血液生成的作用，而天之清气、水谷之精气，则为血液生成的原料。若天之清气、水谷之气充盛，而心气旺盛，则血液生成自然充足，故言"气旺则血充，气虚则血少"。

气能行血：血液的运行，需要气的推动。血属阴而主静，气属阳而主动。血能够布达周身者，正是因为气的推动，给血提供了运行的动力，故言"气行则血行，气滞则血瘀"。且，血随气行，方能正常地升之降之，但若气升之太过，或气升而不降，必然迫使血亦过升而不降，壅聚在上，逼破经脉，随之外溢；或气陷之而不升，血随之下陷无度，而为崩漏、便血、尿血，故言"治血必先理气"。

气能摄血：血在经脉中能正常运行，而不溢于脉外者，主要靠气的固摄作用。此功能主要与脾气的固摄作用相关。若脾气亏虚，甚至脾阳亏损，皆可导致气不摄血，而血溢脉外。若气不摄血，或阳虚不固之出血者，皆可从脾论治，或益脾气，或温脾阳，而气虚为阳虚的轻证、阳虚为气虚的重证，所以欲治气不摄血或阳虚不摄者，必当两相兼顾，温阳与益气，不可缺一，只是有所侧重而已。如《金匮要略》之黄土汤，以炮附子、灶心土温脾阳，以白术、炙甘草益脾气。

所以，只有气的生理功能正常，血才能生成充足，才能运行正常。

（3）血为气之母

血为气之母者，包括血能生气、能载气。

血能生气：与"气能生血"相比较而言，"血能生气"无太多实际临床意义，仅是理论联系。广泛而言，血又包括津液和肾精，"津能生气"意义亦不大，而肾精能化生元气者，却最有临床意义。肾精化生为元气，元气布达脏腑经脉、皮脉肌肉而无所不到，对脏腑组织起到激发的作用，犹如化学反应中的催化剂，可激发反应的进行。所以，气虚之轻证，一般多从脾胃而补，而气虚之重证，不仅当补脾气，更兼益元气。

血能载气：气无形，血有形，无形之气，必须依附于有形之血，方不至于失于依恋而飘散外脱。此在临床上的意义便是：若出血过多、过久，可使气随血脱，而出现气血两虚之象。治疗之时，不仅当涩血，更当益气以固血；或血瘀而气不行，致使气亦郁，最后出现气血郁滞之证。

（4）小结

俗言"人活一口气"。人体之气，遍达脏腑经络，其能升降出入、内外交换。正是在气的推动下，脏腑经络方能正常地运转，人体的生命方能正常维系。故《素问·六微旨大论》言："升降出入，无器不有。"又言："出入废则神机化灭，升降息则气立孤危。"若气不能正常升降，则血何以行，脏腑经络何以养？必然使其功能失常，甚至停歇，若在此时，命何以存！

天道之中，阴阳之内，阳主而阴从，气之于血，气为阳，血为阴；气为主，血为次；气为重，血为轻。故《医宗必读·水火阴阳论》言："气血俱要，而补气在补血之先，阴阳并需，而养阳在滋阴之上。"

观其脉象者，脉之搏动为气之推动使然，脉之大小为血之充塞使然。脉不搏动，则气不行，生命何存！脉体若小，搏动尚存，自然能使阴血源源生产，气血恢复，机体得养，邪气可祛，疾病转愈，身体康复。

（二）气血之量不足对脉象的影响

气血者，充塞于脏腑经络组织中，为机体功能运行提供必需之能源。

气血者，无有过多之说，却总以不足为病。

1. 气虚

气虚，为元气不足导致脏腑经络等身体组织功能低下，以神疲乏力、少气懒言、脉无力等为主的一类病理变化。此乃是从一身气虚言之，而又有五脏各自的气虚之证，临证注意鉴别。

气属阳，主动。脉的搏动，为气之鼓动所成。故脉之搏动力量的大小，与气的关系最为密切。气足则其脉动有力，气虚则其脉动无力。所以，可以通过脉之搏动有力、无力判断患者气的虚实状态。无论何种脉象，若脉按之无力，即说明有气之不足的因素存在。而欲断脉有力无力，却以沉取为准。沉取有力者，为气充足；沉取无力者，为气亏虚。

气虚之象，可分为四级：

（1）虚之轻者，为气之充养作用的减弱。其以虚脉为主，治之直补其气。

（2）虚之重者，为气之充养、推动、温煦作用的减弱。其脉可在无力的基础上，伴见微、弱、细、涩、短、结、代、缓、迟等象。治之以重补其气，或兼温其阳，或兼补其血，或兼益其阴等。

（3）虚之极重者，为气不内守而浮越。气不仅能固摄阴液，更能摄己固己。若气大虚不能内守而浮越于外者，其脉浮而虚大，沉取之无脉。气本属阳，其性升浮，虚极则不守之于本位而浮之于上，故见无根而虚浮之脉。治之当益气固本。若病情危重者，可用独参汤之属以救其逆；若病情平缓者，可重用益气之品以固其本。

（4）虚之危重者，为气浮越而将欲外脱。若脏腑败坏，生气乏源，真气外泄，则见其脉浮大而强劲坚搏，脉已无柔和之象。此为气欲外脱而经脉失养之象。此脉无根无胃，为极危重者，为真脏脉现，大剂独参汤或可暂时维持生命。

要注意的是，气虚者，常兼数象。乃虚以自救，气行疾速，故脉见数急，且"愈虚愈数，愈数愈虚"。脉虽数，然必然沉取无力，且愈虚愈无力。

2. 血虚

血虚，为血液不足致脏腑经脉等身体组织滋润濡养失常，以面、唇、舌、爪甲等淡白无华为主的一类病理变化。此为一身血虚之证，然又有局部心、肝血虚者，当注意鉴别。

血属阴，主静。脉管的粗细，取决于血之充盈。故血足则脉道得充而脉体粗大，血少则脉道失充而见细小。所以，可以通过脉管之粗细判断其人血之盛衰状态。一般而言，血少者气常不足，故若脉细而乏力者，便为血虚；但若其脉虽细却按之有力者，常为实，为邪气阻滞、脉道不畅使然，当鉴别之。

血虚之象，可分为四级。

（1）血虚之轻者，为血少而滋润充养失调，如心肝血虚者。血少而脉道失充，其脉可见细而无力，可以益气补血之法治之，如八珍汤、归脾汤等。

（2）血虚之重者，为血不养阴而使阴亦虚，或血不生精而精亦亏。其脉可见细而兼数、弱、短、涩等象，以补血益阴填精法治之，如肾气丸、一贯煎、麦门冬汤之属；若血少而经脉失养，脉管劲急者，则其脉亦可见弦细之象。

（3）血虚极重者，为血虚及气而使气血之行不能正常续接，出现歇止之象，如见结、代等，可予炙甘草汤等大补气血，续接经气。

（4）血虚危重者，为血大亏而气无所恋，浮越于外，则可见芤、革、散等象。此常见于大失血或温热病后期，阴血重耗，气欲外脱，阴阳将离，病情危重之时，可以参麦饮或独参汤急救之。

血本主濡养，血少则常表现为脏腑经络之濡养、充养失常。但若血虚及阴，而伴随阴虚者，其脉常见数象，且必见烦热等阴虚则热之象。若血虚脉数而不见虚热之象者，则为血虚及气，气血两虚，虚以自救，气血运行慌张之象，但大补气血即可。

气之于血，气占主导，未有血病而气不病者。故血不足者，不仅当补其血，更当益其气，气血并补。

3. 气血俱虚

无论是气虚，亦或血虚，经时较久，或气病及血，或血病及气，而成气血两虚之证。

若气血俱虚，经久不愈，可使经脉失养，拘急不舒，反可见弦象。而偏于气虚甚者，其脉常大而弦硬；偏于阴血不足者，脉常弦急而细。

右手为肺脾而主气，左手为心肝而主血。临证欲察偏气虚、偏血虚者，常以左右分之。如偏血虚者，两手脉虽均细，但常以左手脉更细；偏于气虚者，两手脉均无力，但常以右手脉更为无力。若再参以舌象及其他症状，便可十分确定。

（三）气血之行失常对脉象的影响

气血者，贵在运行。气行脉外，血行脉中，气血周流，调和于五脏，洒陈于六腑，出入于孔窍，遍经于百节，最后变见于寸口。故寸口能决人之生死，以气血流遍全身，最能真实反映诸脏腑组织之生理病理状态。

诸病者，最易因气血运行失常而生，故仲景言"若五脏元真通畅，人即安和"，即为此意。

1. 气滞

气为阳而主动，其性本动而不止，故诸病变，常兼气滞。

气滞而不畅者，多因邪气阻滞所致。

气滞者，主要有三种：

（1）气滞之轻者，为气行不畅，而见弦、紧、细、涩、迟、短、结、代等象，治以祛邪为主，配合辛苦升降之法或加行气调气之品，如麻黄汤、小柴胡汤、香苏散之属。

（2）气滞较重者，或为气不升达，伏之于里，而见沉、伏、牢等象，当祛邪调气以助其升降；或为气血不行，经脉不通，而见无脉之象，治以祛邪畅气，如小活络丹、木香顺气丸之属。

（3）若危重者，治之急通其气，以免气不升降而神机熄灭，可以大承气汤、大陷胸汤、醒神开窍汤之属以救治之。

要注意的是，气滞之证，最为常见。气滞之轻者，常为局部之气滞，影响范围不大，如中焦气滞，仅见胃脘胀满不舒者。气滞重者，其影响范围变大，涉及脏腑增多，如中焦气滞严重，气机升降不利，影响及上焦则可使胸中气机不利而伴见胸闷胸痞，旁及肝胆而使肝胆疏泄失常而见胸胁苦满胀痛，在下可使腑气不通，脘腹胀满疼痛。若气滞更严重者，可使升降停息，而神机息灭，生命消失，如大承气汤（212条）及大陷胸汤（137条）之死证。

气病者，除了气滞外，又有气逆、气陷、气虚之证。此三证者，皆兼有气滞。如肺胃之气，首因邪气阻滞而不能正常升降，滞塞于内，再因郁极而伸展，故见上逆之象，治之以降气之法；如气陷者，脾气大亏，升举无力，气不升而下陷，郁结下焦，可聚而生热，治之以"甘温除大热"之法，予补中益气汤。其使用柴胡、升麻者，何尝不在升气理气？此为"气虚则气滞"者。

观仲景治诸证而兼气滞者，最喜"辛开苦降"之法，特以半夏泻心汤为代表。凡用"辛开苦降"法以调畅气机者，如麻杏甘石汤、栀子豉汤、葛根芩连汤、白虎汤、小柴胡汤、四逆散等，此类方甚多，说明"辛开苦降"在条畅气机方面，有理气药所不能比拟的特别效果。理气药在条畅气机时，往往体现出单纯的升或降，而"辛开苦降"者，既可使气升达，又可使气降泄，能使该升者升而该降者降。其法不仅能够升降气机，更能祛除邪气，如小柴胡汤之柴胡与黄芩，在"辛开苦降"条畅少阳气机的同时，更能清泄郁热、透邪外出。临证凡调气者，必当重视"辛开苦降"之法的应用。

2. 血瘀

血为阴而主静，诸邪阻滞，血行迟滞，最易生瘀。

瘀血阻滞，经脉不畅，气血运行不利，故其脉可见细、涩、短、小、迟、缓、结、代、沉、伏、牢等象。若邪气堵塞，血脉不通，气血不行，则可见无脉之象。瘀血所致者，脉的异常以左手多见，治之以活血通脉为主。

3. 气血郁滞

诸般邪气，无论是有形之邪，还是无形之邪，其侵袭人体，壅塞经脉，即可使经脉气血不利，运行失常，而现气滞血瘀之象。

气之与血，不可分离，气病必然及血，血病必然及气，彼此会产生影响，但于临证而言，有所侧重而已。如感受风寒之邪，必然营卫两伤，然有偏于卫病及偏于营病之别，即有偏于气、偏于血的不同。邪偏于影响及气，使气失常而不能正常发挥其功能者，谓之气分；邪偏于影响及血，使血之功能失常者，谓之血分。

右手肺脾命，主气；左手心肝肾，主血。故临床察脉，若右手脉大于左手者，其病偏于气分；若左手脉大于右手者，其病偏于血分。治之，偏于气分者，当以疏畅气机为主，多用调气之品；偏于血分者，当以调畅血脉为主，多用活血之品。如外感风寒湿邪，若其病偏于卫气不畅者，可以麻黄、防风、白芷、茯苓之属治之。偏于营血不行者，可以桂枝、羌活、川芎、益母草之属治之。然气之与血，不可分离，调气当兼畅血，活血当兼行气，但得分清主次。

4. 气血奔腾

诸邪者，客之物也，侵及人体，阻于腠理三焦则气机不利，阻于经脉则血行不畅，阻于脏腑则气血失和。

　　诸邪者，最易阻滞气机，而使气血运行不畅。但火热之邪及暑邪，其性炎热，逼迫气血，可使其行之疾速，奔腾涌动。火性炎上，可迫使气血升浮外涌，变见于脉，故见浮、洪、大、长等象；热性急迫，可迫使气血疾速运行，变见于脉，故见数、疾、滑、促等象；暑性急迫，易伤气耗阴，变见于脉，故见洪而虚大之象。

　　要注意的是，上段主言热邪的弥散之态。里热可以蒸腾于外，又可以逼迫气血，故脉有浮数、浮滑之不同，如《伤寒论》176条之白虎汤证，其脉"浮滑"。然而随着病情的发展，亢盛之里热不断迫津外泄，久则必然津液大伤，津少则不能载热外出，热邪逐渐向里结聚，最后必然与体内痰水、糟粕、瘀血等有形之邪相结，壅滞堵塞于里，使气机不畅，故可见沉、伏、牢、细、短、涩等象。如伤寒之白虎汤证逐渐向大承气汤证发展的过程，即为弥散之热逐渐向聚集状态发展的过程。若热与有形之邪胶结于里，致使气不升降，伴见"独语""直视"，若其脉为"涩"者，救治则难，如大承气汤之死证（第212条）。

　　热为阳邪，其性炎上，总以外透为顺，故《素问·六元正纪大论》言"火郁发之"。在热性病发展过程中，若见浮脉，则说明热邪有外透之势，热虽甚，但正气尚能祛邪外出，其病尚轻；若见脉沉，则说明正气耗伤严重，不能祛邪外出，炽盛之热与有形之邪胶结于里，壅滞气血，而使气不升降、血不运行，严重者则见气血将欲停滞，气血不行，生命何存。病情严重，可急以大陷胸汤、大承气汤、犀角地黄汤之属以救其命。在内伤杂病，若脉浮则说明里热有上冲之机，若脉沉则为里热有内郁之象。

六、脏腑、气血与脉的配属原则

（一）总体配属原则

1. 上候上，下候下

《素问·脉要精微论》言："前以候前，后以候后。上竟上者，胸喉中事也。下竟下者，少腹腰股膝胫足中事也。"

《难经·十八难》言："脉有三部九候，各何主之？然：三部者，寸、关、尺也。九候者，浮、中、沉也。上部法天，主胸上至头之有疾也；中部法人，主膈以下至脐之有疾也；下部法地，主脐以下至足之有疾也。"

《金匮要略·五脏风寒积聚病脉证并治》言："病有积……寸口，积在胸中；微出寸口，积在喉中；关上，积在脐旁；上关上，积在心下；微下关，积在少腹。尺中，积在气冲。"

《脉经·分别三关境界脉候》言："寸主射上焦，出头及皮毛竟手；关主射中焦，腹及腰；尺主射下焦，少腹至足。"

《濒湖脉学·四言举要》言："寸候胸上，关候膈下，尺候于脐，下至跟踝。"

《读医随笔·升降出入论》言："三部者，寸关尺也，以候形段之上下，以直言之也……病在上则见于寸，在下则见于尺……上虚下实，则寸小尺大；上实下虚，则寸强尺弱。此脉象之大略也。"

上候上：寸主胸、膈、心、肺、咽喉、头面、皮毛等上半身之疾病。

中候中：关主肝、胆、脾、胃、胁肋、上腹等中焦疾病。

下候下：尺主肾、膀胱、小腹、少腹、阴部、腰腿足等下半身之疾病。

《脉要精微》之"尺""附上""上附上"，乃指尺、关、寸三部。此节之"外"与"里""外"与"内"的含义，诸脉诊大家各执其说，难以定论。唯"上竟上""下竟下"两句，却为至理，后世但凡言脉者，无不从之。

《说文解字》言："竟，乐曲尽为竟。"《玉篇》言："竟，终也。"章虚谷《灵素节注类编》释曰："上竟上者，言脉则尽于鱼际……下竟下者，在脉则尽于尺部。"所以，"上竟上"者，实指寸脉；"下竟下"者，实指尺脉。故"上竟上"之寸脉，主胸以上疾病；"下竟下"之尺脉，主少腹以下诸疾病，而胸及少腹之间疾病者，却为关脉所主。此《难经·十八难》言之明确。

虽言寸脉主上半身之疾病，但某些腿脚疾病，却以寸脉变异为主，此常为营卫不通所致。此时，一般用辛散疏通经络气血之法以治之；若上半身疾病反见尺脉变异明显者，常为肝肾病变致使阳气亢逆于上所致。此时，则常用重镇降敛渗泄之法以治之。

2. 左候左，右候右

《金匮要略·五脏风寒积聚病脉证并治》："病有积……脉出左，积在左；脉出右，积在右；脉两出，积在中央。"

《脉经·扁鹊华佗察声色要诀》言："诊龋齿痛，按其阳明之脉来，有过者独热，在右右热，在左左热，在上上热，在下下热。"

《濒湖脉学·四言举要》言："左脉候左，右脉候右。"

《圆运动的古中医学·脉的原理》言："寸脉以诊胸上，尺脉以诊脐下，关脉以诊胸脐之间；左以诊左，右以诊右。"

十二经脉，分列左右，左侧经络以候身体左侧之疾病，右侧经络以候身体右侧之疾病。气血循左右二十四脉及两跷、督、任循环身体一周后，会于寸口，随身体左侧经脉循行之气血最终主要汇集于左寸口脉，随身体右侧经脉循行之气血最后主要汇聚于右寸口脉。所以,左侧身体之病变,常应之于左三部;右侧身体之病变,常应之于右三部。故言"左脉候左,右脉候右"。

3. 浮候表,沉候里

《濒湖脉学·浮》言:"浮脉主表,有力表实,无力表虚。"

《濒湖脉学·沉》言:"沉脉主里,有力里实,无力里虚。"

《脉义简摩·部位类》言:"浮中沉,候经络脏腑之表里。"

《读医随笔·升降出入论》言:"九候者,浮中沉也,以候形层之表里,以横言之也。……病在里则见于沉,在表则见于浮。里寒外热,则沉紧浮缓;里热外寒,则沉缓浮紧。"

《文魁脉学·脉象分类及诊脉方法》言:"诊脉定位应以浮、中、按、沉四部来分。……浮以定表分,中以定偏里,按是属里,沉则为极里(深层)。……浮、中可测定功能方面的疾病,按、沉可测定实质性的病变。……临床诊脉所见,浮、中与按、沉所得脉象往往有迥然不同者。一般来说,浮、中见其表象,按、沉得其本质。若诊脉能辨别浮、中与按、沉之异,则病之表里、寒热、虚实,纵其错综复杂亦必无遁矣。"

浮:应表,主咽喉、头面、皮毛、上肢等疾。

沉:应里,主脏腑、经脉、骨节、下肢等疾。

脉之浮沉,乃人体之气血外趋、内趋之外象。凡邪之所处、病之所在,必为气血争相汇集之所,以求能祛邪气、灭忤逆、镇逆乱。所以,邪在表而病在外者,气血便升浮于外;邪在里而病在内者,气血便沉降于里。而气血之浮之沉者,以在聚而祛邪治病。气血不趋,邪何以祛,病何以愈!

当然,一些疾病也可以出现脉之反象。如表病初起,此时若风寒之邪闭郁太过,或温热之邪壅塞于肺而使卫气不能升发宣散,则可见其寸脉为沉,甚至沉伏不显,待气血外趋祛邪之时,则其脉却由沉逐渐变浮。又如肝肾阴亏而阳气亢逆之人,其左关尺常沉细而数,其寸脉常浮大数疾。此种脉证不符脉象,并非"假脉",反而最真实地反映了其疾病的本质。

（二）脏腑配属原则

1. 左手心肝肾，右手肺脾命

《素问·脉要精微论》言："尺内两旁则季胁也，尺外以候肾，尺里以候腹中；附上左外以候肝，内以候膈，右外以候胃，内以候脾；上附上右外以候肺，内以候胸中，左外以候心，内以候膻中。前以候前，后以候后。"

《类经附翼·十二脏脉候部位论》言："左寸心脏之火，通于右尺小肠命门之火，自右尺火土相生而上右寸；右寸肺脏之金，通于左尺大肠之金，自左尺金水相生而上左寸。左右上下，终始无端，正合十二经流津循环之妙，而诊候庶无差也。"

《脉理集要·统属诊法》言："六部五属，五脏所主，应乎五行，同异之气，气同合一，气异为二。火同炎上，异分两丁（左寸心为丁火，小肠为丙火）；金同光腾，异分明暗（右寸肺为辛金，大肠为庚金）；木同上达，异分枯荣（左关肝为乙木，胆为甲木）；土同上笋，异分起伏（右关脾为己土，胃为戊土）；水同润下，异分溢覆（左尺肾为癸水，膀胱为壬水）。"

不同的脉位对应于不同的脏腑，此理论来源于《素问·脉要精微论》，其言"尺""附上""上附上"三部对应于不同的脏腑，如右寸外候肺、内候胸中，左寸外候心、内候膻中，右关外候胃、内候脾，左关外候肝、内候膈，尺外候肾、里候腹中。

依《素问·脉要精微论》，寸关尺三部，每一部又可分"内""外"两部。张景岳依"前以候前，后以候后"认为，"内""外"者，即现今所言的前后，所以"尺外，尺脉前半部也；尺里，尺脉后半部也（《类经·部位》）"，余部皆然。按此理论，则《脉要精微论》中寸口六部脉与脏腑的对应原则是：右寸前以候肺，后以候胸中；左寸前以候心，后以候膻中。右关前以候胃，后以候脾；左关前以候肝，后以候膈。两尺前以候肾，后以候腹中^①。

现今本科第十版《中医诊断学》教材认为："左寸候心，右寸候肺，并统括胸以上及头部的疾病；左关候肝胆，右关候脾胃，并统括膈以下至脐以上部位的疾病；两尺候肾，并包括脐以下至足部的疾病。"此实乃宗《难经·十八难》之三部脉诊法。此论最为无错，后世皆以宗之。唯内容过于简单，不能用于解释复杂脉象。

赵继宗《儒医精要》认为：心肺居上，为阳为浮；肝肾居下，为阴为沉；脾居中州，界于阴阳浮沉之间。当以左寸为心，右寸为肺，左尺为肝，右尺为肾，两关为脾。此论实乃依《难经》"心肺俱浮，肾肝俱沉"作说，然宗之者少。

脉位与脏腑的配属原则，从粗略到详细，可分为三级。

（1）一级脉诊法

《素问·脉要精微论》言："上竟上，下竟下。"

《难经·十八难》言："上部法天，主胸上至头之有疾也；中部法人，主膈以下至脐之有疾也；下部法地，主脐以下至足之有疾也。"

《脉经·分别三关境界脉候所主》言："寸主射上焦，出头及皮毛竟手。关主射中焦，腹及腰。尺主射下焦，少腹至足。"

《脉学辑要·总说》言："今诊病者：上部有疾，应见于寸口；中部有疾，应见于关上；下部有疾，应见于尺中。此其最的实明验者。"

一级脉诊法（《难经》脉诊法）：

寸主上焦，主心肺、胸膈、咽喉、头面、皮毛、上肢等上部之疾。

关主中焦，主脾胃、肝胆、胁肋、上腹等中部之疾。

尺主下焦，主肾、膀胱、小腹、少腹、腰臀、下肢等下部之疾。

---

① 注：《素问·脉要精微论》此段存疑甚多，详细论述参见第 63 页"三级脉诊法"处。

前四则引文一脉宗成，所言一级脉诊法，虽然简单粗略，但却是脉诊之根本。

此一级脉诊法，为脉诊的最基本原则，凡言脉诊者，必当遵从之。

（2）二级脉诊法

《脉经·两手六脉所主五脏六腑阴阳逆顺》："心部在左手关前寸口……肝部在左手关上……肾部在左手关后尺中……肺部在右手关前寸口……脾部在右手关上……肾部在右手关后尺中。"

《医宗金鉴·四诊心法要诀下》："右寸肺胸，左寸心膻。右关脾胃，左肝膈胆。三部三焦，两尺两肾。左小膀胱，右大肠认。"

《类经·部位》："五脏应见之位：如火王于南，故心见左寸；木王于东，故肝见左关；金王于西，故肺见右寸；土王于中而寄位西南，故脾胃见右关。此即河图五行之序也。"

《三指禅·六部脉解》："先天一点真阳之火，潜于水中，寄居两尺。在右火用事，水为之涵；火生土，是为脾土，居右关；土生金，是为肺金，居右寸。在左水用事，火为之温；水生木，是为肝木，居左关；木生火，是为心火，居左寸。自无而生有，由下而生上，各有其位而不可易者。"

二级脉诊法（《脉经》脉诊法）：

左寸：主心、胸之疾。　　　右寸：主肺、胸之疾。

左关：主肝、胆之疾。　　　右关：主脾、胃之疾。

左尺：主肾阴、膀胱之疾。　右尺：主肾阳、膀胱之疾。

此处，叔和却未宗《素问·脉要精微论》之内外脉诊法，而是参考《难经·十八难》，并依《脉法赞》之"肝心出左，脾肺出右，肾与命门，俱出尺部"作论。二级脉诊法正是源于此。

至于二级脉诊法，乃是在一级脉诊法的基础上发展而来，而比一级脉诊法更为详细、更为准确实用。至于一级脉诊法，乃为仲景所宗脉诊法，观"《伤寒论》言脉者，曰三部，曰寸口，曰关上，曰尺中，曰尺寸，曰阴阳，未有言左右者，乃与《难经》上中下三部诊候之法符矣。夫仲景为医家万世之师表，孰不遵依其（说明：指《素问·脉要精微论》之内外脉诊法）训乎？王叔和于'分别三关境界脉候篇'则云：'寸主射上焦，出头及皮毛竟手；关主射中焦，腹及腰；尺主射下焦，少腹至足'。此叔和别发一意者，乃十八难三部诊法，而仲景所主也（《脉学辑要·总说》）"。

《黄帝内经》有"上候上，下候下"之一级脉诊法。叔和在其基础上，创立了"左为心肝肾，右为肺脾肾（命）"之二级脉诊法。此两种脉诊法，准确而无误，最为医家肯定。及叔和之后，而皆宗之于此两种脉诊法。此两种脉诊法，正如五脏为中医之根基般，而为中医脉诊之根本。只有遵从，不可更改，不可忤逆。

至于叔和何以"左为心肝肾，右为肺脾肾"作论，以"人以天地相参，脉以阴阳相应"，而六部应于五脏，应于五行、八卦故也。

六部应五行。①寸口者，手太阴之脉。太阴肺经从胸走手，从尺至寸，故尺为来处而寸为去处，尺为源头而寸为枝末，尺为根而寸为梢。观之五脏，肾为根本而内涵阴阳，应之于两尺，则阴从左生，则肾水生肝木，肝木生心火，阳从右生，则肾阳生脾土，脾土生肺金。②若人"南面而立，以观两手之部位。心属火居寸，亦在南也；肾属水居尺，亦在北也；肝属木居左，亦在东也；肺属金居右，亦在西也；脾属土居关，亦在中也。以五行相生之理言之：天一生水，故先从左尺肾水生左关肝木，肝木生左寸心火。心火为君主，其位至高不可下，乃分权于相火。相火寓于右肾，肾本水也，而火寓焉，如龙伏海底，有火相随。右尺相火生右关脾土，脾土生右寸肺金，金复生水，循环无端（《脉诀汇编·脉位法天地五行论》）"。

六部应八卦。观八卦之位，"天之北为坎，南为离，东为巽，西为兑，包乎外者为乾，居乎中者为坤。人生与天地相似，左手，天之东也，巽位在焉，巽为木，故肝木居乎左关。左关之前为心者，法南之离也；左关之后为肾者，法北之坎也。右手，天之西也，兑位在焉，兑为金，金者肺。《易》曰：乾为天，为金。是肺为金而有乾象，故居右寸而位乎高。右关为脾者，脾为坤土，奠位乎中，以之而承乎肺下，此天高地下之义，乾坤象也。右尺为命门，命门者，火也，以水位而位火，此一阳生于二阴之义，正所以成坎也（《脉语·脉位法天论》）"。

（3）三级脉诊法

《素问·脉要精微论》言："尺内两旁则季胁也，尺外以候肾，尺里以候腹中；附上左外以候肝，内以候膈，右外以候胃，内以候脾；上附上右外以候肺，内以候胸中，左外以候心，内以候膻中。前以候前，后以候后。"

三级脉诊法（《内经》脉诊法）：

左寸：前以候心，后以候膻中。　右寸：前以候肺，后以候胸中。
左关：前以候肝，后以候膈。　　右关：前以候胃，后以候脾。
左尺：前以候肾，后以候腹中。　右尺：前以候肾，后以候腹中。

此三级脉诊法，虽然定位详细，但言之者少，且异言甚多，而理各不同，可留而再待研究。

三级脉诊法似始于《素问·脉要精微论》，然观其文之"内""外"之意，"有以浮沉为解者，有以前后半部解者，有以内外两侧解者（《脉义简摩·前后上下内外左右》）"，如周学海便以浮沉作解，张景岳、李中梓便以前后作解，王冰、赵绍琴、姚梅龄便以内侧外侧作解，张山雷则以轻按重按作解，本科教材第十一版《内经选读》则认为此段在论述尺肤的切诊。此五者各自皆有一定之道理。《黄帝内经》言古而意奥，此"内""外"二字具体究竟为何意，实难明了，实难确定，所以后世诸多医家仅引用其文，却不做解释。若对"内""外"二字不做解释，便可将此段内容看作是二级脉诊法，即"左寸以候心，左关以候肝，左尺以候肾。右寸以候肺，右关以候脾，右尺以候命门（《三指禅·六部脉解》）"。如此则必然无错。

笔者查阅诸医书，凡言脉位与脏腑对应者，皆本于"上候上，下候下"之原则，偶宗《脉要精微》之"前（外）后（内）法"。然其内外二字本不明了，而"其诊法与《脉经》《难经》俱互异（《难经经释·十八难》）"，且此节可能为尺肤切诊之法，故若以"《难经》寸关尺之部位，及三部四经之意，并用叔和左右分配之说以解释之……何不思之甚也（《脉学辑要·总说》）"！

《素问·脉要精微论》此节，其意纷然，所以欲解此节，当从其对诊法最有利处出发，以尽量扩展其应用。笔者以为，此节提出了六部脉的前后分诊法。若前后分诊法与阴阳理论相结合，便可产生阴阳脉诊法。

阴阳脉诊法，其源于《黄帝内经》，传于《难经》，而发扬于《伤寒论》，再结合脏腑的阴阳属性，所形成的脉诊法。其实为一、二、三级脉诊法组合后，再参以阴阳理论所形成。所以，阴阳脉诊法者，其在脏腑与脉位的配属方面，比前三级脉诊法更为详细，更为实用。

（4）阴阳脉诊法

《素问·阴阳应象大论》言："善诊者，察色按脉，先别阴阳。"

《素问·金匮真言论》言："言人身之脏腑中阴阳，则脏者为阴，腑者为阳。肝、心、脾、肺、肾，五脏皆为阴，胆、胃、大肠、小肠、膀胱、三焦，六腑皆为阳。……善为脉者，谨察五脏六腑，一逆一从，阴阳、表里、雌雄之纪……是谓得道。"

《难经·二难》言："从关至尺是尺内，阴之所治也；从关至鱼际是寸内，阳之所治也。……故阴得尺内一寸，阳得寸内九分。"

《伤寒论》第3条言："太阳病，或已发热，或未发热，必恶寒，体痛，呕逆，脉阴阳俱紧者，名为伤寒。"

《伤寒论》第6条言："风温为病，脉阴阳俱浮，自汗出，身重，多眠睡，鼻息必鼾，语言难出。"

《伤寒论》第12条言："太阳中风，阳浮而阴弱。阳浮者，热自发，阴弱者，汗自出。啬啬恶寒，淅淅恶风，翕翕发热，鼻鸣干呕者，桂枝汤主之。"

《伤寒论》第100条言："伤寒，阳脉涩，阴脉弦，法当腹中急痛，先与小建中汤，不差者，小柴胡汤主之。"

《濒湖脉学·四言举要》言："关前为阳，关后为阴，阳寸阴尺，先后推寻。"

阴阳脉诊法：

左寸前：主头面、肌表之疾。　　右寸前：主头面、肌表之疾。

左寸后：主心之疾。　　　右寸后：主肺之疾。

左关前：主胆之疾。　　　右关前：主胃之疾。

左关后：主肝之疾。　　　右关后：主脾之疾。

左尺前：主膀胱小肠之疾。　右尺前：主膀胱大肠之疾。

左尺后：主肾阴为病。　　　右尺后：主肾阳为病。

阴阳脉诊法，其是依阴阳五行理论推演而出。①脉本分阴阳。从《难经·二难》可知，关前为阳，关后为阴，阳寸阴尺，自然分定。观诸般脉象，有浮沉之别，有前后之异，有内外之偏，有阴阳之属，有脏腑之候。总之，凡"浮也，前也，外侧也，皆属阳，当以候腑；沉也，后也，内侧也，皆属阴，当以候脏（《脉义简摩·前后上下内外左右》）"。所以，从大概而言，阳寸而阴尺；从细处而言，前为阳而后为阴，阳为腑而阴为脏。②六部归于五行。若人面南而立，双手平举，则左寸为南而火居之，右寸为西而金居之，左关为东而木居之，右关为东南而土寄之，左尺为北而水居之。③五行再分阴阳。"左寸，心为丁火，小肠为丙火。右寸，肺为辛金，大肠为庚金。左关，肝为乙木，胆为甲木。右关，脾为己土，胃为戊土。左尺，肾为癸水，膀胱为壬水（《脉理集要·统属诊法》）"。六部之位，五行居之，五行之气，每分阴阳，阳则为腑，阴则为脏；六部之位，每分前后，前为阳为腑，后为阴为脏。故：左寸为火，前为丙火之小肠，后为丁火之心；左关为木，前为甲木之胆，后为乙木之肝；左尺为水，前为壬水之膀胱，后为癸水之肾；右寸为金，前为庚金之大肠，后为辛金之肺；右关为土，前为戊土之胃，后为己土之脾。

一级脉诊法主要宗"上候上，下候下"之原则。二级脉诊法则是在一级脉诊法的基础上，再合以脏腑之位而成。此两脉诊法，为中医脉诊定位的基础，凡新生之脉诊法，皆当遵从之，绝不忤逆之，否则根基崩塌，诊何以存。而阴阳脉诊法，即是在二级脉诊法的基础上演化发展而来，本宗于二级脉诊法，所以从大的方面来说，其理论是成立的。唯在"每部两分，前腑后脏"方面，似与《素问·脉要精微论》相逆，然《脉要》之论，本不清晰明了，其意本不定，所以仅可作为参考。阴阳脉诊法，本宗于一二级脉诊原则，又依于阴阳五行理论，更与五脏理论相结合，其每部"前为阳而主腑，后为阴而主脏"已然明确，所以从理论方面而言，其诊法自然成立。

在三级脉诊法中，有三点需要注意。①左寸前主小肠，右寸前主大肠，此必然不符于一级脉诊原则，以大小肠皆在下焦故也，后世诸医论述明了，而以两尺候之。②左为火木水之心肝肾，右为金土之肺脾。五行已分定，而右尺却为空白。此处，当结合二级脉诊法之"左为心肝肾，右为肺脾肾"原则，便知右尺亦候肾。而肾涵阴阳，左为阴而主肾阴，右为阳而主肾阳（命门），故右尺亦定。③此阴阳脉诊法乃言寸关尺三部，每部又分为前后两部，前为阳主腑，后为阴主脏。此在言五脏六腑与六部的配属原则，与仲景之阴阳脉诊法自然不同。

综上，阴阳脉诊法为：左寸，后主心；左关，前主胆，后主肝；左尺，前主膀胱，后主肾阴。右寸，后主肺；右关，前主胃，后主脾；右尺，前主膀胱，后主肾阳（命门）。以左尺前、右尺前皆主膀胱者，以膀胱水腑，必赖肾之阴阳气化得行。若左尺前脉象异常者，则为肾阴失常所致；若右尺前脉象异常者，则为肾阳失常所致。两寸前未言所主者，以"上候上"原则知其皆候咽喉、头面五官、皮毛四肢之病变。

（5）阴阳脉诊法的应用

笔者查阅诸多医书医案，观其或不言其脉为何，或仅言"脉浮滑""脉沉涩""脉滑数""脉大而数""脉微"等，此等过于简单的脉象描述，其实不能告知阅读者太多的疾病信息。脉诊，才是确定寒热、虚实的最可靠的诊断方式，而现在太多的中医人，却仅凭症状以演化其证，实乃失之太远。阴阳脉诊法较二级脉诊法更为细致，更有助于探明疾病的本质。

阴阳脉诊法详而细矣，其法如何应用？

如外感风寒之邪，其脉本浮紧，若寸关尺三部皆为浮紧，则说明邪气虽然强盛，但其人正气亦旺盛，正盛邪实，治之直祛其邪，可以麻黄汤，此即仲景之"脉阴阳俱紧"者；但若其脉虽浮紧，却仅见寸部浮紧，甚至仅见寸前浮紧明显，余部紧象减缓甚至不明显，则说明其虽有风寒外阻，但因正气不足，不能强势而广泛抗邪于外，只能小范围争之于上，故见此"阳浮阴弱"之象，仲景以桂枝汤扶正以祛邪。笔者观患者脉象，就感受风寒之邪而言，却以"阳浮阴弱"之象者最为多见，且此脉象不仅可见于外感病，甚至很多外感引动的内伤杂病亦常兼此象。如临证见患者无明显发热恶寒、头身疼痛、鼻塞咽痛等表象，而仅见其脉"阳浮阴弱"，伴突然出现的胸闷心悸、失眠烦躁、脘腹疼痛、恶心腹泻等症者，必为外感寒邪外闭内迫使然，以桂枝汤法治之，未有不愈者。仲景于太阳病提纲条文首言"脉浮"，后言"头项强痛""恶寒"诸证，正乃告诉医者，在外感病的诊断中，尤以脉诊为先、为重。

外感风寒，以脉浮紧为主，若其脉寸部不浮反沉，为邪气内陷于胸中使然。若伴见咳嗽者，为邪气内陷于肺；若伴见心悸烦躁者，为邪气内迫于心。邪气在外则脉浮紧，其浮紧以寸前为常见，但若外邪凝滞太重，寸前反见其脉极细如丝线，且呆滞不能来去，而浮紧反以寸后明显者，此当加强通阳散邪之力；邪气内陷则脉沉紧，其脉反以寸后最为明显，至于邪气内及心、肺后，到底是以右寸后脉大为主还是左寸后脉大为主，此非必然。邪气在肺，即可以右寸后偏大，也可以左寸后偏大，甚至两寸后皆见沉大，此与邪气内侵，偏于气、偏于血及邪气壅结的程度相关。如风寒内陷之咳嗽，病位在肺，若右寸后偏大于左寸后者，为邪气偏于气分，治疗当偏于调肺气为主，如增大麻黄、杏仁、厚朴、桔梗、枳壳等药的用量；若左寸后偏大于右寸后者，为邪气偏于血分，治疗当兼以调血，如加重桂枝、桃仁、川芎等用量；若两寸前后皆沉大有力而紧甚者，为邪气亢盛，正气充足，治之当加重麻黄、制附片等用量，以强化其透散之力；但若两寸后沉大有力，两寸前却沉细如丝、呆滞不动者，当更加重麻附之量，若在夏天则重用香薷、荆芥、川芎等。

如右关脉前后均沉大有力，便为邪盛于中焦脾胃之处，其证为实中之实，治当直祛其邪，重用消积化痰及清泄疏通之品；若其脉关前沉大而按之稍有力，关后却沉细无力或细而内偏者，此为胃实而脾虚，实中兼虚，治之必当扶正祛邪，不可一味猛攻；若脾肾俱亏者，则往往右关后及尺脉皆为沉弱，或内偏明显。

如左关前后皆脉沉大而有力，则为肝胆邪气盛实之象，直祛其邪；若关前沉大有力，关后却沉而细弱，甚至延及尺部，内偏明显者，则为胆盛而肝虚，甚至肝肾皆虚，此为实中兼虚，治之自当扶正祛邪，正虚兼顾。

如肾精亏虚者，其左尺后常沉而细弱，甚至似无脉；肾精亏虚严重者，精不生血，可使左关后及尺皆沉细而弱，很多月经量少的妇女常见此脉象；若更严重者，则精不生血，气亦不足，故见六脉皆细弱无力，而特以左关尺最为细弱甚；若为肾阴虚者，则左尺脉常沉细而数，此为阴不制阳之象；若病情继续发展，则可由沉而细数变为见浮大而数者，此为阴不敛阳，为阴虚阳浮之象。若两尺脉长者，常为下焦邪滞较甚，再参合以有力无力，以断其虚实之多少。

如一患者，觉其右尺前沉而乏力，尺后却弦而稍大，脉管僵硬不动，头大而尾细极，脉体长出尺后，延伸向肘部，问之下焦腰腿是否有疾，言右膝关节痛久，夜则更甚，此为"肾阳不足，阴寒凝滞，经脉不通"使然；诸女同志，若左关后及尺部沉细而弱，或兼有内偏之象者，常为肝肾不足。若左尺浮大而数，按之无乏力者，常为"肾阴不足，虚火外浮"之象。

以上举例为阴阳脉诊法的基本应用，但在临床实践操作时，因为病情的复杂性，致使其脉象更为复杂，但总不离其诊法之大要。要注意的是，临证之时，必得四诊合参，方不致漏。

脉诊乃四诊之最精细难明者，然却在四诊中占最重要地位，中医治病用药，最讲究"定量"，而其根据，便在脉诊。脉诊若不精不细，便不知其虚实为几何，其寒热为几分，处方用药，便难定量，治后效果，去期望自然而远！

（6）小结

一、二级脉诊法，无论是理论方面还是实际操作方面，已然成熟，其作为脉诊法的根基，直用即可。至于阴阳脉诊法，观临床诸家言之者甚少，所以仍需理论的不断探讨，临证的不断验证，方能查缺补漏，使其更为完整准确。

2. 大肠右尺，小肠左尺

《类经附翼·十二脏脉候部位论》言："左尺为水，生左关木，木生左寸火；君火类从于右尺而为相火，火生右关土，土生右寸金而止，甚属有理。今既有此五行之分，则小肠在下，当候于右尺，所以从火也；大肠在下，当候于左尺，以金从水也。正合母隐子胎之义。"

《冷庐医话·脉》言："滑伯仁候大小肠于两尺，李士材称为'千古只眼'，后人遂皆信之。余考汪石山《脉诀刊误》，辨正叔和之说甚多，而独于'左寸候心、小肠，右寸候肺、大肠'，未尝以为非，谓以腑配脏，二经脉相接，故同一部也；又昌邑黄坤载元御，谓脉气上行者，病见于上，脉气下行者，病见于下，手之三阳，从手走头，大小肠位居至下，而脉则行于至上，故与心、肺同候于两寸。其说亦精，可正滑说之误。"

《医宗金鉴·四诊心法要诀下》言："左小膀胱，右大肠认。……大小肠、膀胱者，以统于腹中也。"

（1）按"上竟上，下竟下"原则

此当遵守于一级脉诊法原则。

腹属于下焦，大小肠居于腹中，故其本当外应于尺。

（2）按"藏象"理论

肺主气，大肠主通降，只有肺气肃降下行，大肠之气方能承之而降，大便自然通利。所以大便的通畅与肺气的正常通降密切相关，而肺居右寸，故大肠当居右手。

心主血脉，小肠主化物而能生营气，营气则注之于脉，化赤为血。所以，小肠与阴血的生产密切相关，而心居左寸，故小肠之脉位当在左手。

（3）按临床主要表现

仲景于《金匮要略·五脏风寒积聚病脉证并治》言："大肠有寒者，多鹜溏；有热者，便肠垢。"大肠有寒则津液不化而大便稀溏，有热则湿热胶结而大便黏滞不爽，此皆为津液代谢失常使然，而津液为阴，其代谢转化，必须在阳气的推动下方能完成，所以仲景言大肠病者，皆从气分出发，而右手三部为阳主气，偏主气病，故大肠之位，当居右手。又言："小肠有寒者，其人下重便血；有热者，必痔。"小肠有寒则阳虚不摄而下血，有热则瘀热壅结而生痔，此皆为血之运行失常，病属血分，而左手三部为阴主血，偏主血病，故小肠之位，本当居左手。

所以，从仲景对大小肠的病理认识出发，可知大肠当居右手，小肠当居左手。

（4）病证相参

虽言"大肠右尺，小肠左尺"，然于临证之时，却需"病证相参"。

正如《脉说》之言，甚为有理，其于"脏腑部位"言："如大便秘结，右尺宜实，今右尺反虚，左尺反实，便知金水同病也；如小便热淋，左尺宜数，今左尺如常，而右尺反数者，便知相火炽盛也；或两尺如常，而脉应两寸者，便知心移热于小肠，肺移热于大肠也。"

叶霖于此处实乃道破脉诊之要领。脉诊之时，常见病位与脉位不相应者，如胃痛本为脾胃病，其右关脉象本当有异，然现见右关脉似平，而左关弦甚者，便知其胃痛为木旺克土所致。此种现象，临证之时，比比皆是。所以精研脉诊者，又不可死于脉象，必当参合以中医其他基本理论，推而求之，方能有所得。

（5）小结

综上四方面可知，小肠当应左尺，大肠当应右尺。然临证却必当四诊合参，再以中医理论推求之，方能终断。

3. 膀胱居两尺

《素问·灵兰秘典论》言："膀胱者，州都之官，津液藏焉，气化则能出矣。"

《伤寒论》第71条言："若脉浮，小便不利，微热消渴者，五苓散主之。"

《伤寒论》第319条言："少阴病，下利六七日，咳而呕渴，心烦不得眠，猪苓汤主之。"

膀胱主藏津液，而其所藏津液的代谢，则必须依靠肾气的推动。气本分阴阳，特以肾气最为明显。肾气助膀胱气化的功能，乃肾阴、肾阳两者功能结合的体现，所以，无论肾阴虚，还是肾阳虚，皆可使肾气的气化功能失常，而使津液蓄留而不能上承下泄，后世名之曰"蓄水证"。故观《伤寒论》，仲景言膀胱之津液代谢失常，有偏于肾阳虚的五苓散证，亦有偏于肾阴不足的猪苓汤证。膀胱本位下焦，而又与肾之阴阳的关系密切，肾阳应右尺，肾阴应左尺，所以膀胱之脉位，本当居于两尺。

要注意的是，下焦疾病多与肾之阴阳的失常相关，然具体是偏于阴，还是偏于阳，则总在两尺察之，而"欲察下部之阳者，当总在右尺；察下部之阴者，当总在左尺（《脉神·部位解》）"。

（三）气血配属原则

1. 左主血，右主气

《素问·灵兰秘典论》言："左右者，阴阳之通路也。"

《景岳全书·溃疡》言："若左手脉不足者，补血药当多于补气药；右手脉不足者，补气药当多于补血药。"

《医学实在易·四诊易知》言："心主脉，肝主血，血脉生于水精，是以左手三部俱主血；肺主周身之气，脾主元真之气，气生于火，是以右手三部皆主气。"

左手脉主血之病变。左寸为心，心主血；左关为肝，肝藏血；左尺肾阴，能生阴血。此三部皆与血相关者，故言左手主血分所生之病。临证若见寸关脉细弱者，变为心肝血虚证；若关尺细弱者，便为肝肾精血亏虚证；若脉细数而伴发热者，则为血虚重证之阴虚证。

右手脉主气之病变。右寸为肺，肺主气；右关脾胃，以阳用事；右尺肾阳，能生阳气。此三部皆与气相关者，故言右手主气分所生之病。临证若见寸关沉弱者，则为脾肺气血证；若见关尺沉弱者，则为脾肾气虚证；若脉微弱而伴四逆恶寒者，则为气虚重证之阳虚证。

2. 左主阴，右主阳

《治病法轨·左右两手脉候用药补泻法》言："左三部之心肝肾属血，为阴；右三部肺脾命门属气，为阳。"

左手主心肝肾阴，心主血，肝藏血，肾阴为人体阴气之源，血为有形而属阴，故左手三部者，皆主阴为病。

右手主肺脾肾阳，肺主气，脾生气，肾阳为人体阳气之根，气本无形而属阳，故右手三部者，皆主阳为病。

3. 理论的应用

临证之时，左右两手脉象相同者相对较少见，而不一致者却最为众多。论治之时，除了定相应脏腑病变之外，当参考"左血右气"之理论，加入相应入血分或入气分之药，以加强调理气血之功能。如在外感病中，若患者为风寒所伤，其脉当浮紧，但若右脉紧象更盛者，便当增加入气分之品药，如麻黄、防风、白芷、生姜等；若左手脉紧象更甚者，便当加入血分之品药，如桂枝、川芎、羌活、荆芥等。在内伤杂病，除了依据脏腑相关理论外，亦当根据左右脉强弱的不同以增减调气调血之品的用量。

然，左血右气，却不能生搬硬套，以致仅治血，或仅治气。人身本气血一体，周流不息，无处不到，故无处不有气，无处不有血。病则气血均病，但有偏重而已，无仅血分有病而气分不病者，反之亦然。

（四）三法合参

临证之时，总体配属原则、脏腑配属原则、气血配属原则，此三法当配合使用，方能更为准确地概括出其病之"证"及其"证"的轻重、缓急。

七、脉象的构成要素

诸般脉象的辨别，主要依靠医者的手指，通过触觉以感知之。

通过人为触觉的感知，并经过数千年的临床验证和经验积累，最终将诸般脉象，细分为脉位、脉力、脉体、脉率、脉律、脉势、脉幅等方面。

千人千面，万人万脉。人各不同，其脉象必然不一。诸脉繁杂，不能枚举，故欲明了其脉者，只能从构成脉象的诸要素出发，以研究各个脉象的特点及相对应的临床意义，便是最为简明扼要之脉诊学习、研究方法。

（一）脉位

"位"者，从人从立。《说文解字》言："列中廷之左右谓之位。"古代宫殿的中庭左右两侧叫"位"。"位"本指官吏在朝廷上站立的位置，引申为"位置、方位"，如《楚辞·屈原·涉江》言："阴阳易位。"

脉位者，即其脉所处之位。临证以脉搏搏动最明显之处，作为脉位。

脉位者，主要包括寸关尺三部、浮中沉三候。

1. 寸关尺三部

从脉之前后言，脉位主要分为寸关尺三部。

寸关尺者，表示邪气在三焦的具体部位、具体脏腑，在言邪气之上下。

右寸：浮者，为邪气袭表；浮而有力者，正盛邪实，治以直祛其邪；浮而乏力，为正虚邪恋，治以扶正祛邪。沉者，为邪气入里，病在胸中气分，常为肺病；沉而有力者，为邪滞胸中气分；沉而无力者，为肺气、肺阳、肺阴的亏虚。

右关：浮而有力者，为邪气壅滞阳明，其壅滞程度较轻，表里气机较为通达，里邪尚能浮越透散于外，为正气尚能祛邪外出之象，如白虎汤其脉"浮滑"。沉而有力者，邪在阳明，壅滞较甚，常常夹杂有形之邪，其脉常关前明显有力，如栀子豉汤；沉而无力者，为脾气、脾阳亏虚，常以关后无力明显，如理中汤等。临床常见一种脉象，关脉为沉，然关前稍沉而大，而关后沉极似无，关前关后差异极大，此为脾极虚而胃有实邪阻滞之象，治之必当扶其脾而和胃祛邪，如半夏泻心汤等。

右尺：两尺脉本沉，若右尺浮而无力者，为肾阳极虚而有浮越之象，急治之。沉而有力者，为下焦邪气盛实，常为痰饮水湿、瘀血等邪阻滞，或大便不畅所致；沉而无力者，为肾阳虚衰。

左寸：浮者，为邪气在表。沉者，为病在胸中，影响及血分，或与心病相关。沉而有力者，为邪滞胸中，血行不利；沉而无力者，为心之气血阴阳不足。

左关：浮者，或为邪气壅结少阳，然气机郁结不甚，邪气尚能外透外出；或为肝火旺盛之象。沉而有力者，为肝胆邪滞而气血内郁，常以关前更为有力；沉而无力者，为肝之气血阴阳亏虚，常以关后多见。

左尺：浮而无力者，为肾阴不足、阴不制阳、虚阳上浮之象；浮而有力者，常为下焦邪气壅盛所致。沉而有力者，为邪气壅滞于下焦，气血内郁之象；沉而无力者，为肾阴、肾精亏虚。

2. 浮中沉三候

从脉之浅深言，脉位分为浮、中、沉三部。

浮中沉者，表示气血偏聚于表、偏聚于里，在言邪气之深浅。

其中以浮、沉两候最为重要，最易辨别。其脉靠近皮肤，轻按即搏动明显者，便为浮脉；其脉靠近筋骨，重按搏动明显者，便为沉脉；中候者，在浮沉之间，脉中取搏动明显者。

浮者，为气血浮盛于表、于外、于上。生理性浮脉，乃因时节影响，阳气升发，气血旺盛于外使然，如夏洪之脉。病理性浮脉者，乃正气升发、外出所致。浮者，或为外邪袭表而正气外出以抗邪，或为里热炽盛而热迫气血浮盛于外，如麻黄汤、白虎汤之浮，此为邪盛而浮，为实；若正气极虚，不能固守于内，而外浮上越者，为正虚而浮，为虚。实者，浮而有力；虚者，浮而无力。

沉者，为气血沉潜于里、于下。生理性沉脉，乃阳气内入潜藏之兆，如冬石之脉。病理性沉脉，乃正气内聚而不能正常升浮、外展。偏实者，乃里邪阻滞，气机郁滞不畅，不能升发、外展使然。且其沉的深浅与邪气阻滞的程度密切相关，轻则为沉，重则为伏脉、牢脉，其脉位更深，为邪阻更甚使然。偏虚者，乃正气虚弱、无力升发使然，其沉的程度与正气亏虚的程度密切相关，若正气极虚者，则可出现"无脉"之象，如阳脱阴竭之白通加猪胆汁汤证。

中取，在沉浮之间，其脉可偏沉，可偏浮。若浮取稍有力，中取更有力，无论沉取脉力为大为小，皆为中取偏沉；若沉取稍有力，中取更有力，无论浮取脉力为大为小，皆为中取偏浮。

脉何以有浮沉之分？此与气之升降密切相关，故周学海言："浮沉，以诊气之升降也（《重订诊家直诀·二十四象会通》）"。

3. 斜飞、反关两脉

斜飞、反关者，皆为生理性脉象。其脉可见于一手，亦可见于两手。

斜飞脉：为桡动脉在尺部时，偏移了本位，从尺部绕向手腕背部，并向虎口方向延行。故察脉时，常觉寸关两部无脉，仅见尺部脉动。

反关脉：其与斜飞脉相似，只是桡动脉在关部时，脱离本来延行路线，从关部绕向手腕背部再向虎口方向延行。故察脉时，常觉关尺部可见脉动，而寸部无脉。

名之曰"反关"者，以"其不顺行于关上，反见于关外"故也。《素问·大奇论》言："脾脉外鼓，沉为肠澼，久自已。"又言："胃外鼓大……膈偏枯。"邹丹源言："此即反关脉也，谓其不行于关上，而见于关外，故曰反关也（《四诊抉微·反关脉》）。""脾脉外鼓"者，即言其脉从关后反向虎口；"胃外鼓"者，即言其脉从关前反向虎口而行。关前为阳，主胃膈之疾；关后为阴，主脾腹之病。脾脉沉为不足，不足则统摄失常，故见肠澼之便血；胃脉大则热甚，热盛则灼津耗液，故见津亏之膈枯。

临证若见斜飞、反关者，其察脉方法与正常察脉法无异。此两脉常为先天桡动脉畸形或受外伤所致，临证诊断，常无意义。若欲诊之，当重点依靠虚实大小四象，参合他症，或可辨清病况。

（二）脉力

"力"，象形。甲骨文字形，象耒（lěi）形，有柄有尖，用以翻地。表示执耒耕作需要花费力气。本义指体力、力气。《说文解字》言："力，筋也。像人筋之形。"筋者言其体，力者言其用，力由筋发。

脉力者，指脉搏搏动力量的大小。脉之搏动力量的大小，与脉势有着密切相关，其来势若澎涌击指者，有力；来势若萎靡遇指而散者，无力。

脉之有力无力，全凭医者自我感觉而出，故主要依靠医者的脉诊经验。此点较易掌握，若得明师指点，或可数次即得其要。

1.有力为实，无力为虚

《素问·平人气象论》言："欲知寸口太过与不及……寸口脉沉而弱，曰寒热及疝瘕少腹痛；寸口脉沉而横，曰胁下有积，腹中有横积痛。"

《素问·玉机真脏论》言："其气来实而强，此谓太过，病在外；其气来不实而微，此谓不及，病在中。……其气来如弹石者，此谓太过，病在外；其去如数者，此谓不及，病在中。"

《金匮要略·胸痹心痛短气病脉证治》言："师曰：夫脉当取太过不及，阳微阴弦，即胸痹而痛，所以然者，责其极虚也。今阳虚知在上焦，所以胸痹、心痛者，以其阴弦故也。"

脉力主要分为太过与不及：太过者，比正常脉搏有力，为实；不及者，比正常脉搏无力，为虚。

此处"正常脉搏"者，即指其人平素脉搏的有力、无力的状态，此乃从长期观察而得。然，临证问病，常为初次来诊，没有平素状态可参。所以，脉之有力无力者，全凭医生的主观感觉，而与临床经验最为相关。

脉以虚实为大纲。诊脉者，必当判断其有力、无力。有力为实，为正气旺盛，在正邪相争之时，正气祛邪呈现勇猛之势，应之于外，便见其脉搏动而有力，此为实证，治之当顺势而为，以祛邪为主；无力为虚，为正气不足，正邪相争。正气祛邪呈现怯弱之象，故见脉搏搏动乏力，其为虚证，治之当以扶正祛邪为主。

脉之搏动，主要由气之推动所产生。若其气旺盛，则推动有力，气血奔腾涌动，应之于脉，则见脉搏有力；若其气虚弱，则推动乏力，气血缓慢疲乏，应之于脉，则见脉搏无力。

人体诸脏腑经脉，皆靠血以濡养之、气以推动之。若其人脏腑虚弱，功能低下，必然应之于气血，而变见于脉，必见其脉平素动之乏力。正气本不足，若再受邪气，正气更损，其脉必然更为无力。

2. 脉之有力无力，当以沉候为准

寸口者，太阴之动脉。手太阴肺经，从胸走手、从肘及腕、从尺过关向寸而行。气血者，顺脉以行，故在寸口，气从尺来，向寸而去；气者，属阳，其性主升，由下而上、由里及外。浮者主外，沉者主里，故气从尺之沉来，向寸之浮而去。故尺脉脉位常沉而深，而寸脉脉位常偏浮而浅。

气之来处谓之根，气之去处谓之末。欲知脉力之大小者，必当究其根。气旺则根盛，必然脉动有力；气弱则根衰，必然脉动无力。诊其根者，必在沉取，更其尺。

所以，"脉之有力无力，当以沉候为准。无论浮取脉力如何，只要沉取无力即为虚，沉取有力即为实。沉而无力者，阳气、阴血虚衰也，无力鼓击于脉，致脉按之无力；沉而有力者，因邪扰气血不宁，搏击血脉而脉力强（《脉学心悟·脉力》）"。特别是在外感病的发病过程中，"诊功能性疾病的脉，多在浮与中之部位。……按、沉部位反映实质的病变（《文魁脉学·脉象、舌形与病机关系》）"。

3.脉之有力无力，乃诊家之领要

《难经·八十一难》言："《经》言：无实实，无虚虚，损不足而益有余。"

《金匮要略·脏腑经络先后病脉证》言："虚虚实实，补不足，损有余。"

仲景言"虚虚"者，即在治疗虚证时，不要重用清泻、消导等法，以免更损正气，使虚证更虚；"实实"者，即在治疗实证时，不要重用补法，以免使实证更实。

越人、仲景，及后世景岳等诸家，临证审病问疾，最强调虚证、实证的辨别。特别是仲景，在《金匮要略》起始篇篇首即强调虚与实的问题，即说明了判定虚证、实证对治疗的重要性。在临证中，若虚实不辨，必然导致补泻错误，大方向已错，于病而言，治之何效？观《伤寒论》最强调其虚为几分、实为几分，而其中误治最多者，便是未分清虚实。如初汗之时为实证，汗后已虚，若更发汗，必然更损正气。正气抗邪无力，邪气内陷，而变证迭起。《伤寒论》中误治最多者，便是"虚虚"之治，所以仲景论治，自始至终，最为强调扶助正气。

不仅外感病当注意"虚虚实实"之治，内伤杂病亦然，所以吴昆言"有力无力"者，此深"得诊家之领要也"。又言："东垣著《此事难知》，谓：脉贵有神。有神者，有力也，虽六数、七极、三迟、二败尤生，此得诊家精一之旨也。节庵辨伤寒脉法，以脉来有力为阳证，沉微无力为阴证，此发伤寒家之矇瞀也。杜清碧《诊论》曰：浮而有力为风，无力为虚；沉而有力为积，无力为气；迟而有力为痛，无力为冷；数而有力为热，无力为疮。各于其部见之（《脉语·有力无力》）。"诸般脉象，皆可以有力无力分辨之，以断其为虚为实，而定其偏补偏泻。

4.脉之有力无力的描述及分级

《素问·玉机真脏论》："（春脉）其气来实而强，此谓太过，病在外；其气来不实而微，此谓不及，病在中。……（夏脉）其气来盛去亦盛，此谓太过，病在外；其气来不盛去反盛，此谓不及，病在中。……（秋脉）其气来，毛而中央坚，两旁虚，此谓太过，病在外；其气来，毛而微，此谓不及，病在中。……（冬脉）其气来如弹石者，此谓太过，病在外；其去如数者，此谓不及，病在中。"

脉有两端，或为太过，或为不及。太过者，脉力强于正常；不及者，脉力弱于正常。

太过不及，皆有分级。

（1）对无力的描述

无力的描述：稍乏力，乏力，稍无力，无力。

乏力：脉力较弱，为虚之较轻。

无力：脉力极弱，为虚之较重。

强硬搏指：为正气虚弱到一定程度，真气外泄，脉搏僵硬而搏指有力。有人将其称之为"弹指脉"，为脉来之时力度极大，甚至能把手指抬起，肉眼也可看到脉诊时手指随着脉搏的搏动一上一下的运动，此为真气升而外泄之象；其脉形极大，此为真气散而不收之象。

无脉：摸不到脉搏的搏动，此有虚实两端，或为大实，或为大虚，四诊合参以鉴别之。

（2）对有力的描述

有力的描述：稍有力，有力，力强，强盛搏指。

稍有力：为稍实之证。

有力：脉力强，为实之轻者。

力强：脉力强大，为实之重者，

强甚：脉力极强，为大实者。

（3）小结

脉力大小的判断以沉取为准，凡沉取力弱者为虚，沉取有力者为实。虚实即断，则补泻即明。然在观察脉之有力无力之时，必当参合其他脉象。如两尺脉沉缓而稍乏力，似为虚证，但其脉细长而外偏，便知为邪实，为邪气阻滞下焦使然，再参合以舌象。若舌水滑者，便知为寒湿阻滞于下焦使然。

5. 脉见有力无力难凭论

观《脉理求真》，有"脉见有力无力难凭"篇。

其言："有言病症虚实，只在脉之有力、无力，以为辨别。有力即属有根。《难经》曰：上部有脉，下部无脉，其人当吐，不吐者死。上部无脉，下部有脉，虽困不害。所以然者，人之有尺犹树之有根，有根则不死。无力即属无根。《难经》曰：寸口脉平而死者，生气独绝于内也。平即中馁不能建立之象，故曰死。"

又言："有力多因寒气热气内鼓，但今人仅知热气内结为实，而不知有寒气内结为实也。无力多因寒湿热湿内软，但今人仅知寒湿为痰为虚，而不知热湿为痰为实也。凡此当以望、闻、问数诊并参。"

第一段主言"有力即属有根""无力即属无根"，此两句最得脉诊之大要。以脉之搏动，乃气之鼓动使然。若气有余，则鼓动有力，其脉搏动自然力强；若气不足，则鼓动乏力，其脉搏动必然无力。故脉之搏动，全在气的推动，而气者主升，从沉而浮，故沉取有力，便为有根，沉取无力，便为无根。

第二段从邪气之寒热，及正气之虚实两方面言脉之有力无力。若正气旺盛，无论是热邪，还是寒邪，侵袭人体，正邪相搏，其脉自然有力。言"寒湿为痰为虚"而脉无力者，则为真无力之脉，以寒湿伤阳，阳气不足，鼓动自然无力；言"热湿为痰为实"而脉反见无力者，实乃指濡软之脉。湿邪内盛，气因邪阻而行之不畅；水湿弥散，气因邪迫而散漫无边；水湿浸淫经脉，脉管绵软无力；三者相合，便生濡软之脉。湿邪内盛之象，其脉濡软而极似虚脉，但细细体会，其脉虽濡软乏力，但绵绵不断，经柔按而仍连绵不绝，不似正虚之脉，经柔按常断而不续，后又慢慢变大，续接而动。

《脉理求真》此篇重在强调，临证之时，当四诊合参，方为准确，不可偏持于脉诊一端。临证之时，确实如此。所以李士懋老先生言，在诊断病机的过程中，脉诊最多贡献百分之九十，而非百分之百。生命最为大事，不可偏持于一端。

（三）脉形

1. 脉形与脉体

脉形者，某些书籍亦称脉体。形与体，必然有别。形，从平面言，如正方形；体，从空间言，如正方体。形即特征，当人们对某一个事物非常熟悉的时候，往往只要看到其轮廓就知道它是什么，这就是物体的特征。体即结构，如形体结构、解剖结构等。形与体之间，体可由诸多的面（不同层次的形）集合组成。

就脉而言，其本由平面和立体两部分组成。平面者，即浮取如何、沉取如何；立体者，则是将浮中沉所取之象结合起来，如芤脉之浮大中空、革脉之中空旁实、涩脉之来去不畅等。

在脉体与脉形之间，依诸家之论及临证经验，笔者认为，称作脉形当更为恰当。以脉象必分沉浮，沉浮本为脉诊纲要之一，所以平素描述脉象时，常以浮如何、沉如何等分层言之，以分层探究其脉象的具体含义，如脉浮取紧而沉取滑，便为"风寒外束，痰热内闭"之证。并且就使用频率而言，言脉之形者，远高于言脉之体者。

但在某些情况下，脉形指的就是脉体，如需要形容脉管的软硬程度时。

2. 脉形之象

脉形者，脉管之形也。一般而言，"由于人的遗传基因导致绝大部分（99%以上）的成年人脉管粗细都是相接近的。一旦患病，脉内气血的多少或可充盈度就有可能改变，加上其他改变，则指下粗细感可变，所以脉的粗细能够诊断部分疾病性质（《临证脉学十六讲·脉体》）"。

概而言之，脉形者，主要包括宽窄、长短、曲直、单双、松紧等。

（1）宽窄

宽窄者，即言脉之粗细（大小），现代则以大与细称之。

宽者，阔也。窄者，细也。故"宽窄"又有阔窄、阔细之别称。

宽者，粗也，大也。宽阔者，常见有两种。一种能明显感觉到脉管僵硬而宽阔，若无力者，常为阳气虚弱，脉管失温，经脉拘急僵硬使然；若有力者，常为邪气壅滞，气血不畅，脉管失养，拘急僵硬。另一种不见脉管，仅见脉动范围宽广不收，多主气分之病，或为湿邪浸淫而濡软，或为正气不敛而外散，或为阴不敛阳而亢逆；若宽广有力者，常为邪气内盛，鼓荡气血，使之澎湃使然，为邪甚；若虽体阔而浮，但按之无力者，则为气血大虚，气失所恋而浮越于外所致，当补之敛之。

窄者，细也，小也。脉体细而无力者，为正气亏虚，气血不足，脉道失充；细而有力者，为邪气阻滞，气血不畅，脉道缩窄。

（2）长短

长短之脉，主见于寸部及尺部。

长者，若在寸，超过寸前而上鱼际者，名曰溢；若在尺部，超过尺后仍见者为覆。溢覆者，长脉见于不同脉位。寸为阳，故脉溢者，常为阳热之邪内盛上冲，邪气壅结在上焦使然；尺为阴，故脉覆者，常为阴寒之邪内盛下注，邪气阻滞在下焦使然。然必当参合为浮为沉、有力无力，方为确定在表在里、为虚为实。

短者，脉不满三部，即寸前或尺后脉搏不明显，甚至整个寸脉、尺脉似无脉者，即为短脉。短者，或为邪气阻滞，气血不畅，或为正气亏虚，气血不足，不能充盛使然。

此长短之论尚不够完整，参合下篇之长脉、短脉的内容方能得其全貌。

（3）曲直

曲直者，言脉管之曲与直。

寸口脉，从尺至寸，以直行不弯为其常，然亦常见脉管弯曲者，常为邪气阻滞，脉道不利使然。

有折脉者，乃脉体突然弯曲过甚使然，最常见于两寸。若在左寸，关尺脉位正常，而寸脉或者寸前突然外折而行，脉如"7"形，此常为上焦或肌表邪气阻滞，气血营卫严重不畅使然；若见于右寸，其脉则如反写之"7"，病理意义与见于左手相同，只是左寸者偏于血分，右寸者偏于气分，治疗之时，气药、血药剂量自有不同。凡脉曲折之处，便为病变之所，除了寸部，曲折之脉亦可见于他部，为相应脏腑功能失常所致。

外曲者，脉道向前臂桡侧弯曲；内曲者，脉道向尺侧弯曲。如"《扁鹊脉法》曰：外勾者久癖也，内卷者十日以还"。此是"以内曲外曲，分食积之新久也。……偏于热多则外撑，偏于寒多则内倚（《脉简补义·脉有内曲外曲》）"。此处所言内曲、外曲者，当主见于关脉。右关为脾胃，为痰湿水饮、宿食等生成之所；左关为肝胆，为瘀血、气结等产生之处。以有形之邪，多生成于中焦，而后流行并壅结在诸部。若邪气壅结在中焦者，则或可于关部而见内曲、外曲之脉象。

关于"曲直"之论，在本书第 126 页"直与曲"部分中，论述更为详细，可参考阅读。

（4）单双

单者，觉指下仅有一条脉管；双者，觉指下有两条脉管。

单者为常，双者为异。

阳损寒凝而见"双弦"之脉。《金匮要略·痰饮咳嗽病脉证并治》言："脉双弦者寒也，皆大下后善虚，脉偏弦者饮也。"双弦者，或言左右两手脉皆弦，或言一手却见两条弦脉，此两种解释均为临床可见脉象，特别是以第一种解释更为常见，然一手脉双弦者，亦有之。笔者曾见两患者，一者为冬时感寒湿而前医却以清法治之，病不去，诊其脉见左手寸关两部脉浮而小紧，呈双线并行状；另一者体倦头重身痛、苔滑腻，而见右手寸关双弦。此两例患者，沉取脉皆无力，为正气不足而邪气留恋，治之以扶正祛邪，皆用温阳散寒除湿法而愈。

元气不壮而一手双脉。《金匮要略论注》痰饮病言："有一手二条脉，亦曰双弦，此乃元气不壮之人. 往往多见此脉，亦属虚损，愚概予以温补中气，兼化痰，应手而愈。"此句是对上条的进一步的论述与补充。

一手双脉，甚至一手多线脉者，临床偶然可见，并非无有。其之为虚为实，皆从有力无力断之。

关于"双弦"在本书第 399 页"双弦"处论之更为详细，可参合而阅。

（四）脉率

脉率者，指人在安静状况下，一定时间内脉搏跳动的次数，中医名曰"至数"。

中医常以一息（一呼一吸及呼吸间隙）之间，脉搏跳动的次数表示脉率。

1. 脉率与气血的关系

脉者为气血之先，而气血之行并非匀速流动。《濒湖脉学·四言举要》言："气如橐龠，血如波澜。"气血运行，随呼吸而动，状如波涛，呈阵发性运行。此种现象表现于外，应之于脉，而呈现出一定的频率。

观血之运行，为气所推动，肺者主气司呼吸，而肺气的升与降，正是推动血行的关键原因，故《素问·平人气象论》言："人一呼，脉再动，气行三寸；一吸，脉亦再动，气行三寸。呼吸定息，气行六寸。"又言："呼吸定息，脉五动。"故呼吸急促则脉数，呼吸平和则脉平，呼吸过缓则脉缓。

呼吸与脉的关系最为密切，这是因为肺气的宣发肃降，直接关系到五脏六腑气机的升降。诸脏腑之气，随呼而升，随吸而降。脏腑调和，升级有序，又无邪扰动，则人体之气运行自然和缓从容，为健康无病的状态。若病，则脉率常常发生变化，此与气的运行失常密切相关。一般而言，气盛则动速，气少则动缓，气热则动数，气寒则动迟；若有形之邪阻滞，脉气流行不利，往往可见涩、结、代、促、伏、牢等象。然若正气亏虚，气行慌张，则可见数疾之象。

2. 平人之脉率

西医认为，健康的成年人在安静状态下的呼吸平稳而均匀，其频率一般为 12 ～ 18 次 / 分，并且呼吸与脉搏的比是 1 :（4 ～ 5）。成人在安静状态下的脉率为 60 ～ 100 次 / 分。

中医认为，人一息而脉五动，在身心安静而正常呼吸的情况下，则人的脉率为 60 ～ 90 次 / 分。一般认为，若脉一息六至，则为数脉，其脉率在 72 ～ 108 次 / 分之间；若脉一息三至，则为迟脉，其脉率在 36 ～ 48 次 / 分之间。

要注意的是，无论西医，还是中医，在言脉率时，皆强调在"安静状态下"这个条件。这是因为人在激动或运动，甚至说话的情况下，必然会使呼吸加速，气行疾速，激荡于血，应之于脉，必然数疾。所以，呼吸的速率是脉率变化的基础。故在脉诊之时，强调患者的身体的安静与内心的平静。所以，脉诊之前常要求患者静坐几分钟，以平静呼吸与脉搏的激动状态。

需要注意的是，在计算脉率时，其"一息"指的是医生自己在平静状态下的呼吸速率，而"五动""六至""三至"者，则指的是病人的脉搏速率。即在言患者脉率时，医生常以自己的呼吸作为参考点，此即《素问·平人气象论》"常以不病调病人，医不病，故为病人平息以调之为法"之意。当然，有些医生常以一分钟内脉搏搏动的次数作为参考，亦可。但要注意的是，如数脉，它分"至数之数"与"来去之数"等不同类型，临证若只按钟表时间计算，是不够准确的。

3. 一息五至

《素问·平人气象论》言："人一呼，脉再动，气行三寸；一吸，脉亦再动，气行三寸。呼吸定息，气行六寸。……人一呼脉再动，一吸脉亦再动，呼吸定息，脉五动。"

《难经·四难》言："呼出心与肺，吸入肾与肝，呼吸之间，脾受谷味也，其脉在中。"

《难经·一难》言："人一呼脉行三寸，一吸脉行三寸，呼吸定息，脉行六寸。人一日一夜，凡一万三千五百息，脉行五十度，周于身。"

《灵枢·根结》言："一日一夜五十营，以营五脏之精……所谓五十营者，五脏皆受气，持其脉口，数其至也。五十动而不一代者，五脏皆受气……所谓五十动而不一代者，以为常也。"

有中医者，受西医"呼吸与脉搏的比是 1：4"之言的影响，认为一息四至方为正常，此乃引旁论而不究经意使然。何以一息五至，《黄帝内经》

《难经》言之明确。

《素问·平人气象论》言，人一吸脉两动，一呼脉两动，在呼吸停息之间，脉再动一次，故在一息之间，脉总动五次。《难经·四难》言，呼吸为人体内、外气的交流，其与体内心肺、肝肾之气的升降密切相关，而脾居中焦，在气的升降过程中，起到转输的作用。所以，在外的呼吸能够影响到在内的脏腑之气的升降，只有呼吸正常，方能促使脏腑之气有序地升降。综合可知，一息脉五动者，应于五脏。而一息五动能应之于五脏者，主要与营气的运行密切相关，此即《难经·一难》与《灵枢·根结》之所言。

《难经·一难》者，从呼吸与营卫的运行速度与长度的关系方面，证明营气一日一夜行于人身五十周，以营养于五脏六腑、四肢百骸。《灵枢·根结》者，主言营气的运行周期与五脏的关系，认为营气运行五十周应之于五脏，而五十周应之于五十动，故每脏应之十动。若脉五十动而不代者，说明营气旺盛，能够滋养于五脏；若脉四十动而一代者，则说明有一脏已经衰败。脏有所损，气有所亏，故营气运行必然失常，不能正常营周于身，而反见代象。若三十一代则说明两脏已损，二十一代则说明三脏已损。

综上知之，脉一息有五动，以应之于五脏。而其能应之于五脏者，主要与营气的运行密切相关。只有五脏健旺，营气充足，无邪扰动，运行正常，自能五十周而周于身，应之于脉，自然一息五动。故一息五动者，实乃营气能够滋养于五脏及五脏之气能够正常升降之外象。

要注意的是，又有"一息四至"者，如《难经·十四难》言："至之脉，一呼再至曰平。"《濒湖脉学·四言举要》言："一呼一吸，四至为息。"此乃言一呼一吸脉四至，但未算入呼吸停息之间的一次脉动，但若算入后，仍为"一息五至"，此即《诊家枢要·诊脉之道》所言："一呼一吸之间，要以脉行四至为率，闰以太息，脉五至，为平脉也。"

4.迟数脉类

《难经·十四难》："曰：脉有损、至，何谓也？然至之脉，一呼再至曰平，三至曰离经，四至曰夺精，五至曰死，六至曰命绝，此至之脉也；何谓损？一呼一至曰离经，再呼一至曰夺精，三呼一至曰死，四呼一至曰命绝。

此损之脉也。至脉从下上，损脉从上下也。"

《医灯续焰·数脉》："若一息六至，是为数脉，气行速疾逾于常度，故曰属阳。一息七至，气更速快，故曰疾。一息八至，阳热已极。一息九至则元神散脱，而与迟之夺精者，固无异也。"

《濒湖脉学·四言举要》："二损一败，病不可治；两息夺精，脉已无气。"

脉率异常者，或为脉动过快，或为脉动过慢。快则为数脉类，慢则为迟脉类。

数脉类：六至为数；七至为疾；八至为极；九至为脱；十至以上，或"死"，或"命绝"。

迟脉类：三至为迟；二至为损；一至为败；一止以下，或"夺精"，或"死"，或"命绝"。

至于脉之迟数产生的原理，多种多样，各有虚实，唯《脉学心悟》之言直指根本："脉率有徐疾之别。……病脉之疾，可因邪迫，气血奔涌而脉疾，亦可因正气虚衰，气血张皇，奋力鼓搏以自救，致脉亦疾。二者一虚一实，当以沉取有力无力分之。脉徐者，可因气血为邪气所缚，不得畅达而行徐，亦可因气血虚衰，无力畅达而行徐。二者一虚一实，当以沉取有力无力分之。"

5. 儿童脉率

要注意的是，儿童因生理性的原因，其脉搏本身跳动较快，不能以成人迟数标准以判断之。

一般而言，在新生儿时期（28天以内）、婴儿期（28天至1周岁）、幼儿期（1周岁至3周岁）、学龄前期（3周岁至7周岁）、学龄期（7周岁后至青春期来临，女为12岁，男为13岁），其呼吸、脉搏、呼吸脉搏比等均有所不同。如表1所示：

表 1　儿童各时期呼吸、脉搏情况

年龄分期	呼吸（次／分）	脉搏（次／分）	呼吸∶脉搏
新生儿时期	45～40	140～120	1∶3
婴儿期	30～40	130～110	1∶（3～4）
幼儿期	30～25	120～100	1∶（3～4）
学龄前期	25～20	100～80	1∶4
学龄期	20～18	90～70	1∶4

儿童其脉本数疾，故《脉学心悟》有"疾者，儿童为吉"之言。

儿童在三岁以下，主要以虎口指纹作为参考；三岁后，尚可参以"一指脉诊法"，察其脉，断其证。

（五）脉律

律，从彳（chì），聿（yù）声。本指法律、法令，故《尔雅·释诂》言："律，法也。"人有情而法无情，法无情则用之方有规律，方能人人平等。

律者，引申为"有节奏的、不是杂乱的"之意。故脉律者，在言脉搏搏动的规律、节律如何。正常的脉律，脉搏跳动整齐、有规律、不紊乱，且无歇止之象。

1. 脉律异常的原因

脉搏产生的根源是呼吸，是气的节律性升降，只有气规律的升降出入，方能推动血液正常的流通四达。气血运行通调，则脉方能按既定的规律搏动。

正常之人，脉律整齐，不急不缓，为气血和平之象。若病，或邪气阻滞，或正气亏虚，气血不续，故其脉或快或慢，甚至可见歇止之象。

脉律异常者，有虚实之分，临证之时，当从有力、无力辨别之。

2. 常见的脉律异常之脉

（1）结代促

结者，缓而时一止，止无规律。

代者，缓而时一止，止有规律。

促者，数而时一止，止无规律。

结代促者，在言脉搏过缓或过快而伴见歇止者，乃脉率和脉律的同时失常，而其重点则在歇止的发生。气血以流通为要，而歇止者，乃气血不能正常续接之象。相比脉率的变化，其更具有临床意义。

（2）乍数乍疏

《素问·平人气象论》言："乍疏乍数曰死。……少阳脉至，乍数乍疏，乍短乍长。"

《素问·三部九候论》言："其脉乍疏乍数，乍迟乍疾者，日乘四季死。"

《素问·玉机真脏论》言："真脾脉至，弱而乍数乍疏……诸真脏脉见者，皆死不治也。"

《脉经·扁鹊诊诸反逆死脉要诀》言："脉……去如解索者死。"

《查病指南·七死脉》言："解索脉在筋肉上。动数而随散乱，无复次第，曰解索。是五脏绝死脉也（王叔和云：解索，散乱而无绪。吴仲广云：解索脉者，其形见于两尺，脉来指下，散而不聚，若分于两畔，更无息数，是精髓已耗，将死之候也）。"

《中医大辞典》言："脉象忽疏忽密，节律紊乱如解索之状。"

乍，从亡从一，本为忽然之义。《广雅》言："乍，暂也。"暂，从日，斩声，从日则与时间有关，本为时间短之义。《说文解字》言："暂，不久也。"故暂，亦有仓促、突然之义，如《史记·李将军列传》之"广暂腾而上胡儿马"。

乍数乍疏，亦称乍疏乍数、乍疏乍密、时慢时快，《中医大辞典》言其为"脉搏节律不匀，散乱无章，时快时慢之象"。

乍数乍疏，指脉搏节律不匀，时慢时快，甚或散乱无序，极无规律。

若脉行筋肉上而伴见乍数乍疏者，古称其为"解索脉"，为十怪脉之一，为"肾与命门之气皆亡（《世医得效方·集脉说》）"。

《素问·平人气象论》言"乍数乍疏"者有两处，一为少阳脉见乍数乍疏，二为脉见乍数乍疏者曰死。①少阳脉乍数乍疏者，以足少阳胆能助肝疏泄，能助肝调畅周身气机。手少阳三焦本为气机升降运行的通道，所以手、足少阳者，皆与气之运行密切相关。若少阳功能失调，不能疏泄、调畅周身气机，气行不畅，应之于脉，故见乍数乍疏之象，甚至"少阳之至，乍大乍小，乍短乍长《难经·七难》"。②脉见乍数乍疏者曰死者，乃脉无胃气，气血无源，脏腑失养，真脏脉现，预后不良，故曰"死"，如脾之真脏脉为"弱而乍数乍疏"者即是。③此两者，病因不同，一虚一实，故愈后不同。

就笔者所察，脉乍数乍疏者临证甚为常见。川渝之地湿浊之邪旺盛，常夹寒夹热，侵袭人体，壅滞气机，气机不畅，少阳失和，故脉见乍数乍疏。笔者常在除湿调寒热的基础上，加一味柴胡，以调畅少阳之气，凡此者甚多，其作用明显，药后乍数乍疏之象，或改善明显，或已然消失。至于真脏脉而见乍数乍疏者，目前尚未遇见，故不敢多言。

观诸家，论乍数乍疏者，以姚老最为精当："'乍数乍疏'脉，在脉跳中间不停，它没有脉搏脱落，没有歇止的现象，只是一会儿快，一会儿慢，有些类似于西医讲的窦性心律不齐。明显的窦性心律不齐的脉象，吸气的时候心跳和脉搏就快，呼气的时候就慢，可使脉搏表现为'乍数乍疏脉'。但是，乍数乍疏脉的快慢差异一般比常见的窦性心律不齐的快慢差异更显著，不仅仅出现于窦性心律不齐之中，甚至不仅出现于西医所讲的功能性或器质性心脏病中。这种脉象也是脉搏节律不齐所致的，称作乍数乍疏脉《临证脉学十六讲·脉率》。"

（3）三五不调

《素问·脉要精微论》言："切脉动静而视精明，察五色，观五脏有余不足，六腑强弱，形之盛衰，以此参伍，决死生之分。"

《素问·三部九候论》言："形气相得者生，参伍不调者病。"

《素问·八正神明论》言："以日之寒温，月之虚盛，四时气之浮沉，参伍相合而调之。"

《类经·脉色类·决死生》言："三以相参，伍以相类，谓之不调。凡或大或小，或迟或疾，往来出入而无常度者，皆病脉也。"

《濒湖脉学·涩》言："参伍不调名曰涩，轻刀刮竹短而难。"

《脉语·滑》言："滑而三五不调，脉形浊者，曰痰饮停留。"

观《黄帝内经》，本作"参伍"，现多做"三五"解。

《黄帝内经》之"参伍"，王冰注曰："参谓参校，伍谓类伍。参校类伍而有不调，谓不率其常则病也。"故知《黄帝内经》之"参伍"，本指"参校类比推求之"之意，即以其当前的各种症状与平素正常的生理现象做比较，以判断疾病的发生、发展及愈后情况。甚至在治疗疾病的过程中，当参合四时天气之阴阳盛衰、寒热温凉，以调其气血，治其疾病，从而使身体的基本生理功能与当前节气相应。如春之时，调治其病而使其脉恢复至脉浮而微弦的生理状态，以此为四时之正脉，春时脉本当如此。若春脉不浮而微弦，则为病脉，自当调之。

何为"三五不调"？有人言其为"脉象节律不齐，三五不匀，参差不一，错杂不调"。若果真如此，便与"乍数乍疏"之脉有何异？

而观姚老论之详细，《临证脉学十六讲》言："'三五不调脉'就是脉搏不匀，有时'嘟嘟嘟'来三下停一下，有时'嘟嘟嘟嘟嘟'来五下停一下，一会儿快，一会儿慢，兼有歇止，一会儿跳得很慢，停一下，一会儿，脉又跳得很快，又停一下，这叫三五不调……这种脉相当多见，这种脉不好用促脉和结脉来描述，而宜用'三五不调脉'来命名更合理。这种脉也有一定的特定诊断意义，它主要是气血虚夹有风，或夹有瘀，或夹有痰饮，它的诊断意义好像比较明确，所以我们单独把它列出来了。这也是节律异常形成的一种脉象，我们采纳了姚荷生教授对此脉的命名，称之为'三五不调，时时歇止'。"

所以，"三五不调"之脉，是时快时慢的同时，伴有歇止现象。其重点在于歇止。而"乍数乍疏"者，仅是快慢不调，并无歇止现象。当然，也有人认为，"乍数乍疏"者，与"三五不调"并无区别。

（4）小结

无论是促结代，还是乍数乍疏、三五不调，皆为脉之节律紊乱，而其病理意义皆为气血运行不畅。脉有力者，为邪阻而气血运行不畅；脉无力者，为气血不足，脉气不续。此一实一虚，临床治疗，自当依其为虚为实、虚实多少而调治之，直至脉象平和，节律整齐。

脉虽有千变万化，但其理往往为一。故治疗之法，往往相同。太过细讨其区别，于临床而言，常常意义不大，仅是从理论方面把玩而已，费时费力，又无大用处！然学习者又不得不深入而细探其理，方能浅出而知其机要。机理即明，即使临床脉象幻化不息，亦不离其机，循机而治，又何能不效。

（六）脉势

势者，从力，埶（yì）声。其本指权力、权势，故《说文解字》言："盛力权也。"又指表现出来的情况、样子，如势能、势不可挡、因势利导等，现多被解释为"力量惯性趋向"。

脉势者，即脉来、脉去、前行之时所表现出来的气势之强弱、力量之大小，以及流利程度等。如洪脉来盛去衰、滑脉来势流畅、涩脉来势蹇涩等，皆是从脉势言之。

1. 来去之势

气势者，指人或事物表现出来的力量、威势。

脉之气势，表现在其脉来去之时的力量与惯性的强弱、盛衰、大小等。

如洪脉者，其脉来盛去衰（来势澎涌，去势萎靡）。其脉来势盛大有力，常有搏指之势，但去势却衰弱无力，指下有明显退缩及变弱、变小之感。此为实中兼虚之象，为邪气亢盛而正气已伤，为正气强力祛邪而又不能后续之象，故欲治之，必祛邪兼以扶正。如白虎汤或白虎加人参汤等，在清热的同时又在补气益阴。

气有升降，脉有来去；来去既清，升降自明。脉的来去之势，乃气之升降的外在表现。故《重订诊家直诀·位数形势》言："起伏于指下而动者，势也，气之征兆也。"所以，在外感病中，可以通过观察脉的来去之象，以判断正邪相争之势。外邪袭人，总是从表入里、由浅入深。如果其脉以来象为主者，代表正气尚为旺盛，有祛邪外出之势，治之当顺势而为，扶正祛邪，透邪外出；若脉以去象为主者，则表示正气抗邪消极，邪气有内入之势，甚至已经内陷，临证可根据具体情况辨证论治。

《伤寒论》有急促之脉，其脉来势急促，但脉力常较弱。为风寒之邪在表，因发汗太过或误治而徒损正气，但伤之不甚，正气仍有祛邪外出之力。但毕竟已伤，故虽能祛邪但力有不及，故见脉来有急促之象，而又按之无力者，治之以扶正祛邪为主，如第21条："太阳病，下之后，脉促胸满者，桂枝去芍药汤主之。"又有第323条："少阴病，脉沉者，急温之，宜四逆汤。"此为其人平素肾阳不足，又感受风寒之邪，初感邪气，其邪在表，脉本当浮，若现反见其脉为沉，或脉虽浮但去象明显，而有由浮向沉变化之机者，即使未见厥利之里证，亦急以四逆汤温扶正气，以防邪气内传，以求祛邪外出。

五脏功能的正常与否，与其脏腑之气的强弱密切相关。脉之来者，气之升也，阳之鼓也，为阳；脉之去者，气之降也，阴之敛也，为阴。若脉之来去正常，则五脏健旺，人自无病痛之灾；若脉来去异常，或太过，或不及，为五脏失常，病自横生。故《素问·玉机真脏论》言："春脉者，肝也，其气来软弱，轻虚而滑，端直以长，故曰弦……其气来实而强，此谓太过，病在外；其气来不实而微，此谓不及，病在中。……夏脉者，心也……其气来盛去衰，故曰钩……其气来盛去亦盛，此谓太过，病在外；其气来不盛去反盛，此谓不及，病在中。……秋脉者，肺也……其气来轻虚以浮，来急去散，故曰浮；其气来毛而中央坚，两旁虚，此谓太过，病在外；其气来毛而微，此谓不及，病在中。……冬脉者，肾也……其气来沉以搏，故曰营；其气来如弹石者，此谓太过，病在外；其去如数者，此谓不及，病在中。"

所以，在脉诊之时，当细察脉之来去，对于判定疾病的发展实具有重要意义。

2. 前行之势

气与血者，顺脉以行，从尺而来，自寸而去。

一般情况下，气血运行疾速，常不能察觉出其前行之势，但在某些病理情况下，却分外鲜明，如滑涩之脉。

脉来流利，从尺至寸滑行而过，无涩滞之象者，为滑脉。

脉来蹇涩不前，从尺至寸，前行涩滞慢性者，为涩脉。

滑涩之脉，重在言其脉前行之势，与脉率之快慢无关，只是滑脉常见于热证，常与数脉并见，故常言滑数；涩脉常见于寒证，与迟缓脉并见，故言迟涩。但热证亦可见涩，寒证亦可见滑，临证必当四诊合参，方能辨全。

滑脉言气血流行疾速，涩脉言气血流通蹇涩，两者皆可为虚为实，但从有力无力分辨之。

（七）脉幅

脉幅者，为脉来去之时，搏起或降落之幅度的大小。

如洪脉之来盛去衰，其来去之间，从沉到浮，脉幅较大，脉势明显；如"往来之短脉"者，其来去之间，脉幅极小，几无脉势，仅见脉之动与止，故以"应指而回"描述此象；又如某些脉象，其脉体僵硬弦细，梗于指下，似无来去。

脉幅者，言脉来去过程的长与短；沉浮者，言脉来去之时最后所停达的部位。所以《重订诊家直诀·二十四象会通》言："高深，以诊气之嘘吸也，此指来去之远近。所谓息之深深，达之亹亹者，气之操纵也。浮沉是阴阳嘘噏之已然，高深是阴阳嘘噏之方然。一言气之所在，一言气之所至。"此处之"高深""来去之远近"，即指脉幅。

脉幅的大小乃气血之虚实通滞的外在表现。一般而言，气血运行通畅者，往往脉幅较大，气血运行涩滞者，往往脉幅较小。其有虚实之别，以脉之有力无力断之。故《脉学心悟》言："脉来去之振幅有大小之别。常脉振幅大者，气血盛。病脉之振幅大，或因邪迫，气血激扬而大，或因里虚不固，气血浮越而脉幅大。二者一虚一实，当以沉取有力无力别之。脉幅小者，可因邪遏或正虚，致脉来去之幅度小。二者一虚一实，当以沉取有力无力分之。"

脉幅为脉来去之幅度之深浅，脉势为脉来去之气势之强弱。两者不同，自当别之。

（八）其他一些与"脉"相关的词

1. 脉象

脉象者，脉之外象，即脉显现于外的总体形象，包括为脉位、脉力、脉率等脉之要素的总体外在现象。

脉诊者，重点是在研究其脉象所反应的脉理。后世将脉象分为二十七种，这仅是在描述较为常见的一些脉象而已。然而，树有千千叶，叶叶纹理迥异；人有万万个，个个脉象独特。所以，欲以有限之认知，而求无限之脉象，必不能尽得其终，故当求之于核心要义。脉之要义，全在气血，正是因为气血的变化，致使脉位、脉力、脉形等要素发生改变，见之于外，便为脉象。

故学脉诊者，必须明了气血之生成、运行、变化之道，再结合脉诊诸要素的形成机理，便自然明了其脉象所反应之脉理。

脉诊是为了探究脉理，而非单单明了其脉象！象以载理，理以藏机，病机已明，治疗自然得心应手。

2. 脉理

脉理者，即脉象所反映出的机理。

脉理为诊断疾病、概况病机、确定治法、制定处方的重要依据之一。如《脉学心悟》所言："脉诊，在疾病的诊断中，起着决定性的作用。若用数字来估量，大约可占50%～90%。"此处之"脉诊"，即指脉象所反映出的脉理，在诊断疾病的过程中有着决定性的作用。如虚实的判断，最准确的方式不是从问诊所得的症状中判断而出，而是从脉之有力无力判定之。

脉象理论常常随着时代的推移而在不停变化，但脉之核心机理，则恒定不变。所以，学习脉诊者，最重要的就是通过脉象明了脉理。脉理即明，病机自清，治法了然，处方恰当，其效自然如响之应。

脉理，常以气血、津液、肾精的虚实通滞，及阴阳关系的正常与否来概括之。如脉浮而乏力者，气之不足；若浮细而数、按之乏力者，常为阴虚阳浮之象。余皆如此。

脉诊，重在通过脉象明了脉理，若只探求脉象如何，便无意义。

3. 其他

此外，又有脉气、脉动、脉意、脉线等词，在此将不一一枚举、说明。

八、脉之胃、神、根

脉有万般之象，若仅沉迷于其象者，终至繁杂，惑乱不清，而使脉理难明，证之不清，终至治之乏效，延误病情，自然落入下乘。只有于其诸般繁乱万象中，明察胃、神、根者，方得脉诊之神。故《脉学正义·胃神根》言："欲于诊察之学，神而明之，其惟求之于胃、神、根乎。……明乎此，而凡百脉象，皆其绪余。"

（一）胃

1. 人以胃气为本

《素问·平人气象论》言："人以水谷为本，故人绝水谷则死，脉无胃气亦死。"

《素问·五脏别论》言："胃者，水谷之海，六腑之大源也。五味入口藏于胃，以养五脏气……是以五脏六腑之气味皆出于胃。"

《素问·玉机真脏论》言："五脏者，皆禀气于胃。胃者，五脏之本也。"

《灵枢·营卫生会》言："人受气于谷，谷入于胃，以传与肺，五脏六腑，皆以受气。"

《灵枢·五味》言："水谷皆入于胃，五脏六腑皆禀气于胃。……故谷不入，半日则气衰，一日则气少矣。"

《仁斋小儿方论·血荣气卫论》言："人受谷气于胃，胃为水谷之海，灌溉经络，长养百骸，而五脏六腑皆取其气。"

《中国医学大辞典·胃》言："胃气，胃中运化水谷之精气也。"

（1）胃气者，为水谷之气，为后天之本

人之所以活者，皆因胃气以供养之，方能使气血源源不断、津精滔滔不绝，脏腑得养，其气自能升降协调，而功能和谐，机体自然无病痛之态。

（2）"物质性胃气"生成"功能性胃气"

"物质性胃气"，即指水谷之精微。"功能性胃气"，即指脾胃之功能。凡言"胃气"，当分清所指乃何。

胃气主降，脾气主升。此"胃气""脾气"者，皆言脾胃之功能，非言物质。"人以胃气为本"之"胃气"，乃指具体之物质，即水谷之气。为了方便区分，前者可称之为"功能性胃气"，后者可称之为"物质性胃气"。

只有脾胃功能强旺，水谷摄入充足，自能不断地生成水谷之气。只有水谷之气充盛，自能使气、血、津、液、精化生充沛，而充养于脏腑、滋养于经脉，自使五脏调和，经脉柔和，机体安泰，不为病害。

（3）脾胃虚则百病生

脾胃盛衰可从平素身体的强壮与否以判断之。气、血、津、精者，为人体各组织脏腑进行功能活动所必需的基本物质，其盈与虚，皆依靠脾胃而决定。"脾胃虚则百病生""百病皆由脾胃衰而生""内伤脾胃，百病由生"者，即是因脾胃虚而不生四者、不养周身所致。

脾胃盛衰可从全身肌肉的丰满与否以判断之。①观《素问·玉机真脏论》之"大肉陷下"，《灵枢·经水》之"痟瘦而形肉脱"，《灵枢·寿夭刚柔》之"形充而大肉䐃坚而有分者肉坚，肉坚则寿矣；形充而大肉无分理不坚者肉脆，肉脆则夭矣"等，皆是因脾胃大亏，气血不生，筋肉失充。"肉陷""肉脱""肉脆"乃脾虚而肌肉失养，"肉坚"乃脾胃旺盛而大肉得养。后世李东垣宗经而述，更为直白，其《脾胃论·脾胃胜衰论》言："脾胃俱旺，则能食而肥；脾胃俱虚，则不能食而瘦。"②临证察之，亦有脾胃虚而多食喜食者，此为虚以自救者；亦有少食而肥者，乃脾虚而水湿不运，聚生痰湿使然。脾虚而肌肉消瘦者，为脾虚气血不足，不养使然；脾虚而身体肥胖者，为脾虚水湿不运，聚生痰湿使然；此两者，一为虚中之虚，一为虚中之实，自当分辨。

脾胃虚亦有其他判断之法，可参考《中医诊断学》，在此不再赘述。

2. 脉有胃气的具体形象

《素问·平人气象论》："平人之常气禀于胃，胃者平人之常气也，人无胃气曰逆，逆者死。春胃微弦曰平，弦多胃少曰肝病，但弦无胃曰死。胃而有毛曰秋病，毛甚曰今病……夏胃微钩曰平，钩多胃少曰心病，但钩无胃曰死，胃而有石曰冬病，石甚曰今病……长夏胃微软弱曰平，弱多胃少曰脾病，但代无胃曰死，软弱有石曰冬病，弱甚曰今病……秋胃微毛曰平，毛多胃少曰肺病，但毛无胃曰死，毛而有弦曰春病，弦甚曰今病……冬胃微石曰平，石多胃少曰肾病，但石无胃曰死，石而有钩曰夏病，钩甚曰今病。"

《素问·玉机真脏论》："真脏曰死，何也？曰：五脏者，皆禀气于胃。胃者，五脏之本也。脏气者，不能自致于手太阴，必因于胃气，乃至于手太阴也，故五脏各以其时，自为而至于手太阴也。故邪气胜者，精气衰也，故病甚者，胃气不能与之俱至于手太阴，故真脏之气独见。独见者，病胜脏也，故曰死。"

《素问·阴阳别论》言："脉有阴阳，知阳者知阴，知阴者知阳。……所谓阴者，真脏也，见则为败，败必死也；所谓阳者，胃脘之阳也。别于阳者，知病处也，别于阴者，知生死之期。"

《素问·玉机真脏论》言："脉弱以滑，是有胃气。"

《灵枢·终始》言："邪气来也紧而疾，谷气来也徐而和。"

《针灸甲乙经·经脉》言："人常禀气于胃，脉以胃气为本，无胃气曰逆，逆者死。"

人以胃气为本，而诸脏腑、经络、形骸，皆得胃气以养之。手太阴者，亦得胃气之充养，而变见于寸口动脉处。故可以通过寸口之脉动，以察胃气之多少。

（1）有胃气者，其脉从容和缓

何为诸脉之"从容和缓"？即如《四诊抉微》之言："凡脉缓而和匀，不浮不沉，不大不小，不疾不徐，不长不短，不滑不涩（依《诊家正眼》引蔡元定之言增补之），应手中和，意思欣欣，悠悠扬扬，难以名状者，此真胃气脉也。"

若谷气充盛，则气血充沛，脏腑得养，百脉调和。若无邪扰，则其脉搏自然从容和缓。正是"家中有粮，心中不慌"。正如人之步履，不徐不疾，不歪不斜，步态和缓，神态从容，正为身体健康、心态平和之象。

故《脉神·胃气解》言："谷气即胃气，胃气即元气也。夫元气之来，力和而缓；邪气之至，力强而峻。"又言："凡诊脉者，无论浮沉迟数，虽值诸病叠见，而但于邪脉中，得兼软滑徐和之象者，便是五脏中俱有胃气，病必无害也。"《脉诀阐微》言："凡人脉贵有胃气。胃气者，平气也。毋论寸关尺，下指之时，觉有平和之象，即是有胃气也。非独右关平和，始有胃气耳。"

（2）有胃气者，其脉中和不偏

中和者，言其脉无太过，亦无不及。

此主要针对四时主脉而言。如春脉微弦，弦而不坚，弦而不软，弦而不细；夏脉微洪，洪而稍大，洪而稍涌，洪而不数；秋脉微浮，浮而不飘，浮而不紧，浮不急促；冬脉微沉，沉而不伏，沉而不坚。诸脉者，其浮沉应时，强弱、快慢、大小调和，便为有胃气者。

若四时脉而无胃气者，则有两种不同之象。观《素问·玉机真脏论》可知，其脉但弦不弦或弦如刀刃者、但洪不洪或洪而坚搏者、但浮不浮或浮大而虚者、但沉不沉或沉而搏绝者。此相反之两者，皆为无胃气之象。一为不及，为脏失胃气滋养而有"油尽灯枯"、疲乏软弱之象；一为太过，为脏失胃气滋养而有"回光返照"、刚坚涌动之象，为脏气外露，为真脏脉。

故《脉语》言："脉以胃气为本者，脉之中和也。中和者，弦不甚弦，钩不甚钩，软不甚软，毛不甚毛，石不甚石，顺四时五行而无太过不及也。若春脉弦如循刀刃，夏脉钩如操带钩，长夏脉软介然不鼓，秋脉涩如风吹毛，冬脉石来如弹石，是得真脏之脉，全失中和，是无胃气，可与之决死期矣。"

《脉神·胃气》言："凡肝脉但弦，肾脉但石，名为真脏者，以其无胃气也。"《胃气解》亦言："脾胃属土，脉本和缓，土惟畏木，脉则弦强。凡脉见弦急者，此为土败木贼，大非佳兆。若弦急之微者，尚可救疗，弦急之甚者，胃气其穷矣。"

《古今名医汇粹·胃脉》言："脏真者，即胃气也。胃气何以为脏真？以五脏得此，而后能立五行之体，主四时之行，主筋膜、血脉、肌肉、骨髓、荣卫、阴阳之气。脏无此则不真，故必须胃气以为脏真，而后能散、能通、能濡、能高、能下。苟谷神之不至，则五脏之魂游而魄散矣。此真脏也，故曰死。"

（3）有胃气者，其脉应指有力

脉有胃气，则气血充沛，应指其力不大、不小。

言其有力者，非指正邪相争之有力，乃言其脉平素力不弱，为气血充沛之象，此脉常见于身体健康之人。若平素身体羸弱者，虽按之应指，但乏力明显，此为气血虚弱之象。此两者，皆为平人而有胃气之象，只是胃气有多有少也。

若在病时，其脉虽浮而有力但不太过强劲，虽沉而无力但仍应指连绵、柔和者，便为有胃气。故《四诊抉微》言："盛启东曰：举按坚强，搏击有力，或微渺在骨，按不可得，胃气绝也。朱改之曰：脉健旺者，按之柔和；微弱者，按之应指，便是胃气；合微弦微钩以观，自得之矣。"

又《诊家枢要·诊脉之道》言："胃脉，谓中按得之，脉和缓。"又言："脉中（此中字，浮中沉之中）有力，言有胃气。"《脉如》言："浮候腑，中候胃气，沉候脏。或疑中候胃气，设六脉俱沉，亦可断其无胃气耶！不知中固中也，然浮之中亦有中，沉之中亦有中……故无论脉之浮沉大小，皆足以征中气。"此中者，非浮中沉之中，乃重在察脉象之来势，无论沉脉、浮脉，或者其他诸脉，若俱有来势，且应指有力，便为有胃气。

所以，脉来而有力，又不失柔和者，为有胃气之象。

（4）有胃气者，其病脉逐渐向正常脉象恢复

邪气者，异气也，其袭之于人，正气必然奋起反抗，正邪相争，必然一胜一负。正气者，源自胃气，若胃气强而充盛，则正气自能源源不断地得以补充，正气连绵而旺盛，自能祛邪外出。但若正气乏源而亏损不足，必然抗邪无力，病气盛，正气退，邪气或深入、或痼结，病情自然加重。正气在此一进一退之间，其人脉象必然随之变化。所以，可以通过脉象的变化趋势，以判断病情的进退、正气的强弱、胃气的有无。

如何查胃气与邪气相争之结果？全在于前后之比较。如《脉神·胃气解》言："若欲察病之进退吉凶者，但当以胃气为主。察之之法，如今日尚和缓，明日更弦急，知邪气之愈进，邪愈进则病愈甚矣。今日甚弦急，明日稍和缓，知胃气之渐至，胃气至则病渐轻矣。即如顷刻之间，初急后缓者，胃气之来也；初缓后急者，胃气之去也。此察邪正进退之法也。"

3. 胃气强弱的其他判断方式

水谷充足，脾胃健旺，运化正常，水谷精微自然充足，布泽周身，脏腑得养，经络得润，百脉调和，无病无灾。故《中藏经·论胃虚实寒热生死逆顺脉证之法》言："胃者，人之根本也，胃气壮则五脏六腑皆壮。"《景岳全书·杂证谟·脾胃》亦言："凡欲察病者，必须察胃气。凡欲治病者，必须常顾胃气。胃气无损，诸可无虑。"

（1）胃气充沛，则运化正常

胃气者，即指水谷之精微，亦指脾胃之运化。

只有胃纳正常，脾运健旺，若水谷充足，则水谷精微自能源源不断地生成。故胃气旺盛者，必然中焦健运。

故临证可从平素脾胃受纳运化功能的强弱，以判断胃气之充沛与否。若在疾病过程中，则可以通过食量之多少、食欲之多寡、食后之反应以判断胃气的变化情况。如《伤寒论》第 332 条言："凡厥利者，当不能食，今反能食者，恐为除中。食以索饼，不发热者，知胃气尚在，必愈。"第 333 条言："腹中应冷，当不能食，今反能食，此名除中，必死。"此两条，仲景以能食与否判断中焦阳气的旺盛与否。若中焦阳气已亡，运化不能，便为

"除中"，为胃气将败却"反能食"，此为回光返照之象。若"厥利"并见，为中阳大损，胃气虚弱；但食后发热者，乃阳气未亡，尚能运化，且阳气得水谷精微之助，有恢复之可能，故曰"必愈"；若食后不发热者，中阳已败，胃气已绝，不能运化，资生无源，已属危难，故曰"必死"。

（2）胃气充沛，则精充神足。

神者，赖胃气以滋养。若胃气充沛，则气血充足，神得以养，自然神清而明，双目精彩，精神焕发，面色红润；若胃气虚少，气血不足，神失所养，自然神昏而暗，双目疲倦，精神衰少，面色枯萎。故《灵枢·平人绝谷》言："神者，水谷之精气也。"

（3）胃气充沛，则舌苔薄白

舌苔者，乃依中焦胃气以生，即中焦胃气夹杂浊气上泛于舌所生。故可依舌苔之厚薄黄白等象，以判断胃气之强弱。故《形色外诊简摩·舌质舌苔辨》言："苔，乃胃气之所熏蒸，五脏皆禀气于胃，故可借以诊五脏之寒热虚实也。"

（4）小结

总之，神靠胃气以养，脉靠胃气以充，苔靠胃气以生，所以在临证之时，常以神、舌、脉之象以探查胃气之强弱。若再兼以中运功能的强与弱、大便的通与滞，便得胃气判断之机要。

（二）神

脉动有神，则其节律整齐，动而有力，大小一致。

1. 脉贵有神

《素问·灵兰秘典论》言："心者，君主之官也，神明出焉。"

《素问·六节藏象论》言："心者，生之本，神之变也。"

《灵枢·邪客》言："心者，五脏六腑之大主也，精神之所舍也。"

《经》言，心者，"神明出""神之变""精神之所舍"。此"出""变""舍"

者，皆在言心藏神的生理功能。神藏之于心，而变见于呼吸、体温、脉搏、血压及精神、意识、思维等。所以，人的一切生理活动及精神活动，皆为神所统管。而脉者，亦为神所统，故"《经》曰：得神者昌，失神者亡。善乎神之为义，此死生之本，不可不察也。以脉言之，则脉贵有神（《景岳全书·神气存亡论》）"。

神，是人体生命活动的总称，是对于五脏功能象之于外的实质内涵的高度概括。所以可以通过望神以判断正气的强弱、疾病的轻重，特别是对疾病的发展状况进行预判，以防疾病的加重与不可挽回，尽量做到"未病先防""已病防变"。神旺者，往往精气充足、气血充沛、津液调和、精神饱满，其应之于体，则五脏调和，功能健旺，平素抗病能力较强；其应之于病，则常常提示病情较轻，愈后常常良好。神少者，则精气衰少、气血虚弱、津液匮乏、精神困倦，其应之于体，则五脏虚弱，转运不灵，平素抗病能力较差；其应之于病，则常常病情较重，愈后往往不良。不仅脉贵有神，人亦贵有神。

2. 脉有神者，节律整齐

脉之搏动，皆为神所调控。故神清则脉和，神昏则脉乱。脉律整齐与否，虽由心神所调控，然依心气所鼓荡。所以，只有心神清明，心气方能正常行散，鼓动于脉，自然节律整齐。

故本科教材《中医诊断学》（第十版）言："脉象有神的主要表现是柔和有力，节律整齐。"又言："即使是微弱之脉，微弱之中不至于完全无力的为有神；弦实之脉，弦实之中仍带有柔和之象、节律整齐的为有神。反之，脉来散乱，时大时小，时急时徐，时断时续，或弦实过硬，或微弱欲无，都是无神的脉象。"此段实乃把"脉有胃气"与"脉有神"合而言之，脉有胃则动之有力，脉有神则节律整齐。

3. 脉有神者，有力而柔和

脉力之大小，本由胃气所决定。

胃气盛则正气充，脉动自然有力；胃气衰则正气损，脉动自然无力。然胃气充盛，则气血自然充沛，长养于神，自然神旺。故言"脉有力即为有神"者，确实如是。

然有力之中，必带柔和之象，而又节律整齐者，方为有神之脉。故《脉理求真·脉以独见为真》言："有力尤须有神。李东垣曰：脉病当求其神之有与无，如六数七极热也，脉中有力，即有神也；三迟二败寒也，脉中有力，即有神也。……寒热之脉，无力无神。林之翰曰：东垣此论，深达至理。"

《景岳全书·神气存亡论》言："《脉法》曰：脉中有力，即为有神。夫有力者，非强健之谓，谓中和之力也。大抵有力中不失和缓，柔软中不失有力，此方是脉中之神。"

4. 断神者，当合他诊

神不仅可变见于脉，更可显现于周身。临证之时，不仅可借助于脉以断神，更可参合他诊以断神之精明与昏乱。

（1）望目者，以察神之盛衰

《灵枢·大惑论》言："五脏六腑之精气，皆上注于目而为之精。"

《灵枢·大惑论》言："目者……神气之所生也。"

《医原·望病须察神气论》言："人之神气，栖于二目。"

目者，精神之门户，人之精神的饱满与否，皆可通过双目而变见于外。

精神饱满者，常常双目精彩，炯炯有神，转动灵活，为神充精足、气血充沛、脏腑调和之象。

精神匮乏者，常常双目无神，两目昏暗，转动呆滞，为精气衰少、气血不足、脏腑失和之象。

（2）观形者，以察神之多少

形者，靠气血以养，靠心神以控。

若气血充沛，机体得养，则肌肉丰盛、运动有力；神得所养，则心神旺盛，调控恰当，动作则敏捷、准确、灵活。

若气血亏虚，机体失养，则肌肉消瘦、运动缓慢；神失所养，则心神衰少，调控失常，动作则不调、偏差、笨拙。

（3）析梦者，以察神之妄动

《素问·方盛衰论》言："（梦的机理为）五脏气虚，阳气有余，阴气不足。"

《灵枢·本神》言："随神往来者谓之魂。……肝藏血，血舍魂，肝气虚则恐，实则怒。"

《类经·本神》言："神之与魂皆阳也，何谓魂随神而往来？盖神之为德，如光明爽朗、聪慧灵通之类皆是也。魂之为言，如梦寐恍惚、变幻游行之境皆是也。神藏于心，故心静则神清；魂随乎神，故神昏则魂荡。"

人贵有神。神者，一分为五，而分藏于五脏，故谓之"五神脏"，故"心藏神，肺藏魄，肝藏魂，脾藏意，肾藏志（《素问·宣明五气》）"。

心所藏之神者，为人体生命之主宰，故直名之曰"神"，实为诸神之统领，为"最高神"，故为五脏六腑之"大主"，主宰人体脏腑经络等的一切生理活动，而其余四神则皆受心神之调控。

肝所藏之神者，主司人的精神意识的感应能力，名之曰"魂"，古作"霓"。魂字从鬼、从云。鬼者，本指人死后而离体存在的精神；云者，本指云彩。故魂者，则指人体之精神如云般飘荡不定、变幻无穷。魂静则神归，思虑清楚，思维敏捷，故能主于谋略；魂荡则神游，纷纷不安，恍惚奇异，故而梦做。

（4）审气血津精者，以察神之清明

《灵枢·本神》言："生之来谓之精，两精相搏谓之神。"

《灵枢·平人绝谷》言："神者，水谷之精气也。"

《灵枢·营卫生会》言："血者，神气也。"

《素问·六节藏象论》言："气和而生，津液相成，神乃自生。"

神者，赖气、血、津、精以养；气、血、津、精者，赖神以调控。故，气血津精生成充足，运行调和，自能长养于神，使神清而明；而神旺则脏腑调和，气血津精之生成及运行正常，而能长养于脏腑百脉。

5. 脉有力，为有胃气，为有神。

脉有力者，为有胃气；脉有力者，为有神。

如此，脉有力者，是有胃气，还是有神？

有力者，在言脉之搏动力量之大小，而脉搏动力量的大小，最与正气的充盛与否相关，而正气的充盛与否，却与胃气的充沛密切相关。故胃气盛者，正气有余，其脉必然有力；胃气衰者，正气不足，其脉必然乏力。所以，脉之有力无力，最能直接说明胃气的盛与衰，而言"有力即有神"者，则于理论方面不够直接，于形容方面不甚恰当。

在脉有神则节律整齐方面，《脉诀阐微》第一篇论述最为恰当，其言："看脉须看有神无神，实是秘诀，而有神无神，何以别之？无论浮沉迟数涩滑大小之各脉，按指之下，若有条理，先后秩然不乱者，此有神之至也。若按指而充然有力者，有神之次也；其余按指而微微鼓动者，亦谓有神。倘按之而散乱者，或有或无者，或来有力而去无力者，或轻按有而重按绝无者，或时而续时而断者，或欲续而不能，或欲接而不得，或沉细之中倏有依稀之状，或洪大之内忽有飘渺之形，皆是无神之脉。"

故脉有胃气者，则搏动有力；脉有神者，则搏动调匀，节律整齐，大小一致。神者，掌控周身，调控一切，而脉律之整齐、脉搏之大小，乃神在脉象方面最直接的体现；胃气的充盛、脉搏的有力，亦与神之旺盛密切相关，而胃气充盛，又能长养于神、充养于脉，其脉自然搏动整齐而有力量，此即《脉学正义·胃神根》之"脉神者，即胃气之所鼓舞者"中"鼓舞"二字所述之精义。所以，神需胃气以养，故胃气充沛者，神得养自然旺盛，故言"脉有力者，为有神"亦可。然，若脉动有力，反而脉律不齐者，则为少神，此为正气充足而邪气亢盛，扰乱气血，波及心神，心神昏聩，调节失常使然。

（三）根

沉取尺脉搏动明显，便为有根。

1. 根有三说

（1）尺中有根

《难经·十四难》言："上部有脉，下部无脉，其人当吐，不吐者死。上部无脉，下部有脉，虽困无能为害。所以然者，人之有尺，譬如树之有根，枝叶虽枯槁，根本将自生。脉有根本，人有元气，故知不死。"

《难经·八难》言："曰：寸口脉平而死者，何谓也？然：诸十二经脉者，皆系于生气之原。所谓生气之原者，谓十二经之根本也，谓肾间动气也。此五脏六腑之本，十二经脉之根，呼吸之门，三焦之原。……故气者，人之根本也，根绝则茎叶枯矣。寸口脉平而死者，生气独绝于内也。"

《难经·六十六难》言："脐下肾间动气者，人之生命也，十二经之根本也，故名曰原。三焦者，原气之别使也，主通行三气，经历于五脏六腑。"

《金匮要略·五脏风寒积聚病脉证并治》言："肺死脏，浮之虚，按之弱如葱叶，下无根者，死。"

此以尺部有脉为有根，尺部无脉为无根。

《难经·十四难》之"下部无脉"，《金匮要略》之"下无根"，此两处之"下"，皆指尺脉。"下部有脉"者，为尺脉可见，为有根；"下部无脉"，或"下无根"者，为尺脉不显，为无根。

《难经·八难》《难经·六十六难》重点在强调肾气为人之"生气之原"，并且进一步强调了肾气为"人之根本"，为"人之生命"，为"五脏六腑之本"，为"十二经脉之根"，凡五脏六腑、十二经脉，皆得肾气以养。

肾居于下焦而应之于尺脉，故肾气旺盛者，尺脉搏动有力；肾气亏虚者，尺脉搏动无力；肾气绝者，尺则无脉。尺无脉，则"生气独绝于内""根绝则茎叶枯"，五脏失养而不用，如此则人安以生？故曰"死"。

"尺中有根"者，在强调"肾气"为五脏之根、生命之本。尺脉不绝，为生气有源。生气有源而不断，则五脏得养，经脉通利，百骸调和，自然无病。生气不息，生命不止，自然不会"油尽灯枯"。

（2）沉取有根

《脉经·诊五脏六腑气绝证候》言："诸浮脉无根者，皆死。"

《诊脉三十二辨·辨脉无根》言："《经》云：诸浮脉无根者，皆死。是有表无里，谓之孤阳。造化所以亘古不息者，一阴一阳，互为其根，阴既绝矣，阳岂独存乎。人身之气血亦然。"

此以沉取有脉为有根，沉取无脉为无根。

言"浮脉无根"者，即观其脉，浮取可见而沉取不显，故言"无根"。

其脉"浮可见"而"沉不显"者，为阳有余而阴不足之象；或为阴虚阳浮之证，此为轻重，临证最常见到，常见于肝肾阴虚而阳亢者；或为阴气将绝，阳失依附，阴不涵阳，阳气外浮，将欲外散之象，此证危重，挽救极难，故为"死"证。

"沉取有根"者，在强调"阳得阴助而生化无穷"。阴阳者，万物之根本。生命之根，皆孕生于一阴一阳的升降变化中。只有阴阳升降正常，生命自然转运不息。现，阴气将绝于内，阳无阴附，漂游于外，欲自外而散。阴竭而阳浮，阴阳不转，生命将息。

（3）气血来处为根

《伤寒论》第50条言："假令尺中迟者，不可发汗，何以知然？以荣气不足，血少故也。"

《脉诊便读·脉位解》言："手太阴肺经一脉，从胸至手，则脉之来也，亦自尺至寸，即可以尺为本寸为标，尺为根寸为叶。"

此言气血从尺而来，向寸而去。

寸口者，为手太阴之动脉处。手太阴肺经，从胸走手，从肘及腕，从尺过关向寸而行。气血者，顺经以行，故在寸口，气血仍从尺向寸而行。所以尺脉弱者，不仅肾之本身有所亏损，气血亦有所不足。故《脉说·神门脉》言："若尺内重按无根，不独先天肾水之竭，亦为后天不足之征。仲景所谓营气不足，血少故也。"

来处为根，去处为末。故尺脉有根，则说明气血充足，源源不绝，后续不断，为脏腑调和、身体强健之象。

2. 脉有根的临床意义

（1）三"根"的临床意义

"尺中有根"者，乃从五脏角度，强调"先天之本"的重要性。仲景将"肾病"归属于"少阴病"范畴，并且从肾阳虚之"寒化证"与肾阴虚之"热化证"两个不同角度，探讨了伤寒病从太阳阶段发展至少阴阶段时，已然阳气、阴气大伤，邪气已危及生命之根，若不及时正确地治疗，恐生命将息，故少阴病多见"死证"。

"沉取有根"者，乃从阴阳角度，强调阴阳互根互助的重要性。阴阳理论，乃"放之宇宙而皆准"的基本理论，脉诊亦不例外，如浮为阳沉为阴、寸为阳尺为阴，"脉大浮数动滑，此名阳也；凡脉沉涩弱弦微，此名阴也（《伤寒论·辨脉法》）"，及仲景的阴阳脉法等，皆是从阴阳理论出发，对脉证进行研究。

"气血来处为根"者，乃从经脉循行及气血的运行角度，强调气血的重要性。脉本为气血之外象，气血流通于周身，遍察于机体，整合一身信息后，外显于寸口。脉体由血以充之，脉动由气以鼓之，气和血利，气充血足，脉象自然正常，若气血有异，其脉必然随之而变。气血者，脉之根本也。

（2）脉诊之时，三"根"同参

"沉取有根"的实质并为六部脉皆沉取可见，而是特以尺脉沉取可见为关键，所以"沉取有根"与"尺中有根"，实为一意。从气血角度而言，气血从尺而来，其仍是以尺为根。所以，虽言三"根"，实则仅有一"根"而已，即"以尺为根"。

以尺为根，可以判断精、气、血的基本状况：①若尺脉沉取有力者，为根源充盛、精气充沛、气血充足之象，精、气、血充足，自能布散于五脏、长养于经脉，脏腑经脉得养，自然调和而不为病痛所扰。故尺脉沉取有力者，其人平素常常身体强健，少有诸慢性疑难杂症，生病亦少。因其正气充足，所以病变之时，常以实证居多，治疗自当主以祛邪。②若尺脉沉取乏力，则为根本不稳，精、气、血亏虚之象。而正气亏虚，外邪易侵，内邪易生，诸邪阻滞，气血不调，脏腑不和，疾病自成。③若尺脉沉取不显，则为无根，为肾阴、肾阳大亏而有枯竭之象，为气、血将欲衰竭之象。生命本源将欲衰竭，人之生机自然将欲断绝。然尺脉沉取不显者，临床甚为多见，当四诊合参，方能断清其病情的轻重。

（四）小结

胃、神、根三者，皆在判断其正气之强弱。而邪之能祛、病之能愈、脏腑得安者，皆在其正气。正气强盛，自能祛邪于外，消邪于中；正气强盛，脏腑得养，百脉调和，病自能愈。

胃者，在强调后天之本。人之所以立者，皆在饮食。若脾胃强健，自能运化水谷，而源源不断地生成水谷精微，以供养于周身，为人体诸脏腑经脉的活动提供所需要的物质基础。所以，人若无水谷精微之供养，如鱼不得水，何以活之，故言无胃气必死。

根者，在强调先天之本，在强调肾所藏之精。人之所以生长、发育、生殖者，皆在其所藏先天之精之推断；人之所以阴阳调和、气血充沛者，皆在其所藏后天之精之充养。故言根者，即言肾有所藏，而能使气血阴阳源源不断地生成。

神者，心所藏之。心神总察于一身，内而五脏六腑，外而肌肤皮毛，无不归心神所统。然心神能监察周身者，皆在气血。气血周流全身，无所不到，无所不养，故无不被其所监察。凡人身异常之处，皆可应之于气血，而见气血之量或气血运行的异常。气血异常，神必有感，心神不安，而又应之于气血，故见气血运行失常，而表现为脉律不齐之象。如人之慌张，步履必乱。

总之。胃气者，在言气血之充盛与否；凡有胃气者，其脉有力。神者，在言其心神调控功能正常与否；凡病之处，常常邪气阻结，政令不达，调控失常，气血逆乱，故见脉律不齐、快慢不调、大小不匀之象；其脉可有力可无力，有力而脉律不齐者，常为邪气甚使然，无力而脉律不齐者，则为正气虚，脉力不续使然。根者，在言肾精之充盛与否；精充则五脏得润，气血得充，心神得养。故精充者，根本有余，后续不绝；精少则五脏失养，气血不充，精神不养，机体必弱，病后必然愈之较难。

所以，脉之胃、神、根者，与气血的多少、心神的旺盛、肾精的充足与否密切相关。然胃气者却尤为重要。"胃气者，精气神三宝之神粮（《古今名医汇粹·胃脉》）"。气、血皆由胃气所生，精、神皆由胃气所养。故胃气有余者，自然气充、血足、精满、神旺。

九、脉以虚实为总纲

《诊家枢要·脉诊之道》言："大抵提纲之要，不出浮沉、迟数、滑涩之六脉也。……所谓脉之提纲，不出乎六字者，盖以其足以统夫表里、阴阳、冷热、虚实、风寒、燥湿、脏腑、血气也。"

《脉学心悟·脉诊纲要》言："沉取有力无力，此即诊脉之关键。不论脉分27种还是34种，皆当以虚实为纲，何其明快。"

《脉诊便读·脉形解》言："夫诊脉之法，当以浮沉、迟数为纲，有力、无力为目。合而参之，则表里、寒热、虚实之病，自难逃于指下。即种种脉之形象，亦皆从此化出。……如浮表、沉里、迟寒、数热辨明，即知其病之在表在里、为寒为热。再以脉之有力、无力辨之，即可知其表、里、寒、热之虚实。学者先将六字辨明，自然纲举目张，胸有成竹。"

脉诊，当以虚实为两大纲，以浮沉、迟数、滑涩为六小目。

虚实者，在于判断病性。凡偏实者治以祛邪为主，凡偏虚者治以扶正为主。

沉浮者，在于判断病位。浮者多为表证，沉者多为里证。

迟数者，在于判断寒热。阳证、热证多数，阴证、寒证多迟。

滑涩者，在于判断气血的流利程度。滑者气血运行疾速，涩者气血运行蹇涩。

察诊按脉，必当以此八者为主。如此，则病之虚实、表里、寒热已明，气血之盈虚通滞已清。处方用药，紧扣其然，服之自然效如桴鼓。

但是，脉诊之难学，实为中医之最。此不仅要求脉诊理论过关，更要求临证多体会，又因各种缘由，导致临证脉诊水平高深者并非太多，大多中医其实处于探索阶段。这就使得单凭脉诊，在很多时候难以判断病证的虚实等情况。所以在临证之时，为了诊断准确，必当四诊合参，方能更准确地定性。

（一）脉以虚实为纲的重要性

《金匮要略·脏腑经络先后病脉证》言："虚虚实实，补不足，损有余。"

《脉神·通一子脉义·脉神》言："脉者，血气之神，邪正之鉴也。有诸中必形诸外，故血气盛者脉必盛，血气衰者脉必衰，无病者脉必正，有病者脉必乖。夫人之疾病，无过表里寒热虚实，只此六字，业已尽之。然六者之中，又惟虚实二字为最要。盖凡以表证、里证、寒证、热证，无不皆有虚实，既能知表里寒热，而复能以虚实二字决之，则千病万病，可以一贯矣。且治病之法，无逾攻补；用攻用补，无逾虚实；欲察虚实，无逾脉息。虽脉有二十四名，主病各异，然一脉能兼诸病，一病亦能兼诸脉，其中隐微，大有玄秘，正以诸脉中亦皆有虚实之变耳。言脉至此，有神存矣。倘不知要而泛焉求迹，则毫厘千里，必多迷误，故予特表此义。有如洪涛巨浪中，则在乎牢执柁干，而病值危难处，则在乎专辨虚实，虚实得真，则标本阴阳，万无一失。其或脉有疑似，又必兼证兼理，以察其孰客孰主，孰缓孰急。能知本末先后，是即神之至也矣。"

观临证诸多疾病，常常寒热不显，虚实不露。然作为医者，在辨证之时，却必当明了疾病之寒热虚实，方能在论治之时，时时中的而不至延误病机。故能在"无"中辨"有"者，方为医门高手。

观仲景一部《伤寒》大论，自始至终，唯在论述"扶正气，祛邪气"六字而已。伤寒之病，起于太阳，经阳明、少阳、太阴，而至少阴，何以如此排列？此皆与正气的强弱程度密切相关。伤寒者，为外感病，而外感病的发生，与人体正气的不足有密切的关系。平素正气不足之人，肌表顾护不力，最易为外邪所袭而病伤寒。伤寒病之初起，邪袭太阳，因正气尚强盛，故能浮盛于表，抗邪于外，而为太阳病；若正气不足，抗邪无力，或因失治误治而徒损正气，则在表之邪内陷，或内陷阳明则为阳明病，或内陷少阳则为少阳病；若正气大虚或大损，太阳之邪甚至越过阳明、少阳而直接内陷三阴，形成以正气亏虚为主的三阴病。伤寒病，以正虚邪袭为主要矛盾，故治疗之时，自当"扶正气，祛邪气"。不仅外感病重视扶正祛邪，内伤杂病亦然，所以仲景在《金匮要略》第一篇直言"补不足，损有余"。邪气盛则攻，正气虚则补，攻补二法，贯穿中医论治之终始，无论何病，皆不离其宗。

虚者治以"扶正气"，实者自当"祛邪气"。不仅伤寒病当明了"扶正气，祛邪气"六字之要，百病皆然，任何疾病皆不外虚实二者而已，或言有偏平性者，实乃极少数而已。只有明悟了证之虚实与治之虚实，处方治病，即使不为功，也尚不致误治而为祸。而临证如何判断病证之虚实，其核心要点即在脉诊，景岳《脉神》节论之甚为清楚，不再赘述。

景岳作《脉神》一书，于《通一子脉义》章有"脉神"一节，可见此节之重要，为全书之最。其阐释之内容，实为景岳脉诊之核心要义，确实为临证脉诊之要领精华，故将此节全文皆录于上，可细细研读，结合临床，深领其意。李士懋老先生总结此节，其要义甚为精炼，曰："千病万病不外虚实，治病之法无逾攻补。欲察虚实，无逾脉息。虚实之要，莫逃乎脉。脉虚证虚，脉实证实（《脉学心悟·脉诊纲要》）。"

（二）脉之虚实的判断

《脉学心悟·脉诊纲要》言："脉的虚实，当以沉候有力无力为辨。因沉候为本，沉候为根。沉候的有力无力，才真正反映脉的虚实。"

《医宗金鉴·四诊心法要诀下》言："饮食劳倦，诊在右关，有力为实，无力虚看。注：三因百病之脉，不论阴阳浮沉迟数滑涩大小，凡有力皆为实，无力皆为虚。"

脉之虚实，以沉取之有力、无力来断。

凡沉取有力的，便为实脉；凡沉取无力的，便为虚脉。

脉实则其证为实，治之以祛邪为主法；脉虚则其证为虚，治之以扶正为主法。脉大实则峻祛其邪，脉大虚则大补气血。

所以脉之虚实，直接决定了其治法的异同，而其虚实的程度，则直接决定了补泻的力度。

所以，诊病必当断其证之虚实，若虚实误判，治之必然南辕北辙，失之甚远。此为误治最常见之因。故若欲提高临证疗效，必当于此精微处下功夫。若细细研究之，必然得之甚多。中医临证之要者，确实在此虚实耳！

要注意的是，脉以沉取有力、无力断为虚、为实，而特以尺脉沉取之象最为准确，最为重要。

（三）脉之虚实的实质

《脉说·序》言："五脏六腑以定位乎内，十二经络以环周一身。脏腑运行血气于经络之中，使往来无不流通，斯即谓之脉焉。"

《脉理求真·新增四言脉要》言："脉者，血脉也，血脉附气，周于一身，循环无间。"

《脉诊便读·脉法源流》言："须知脉者，十二经之动脉也。十二经皆有动脉，皆相贯通，以行血气。血者，其性精专，静而有常；气者，其性剽悍，无处不到。气引血行，血随气至，气血即营卫，故营行脉中，卫行脉外，营卫循经以行，脉亦应之而动。"

脉搏的搏动，主要靠人体之气的鼓动所产生。

气旺则鼓动有力，脉自有力；气虚则鼓动乏力，脉自无力。

所以脉之有力无力者，主要与人体之气的旺盛与否密切相关。而人体之气的旺盛与否，却与五脏功能的强弱直接相关。只有五脏强旺、脏腑协调，才能使一身之气充沛而升降自如。应之于脉，来去自然有力。

然气之与血、阳之与阴，协同一体，不可分离。

脉来者，属阳；脉去者，属阴。脉之搏动，本为气之推动使然，而气本属阳，其性主升。故脉之来者，主要在判断气及阳的旺盛与否；脉去者，降也，阴主降，主收敛，故脉之去者，主要在判断阴及血的充沛与否。

如气虚、阳虚之人，以脉来常显无力，而迟缓并非必然，甚至会出现"愈虚愈数"之脉象；而阴虚之人，其脉本降之不及，且因阴不制阳，虚热亢盛，热扰及气，升之太过，故其脉整体表现为来太过而去不及之象，又因虚热甚而脉有数急之象、阴虚不充而脉又见细象，所以典型的阴虚脉象为细数而来势明显；若精亏者，有偏于阳虚者，亦有偏于阴虚者，因所夹杂而脉自不同。

十、脉象的描述、分级、记录

（一）脉象的描述

《诊家枢要·诊脉之道》言："察脉，须识上、下、来、去、至、止六字，不明此六字，则阴阳虚实不别也。"

《脉神·上下来去至止》言："凡此六字之义，其真诊家之纲领乎！"

对脉象的具体描述，有上下、来去、至止、前后、内外、曲直、厚薄、软硬、溢覆等。其中上下、来去、至止者，主言脉动时的具体形象；前后、内外、曲直、软硬、溢覆者，主言脉管的具体形态；厚薄者，或言脉动之来去，或言脉管之粗细。此九者，为临证最常见脉之形象。诸般脉象者，皆可从此九方面，并结合虚实、沉浮、迟数、滑涩，进行描述其具体形象。

脉象万千，何止廿七。诸象繁杂，不以名统，而以象别。欲明脉象，必在此两纲六目与九象，若能细细推敲，脉诊必入精微之境。

1. 上与下

《诊家枢要·诊脉之道》言："上者，自尺部上于寸口，阳生于阴也。下者，自寸口下于尺部，阴生于阳也。"

《脉理集要·上下》言："寸关与尺，分列左右，每部二分，前后各半，前阳后阴。脉至应手，形如撞钟，调匀往复。上至为阳，自后前步，阳生于阴，皆阳之候；下至为阴，自前而后，阴生于阳，属阴之候。"

《脉义简摩·部位类》言："上下去来，候阴阳血气之升降嘘吸者也。"

《诊家正眼·寸关尺之义》："上下者，以尺与寸相比度也。阳生于阴者：左尺水，生左关木；左关木，生左寸心火也。右尺火，生右关土；右关土，生右寸肺金也。阴生于阳者：右寸肺金，生左尺肾水；左寸君火，分权于右尺相火也。"

上下者，为动词。上下者，为进退。上者，从尺至寸；下者，从寸至尺。

上者，上行，为气血之前进（进）；下者，下行，为气血之退却（退）。

"上下"者，其意众多，如景岳言上下有"升降、阴阳、脏象、补泻"等不同之意，各种解释使其意繁乱不清，不仅不利于深入地探究其旨意，更不能有效地指导于临床。唯明代汪宦《脉理集要》言之最为确当，言"上下"即为脉之进与退。脉"自后前步"，从尺向寸而行者，即为进；脉"自前而后"，从寸向尺而行者，即为退。

气血者，自尺向寸而行，所以"上下"者，在言气血在前进之时，通畅与否的状态。气血本连绵不断、悠然前行而不辍，因其行之迅速，所以其前行之态常常不能显现，所以尺脉与寸脉方显同起同落之象，故临证若见尺寸搏动时间不一致者，则为病理状态。一般情况下，气血从尺至寸运行所需的时间极短，常难以捕捉，但是在病理状态下，却可以明显感知到。如滑脉，其搏动特点即是从尺至寸一滑而过，有明显的迅速、急迫之感，为气血加速运行的现象，为进之太过之象；而涩脉，从尺至寸则运行迟缓、蹇涩难前，为气血运行迟滞的现象，即进之不及之象。

气血总是自尺向寸前行不辍，如水自西来，向东而去，永不停歇。所以，气血者，总是以"上"行为主，而"下"行者，必然是少部分气血不能随众前行，而有折返之象，正如石挡河中，水遇其阻而有所反流，虽稍有所返还但仍被大流裹挟而前行不辍，此为邪甚，为实；若为气血虚衰，不能正常前行，而有退缩之象者，则为正虚，为虚。前者如滑涩相兼之脉，后者于气血虚衰病中最为常见。

滑涩之诊较为简单，现又有一察脉之进退法，乃笔者于读研时傅元谋教授所传。①傅老师言："来去诊脉法：压关，寸脉向指尖移动为来，寸脉增大也为来；寸脉向关脉移动叫去，减弱也为去。"②因傅老师之来去与《黄帝内经》《诊家枢要》之从沉到浮之来与从浮到沉之去有所不同，为了与后面内容相顺应，傅老师之"来去脉诊法"，不得不名之为"进退脉诊法"。③其具体操作法：欲察两寸之进退，用食指摸寸脉，在感觉到脉搏跳动最明显时，保持食指不动，再以中指由轻至重按压关脉。在按压关脉的同时，细察寸脉搏动情况，若在按压关脉的同时，寸脉明显变大或寸脉向指尖移动者，则为"进"，若明显变小，甚至消失，或寸脉向关脉移动者，则为"退"；若欲察两关之进退，则以中指寻到关脉搏动最明显时，保持中指不动，再以食指由轻至重按压寸脉。若关脉明显变大或向寸移动者，则为"进"；若明显变小或向尺移动者，则为"退"。欲察两尺脉之进退者，与察关脉同法，但是以中指诊尺，食指诊关。凡脉"进"者为气血充盛，行之有力之象，为邪实；凡脉"退"者为气血衰少，行之乏力，为正虚。傅老师所传进退之法，最适合于诸证之虚实难辨者。

《诊家正眼》从五行相生角度以解释"上下"之意，此实乃脉诊定位法（详见于第68页之"二级脉诊法"部分），而滑氏所言者，乃指具体的诊脉诊疗之法，故《诊家正眼》之言，留以再究。

2. 来与去

《史记·扁鹊仓公列传》言："《脉法》曰：脉来数疾去难而不一者，病主在心。"

《素问·脉要精微论》言："来疾去徐，上实下虚……来徐去疾，上虚下实。"

《伤寒论·平脉法》言："初持脉，来疾去迟，此出疾入迟，名曰内虚外实也。初持脉，来迟去疾，此出迟入疾，名曰内实外虚也。"

《诊家枢要·诊脉之道》言："来者，自骨肉之分，而出于皮肤之际，气之升也；去者，自皮肤之际而还于骨肉之分，气之降也。"

《诊家正眼·寸关尺之义》言："来者，为气之升，主乎阳也；去者，为气之降，主乎阴也。《内经》以来盛去衰为钩脉，阳气盛满之象。若去来皆盛，钩之太过也；来不盛，去反盛，钩之不及也。"

《脉理集要·来去》言："来者为阳，气之出也；去者为阴，气之入也。来以候外，去以候内。虚小为平，实强为逆。来实去虚，外病可别；来小去大，病属乎内。"

《丹溪手镜·评脉》言："出候外，入候内。"

来者，脉从沉至浮；去者，脉从浮至沉。

来者，主气之升；去者，主气之降。

来去者，从脉之搏动言之；出入者，从气之升降言之。前言脉象，后言实质。

来去者，实指脉势。来者，实指脉来之势；去者，实指脉去之势。

来去者，主在描述气之升降。人体之气，沉浮不息，以升降息则气立孤危，命之何有！所以可以通过观察脉之来去以断人体之气的升降状态，继而断其疾病的本质。

在生理状态下，气之升降调匀，则脉之来去自如。

在病理状态下，若脉以来为主，来势明显，或与去势相比，来势更为有力，甚至有来无去者，此为气之过升，为邪气在表、里邪出表、阳气外越或欲脱之意；若脉以去势为主，或去势较来势有力者，此为气之过降，为表邪入里、邪气在里之意。

凡脉，必有来象，然滑脉者，来去之象常不明显，却以脉之前行迅速为主。所以，来去者，主病在气分；滑者，主病在血分。若脉无来则气不升，气不升则脉不搏，脉不搏动，命之何有。但此必须参合四诊方能定性，如某些得脉管炎等病的患者，可以无脉，但常常是单手无脉。若双手皆无脉者，笔者尚未见到，留以待究。

脉之来去之象，在外感病的诊断中尤为重要。感邪初期，邪在肌表，故人体之气以升为主，升达肌表以求祛邪外出，此应之于脉，便为浮脉，且其来势较为明显。来势明显，意味着人体之气尚为充足，能够源源不断外达肌表，助正祛邪。若其人正气偏虚，其脉在来时，常伴有急促之象者，仲景将此称之为"促"，如《伤寒论》第21条："太阳病，下之后，脉促胸满者，桂枝去芍药汤主之。"此处之"促"，正是因为太阳病误下后损伤正气，然正气虽伤却不甚，仍能达表抗邪，但毕竟因下而正气有所损失，所以脉来之时又伴见急促慌张之象。此种来而急促者，并非仅见于表证而误治者，在身体虚弱的外感病患者中，就笔者所见，十之八九皆为此脉。治之，自当扶正祛邪，必当加强扶正之力，以免过散而更耗正气。要注意的是此种"促"脉，在临证之时最易误认为是数大之脉而清之泻之，当多方参考，仔细鉴别之。

通过脉之来去，可判定邪气之所居。《伤寒论·平脉法》言"来疾去迟"为"内虚外实"，"来迟去疾"为"内实外虚"。此处之虚实者，非指正气言，而指邪气言。凡"实"之处，为邪气所居之所，即"邪气盛则实"之意；凡"虚"之处，乃指无邪之地，非指"精气夺则虚"。若"内虚外实"则其脉"来疾去迟"，指邪居肌表，人体正气则以升为主，为正气外出抗邪之象；若"内实外虚"则其脉"来迟去疾"，指邪结在里，则人体正气以降为主，正气内归以攻其邪。凡邪之所处，必为正气将欲聚集之所，以邪之所祛，必因正气之攻，而正气向病处聚集的过程，应之于脉象，便为来去。故观来去者，不仅可知邪气之所处，更可知正气是否充足、祛邪是否有力。少部分人其脉之来去之象不明显者，或为邪气太甚，扰乱其气，致使升降失常，如来去之涩脉；或为正气大虚，气已微弱欲绝，故而升降不显，如散脉、微脉等；甚至有一种脉浮细、僵硬如弦，而无来去之脉者，常为邪气严重阻滞，营卫不能通畅者，为邪阻之甚。

对脉来去之象的描述，主要有三种：①从脉来去之时的速度言，如"来疾去迟""来迟去疾"。②从脉势言，如"来盛去衰""来弱去强"。③从脉力言，如"来大去小""来小去大"等。若脉"来疾去迟"，又兼"来盛去衰""来大去小"之象，则为邪气在表之象，或为邪气在里，正气祛邪外出之象；若脉"来迟去疾"，又兼"来弱去强""来小去大"之象者，则为邪欲内陷，或邪气内结之象。

3. 至与止

《诊家枢要·诊脉之道》言："应曰至，息曰止也。"

《脉语·上下来去至止》言："至者，脉之应；止者，脉之息也。"

《脉理集要·歇至》言："至者脉应，调匀则吉，止者暂息，是为歇止。止久有常，是谓绝气。歇至主病，绝气不治。"

《脉理集要·止脉》言："平人脉止，须审年支……合症相形，死期可卜。""真脏脉止，死期则殊。盖脉流动，五脏应之……五脏气全，五十无止，一脏气绝，则现乎止，止数有常，死期可拟。数止之法，从止数起，凡五为周，不及求止，止应何脏，是脏无气，自旺日平，不旺而死。"

《广韵》言："至，到也。""止"本指到来、到达；

《广韵》言："止，停也，息也。""止"为停住、进程中断之意。

至为应手，止为停息。至为脉搏接触到手指时的形象，止为脉搏停息无脉时的状态。

诸脉者，应之于气。气有升降，故脉有来去；呼吸之间，气有停歇，故脉有歇止。气升则脉来，升极则为至；气降则脉去，降极方为止。

来者，言脉从沉到浮的过程中所见之象，如来疾去缓、来盛去衰等。

至者，言脉从沉到浮的终点时所见之象，如浮取滑、涩、微、散等。

去者，言脉从浮到沉的过程中所见之象，如来大去小、去之蹇涩等。

止者，言脉从浮到沉的终点时所见之象，如时有一止之结代脉、止时长短不定之三五不调脉等。

至止者，主在描述气血运行的状态；来去者，主在描述气之升降的状态。

生理状态下，脉搏一息五至，至止交替出现，所用时间长短规律。在病理状态下，至止所用时间常不规律，或至时长、或至时短，或止时长、或止时短。

至与止当结合而看，临证不可拆分。若至时长而止时短，为邪气旺盛于外、为里热内盛外迫、为气血运行疾速、为邪气阻滞不甚之象，如阳热内盛之证，其脉止时短而至时长，故现滑数之象；或为气血不足而运行慌张之象，如虚证常见数脉，且"愈虚愈数"。若至时短而止时长，为气血不续、为气血大虚、为邪阻太甚使然，如炙甘草汤之结代便为虚，大承气汤之结便为实。至、止失常者，其病可虚可实，皆从有力无力以断之。

相对于至而言，临证更应当注意脉之"止"象。"一息五至"者，以应五脏气，所以，若脉见规律性歇止之象，必然为"脏腑虚损，正气不足，脉气不续"使然，必于生命无益。若停歇的次数增加，歇止的时间延长，则必然为脏腑更损，脏气更衰，脉气更为不续使然。《黄帝内经》之"四十动一止""三十动一止"等者，旨在说明歇止频率的高低与脏腑之气的损伤成正比，歇止出现的频率越高，其脏腑之气损伤越重，其病越危。当然，此必然伴随着相应的虚象，若脉虽见歇止，却按之有力，其象为实者，则知此歇止乃邪气阻滞太甚使然，而非脏气虚衰使然，此自与《黄帝内经》之意不符。

4. 前与后

《金匮要略·五脏风寒积聚病脉证并治》言："病有积……寸口，积在胸中；微出寸口，积在喉中。关上，积在脐旁；上关上，积在心下；微下关，积在少腹。尺中，积在气冲。"

《脉理集要·上下》言："寸关与尺，分列左右，每部二分，前后各半，前阳后阴。"

《脉理集要·前后》言："一部两候，前后通融。左寸前心，后候膻中；关前肝胆，后与膈通。右寸前肺，后候胸中；右关前胃，后候脾宫；两尺前肾，后候腹中，兼候膀胱，大小肠同，小肠列左，大肠列右。三焦分寄，膈腹上胸。左病左察，右病右穷。寸主胸上，关主膈中，尺主腰腹，股膝足终。"

寸关尺三部，每部二分，前后各半。

前后者，有四意：一者，寸口脉从中间一分为二，其分界线谓之关，关前曰寸，关后曰尺。如扁鹊《难经·二难》言："从关至尺是尺内，阴之所治也；从关至鱼际是寸内，阳之所治也。"二者，在寸关尺三部中，前指寸，后指尺。如李时珍《濒湖脉学》曰："关前为阳，关后为阴。"三者，如汪宦《脉理集要》所言，寸关尺三部每部可分为前与后，且每部所主之脏腑皆有不同。四者，张仲景在积聚病将关脉分为前中后三段，中段谓之"关上"，前段谓之"上关"，后段谓之"下关"。

　　《难经·二难》之言，实乃仲景"阴阳"脉法之源头。观《伤寒论》第12条太阳中风言"阳浮而阴弱"，第3条太阳伤寒言"脉阴阳俱紧"。关前为阳，关后为阴。何以太阳中风其脉寸浮缓（即浮而稍紧）而尺沉弱，太阳伤寒却寸关尺三部皆浮紧（即浮而紧甚）。以太阳中风患者，其人平素气血虚弱，又为风寒之邪侵袭，卫开营泄，正气更弱，故见尺脉沉弱而脉之根不足之象，且因为正气的外泄，其弱比平时更甚；在卫开营泄之时，一部分邪气也随汗外泄，邪气亦轻而阻滞不甚，故其脉仅见寸脉浮而稍紧。而太阳伤寒患者，其人平时正气旺盛，即感邪气，两者相争激烈，应之于脉，故见三部皆浮紧有力。此两者脉象于外感病甚为多见，临证当细细察之，扶正祛邪，当注意其度。

5. 内与外

　　《脉经·扁鹊阴阳脉法》言："寸口脉倚阳，紧细以微，瓜菜皮也；若倚如紧，荠藏菜也。"

　　《重订诊家直诀·脉有内曲外曲》言："《脉要精微论》曰：推而外之，内而不外，有心腹积也；推而内之，外而不内，身有热也。所谓外者，脉外近臂前廉，手阳明大肠脉之部也。所谓内者，脉内近大筋，手厥阴心包脉之部也。"

　　《韩式医通·脉诀章》："左寸下指法如六菽之重，为心本位。在指顶为阴、为心，在指节为阳、为小肠。余皆仿此。"

　　《文魁脉学·脉象分类及诊脉方法》言："根据古代文献记载，有内以候脏、外以候腑之论，先父也有此论述，自己对此也有体会。所谓内侧，是指脉搏近尺骨的部分，反之即为外侧。"

脉本从正中直过，却常有内外之偏。外者，脉位靠近桡骨外侧缘，靠近手阳明大肠经。内者，脉位靠近桡侧腕屈肌腱，靠近手厥阴心包经。

脉体本成一线，寸关尺三部，基本处于桡骨外侧缘与桡侧腕屈肌腱的正中间，此即"从中直过，不偏不倚"，但实际上很多脉体并非从中直过，而是有靠近外侧者，有靠近内侧者。脉体的内外偏移，是正邪交争的结果，所以临证之时，可通过观察脉位的内外偏移，以判断虚实的基本情况。

外者，外侧；内者，内侧。脉位有内侧、外侧之分，脉体有内偏、外偏之别（有人称之为内移、外移）。

外为阳，内为阴；外偏为阳，内偏为阴。脉体外偏，常为邪气内鼓，或正盛而祛邪外达之象。脉体内偏，常为正气亏虚，或正虚而邪欲内陷之象。外偏常为邪甚，内偏常为正虚；外偏多主实证，内偏多主虚证。

内偏者，如平素脾胃虚弱患者，其右脉关后常沉弱，一般内移之象不明显，但若再感受外邪，因正气的不足，抗邪乏力，邪气欲内传或已经内传者，常可见关后内移，且其脉常伴见沉紧而细弱之象；如女子，若平素经亏血少、肝肾不足者，则常见其左关尺沉细而弱，常常内偏明显。

外偏者，最多见于两寸。两寸浮而外偏，为外感邪气、正气抗邪之象。临证偶见寸前外偏甚，寸后稍外偏，但关前却突然内偏之脉象，其脉在寸关交界处，从外侧突然折至内测，其脉寸浮而关沉，此为脾胃本虚弱，又突然感受邪气使然。现正邪剧烈交争于外，但脾胃本虚弱，若不及时扶正以祛邪，必然正气溃退，而邪气深入。此种脉象于隆冬阴寒大盛之时最为常见，笔者常以小青龙汤加制附片、党参等治之，其效甚好。

内偏外偏者，总在正气与邪气之间推求之，然必当知其正气虚几何，邪气盛几何，方能在扶正与祛邪之间，进退自如。

6. 直与曲

《重订诊家直诀·脉有内曲外曲》言："《脉要精微论》曰：推而外之……是脉形之弓曲，或外赢，或内胭也。寒结之则脉形内曲，热鼓之则脉形外曲，与小儿诊三关脉纹内外之法，其义同。

"《阴阳别论》曰：阴阳结斜，多阴少阳，曰：石水，少腹肿。……斜者，如弓之曲也。多阴少阳者，谓其斜之弓曲向内，近于少阴，而远于阳明也。

"张石顽诊赵明远曰：左手三部，弦大而坚，从人迎斜内向寸，是为三阳经满溢入阳维之脉也，当有颠仆不仁之虞。所谓斜内向寸者，必先外越，乃折而内向上寸也。

"《脉经》曰：从尺邪（斜）入阳明者，大风寒热也。……邪（斜）入少阴者，女子漏下赤白，男子溺血，阴痿不起，引少腹疼。是正气虚则内曲，邪气实则外曲也。

"扁鹊《脉法》曰：外句者，久癖也；内卷者，十日以还。是又以内曲外曲，分食积之新久也。

"大抵脉之曲者，皆因于积，而又中气虚也。偏于热多则外撑，偏于寒多则内倚。尝诊一妪病胃脘痛，过服泄气之剂，右脉内倚，藏于筋下，左手弦劲，问之曰左腹素有块也。用温元补中二剂，而脉复常。"

直者，寸关尺三部脉体皆在同一直线；曲者，寸关尺某处脉体不在同一直线，或见内偏，或见外偏。

脉之内偏、外偏者，可见于六部脉的任何一部或两部，甚至左手三部或右手三部皆可同时内偏、外偏，如右关内偏、右关尺内偏、右三部皆内偏等。而曲直者，重点在强调三部脉体是否在同一直线上，在强调脉体的某一部或两部有无外内之偏。

外曲为实，内曲为虚。脉曲与脉之内外偏移的病理意义相同，皆是邪气盛则外偏，正气虚则内偏，只是周学海仅从寒热两邪言之而已，未扩展其意其用。周学海所言："偏于热多则外撑，偏于寒多则内倚。"以热邪弥散鼓荡、寒性凝滞收引故也。临证之时，当辨证为主，不可一味直搬此论。笔者曾见痰饮宿食壅结胃脘者，其右关外曲膨大，脉沉而滑，脉来见涩，其证未见诸般热象，治之以理气化痰、消食泄浊，兼以温运脾胃法，自然脉症皆愈。临证若热象不显，常可从寒论治，以人体以阳为本、以阳为用故也。

阳伤湿滞而"其脉如蛇"。《金匮要略·痉湿暍病脉证治》言："病者身热足寒，颈项强急，恶寒，时头热，面赤目赤，独头动摇，卒口噤，背反张者，痉病也。若发其汗者，寒湿相得，其表益虚，即恶寒甚。发其汗已，其脉如蛇。"此言外感风寒湿之邪，壅滞太阳，经气不利，郁而化热，故见"身热""头热""足寒""恶寒""面赤目赤"等营卫不和之象；"太阳主筋"，邪滞而太阳经筋不利，故见"颈项强急""独头动摇，卒口噤，背反张"等太阳经筋僵直不利之象。风寒湿之治，当"发其汗，但微微似欲出汗（《金匮要略·痉湿暍病脉证治》）"方为正法。但若发汗太过，不仅徒损卫阳之气，使其不能温煦，汗后反见恶寒加重；且"汗大出者，但风气去，湿气在（《金匮要略·痉湿暍病脉证治》）"。汗后风寒去而湿邪独留，湿性濡润，壅滞气机，浸淫经脉，脉道不利，故见其"脉如蛇"，此乃与痉脉本端直"如弦"者相对比而言。至于"其脉如蛇"者，即指"脉伏而曲，如蛇行也（《金匮要略心典》）"。

肝死脏脉"曲如蛇行"。《金匮要略·五脏风寒积聚病脉证并治》言："肝死脏，浮之弱，按之如索不来，或曲如蛇行者，死。""肝死脏"者，言肝病后期，胃气衰败，生化乏源，肝气独支，愈后不良。《素问·平人气象论》言："平肝脉来，软弱招招，如揭长竿末梢。"即肝脉本当为端直而长、韧而柔和的微弦之脉。但现反见其脉浮取无力，沉取弦紧而伴见脉来断断续续；或其脉已失端直之象，反见曲如蛇行，不能畅达。此两者，皆为脉已失从容、柔和、端直之象，为脉无胃气之象，为肝之气血阴阳大亏，肝脏不养之象，其预后不良，故曰"死"。观《素问·平人气象论》言："肝死脉来，急益劲，如新张弓弦，曰肝死。"《素问·玉机真脏论》言："真肝脉至，中外急，如循刀刃，责责然如按琴瑟弦。"此乃肝脉之太过，彼为肝脉之不及者。故真脏脉者，亦有不及与太过之别，但实际病机却为相同。

综上故知，脉道弯曲者，可因诸邪阻滞、脉道不利使然，亦可因正气亏虚、脉道不充使然。但无论是脉道不利、脉道不充，皆伴有气血不畅之机，故治之当调和气血营卫。

笔者攻读硕博研究生期间，跟随川派伤寒大家傅元谋教授学习临证，老师便言：脉有内外偏移之象。自那时起，笔者每次脉诊，必然细查脉之偏移曲直，于临证中确实见之甚多，得之甚多。

7. 薄与厚

《脉说·微脉》言："凡浮而极薄，却非极细，应指无力而模糊者，亡阴之微，由肾阴竭，阳浮于上也，推其极则羹上肥也。沉而极薄，且又极细，似见弦劲，应指无力，不甚模糊者，亡阳之微，乃胃肠衰，阴涸于下也，推其极则蜘蛛丝也。极细极薄者，血虚也；应指无力者，气虚也。"

脉从沉来，经中而至浮，若从沉至浮皆见，此为厚；若沉不显，而脉从中来，至浮者，亦为厚；甚至若仅见于或浮、或中、或沉，若来去之象明显者，亦为厚。

薄者，其脉极薄，其脉来去之象常不明显，其脉稍按即无。

脉之厚薄，当从有力无力断之，有力邪盛，无力正虚。

薄者，若正虚而薄者，如微脉，见于浮部，脉薄如纸，稍按即无，甚至不按自绝者，此为阳气大衰，不守本位，浮游于外之象。若邪盛而薄者，如细脉，按之细如头发丝而不绝，脉管直挺指下，呆板僵硬，脉无来去，此为邪气盛实，阻滞经脉，气血不通使然，临证常伴见诸痛之症，此种脉象于寒湿之病最为常见，最常见于寒冬之时。

厚者，若厚而无力者，正气虽虚，但根本未竭，生成有源，治之当扶正气，补气血阴阳，使之源源不绝。若厚而有力者，邪气虽然盛实，但阻滞尚不甚，经络尚为通畅，气机升降尚且自如，治之急祛其邪，以免邪气聚集结滞，致使气机不畅，脏腑经络闭阻不通，病情加重，甚至病危。若其人平素脉即厚而有力，身体无诸般异常者，则说明其人禀赋旺盛、身体健康。

上述之厚薄，乃从脉之来去言之，又有以脉管之粗大与纤细作为厚薄者，其为虚为实，仍从有力无力断之。如脉有呆滞僵硬者，其脉管僵硬，且来去之象常不明显。笔者曾见数例脉管粗大僵硬，呆滞而不能来去者，皆为阳虚湿滞、经脉失养使然，至于他因所致者，暂时尚未有见。此为脉管粗大僵硬者，为厚；前于薄处所言细而呆板僵硬者，为薄。此一厚一薄，皆为邪气阻滞使然，然一为湿气弥漫之象，故为粗为厚；一为寒邪凝滞之象，故为细为薄。

脉有厚者，并不一定为实；脉有薄者，并不一定为虚。厚脉薄脉，为虚为实，必当参以有力无力，再合他诊，方能定论。

8. 软与硬

《重订诊家直诀·二十四象会通》言："形软有因血虚，有因湿热；形硬有因血实，有因风寒。此即《内经》之所谓缓急也。"

一般情况下，脉管是触摸不到的。临证凡能触及脉管者，常为病理性。

气血不足，脉失濡养，或湿热浸淫、风寒凝滞、痰瘀阻滞等，皆可使经脉弛缓而见脉管绵软，或可使经脉拘急而见脉管僵硬。

脉管有软有硬，其病可虚可实，皆在脉之有力无力断之。

9. 溢与覆

《脉理集要·统属诊法》言："前病上升，后病下降；前后出部，后覆前溢；溢应上身，覆应下体。"

溢与覆者，言长脉在寸在尺。长脉在寸为溢，为邪气盛于上半身。长脉在尺为覆，为邪气盛于下半身。

笔者曾见一患者，摸脉之时，便觉其两尺脉长甚，长处两尺而延及远端，甚至在尺脉后用三指诊脉，仍可见细直弦长之脉，遂问起腰腿是否有不适，遂言平素双膝易痛，最近明显加重。此乃脉长在尺而邪盛于下焦也。

溢覆者，主言邪气之滞，治之以祛邪为主，但仍须参合有力无力，方更准确。

（二）脉象的分级

诸般脉象，皆有不同分级。

如数脉类，有六至之数脉、七至之疾脉、八至之极脉、九至之脱脉。脉虽有六七八九至之不同，然脉率过快皆一，只因快之等级不同，故名之不同。

如迟脉类，有三至之迟脉、二至之损脉、一至之败脉、两息一至之夺精脉。脉虽迟，但因迟之程度不同，故名之不同。

如仲景言太阳中风之脉浮缓，太阳伤寒之脉浮紧。此缓者，实为稍紧之意，此紧者，实为紧甚之意。无论是太阳中风还是太阳伤寒，皆为风寒之气所伤，其邪相同，故应之于脉皆见"紧"脉，只因正气强弱不同，正邪之争程度不一，方才有"缓"有"紧"之不同。

姚老于《临证脉学十六讲》言：浮脉有"脉浮""脉偏浮""脉略浮""脉微微浮"之不同等级，弦脉有"脉弦""脉偏弦""脉略弦""脉微微弦"之不同，虚有"虚、偏虚、略虚、微微虚四级"，涩有"涩、偏涩、略涩、不流利、欠流利这样几个档次"等。姚老之分级较多，精微而细，需细细体会研究。

《素问·平人气象论》言："欲知寸口太过与不及。"仲景于《金匮要略·胸痹心痛短气病脉证治》言："夫脉当取太过不及。"故知，诸脉皆可分为三级，以弦脉为例，有不及之弦、标准之弦、太过之弦。通俗来讲，即对应稍弦、弦、弦甚三脉。所以，笔者于临证，一般将诸脉分为三级：不及之脉、标准之脉、太过之脉。如紧脉，有稍紧、紧、紧甚，如涩脉，有稍涩、涩、涩甚，诸脉亦然。分三级者，不仅切合圣人之道，而且医者更容易掌握，于临证脉诊尚未及细致入微时最为实用。

脉象的分级，于临证治疗有重要意义。如紧脉，若脉紧甚，按之有力者，说明正气充实而邪气亦亢盛，故治疗之时轻扶正而重祛邪，可用麻黄汤、荆防败毒散、川芎茶调散、九味羌活汤等直祛其邪；但若其脉稍紧，按之无力，则说明其人正气不足，邪气亦不甚，故治之，当加强扶正之力，而减弱祛邪之力，可予桂枝汤、人参败毒散、参苏饮等益气扶正以祛邪。

脉象的分级理论在诸多脉书中常有所言，然就具体分级的脉象而言，并未定义其具体形象。如紧脉，只言左右摆动者为紧脉，但未言稍紧、紧、紧甚的具体特点。所以在临证之时，关于脉象的分级，医者往往依据自己的临床经验以判断之！

（三）脉象的记录

脉诊之时，当尽量详细地用相关脉理知识描述所感脉象，以便尽可能地做到完善的诊断。对脉象不精确的描述，可使脉－证－治之间的辨治关系逻辑关系不够严密，以致在用药施治之时，方药剂量常有不准，疗效自然不佳。

脉诊结果，一般常以27脉描述之，如脉浮数、脉沉迟、脉弦细等，此种描述法极为粗陋，于临证辨证论治常无多大帮助。若稍详细者，则言：右关沉弦而涩，左关弦细而促急。或见描述更精细者：六脉乏力，以两关尺更为无力，两寸来象明显；右寸浮数，关沉而弱，尺弱极；左寸浮数而大，关尺沉而细数，兼内偏。

如何正确地记录脉象？

脉象记录的一般模板：六脉之总象＋六脉之分象。

六脉之总象：先言六脉之有力无力，以断偏虚偏实；再言六脉之浮沉迟数滑涩，以断表里寒热及气血的流畅度如何。

两手之分象：分别描述左右两手寸关尺各部的具体脉象。如右寸如何、关如何、尺如何，左寸如何、关如何、尺如何。

如秦景明《大方医验大成·虚损章》之验案：

例一：一人左手关部脉状如烂绵，重按无力而芤，右手寸部带数，重按亦少神，脾部则中实。总属肝血不足，肺金受火，脾有湿痰，所谓阴分有伤，卫气无损。为今之计，仍要滋阴清肺，少佐以治痰之药。滋阴则肝得其养，筋络舒而血自归经；清肺则痰嗽平而吐红自愈。第一要戒劳怒，禁用寒凉，及一切干燥之物。

白术八分，归身一钱，茯神八分，远志一钱，生地二钱，紫菀一钱二分，知母一钱二分，橘红八分，贝母一钱，五味九粒，郁金八分，人参一钱。

加乌梅肉二个，柏叶一钱。

例二：一人诊得六脉虽见微数，但重按少力，此正气虚而精血少也。目今咳嗽身热，而脾胃欠实，不能多进饮食，但系肝木乘脾、脾土受制，则肺失所养，所以嗽未止，触之则发，母病而子亦病矣。肺金既无所滋，则自然虚耗。治法宜保中州之土，滋肾中之阴，土壮则万物自能生旺，阴长则心火自能下降。痰自然不生，嗽不治而自愈，热不清而自除矣。

人参二钱，白术钱半（土炒），北五味四分，白芍二钱（炒），山萸钱半，茯苓钱半，苡仁二钱（炒），橘红一钱，款花钱半，半夏一钱。

加生姜三片，空心服，如丸方，即以此煎膏可也。

杜仲二两（盐水炒），牛膝二两，山萸四两，生地八两，姜汁、砂仁末各二两（拌捣），山药四两（焙），丹皮三两，茯苓三两，泽泻二两，五味两半（隔纸焙），麦冬二两（去心）。

照法煎膏，不必加蜂蜜，煎好收贮瓷罐内。每用二三茶匙，惟饱时不必用，一日之内要服数次。

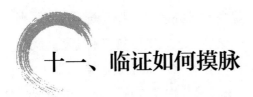

十一、临证如何摸脉

（一）脉诊之指法

脉诊之时，医生与患者当面对面而坐，以医生之右手，诊患者之左手；以医生之左手，诊患者之右手。此时，两手皆是以食指诊寸、中指诊关、无名指诊尺。

一般而言，脉诊常遵从"男右女左"原则，即男子先摸右手脉，女子先摸左手脉。以男子属阳，以气为用，女子属阴，以血为本。男子气病多见，女子血病多见。

1. 总按法、单按法

《脉理求真·脉以独见为真》言："食指肉薄而灵，中指则厚，无名指更厚且木。"

《脉学正义·下指按脉之法》言："王汉皋《医存》：医者三指之端，亦有动脉，宜知所分别，不可误以己之动脉，作为病者之脉。"

脉诊指法，有总按与单按的不同。

总按者，食指、中指、无名指，三指指尖平齐，以指目诊脉。三指布指间隙恰当，用力均匀，同时或轻取、或重取，以求六部脉总体之象。

单按者，以一指细查某部。其选指可以是脉位对应的具体手指，亦可以仅用其中一指诊六部诸脉。笔者喜用食指以诊六部之脉，以食指触觉最为灵敏。一般在总按时，不能被中指和无名指察觉的脉象，常常单用食指即可显现于指下，清晰而了然。无名指触觉实在太弱，假若食指触觉度为十，中指触觉度便在六七左右，而无名指触觉度或在三四，甚至更低。若未久练三指触觉者，很多时候，无名指不能较为准确地探察出脉搏的详细情况。在脉诊时，无名指主要诊察尺脉，而尺脉脉位本深，无名指指目肉厚而触觉又弱，所以致使尺脉诸象更难诊明，此时则可借助单指诊脉法。在无名指用力按压时，所感觉到的脉搏搏动，常常并非是患者的脉搏，而是医生自己无名指动脉的搏动。当此之时，细心鉴别。

2. 举按法、推寻法、进退法

《诊家枢要·诊脉之道》言："持脉之要有三：曰举，曰按，曰寻。轻手循之曰举；重手取之曰按；不轻不重，委曲求之曰寻。"

《脉学正义·举按推寻》言："轻候曰举，以诊浮部；重候曰按，以诊沉部；而脉义之不易辨别者，则推寻其理而已。"

《脉语·推法》言："斯法也，果何为而用之？师曰：若人三部平等，脉形端直，毋用此法。若脉来一部独斜，如内如外；一部独劲，直前直后。方用此法，实为秘诀。"

就常用的脉诊指法，主要有举、按、寻、推之不同：

举法，三指用力较轻，以诊浮部脉象。

按法，三指用力较重，以诊沉部脉象。

寻者，三指力量大小变化，从浮到沉，从沉到浮，以寻脉象搏动最明显处。

推者，在寻得其脉搏动最明显处后，再向内侧、外侧推之，以求气血与邪气的凝结状况。如脉沉稍细，来去不清，此时内外推之，若其脉突然变大，且大而有力，来去明显者，说明邪气结滞较甚，气血严重被阻，因经推之而邪气稍散，郁滞之气血暂通，故见其脉突然变大，此证为实，因邪阻严重，治时自当加强祛邪之力。若脉沉而细涩，经推按之后，反消失不见者，便为虚甚。在诊牢脉、伏脉、弱脉等诸沉脉时，最常用此推法。一般经左右推揉后，脉突然变大而有力者，为邪气盛；若推揉后，脉反更细微无力，甚至难寻者，为正虚甚。举按寻三法一般足以探究诸般脉象，只有在脉沉而难以断其为虚、为实时，方会用到推法。

若诊儿童指纹脉，除了观察其脉的浮沉曲直红紫粗细等以外，还可以用推法辅助观察。医者轻点儿童指纹脉，并向手腕方向推动，以观察其经脉气血的充盈及运行情况。若充盈速度较慢者，或为邪阻太甚，或为正虚太甚，再参合他象、他诊以确定之。

又有传自于傅元谋教授之"进退法"，其主要通过气血之进退以判断病证之偏虚、偏实。"进退法"者，其理论依据为"气血者，顺脉以行，其从尺来，向寸而去"。故在某些情况下，通过沉取有力、无力难以判断为虚、为实时，便可借助于"进退法"以断之。"进退法"的具体操作详见于第十章"脉象描述的常用术语"之"上下"处。

（二）脉诊之所察

1.察有力无力，以定虚实之性
通过总按，以求脉力之大小。沉取有力为实，沉取无力为虚。

虚实者，脉之纲要，为治疗疾病，所必须依据者，脉诊时当细心推求之。虚实误断，治法必偏，效果枉然。

2.察三部九候，以定疾病之处
寸关尺、浮中沉，通过总按，以求脉搏搏动最明显处。此处为正邪相争最为剧烈之处，为病位之所在。

3.察为迟为数，以定寒热之性
病不分寒热，药不明温清，寒热不知多少，温清不知几分，开方治病，便如服毒。

4.察为滑为涩，以定气血之行
病者，无非气血不足而不养，或气血不行而不通。

滑涩二脉，可断气血运行顺畅与否，亦可推断邪气的阻滞与正气的亏损情况。

除了滑涩二脉外，亦当注意脉之三五不调、大小不同、快慢不调之象，皆在反应气血的运行状态。

5. 察偏来偏去，以定气之升降

脉之来去，主要在判断气的运行情况及邪气是否传变、正气后续是否充沛。

6. 察偏左偏右，以定在气在血

左手脉异常明显者，邪气偏在血分，治之当偏于调血。

右手脉异常明显者，邪气偏于气分，治之当偏于调气。

7. 久按则脉象可变化

《诊宗三昧·口问十二则》："问：脉有下指浮大，按久索然者；有下指濡软，按久搏指者；有下指微弦，按久和缓者，何也？答曰：夫诊客邪暴病，应指浮象可证，若切虚羸久病，当以根气为本。如下指浮大，按久索然者，正气大虚之象，无问暴病久病，虽证显灼热烦扰，皆正衰不能自主，随虚阳发露于外也；下指濡软，按久搏指者，里病表和之象，非脏气受伤，则坚积内伏，不可以脉沉误认为虚寒也；下指微弦，按久和缓者，久病向安之象，气血虽殆，而脏气未败也。……大抵病人之脉，初下指虽见乏力，或弦细不和，按至十余至渐和者，必能收功。若下指似和，按久微涩，不能应指，或渐觉弦硬者，必难取效。设病虽牵缠，而饮食渐进，便溺自调，又为胃气渐复之兆。《经》云：安谷者昌，浆粥入胃，则虚者活。此其候也。"

要注意的是，脉诊之时，脉象在初按和久按之时，常可显不同之象。

初按所得之脉象为邪气之象，久按所得之脉象为正气之象。

脉诊之时，要求诊脉时间一般在脉搏搏动50次以上，即将近一分钟左右。所诊之脉象，在初按与久按时，往往可表现为不同，特别是经推揉后，变化最为明显。此主要与正邪两气相关。

初按之时，所显之脉象，为正邪相争之象，且偏向于邪气所显之象。如初按脉紧者，便为寒邪之象；脉数者，便为热邪之象。

脉经推寻柔按之后，邪气暂时得散，而独显正气之象，此象最能判断为虚为实。如初按为浮紧，经久按或柔推之后，紧象已不明显，反见脉偏沉而来之乏力者，此为正气不足又外感风寒之象；若初按脉沉而迟细，经久按或柔推之后，反见突然变大搏指之象，为实，为邪气壅结在里，气机严重不通畅之象。

笔者跟随傅老师学习时，当时有众多一同跟诊的师兄弟，常见第一二位师兄弟所得之脉象与后三四位所得之脉象不一致，如初始为浮脉、后反变为沉脉者比比皆是。当时笔者甚为奇怪，以为有诊断错误。后求教于傅老，方得其理，故记录于此。笔者后来在作本书而整理脉学资料时，阅及《诊宗三昧》之"问初诊久按（脉）不同说"，方知傅老之言，实为至宝。

（三）脉诊之定病位

欲定病位，必当浮中沉法与寸关尺法配合使用，方能更为准确地确定具体病位。沉浮主要在判断疾病的表里属性，寸关尺主要在判断疾病相关的脏腑部位。表里即明，脏腑即定，病位自然了然。

那么，如何具体确定病位？主要有两点：

脉大之处常为病位所在：脉大之处，便是邪存之所，便是正邪相争之处。正邪相争，故见脉大。但此大脉乃相对而言。若六部脉皆有力而动数，则在此六部之中，必然有一部或数部之脉，相较他部动数之象更为明显，则此处便是病变部位所在；若六部脉皆动而无力，则必然存在一部或数部之脉，相对于其他部位搏动稍微有力者，则此处便为病位所在。此为定病位之大法，不可不知。

脉小或无脉之处常为病位所在：脉之搏动本为气血搏激所产生，故若脉小甚或无脉者，则说明气血不足、脉道失充所致，或因邪气壅滞，气血郁滞不行所致。此一虚一实，临证必当鉴别。虚者，沉取无力，经柔按后，脉无变大之象，或消失不显；实者，沉取虽小，但明显有力，特别是在柔按之后，可以明显感觉到短暂的变大之象，接着又逐渐恢复至原来脉象。

以"脉之大小"定病位者，亦在上篇第二章第一节之"定病变部位"处及下篇大脉之"大脉小脉与病位的关系"处作了相关论述，可参合而阅。

（四）脉诊之定药量

《圆运动的古中医学·处方定药要在指头未离开脉时决断》言："定药要在指头未离脉时研究清楚。如诊脉放手，再来定药，即不准确。在脉上定方，即在脉上审察所用的药与脉的轻重，审察再三，心中安了，放手即提笔写方。写完之后，再写医案，然后可同别人说话。……拟方定药，要在指未离脉之时。"

脉诊之时，在手未离开患者之脉时，已然得知患者病情之虚实、病位之所在、正气之来去、邪气之寒热、虚实各几分等情况。此时，五脏皆已探查，气血皆已明了，正邪俱已清楚，方药及其量自动了然于胸，自然应当及时记录于处方之上。

在笔者脉诊入门之际，常在脉诊结束之时，于心中便已拟定出具体之方药，但因未见诸般脉书记录此事，又未多想。后读及彭子益脉诊法，方知这才是脉诊定药最正确的具体操作之法。

脉为气血之外象，所以察脉者，实乃在察气血在人体表里内外的一切状态，所以诊脉所得之象，必然最真实地反映了当前人体气血的实际状态，而按此脉象拟方定药，必然符合气血之内象、疾病之本质，用药后必然有效。

（五）脉诊之五十动

《灵枢·根结》言："持其脉口，数其至也。五十动而不一代者，五脏皆受气。四十动一代者，一脏无气。三十动一代者，二脏无气。二十动一代者，三脏无气。十动一代者，四脏无气。不满十动一代者，五脏无气。予之短期，要在终始。所谓五十动而不一代者，以为常也。"

《伤寒杂病论·序》言："观今之医……按寸不及尺，握手不及足，人迎、趺阳，三部不参，动数发息，不满五十。"

对脉诊时间的长短，自《黄帝内经》始，便要求"五十动"，即每只手的脉诊时间不应当少于脉搏搏动50次。观成年人的脉搏次数一般为60～100次/分，以70～80次/分者最为常见，成年人平均脉搏次数在72次/分左右。所以，现在一般认为，单只手脉诊时间当为1分钟左右，双手脉诊时间最好在3分钟。临证若脉诊时间太短，则不能对诸脉象观察仔细，错过重要的脉象变化，致使最后对病机认识不全，方药错位，进而使疗效降低。

至于脉诊"五十动"的运用，主要有以下三点：

1. 营卫之气贯通五脏，一昼夜行五十周，而交会于寸口处

《灵枢·营卫生会》言："营在脉中，卫在脉外，营周不休，五十度而复大会。阴阳相贯，如环无端，卫气行于阴二十五度，行于阳二十五度，分为昼夜。故气至阳而起，至阴而止。……黄帝曰：愿闻营卫之所行，皆何道从来？岐伯答曰：……常与营俱行于阳二十五度，行于阴亦二十五度，一周也。故五十度而复大会于手太阴矣。"

《灵枢·根结》言："一日一夜五十营，以营五脏之精……所谓五十营者，五脏皆受气，持其脉口，数其至也。"

2. 呼吸定息，脉行六寸；一日一夜，脉行五十周

《难经·一难》言："寸口者，脉之大要会，手太阴之脉动也。人一呼脉行三寸，一吸脉行三寸，呼吸定息，脉行六寸。人一日一夜，凡一万三千五百息，脉行五十度，周于身……寸口者，五脏六腑之所终始，故法取于寸口也。"

《难经·十一难》言："曰：《经》言脉不满五十动而一止，一脏无气者，何脏也？然：人吸者随阴入，呼者因阳出。今吸不能至肾，至肝而还，故知一脏无气者，肾气先尽也。"

3.五十动者，合大衍之数

《周易·系辞·上传》言："大衍之数五十。"

《诊家正眼·代脉》言："大抵脉来一息五至，则肺、心、脾、肝、肾五脏之气皆足也。故五十动而不一止者，合大衍之数，谓之平脉。反此，则止乃见焉。"

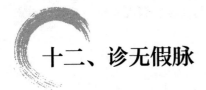

十二、诊无假脉

《脉神·从舍辨》言:"虽曰脉有真假,而实由人见之不真耳,脉亦何从假哉!"

《脉学心悟·脉的从舍》言:"任何一种脉象的出现,都有其必然的生理、病理基础,都反映一定的生理、病理改变。草率地归之于假脉,舍而不论,是不科学的。"

《临证脉学十六讲》言:"'脉症真假'及'脉症从舍'的问题,关系到诊治的大法、患者的存亡,是中医学中的大是非问题。……首先'脉症真假'及'脉症从舍'的提法本身就存在很大的不足和错误;其次,这种提法或者相关的理论可能带来流弊,可能对我们中医贻害不浅;再者,'脉症从舍'关系到我们正确理解脉诊价值的问题。"

笔者于攻读硕博研究生期间,曾跟随过五位名医教授学习中医临证。一日,某师于脉诊后向我们这些跟师学生言道:"此乃假脉,当舍脉从症。"笔者心中当即高呼"真乃大师也"。待笔者研究诸多脉学文献及临证实践验证后,方知老师当日所言或与真假之"假脉"有所出入。

脉本无假。脉者,气血之外象,旨在反映人体内气血此时此刻的具体状态,反映当前气血与邪气相争的具体状态。

观第十版本科教材《中医诊断学·脉症的顺逆与从舍》言:"症见腹部胀满疼痛、拒按,大便燥结,舌红、苔黄燥,而脉迟细者。此症状所反映的是燥热内结肠腑的本质,而脉象所反映的是因热结于里、阻滞血脉运行的迟细脉，是假象。"此论本来正确之极，但就"假象"二字，唯在死搬硬套"舍脉从症"之理。此肠热腑实证反见"迟细脉"者，正说明腑实之甚，燥热之邪阻滞严重，致使气机严重不畅，当急治之，以免气机升降停息，而为死证。如《伤寒论》第212条肠热腑实证，其脉若见沉迟而"涩"者，便为"死"候。假若肠热腑实证，其脉由沉而"迟细"，变为沉而迟"涩"，为邪气阻滞太甚，气机已不能正常升降，乃将欲停息之象。此非但不为假脉，反说明病势之危急，正当急救之，绝不可延误。

一般所言的"假脉"，其实质是"脉证不统一"。如表证本应该脉浮，现却为沉脉；实热证本应为滑数之脉，现在却为迟涩之脉；肝肾阴虚本当沉而细数，现在却浮而虚大；气虚脉本当按之无力，现在却鼓指有力，甚至强而弹指。诸般种种，脉证不一致者，便谓之"假"，但此时之"假脉"，非但不假，反而最能反映疾病之本质。

李士懋老先生于此论言之精湛，兹引于此。

《脉学心悟》言："阳证见阴脉者，阳极似阴也。例如阳热亢极，反见沉迟、涩、小、细等阴脉，此为火热闭伏气机，气血不得畅达而出现的阴脉，此正说明火热之甚，并非假脉。阴证见阳脉，阴极似阳也。为阴寒内盛，格阳于外，脉反见浮大洪数之阳脉，此正说明阴盛之极也，何假之有？"

又言："表证见里脉者，伤寒初起，寒邪外束，经脉不通，气血凝泣，出现沉紧之里脉，乃理势然也；温病初起，温邪上受，首先犯肺，肺气膹郁，气机不畅，气血不能外达以鼓荡血脉，反见沉数之里脉，恰恰反映了温病的本质是郁热。里证而见表脉者，可因里热外淫，或里虚真气浮越于外而脉浮或浮大。"

又言："热证见寒脉者，热闭气机，气血不得畅达，脉反见沉迟小涩乃至厥。寒证见热脉者，因寒邪搏击气血，脉紧而数，或阴寒内盛，格阳于外而脉浮大洪数。"

又言："实证见虚脉者，乃邪阻气机，血脉不畅，脉见细迟短涩。虚证见实脉者，乃真气外泄，胃气衰竭，经脉失柔，反见强劲搏指之实脉。"

当然，临床上确实存在脉象不能反映疾病本质的情况，此种"假脉"便是真正的"假脉"，临证确实不能作为诊断的依据。如在剧烈运动后，没有休息而直接诊脉；部分患者看到医生就紧张，心跳加速，呼吸加快；脉诊的同时患者在说话等，凡此种种情况下所得之脉象，必不能反映疾病的实质，言此为"假脉"，自然无错。如《临证脉学十六讲》言："生理性的变异，比如生理性的六阳脉（脉浮大）和六阴脉（脉沉细弱），人一生下来就这样，不管生什么病，脉象毫无反应，六部脉始终如此。"此种"六阳六阴脉"，自然亦属于"假脉"范畴。

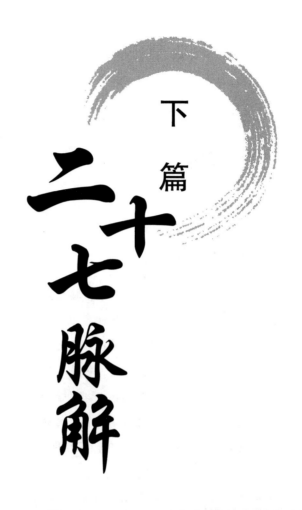

下 篇

二十七脉解

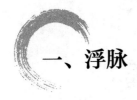

一、浮脉

（一）浮脉指感

《脉经》言："浮脉，举之有余，按之不足。"

《难经》言："浮者，肉上行也。"

《诊家枢要》言："浮，不沉也。按之不足，轻举有余，满指浮上曰浮。"

《四言脉诀》言："浮脉法天，轻手可得，泛泛在上，如水漂木。"

《诊宗三昧》言："浮脉者，下指即显见，按之则稍减而不空，举之则泛泛而流利。不似虚脉之按之不振，芤脉之寻之中空，濡脉之绵软无力也。"

《脉理求真》言："所云浮者，下指即显浮象，举之泛泛而流利，按之稍减而不空。"

《脉学正义》言："浮脉者，浮露于皮毛之间。故轻手按之，颇似有余之状。然既浮于上，则沉候必不及，故曰按之不足。"

《文魁脉学》言："浮脉，是当手指轻轻地按在寸口时，即觉出脉搏的跳动。"

《临证脉学十六讲》言："（浮脉）就是轻取的时候很明显，中取就差一点，再沉取就更差。指下的感觉，包括跳动的力度，在中沉取时都不明显，这就是标准的浮脉。"

1. 标准浮脉

《脉经·脉形状指下秘诀》言："浮脉，举之有余，按之不足。"自此以下，后世皆以"举之有余，按之不足"作为判断浮脉的标准。

"举"者，浮取也；"按"者，中取、沉取也。

"有余"者，脉动有力而明显；"不足"者，脉动乏力而不明显。

"举之有余"者，即浮取时脉搏跳动最为明显；"按之不足"者，即中取、沉取时脉搏跳动没有浮取时明显。

此言标准浮脉，即浮取时脉搏跳动有力而最明显，而中取时脉力稍减而脉动稍明显，沉取时脉力更弱而脉动不明显。即脉力从浮至沉逐渐减弱，脉动从浮至沉逐渐不明显。

诊取浮脉的操作，《文魁脉学》言之最详细明了："辨认浮脉的关键是'按之不足，举之有余'。切脉时先浮取，把手轻轻放在寸口皮肤上即得；然后加力中取，脉搏的力量明显减轻；再加力按取时，则指下感觉模糊不清；然后将手指压力减小，由按取恢复到中取，脉搏力量略增，再由中取改为浮取，将手指轻轻按在寸口，则脉搏的力量就明显增加。好像是'水漂木'的样子。即把木块放在水里，浮在水面，随水漂流。可是只要你的手稍用力一按，则沉没于水中；若手指压力渐减，则水中之木就逐渐显露，木块的浮力有上顶之感；减其手指压力，木块就明显浮出水面。这就形象地描绘了浮脉的举之有余与按之不足。"

2. 标准浮脉的四个要素

（1）*浮脉之位*

浮脉位居浮部，轻手可得，故《脉语》言浮脉"自皮肤之上得之"。

（2）*浮脉之力*

浮脉者，"举之有余，按之不足。"此即从脉力而言，如后世之"如捻葱叶""如水漂木"者，皆在言其脉力之大小。

标准浮脉，其脉力从浮至沉逐渐减弱。若沉取比浮取太过有力，则为沉、实、牢等脉；若沉取比浮取太过无力，则为虚、芤之脉。

（3）*浮脉之体*

浮脉脉体，不大不小、不长不短。

大则属洪、实、散、芤、革之属，小则为细、微之属。

（4）*浮脉之幅*

标准浮脉脉幅较大，其轻取、中取、沉取皆可得。

总之，临证断浮脉，重点在其脉位，次在其脉力，至于脉体、脉幅者，参考即可。标准浮脉临证甚为少见。毕竟，标准者，心之所想，人之所定，主观意识太强，用之于临床，旨在作为参考标准而已。只能无限接近，不能完全相同。

3. 非标准浮脉

非标准浮脉临床常见者有两类。

一者，浮有偏浮、略浮、微浮之分。如姚老《临证脉学十六讲·浮脉》言："偏浮：接近于标准的浮脉，比其明显程度稍差一点。浮取应指比较明显，中取亦比较明显，浮取中取应指差不多，但是沉取就不足，并不似标准浮脉浮取非常明显，中取就不太足，沉取就更不足。略浮：在浮取的切脉指力上要稍微加点力，它才比较明显一点，如果浮取不太明显，但浮取可以感觉得到，中取也感觉得到，沉取就不足，那就叫略浮。微微浮而弱：如果浮取相当弱，浮取力度并不大，中取力度也不大，沉取不显，这个时候要写微微浮而弱，略弱。"观姚老之言，主从脉力在浮中沉的不同以辨别非典型浮脉，偏浮、略浮、微浮者，其脉力皆比标准浮脉为弱，脉力乃正气充足与否的最直接应象。故偏浮、略浮、微浮者，与标准浮脉相比，皆正气稍弱。

二者，脉虽浮取有力，但中取或沉取为他脉。要注意的是，脉浮取虽然有力而最明显，但"沉按之，脉较轻取时或大或细，或强或弱，或弦紧拘急，或动数不宁等等，皆非浮脉。因轻取时所诊得的脉象，并非脉之主体、全貌，反映不了疾病的本质，所以不得称为浮脉（《脉学心悟·浮脉》)"。李老言"不得称为浮脉"者，实指不能称为标准浮脉。浮取有力而沉取为他脉者临证甚为常见，《文魁脉学》即是从浮取沉取的不同脉象以言其脉理意义。欲提高临证脉诊能力者，《文魁脉学》不可或缺。

无论是标准浮脉还是非标准浮脉，皆在强调脉浮取时脉动最为有力，而中取、沉取其力有所不足。所以标准和非标准浮脉更多的是在强调"脉力"这一方面，观叔和"举之有余，按之不足"之言，确实如此。

4. "浮脉" 与 "脉浮"

"浮脉有两层含义：一是指部位概念，凡轻取而能诊得的诸脉，不论大小迟数，只要脉位在浮位，皆称为脉浮，如虚脉、微脉、洪脉、革脉等；另一种是指具有严格界定的独立脉象。为了对二者加以区分，前者可称为'脉浮'，后者乃称为'浮脉'（《脉学心悟·浮脉》）。

"浮脉"者，特指标准浮脉，重在强调脉力在浮取、中取、沉取的变化。"脉浮"者，凡浮取脉动明显，无论中取、沉取如何，皆为脉浮。

"脉浮"临床最为常见，其包含了"浮脉类"的各种脉，如洪脉、濡脉、散脉、革脉、芤脉等；以及浮脉与其他脉形成的"组合脉"，如浮数、浮滑、浮涩、浮缓、浮迟、浮大、浮细等。脉浮重在强调脉位。所以无论何脉，只要轻取即得，便可加"浮"字以描述之，如"脉浮滑"者，实则滑居浮位。

"浮脉"，重在强调脉力；"脉浮"，重在强调脉位。

"浮脉"，重在强调正气的强弱及正气的趋向；"脉浮"，重在强调邪气之所居及正邪相争的情况。如白虎汤证（《伤寒论》第176条）脉浮滑，为里热上浮外散之象，同时说明无形之邪壅滞不甚，气血较为通畅，故脉为滑。若热不外透与糟粕相结而壅滞甚者，气血蹇涩不行，其脉则由滑转为涩，由浮转沉，而为沉涩之脉。

5. 浮脉的基本脉理

浮者，轻取即得，为人体气血升浮、外趋，以及旺盛于外之象。

浮脉或因邪引，气血外趋而浮。如六淫外袭，气血外趋肌表以抗邪而脉浮；如里热壅盛，热邪欲炎上、外散，迫使气血外趋而脉浮。或因正虚，气血不内守而浮越于外、于上而浮。如《金匮要略·疮痈肠痈浸淫病脉证并治》言："寸口脉浮微而涩，然当亡血，若（笔者注：或、或者的意思）汗出。"此"浮"为亡血伤津而阴不制阳、阳气浮盛于外之象；此"微"为气随津血耗伤之象；此"涩"为津血不充、脉道不畅、气血行之蹇涩之象。

浮脉有邪盛之浮及正虚之浮之分。邪盛而浮为常，正虚脉浮为变。

因邪盛而浮者，其脉浮而有力，为实；若正虚而浮者，其脉浮而乏力，为虚。故《脉理求真·浮脉》言："总不越有力、无力，有神、无神，以为区别。若使神、力俱有，是为有余，或为火发，或为气壅，或为热越，可类推也；神、力俱无，是为不足，或为精衰，或为气损，可因明也。"

若真阴亏极，阳亢化风，经脉失养，则可见浮大僵硬、搏指有力之脉，此为凶脉。如《脉神·浮脉》言："其有浮大弦硬之极，甚至四倍以上者，《内经》谓之关格，此非有神之谓，乃真阴虚极而阳亢无根，大凶之兆也。"

若胃气败坏，真气不内守而浮越于外，其脉浮大虚涩，此为难治。如《诊宗三昧·沉》言："若反浮大虚涩……为胃气告匮，未可轻许以治也。"此脉若继续发展，或可转变为散脉，为不治。

要注意的是，外感六淫侵袭肌表，其脉一般为浮，但若其人平素正气不足，所感邪气又太过亢盛，则过亢之邪气可闭郁不足之气血，致使其脉不浮而沉。此时治疗，必当加强扶正祛邪之力，以急扶正气、急祛邪气，如麻黄细辛附子汤等。故《脉诊便读·浮脉》言："风寒在表，寒气骤加，正气为其所遏，脉反见沉，但脉虽沉，必兼有头痛、恶寒之表证，不久阳气外发，则仍浮矣。若终沉不浮，阳气不得伸越，即直中三阴危险之症。"温病初起，温热之邪从口鼻而入，浸淫于肺，壅遏肺气，气机不畅，亦可见沉脉。

（二）浮脉的生理病理

1. 生理性浮脉

《素问·玉机真脏论》言："帝曰：秋脉如浮，何如而浮？岐伯曰：秋脉者，肺也，西方金也，万物之所以收成也。故其气来，轻虚以浮，来急去散，故曰浮。"

《诊家枢要·五脏平脉》言："肺脉浮涩而短……肺合皮毛，肺脉循皮毛而行。持脉指法，如三菽之重，按至皮毛而得者为浮；稍稍加力，脉道不利为涩；又稍加力，不及本位曰短。"

《濒湖脉学》言："浮脉法天，有轻清在上之象……在时为秋，在人为肺，又谓之毛。"

《脉学心悟》言："四季中，秋脉当浮。秋属金，与肺相应。秋季，阳气由隆盛而初敛，人亦应之。脉虽浮，已由夏季浮大转见短涩敛降之象，故脉浮而短涩，此为平脉，当知无恙。"

四季平脉，在秋为浮。秋季之时，万物自然之气开始敛降，人之阳气亦然。随着阳气的敛降，应之于脉，其从夏脉之"微钩"逐渐转为秋脉之"微毛"，并在近冬之时逐渐转为冬脉之"微石"。脉之沉浮，乃阳气运动之外象，其皆随阳气之浮沉升降而变化。

肺之平脉，浮涩而短。肺应于秋。盛夏之时，阳气浮盛于外；初秋之时，阳气欲降未降、欲收未收，其阳气仍浮甚于表，其脉仍浮；然秋脉虽浮，但阳气已暗含沉降收敛之象，故其脉兼"短涩"。

2. 病理性浮脉

（1）邪袭肌表而脉浮

六淫之邪，从外袭人，人体正气必然奋起反抗，欲祛邪以外出。邪在肌表，气血外趋，正邪相争于体表，故脉见浮。故《古今医统大全·统属诊法候病》言："浮表经脉，皮毛腠理，四肢百节，头面背脊。"

但要注意的是，并非所有的表证之脉均浮。在表证的初期阶段，若感邪较甚，则气血闭郁，不得畅达外行，则可见沉脉，待气血奋起反抗之时，其脉又从沉变浮之机。若为风寒之邪闭郁，在脉沉的同时，必兼紧象；若为风热之邪壅遏，则兼数象。若其脉虽沉紧，但有力者，为正气旺盛，其脉尚可从沉紧变为浮紧，甚至因正邪相争剧烈而化热，形成浮数之脉；但若脉虽沉紧，却乏力者，乃正气抗邪无力，其邪气可能直趋于内，更伤正气，而形成三阴病。

若浮脉为外邪所致者，则必当注意其脉力的强弱。脉搏有力，说明其人正气较旺盛，身体较强壮，故欲治之，侧重于祛邪为主。然若其脉力弱甚或无力，则在祛邪之时必然加强补益之力，或补气血，或益阴阳，正盛邪自祛，不然，恐或正伤而祛邪不尽或正虚而邪陷！

1）浮为太阳病主脉

《伤寒论》第 1 条言："太阳之为病，脉浮，头项强痛而恶寒。"在此条中，张仲景将"脉"列在最前，说明在太阳病的辨证过程中，脉诊占据着最为重要的地位。这是因为，在太阳病发生、发展、变化过程中，因患者身体素质强弱不同及感邪轻重和部位的不同，头痛、项强、恶寒这些症状并不一定会出现，但因"邪袭肌表、营卫不和"之病机仍未变化，邪气仍居于肌表，正邪相争于外，故脉必"浮"。但要注意的是，仲景言"脉浮"，即此浮脉常以组合脉的形式出现，如浮紧伤寒、浮缓中风、浮数风热、浮虚伤暑等。

表证者，主要包括太阳经证及温病卫分证。《温病求索·温病的本质》言："温病的表证亦即卫分证，有何特征呢？除……恶风寒一症外，尚有舌边尖红、脉数。只要这三点具备，就可确诊为温病初起的卫分证，亦即温病的表证。"表证乃邪在卫表，其气必然外趋以抗邪，故脉自浮。此处"脉数"者，必为浮数之脉。外感六淫之邪，从外入内，必然要经过表证阶段。其脉浮者无异，唯有数有迟、有长有短、有实有虚之别耳。

2）太阳伤寒，其脉浮紧有力

《伤寒论》第 3 条言："太阳病，或已发热，或未发热，必恶寒，体痛，呕逆，脉阴阳俱紧者，名为伤寒。"第 35 条言："太阳病，头痛发热，身疼腰痛，骨节疼痛，恶风无汗而喘者，麻黄汤主之。"

太阳伤寒者，为风寒之邪袭表，而偏于寒邪旺盛者。寒为阴邪，易伤阳气，寒伤卫阳故"必恶寒"，寒凝经脉，故见"体痛""头痛""身疼腰痛""骨节疼痛"。

"脉阴阳俱紧"者，寸、关、尺三部皆紧也。结合第 1 条之"脉浮"，则为浮紧之脉，又因邪盛，故当有力。故标准的太阳伤寒之脉，为寸关尺三部皆浮紧有力，此为寒凝经脉、正邪剧争之象。有力为实，故治之以麻黄汤辛温峻汗，直祛其邪。但要注意的是，虽为风寒之邪侵袭，但因时节、地域之不同，其临床表现也有所差异。如《脉神·浮脉》言："虽曰浮为在表，然真正风寒外感者，脉反不浮，但其紧数而略兼浮者，便是表邪，其证必发热无汗，或身有酸疼，是其候也。"

3）太阳中风，其脉浮紧乏力

《伤寒论》第2条言："太阳病，发热，汗出，恶风，脉缓者，名为中风。"第12条言："太阳中风，阳浮而阴弱。阳浮者，热自发；阴弱者，汗自出……桂枝汤主之。"

要注意的是，第2条"脉缓"，非我们平素所言一息四至之缓脉。此处之"脉缓"，乃与太阳伤寒之"脉阴阳俱紧"相对比而言，即太阳中风之脉比太阳伤寒"阴阳俱紧"之脉舒缓、柔缓一些，不如太阳伤寒之脉那么紧急有力。故此"脉缓"者，实乃稍紧之意，结合太阳病提纲条文之"脉浮"，可知太阳中风其脉浮而稍紧、少力。第12条之"阳浮而阴弱"，是对浮紧乏力的进一步解释。"阳浮"者，邪气盛，故其脉浮而紧；"阴弱"者，正气虚，故其脉舒缓少力，甚至乏力。故第42条言："太阳病，外证未解，脉浮弱者，当以汗解，宜桂枝汤。"此处"脉浮弱者"，即浮紧而乏力也。

太阳中风、太阳伤寒皆因风寒之邪侵袭所致，若平素身体壮实者，感受其气，多病伤寒；若其人平素身体虚弱、腠理疏松者，感受其气，多发中风。身体壮实者，正气旺盛，正邪相争剧烈，故其脉紧张有力；身体虚弱者，其气不足，正邪相争平缓，故其脉虽紧但力不强，甚至乏力。故《伤寒论集成》言："夫风寒均是一气，至其感人，或为中风，或为伤寒者何也？盖以人之体气素有虚实之异，其所受之邪，每从其虚实而化，其从虚而化者谓之中风，其从实而化者谓之伤寒。"此可谓道尽伤寒、中风之至理。

"有力表实，无力表虚"者，即对太阳伤寒、太阳中风的高度概况，其亦适用于所有外感病的指导治疗。

4）太阳温病，其脉浮数

《伤寒论》第6条言："太阳病，发热而渴，不恶寒者，为温病。若发汗已，身灼热者，名风温。风温为病，脉阴阳俱浮。"

此"温病"者，非后世之感受温热之邪而见发热为主症之温病，此乃太阳温病，与太阳伤寒、太阳中风，合为太阳表证。太阳中风、太阳伤寒为感受风寒之邪所致，寒为阴邪，易伤阳气，故见恶寒而口不渴；太阳温病者，为风热之邪侵袭太阳，热为阳邪，易伤阴液，故见不恶寒而口渴。风热之邪侵袭，鼓动气血，故其脉必然浮而兼数，故《濒湖脉学》言"浮数风热"。

太阳温病，治之以辛凉透表养阴法，可以银翘散。若予麻杏甘石汤亦可，以麻黄配石膏，辛凉透热，祛邪外出；石膏配炙草，辛甘和化，生津养阴。太阳温病本治之以辛凉法，若予辛温发汗之品，以热治热，不仅迫汗损液而伤阴，更以辛温资助阳热之邪，致使热邪更炽，充斥内外，形成寸、关、尺皆浮盛有力之风温坏病。太阳温病，其脉浮；风温为病，脉阴阳俱浮盛。此乃从脉象以断其疾病之发展，即《伤寒论》第4条之"脉若静者为不传"，此脉已变，故其病本质已变。言"风温"者，以风、热皆为阳邪，两阳和化，其热炽盛、鸱张于内外，故见"身灼热"。若从卫气营血言之，其热已从卫入气，可以白虎汤加减治之。

5）太阳风湿，其脉常浮

《金匮要略·痉湿暍病脉证治》言："风湿相搏，一身尽疼痛，法当汗出而解。"又言："湿家，其人但头汗出，背强，欲得被覆向火。"又言："湿家身烦疼，可与麻黄加术汤发其汗为宜。"又言："病者一身尽疼，发热，日晡所剧者，名风湿……可与麻黄杏仁薏苡甘草汤。"又言："风湿，脉浮身重，汗出恶风者，防己黄芪汤主之。"

湿者属六淫之邪，其袭人也，从外而入，必经太阳之表，而滞于太阳之经。邪处肌表，其脉自浮，治之以汗法，故言"脉浮""汗出而解""发其汗为宜"；邪滞太阳之经，经气不利，故见"身烦疼""一身尽疼痛""一身尽疼""身重""背强"；风湿阻滞，营卫不和，开合失司，故见"但头汗出""汗出"。风湿兼寒者，或见寒湿伤阳不能温煦之"欲得被覆向火"，或见正邪剧争之"身烦疼"等症，治之以麻黄加术汤，辛散温通，发汗逐湿；风湿化热者，可见"发热"等症，治之以麻杏薏甘汤，辛凉轻清宣化，解表散湿；风湿兼虚者，可见正邪相争较缓之"身重"、邪扰营泄之"汗出"、汗出表虚之"恶风"等症，治之以防己黄芪汤，益卫固表，祛逐风湿。

风湿在表，偏实者，以麻黄、生姜宣散之；若寒湿伤卫，卫阳虚弱，或见"身体疼烦，不能自转侧……脉浮虚而涩《伤寒论》第174条)"或"骨节疼烦，掣痛不得伸屈，近之则痛剧《伤寒论》第175条)"者，可以桂枝附子汤、白术附子汤、甘草附子汤等表里同治，辛温扶阳，散寒除湿。

此处虽曰"浮缓风湿"，但因风湿兼寒、兼热、兼虚的不同，其脉亦有所不同。

6）太阳中暍，其脉浮虚

《金匮要略·痉湿暍病脉证治》言："太阳中暍，发热恶寒，身重而疼痛，其脉弦细芤迟。"又言："太阳中暍，身热疼重，而脉微弱。"

暑者属六淫之邪，其从外袭人，亦经太阳之表，可使太阳表气不和、经脉不通，故见"发热恶寒"、身"疼痛"；暑热之邪，严酷峻猛，最易伤津耗气，津气不足，故见虚而乏力之"弦细芤迟"或"微弱"之脉。弦细芤者偏于津伤，迟微弱者偏于气伤，此即《濒湖脉学》之"浮虚伤暑"；邪滞而经气不畅，气伤则经气不利，气机失调，故而"身重"。

（2）里热外透而脉浮

热者，或为暑热之邪侵袭，或为里气有余而生热。凡热者，其性属阳，主升主散，以热邪本欲升达外散。无论实热虚热，其热常欲升浮外透，其脉常浮，多兼洪、滑、大、虚之脉。

阳明里热炽盛，热邪升浮外散而脉浮滑。《伤寒论》第176条言："伤寒，脉浮滑……白虎汤主之。"白虎汤为阳明病主方之一，阳明病本为里热炽盛，然此处却以"脉浮滑"概括白虎汤证之主脉，盖因滑者热也，浮者表也，里热外透，故脉浮滑。里热之脉浮，乃说明津液损伤较轻，津液尚能载热外出，热可随汗而外泄。但若热甚而津液持续损伤，致使热不随津液外散，必然与阳明有形之糟粕相结滞，梗阻于胃腑，而形成承气汤证，并因热与糟粕相结滞程度的不同，而分为大、小、调胃三承气汤。且随着有形之邪的阻滞加重，其脉可从白虎汤之"浮"，变为大承气汤之"沉"。又第138条言"小结胸病，正在心下，按之则痛，脉浮滑者，小陷胸汤主"。痰热虽互结于阳明，然结滞程度不甚，热邪尚能外透而散，故见亦

"浮滑"。

其他如七情化火，或痰饮水湿、瘀血、宿食等邪气阻滞气机，气郁化火，火热升达外散，均可见浮脉。要注意的是，除阴虚发热之外的各种热证，其机理均为气郁化火。火热之性本升达外散，故在治火热证时，若火热之邪与有形之邪结滞不甚，治疗时当注意"火郁发之"，而非直接清泄其热。如小陷胸汤之半夏辛散，黄连、栝楼苦降，用以辛开苦降，不仅善于治痰，更能升降气机、清散郁热也。如白虎汤，其石膏辛散，知母苦降，用以辛开苦降，条畅气机，亦取"火郁发之"之意。

（3）正气亏损，气欲升浮外越而脉浮

气者，属阳，其性本升本散，然升之不过，散之有度，故为"阳秘乃固"，阳气易内守而不易妄动外泄。若正虚而气大损，气不固于本位，常欲升浮而外散。如《脉理求真·浮脉》言："凡内虚之症，无不兼浮。如浮芤失血；浮革亡血；内伤感冒，而见虚浮无力；痨瘵阴虚，而见浮大兼疾；火衰阳虚，而见浑浑革至，浮大有力。又如真阴竭于下，孤阳浮于上，脉必浮大而无力，按之微细欲绝者，当益火之源。"气欲升浮而外散，其浮必无力，临床常表现为浮虚、浮微、浮大，及散、芤、革等脉。

正虚脉浮者，气血阴阳亏虚皆可致脉浮，故李士懋老先生言："阴虚不能敛阳，阳浮于外而脉浮；血虚不能内守，气失依恋，气越于外而脉浮；阳虚者，阴寒内盛，格阳于外而脉浮；气虚者，不能固于其位，游荡于外而脉浮。"

正虚而浮之脉，必浮而乏力，甚至浮而无力，甚至仅见来而不见去。又有大病之后，正气逐渐恢复之浮脉。其脉之浮，必然伴随着病情的好转恢复而逐渐有力，脉必从浮大数急逐渐向浮而平缓转变，并向四时平脉变化。

大病、重病必然损伤脏腑，脏腑虚弱必然正气不足。而慢性病者，实为其脏正气虚弱使然。故大病、重病，甚至久病之后，欲治之，必当加强扶助正气的力度，岂不知"邪之所凑，其气必虚""正虚之所，便是容邪之处"。

在慢性病的发展过程中，由其他脉象变为浮脉者，常包括两种，即渐浮与暴浮："渐浮者，或正气渐复而浮，或正气渐耗，真气逐渐浮越于外而脉浮。暴浮者，可见于正气暴脱，真气骤然脱越于外，阴阳离决而脉暴浮，多属回光返照的征象（《脉学心悟·浮脉》）。"久病脉渐浮而正气逐渐恢复者，其浮必然逐渐有力，且脉来去之象均具；若正气外散之浮，则见来多去少或仅见来而无去。前者治之，益气尚可；后者治之，除大补元气之外，必当兼以益阴或收敛固摄之品。

《伤寒论》第315条言："少阴病，下利脉微者，与白通汤。利不止，厥逆无脉，干呕烦者，白通加猪胆汁汤主之。服汤脉暴出者死，微续者生。"白通汤证，为阴寒内盛，虚阳上浮；白通加猪胆汁汤证，为阳衰不固，阴液下竭，阳损及阴，阴阳两伤，将于离决。阴阳两伤，故治之以扶阳益阴。然药后却有两种变化，其脉或逐渐从微变大、从沉变浮，此乃阴阳并复，正气渐旺，邪气渐祛，疾病渐复之象；若药后沉微似无之脉突然变得浮大而躁动不安，甚至有坚硬搏指之象，此乃虚弱之阴阳，不耐温燥苦寒之品的救助，而又为其药所扰动，致使虚衰之阳气不能固守其位而越之于外，阴本竭于下，现阳又脱于上，阴阳离决，故"死"也。

（三）六部浮脉主病

《诊家枢要·脉阴阳类成》言："左寸浮，主伤风，发热，头疼，目眩，及风痰。浮而虚迟，心气不足，心神不安；浮散，心气耗，虚烦；浮而洪数，心经热。关浮，腹胀。浮而数，风热入肝经；浮而促，怒气伤肝，心胸逆满。尺浮，膀胱风热，小便赤涩。浮而芤，男子小便血，妇人崩带；浮而迟，冷疝脐下痛。右寸浮，肺感风寒，咳喘清涕，自汗体倦。浮而洪，肺热而咳；浮而迟，肺寒喘嗽。关浮，脾虚，中满不食。浮大而涩，为宿食；浮而迟，脾胃虚。尺浮，风邪客下焦，大便秘。浮而虚，元气不足；浮而数，下焦风热，大便秘。"

《脉理集要·统属诊法》言："浮候诸阳，主病在表；浮实邪盛，浮虚气少；浮大无力，内伤阳气；浮盛按衰，里虚表实；浮有按无，无根之梢。两寸浮盛，风寒外召；关脉浮盛，腹胀溲涩；左尺浮盛，小便赤涩；右尺浮盛，浮促风秘；肝肾并浮，则为风湿。"

（四）浮脉兼脉主病

《脉理求真·浮脉》言："凡风暑胀满不食、表热喘急等症，皆有上浮之义。"

"若使浮而兼大，则为伤风；浮而兼紧，则为伤寒；浮而兼滑，则为宿食；浮而兼缓，则为湿滞；浮而兼芤，则为失血；浮而兼数，则为风热；浮而兼洪，则为狂躁。"

《医学集成·六脉真辨·浮脉体状》言："浮大为伤风。其证恶风、自汗、面光、头身痛、发热、鼻塞，风伤太阳经也，宜桂枝汤；汗多不已，外无表证，玉屏风散。"

"浮紧为伤寒。其证恶寒，无汗面惨，头身痛，腰脊强，通体发热，寒伤太阳经也，春秋，九味羌活汤；夏，正柴胡饮；冬，麻黄汤。若衰老虚弱，而伤风伤寒，难于用散，轻以理阴煎，重以大温中饮。"

"浮滑为宿食。其证口渴、胀满、嗳气如败卵，亦作头痛发热，但以身不痛，脉不紧，与伤寒异，宜加味调中饮；兼呕，和胃饮；不呕，平胃散。俱加神曲、麦芽、山楂；蛋积，加淡豆豉；胀甚，加枳实。"

"浮缓为湿滞。其证恶湿，体重，面垢，首如蒙物，身足肿，小便短。衰老者，胃苓汤治标，肾气丸治本；少壮者，廓清饮治标，苍术丸治本。"

"浮芤为失血。其证吐血，衄血，溺血，便血。如血在上，而寸口洪滑，血热而逆也。一阴煎治标，六味丸治本；血在下，而尺脉洪滑，血热走而不守也，保阴煎治标，阴八味治本。凡上下失血，六脉浮细无力，理阴煎去桂，或五阴煎、寿脾煎，以调心脾。左归丸，去龟胶，以培真阴；兼服瑞莲丸，以补脾土。"

"浮数为风热。其证目赤肿痛，或肤痒发疹。俱以八味逍遥散，倍归芍，加荆、防、薄荷、黄芩治标，六味丸治本。"

"浮洪为狂躁。其证欲狂不狂，似呆非呆，言语无伦，坐卧不宁。服蛮煎或二阴煎治标，六味丸加紫河车末四两，菖蒲、犀角、远志各二两，治本。"

（五）浮脉医案举隅

1. 脉浮数有力，乃温邪侵袭之象

董某，女，10个月。1965年4月1日会诊。患腺病毒性肺炎，高热7日不退，现体温39.7℃。咳喘痰鸣，呼吸气憋，烦躁惊怵，腹微胀满，便稀而黏，日五六行。脉浮数有力，舌红苔薄少津，唇干暗紫。属温邪闭肺，肺热下移大肠。予升降散合葛根芩连汤加味：

僵蚕6g，蝉蜕2g，姜黄3g，大黄2g，葛根4g，黄芩3g，黄连3g，连翘7g，杏仁2g，桔梗3g，羚羊角粉1g（分冲）。2剂，不拘次数频服。

1965年4月2日复诊：药已服尽，昨夜身见微汗，今晨体温38.4℃，咳喘稍平。原方加芦根10g，再进2剂。

1965年4月3日三诊：遍身汗出浆浆，手足皆见。身热37.3℃，呼吸已不憋气，咳喘大减，尚有痰声，思食，喜睡。脉虽尚数已见缓，舌红苔少。拟养阴清热以善后。

芦根10g，前胡4g，冬瓜仁10g，石斛6g，炙枇杷叶4g，瓜蒌皮5g，石膏5g，杏仁3g，麦冬4g，竹叶3g。

3剂药尽而愈。

按：腺病毒性肺炎，属中医"咳喘、肺胀"范畴，虚实寒热皆有之。此例为温邪闭肺，表气不通，咳喘无汗，肺热下移大肠而作利。方取辛凉宣达肺郁，苦寒清泄里热。俟遍身浆浆汗出，则邪热透达，里解表和。

腺病毒性肺炎，主要症结在于肺闭。多伴高热、咳喘、痉厥、肺实变，或并心力衰竭、胸腔积液、心包积液等。其病机，乃虚实寒热、表里阴阳

皆有，不可概以温病论之。

李士懋、田淑霄《温病求索·医案十则·腺病毒性肺炎》

2. 左关右寸均浮，左寸右关略有数象，乃风热在中焦之象

宣统十年正月初九日，赵文魁请得皇上脉象，左关右寸均浮，左寸右关略有数象。此风热在中焦，宜清散。

小生地四钱，浙贝母二钱，柴胡七分，生白芍三钱，花粉三钱，炒山栀一钱五分，酒炒黄芩一钱五分，枳壳一钱，甘草五分，麦门冬二钱，鲜荷叶边一圈。

正月初十日，皇上脉象较昨日已见平和，惟寸关尚带数象，余热未净，宜清凉解散。

小生地四钱，枯芩一钱五分，薄荷叶八分（后下），生白芍二钱，浙贝母二钱，泽泻一钱五分，知母一钱五分，直僵蚕一钱，甘草五分，炒山栀一钱，甘菊花二钱，竹沥半杯兑服。

正月十一日，皇上脉象两寸及左关略数，余均和平，宜用清润之剂以祛余热而生津液。

明玉竹三钱，酒芩一钱，知母一钱五分，生白芍二钱，小生地三钱，炒山栀一钱，浙贝母二钱，连翘一钱五分，花粉三钱，甘草五分。引用竹沥半杯。

正月十二日，皇上脉息两寸右关略数，肺胃之间尚有余热未净，宜清解。

银花二钱，浙贝母二钱（碎），泽泻二钱，连翘一钱五分，炒山栀一钱，薄荷叶八分，小生地三钱，直僵蚕一钱，甘草五分，麦冬二钱（去心），花粉三钱。引用生青果五枚。

赵文魁、赵绍琴《文魁脉学与临证医案·宫廷内部脉案·宣统皇
上脉案》

3. 右寸关浮大，重按少力，左脉微弱，乃正虚外感之象

一人因过劳，患头痛身热，满身疼痛，恶食，状似伤寒。至十二日后诊，右手寸关浮大，重按少力，左脉微弱。此证虽外感而得，实系平日饥

饱失时、劳役过度、元气内伤而致外邪易于凑之耳，不可误用汗下等剂。且见痰气上升，人事不省。先以活络丹一丸利其关窍，至晓痰降安睡，明日身凉，遍体疼痛亦减，以六君子汤加白芍、藿香、煨姜。

鲁兆麟《中华历代名医医案全库·肺病卷·感冒·秦昌遇》

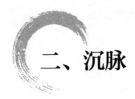

二、沉脉

（一）沉脉指感

《脉经》言："沉脉，举之不足，按之有余。"

《诊家枢要》言："沉，不浮也。轻手不见，重手乃得。"

《脉神》言："轻手不见，重取乃得。"

《脉诀汇辨》言："沉行筋骨，如水投石。"

《脉诀刊误》言："轻指于皮肤间不可得，徐按至肌肉中部间应指，又按至筋骨下部乃有力．此沉脉也。"

《文魁脉学》言："诊沉脉，必加重手指的力量，中取少下才能发现，所以说，推筋着骨乃得。"

1. 标准沉脉

观沉脉之象，后世皆宗《脉经》"举之不足，按之有余"之说。其与浮脉之"举之有余，按之不足"成对而相反。

沉脉之位：需稍用力按至中、沉部，其脉搏跳动方较明显。

沉脉之力：随着中取、沉取，脉搏逐渐有力。其力，浮取小于中取，中取小于沉取。沉脉其力不强不弱，太过有力则为实、牢、伏之属，太过无力则为虚、弱之属。

沉脉之体：不大不小。过大则属实、牢、革之属，小则为细、弱之属。

沉脉之幅：浮取、中取、沉取皆可见。

沉脉者，轻取时脉搏跳动力小，甚至不明显，但随着中取、沉取，脉搏跳动逐渐有力而明显者，即标准沉脉。

沉脉与浮脉相同，皆重在强调脉力在浮取、中取、沉取的变化情况。

2. 标准沉脉与非标准沉脉

标准沉脉：其脉轻取不明显，中取稍明显，沉取最明显。

非标准沉脉：轻取脉搏跳动明显，中取时跳动更加明显，但沉取似无者，为稍沉；轻取无脉，中取稍见脉动，但沉取却极为明显者，为沉甚；轻取、中取均无脉搏，仅沉取可见者，为沉极。

所以，标准沉脉之象当排在稍沉与沉甚之间。

3. "沉脉"与"脉沉"

《脉学心悟》言："沉脉……有两层意思：一是部位概念，凡重按至筋骨乃得之脉，不论大小迟数、有力无力，皆曰沉；一是指沉脉，是具有严格特征的一种脉。……前者可称'脉沉'，后者可称'沉脉'。"

"沉脉"者，特指典型沉脉，即依浮中沉逐渐有力之脉。"脉沉"者，凡沉取脉动最明显，无论浮取、中取如何，皆为脉沉。

"脉沉"为临床最多见者，其包括"沉脉类"的各种脉象，如牢、伏、弱等脉，及沉脉的"组合脉"，如沉数、沉迟、沉滑、沉涩、沉缓、沉弦、沉细等。

至于临床，标准浮脉与标准沉脉甚为少见。凡言标准者，目的不在于存在与否，而在于将其作为比较的标准，以查其他脉象的差异而已。

我们一般所言"沉脉"，实际多指沉取脉象如何，即平素所言沉脉者，实指"脉沉"。

4. "部位之沉"与"往来之沉"

部位之沉：即"举之不足，按之有余"之沉，此乃从脉力而言。

往来之沉：即"来徐去疾，来近去远"之沉，此乃从脉势而言。

"来徐去疾，来近去远"者，脉势内趋、下趋也，以其气升少而降多、出少而入多。若于外感表证，则为正气败退、邪气内陷之征兆，故《脉说》言："若夫今日脉浮，而可测其明日之脉必变为沉，此何以知之？则于今日之脉，其势下掣知之，此病机内向之兆也。"又言："《脉要精微论》注曰：'推筋按之，寻之而下，脉沉下掣，是阴气有余，故头项痛也。'下掣二字，微妙可思，即经所谓来不盛，去反盛者也，亦谓之来徐去疾，来近去远。"

标准沉脉主言脉力，非标准沉脉主言脉位，"来徐去疾，来近去远"之沉主言脉势。虽皆曰沉，但其所述皆不相同。查阅诸书，必当联系上下之文，剖析前后之意，方能得其沉脉之实际含义。

5. 沉脉的基本脉理

沉者，随着中取、沉取，其脉力逐渐变强，此为气血沉降、下趋，在内、在下之象。故《濒湖脉学·沉脉》言"沉脉主里"，又言"有力里实，无力里虚"。

或因邪滞于里，阳气不能畅达于外而壅结在内，而见脉沉。其沉多有力，为实，其脉往往"按久不衰"。

或因正气虚弱，气血虚弱于里，阳气无力升发外达，而见脉沉。其沉多无力，为虚，其脉往往"按久愈微"。

沉而有力者，为实，邪气盛实，故当用攻、消等祛邪之法以为治；沉而乏力者，为虚，正气亏虚，故当用温补等法以为治。故《脉神·沉脉》言："沉虽属里，然必察其有力无力，以辨虚实。沉而实者，多滞多气……气停积滞者，宜消宜攻。沉而虚者，因阳不达，因气不舒。阳虚气陷者，宜温宜补。"《脉理求真·沉脉》亦言："沉实有力，宜消宜攻；沉虚无力，宜温宜补。"

然，若沉而过于有力，已失柔和从容之象，而见脉坚疾、"辟辟如弹石"者，肾之真脏脉也，其愈后极为不良。故《素问·平人气象论》言："死肾脉来，发如夺索，辟辟如弹石，曰肾死。"《诊宗三昧·沉》亦言："若……沉而弦细坚疾，为胃气告匮，未可轻许以治也。"

6. "沉主里"与"沉主表"

表者表证，里者里证，此从病理而言。凡邪之所在，气血必趋其处，以求战而祛之。若浮取有力，为气血外趋，充盛于外，抗邪于表，故言"浮主表"；若沉取有力，为邪气壅滞于里，气血不能外达，故言"沉主里"。

但，并非所有的表证其脉均浮。如在感邪初始，邪气亢盛，压制正气于内，不能外达者，其脉可沉。如《脉神·沉脉》言："其有寒邪外感，阳为阴蔽，脉见沉紧而数，及有头疼、身热等证者，正属邪表，不得以沉为里也。"《脉说·沉脉》言："沉虽里脉，而亦主表。表盖寒重者，阳气不能外达，脉必先见沉紧。是沉脉不可概言里证也。"又言："表邪初感之际，风寒外束，经络壅盛，脉必先见沉紧，或伏或止，当亟投以疏表之剂，则应手汗泄而解。"更言："但沉因寒束于外，热郁于内者，沉紧而数盛有力也，治宜凉散外寒；而内热不盛者，沉紧而不数，是寒欲内陷也，治宜温散。"

六淫袭人，疾病初起之时，邪势张狂，壅滞气血，使其失去上升外达之机，故见沉脉。如风寒表证初期，邪袭皮毛，营卫闭阻，则可见两寸前脉沉，甚至沉而不显，变为短脉者，此皆因寒邪之收引、凝滞、伤阳之性，使经脉收缩、气血凝滞不通使然，为邪气闭郁极甚及正气抗邪不及之象。若为温热邪气所袭者，邪从口鼻而入，郁其肺气，使肺气不得宣发卫气于表，其气郁而不升，亦可见沉脉。寒邪凝滞，故脉沉而兼紧；热性激荡，故脉沉而兼数。

伤寒初期，脉沉而发热者，麻黄细辛附子汤主之。《伤寒论》第301条言："少阴病，始得之，反发热，脉沉者，麻黄细辛附子汤主之。""少阴病"者，言其人平素肾阳虚弱。肾阳本不足，又感受酷烈伤阳之寒气，阳为邪击，沉闭于内，而不能升展外出以抗邪，故见"脉沉"也。其人平素肾阳虽亏，但尚未大虚，尚能抗邪，正邪相击，斗而生热，故见"发热"。故用麻黄细辛附子汤，以温助肾阳，而散寒外出。若脉沉而不发热，兼见肢厥腹泻者，则当用四逆汤。

温病初期，脉常见沉。如《脉学心悟·沉脉》言："新感温病初起，邪袭肺卫，脉本当浮。以温邪为阳邪，阳主动，又外袭卫分，脉本当浮。但证之临床，发现温病初起，脉亦多不浮，反而以沉为多见。何以温病初起脉亦多沉？因温邪上受，首先犯肺，肺气膹郁，气机不畅，温邪蕴阻于肺而为热，卫阳不宣而恶寒，气血不得外达而脉沉。故虽为温病初起，脉沉乃理势然也。由此可知，沉脉主表。"

外感病初期，反见脉沉者，临床甚为多见。笔者察于临证，其沉往往见于两寸为主，最常显于寸前。此种沉常有沉极而隐伏不显之感，故寸脉浮取常见短象。此实为外感所致短脉者，于寒冬之时，或正虚之人而初感强邪者最为常见。但若感邪初期即三部皆沉者，笔者尚未有见。若果如此，其邪至强，其正极虚，易被攻陷而为危重之疾！

外感病初期而见脉沉者，主因其人平素正气虚弱，邪气相对亢盛使然。治疗之时，不能仅祛其邪，更当兼扶正气，补益气血，滋益阴阳，方为正治。

7. "正虚脉沉"与"正虚脉浮"

《脉理求真·浮脉》言："凡内虚之症，无不兼浮。"

《脉学心悟·沉脉》言："正虚脉沉，可见于阳虚、气虚、血虚、阴虚。"

气血阴阳亏虚，其脉既可以是沉，亦可以是浮。正气亏虚而脉浮者，乃因虚而正气不内守，浮越于上，甚至浮越于外，将欲外绝；正气亏虚而脉沉者，乃因虚而正气不能正常升发外达，其虽虚但根本尚固，正气尚未上越下竭。

正虚脉沉者为常，正虚脉浮者为变。正虚脉沉者病轻，正虚脉浮者病重。正虚脉沉者，但补气血，兼以升达阳气；正虚脉浮者，重补阴阳，兼以收敛阳气。正虚脉沉者，可予补中益气汤之属；正虚脉浮者，可予参附龙牡救逆汤、破格救心汤、生脉饮之属。

8. "里热脉沉"与"里热脉浮"

《伤寒论》第176条言："伤寒脉浮滑，此以表有热，里有寒，白虎汤主之。"

《伤寒论》第138条言："小结胸病，正在心下，按之则痛，脉浮滑者，小陷胸汤主之。"

《伤寒论》第223条言："若脉浮发热，渴欲饮水，小便不利者，猪苓汤主之。"

《伤寒论》第135条言："伤寒六七日，结胸热实，脉沉而紧，心下痛，按之石硬者，大陷胸汤主之。"

《伤寒论》第266条言："本太阳病不解，转入少阳者，胁下硬满，干呕不能食，往来寒热，尚未吐下，脉沉紧者，与小柴胡汤。"

里热亢盛，其脉可沉可浮。

热在里，其脉本当为沉，此为热邪壅结气血，致使阳气郁滞于内，而不能升达于外使然。

热在里，其脉反见浮者，以热为阳邪，其性本炎上，若热邪壅结不甚，津液尚为充足，则里热能够随津以上达外泄，故见脉浮。

里热而脉沉者，除了热邪壅结气机，致使气机不利，热邪不外透以外（如《伤寒论》第266条），临证亦常见因有形之邪阻滞，里气不畅，气机不利，阳热之邪不能升达外泄者（如大陷胸汤证及承气汤诸证）。但若见有形之邪阻塞于里，而其脉仍浮者，说明有形之邪阻滞不甚，气机尚为通畅，其病情亦较轻（如《伤寒论》第138条、223条）。

里热而脉浮者，说明里气尚为通畅，津液尚为充足，故热邪能够外透。但随着病情的发展，津液因热迫外泄作汗而大量耗伤，致使体内津液逐渐不足，则热邪失去载体，不能随汗外泄，则逐渐内聚，其脉可由浮而逐渐转沉。

里热而脉沉者，治疗之时除了祛除有形之邪外，尚可加疏利气机之品，以求"火郁发之"。如小柴胡汤之柴胡等，及大陷胸汤之辛开苦降法等。

里热而脉浮者，治疗之时除了清热、透热外，更应加顾护津液之品，如白虎汤之粳米、小陷胸汤之栝楼、猪苓汤之阿胶、银翘散之芦根之属等。

（二）沉脉的生理病理

1. 生理性沉脉

（1）冬脉宜沉，肾脉宜沉

《素问·平人气象论》言："冬胃微石，曰平。"

《素问·玉机真脏论》言："帝曰：冬脉如营，何如而营？岐伯曰：冬脉者，肾也。北方水也，万物之所以含藏也，故其气来沉以搏，故曰营。……帝曰：何如而反？岐伯曰：其气来如弹石者，此谓太过，病在外；其去如数者，此谓不及，病在中。"

《脉学正义·沉脉形象》言："肾为水脏，其性润下，且真阴之体，宜静宜藏，故肾脉宜沉，而于时为冬，更宜潜藏。不宜显著，故冬脉宜沉。又沉候为根，木本水源之位，尤不当轩豁足露，此皆平脉当沉之理也。"

脉之沉浮者，皆因阳气使然。阳气升浮而外张，应之于脉，故见其浮；阳气沉降而收敛，应之于脉，故见其沉。观四时之阳气，春夏升浮而外张，秋冬降敛而闭藏。故于冬时，阳气藏敛于内，而"脉自应之，亦沉不露，有周密固守之象（《脉学正义·沉脉形象》）"。

言其"石"者，乃阳气内敛而脉沉，正如石投水而必落其底，以"石"形容在下、在内之象也；言其"营"者，以营乃"守也，周密之义（《脉学正义·沉脉形象》）"以形容冬日万物潜藏、阳气固密在内之象。

冬日阳气潜藏于内，外现于脉故为沉，故冬时其脉以沉为常。

五脏应五时，肾脏应于冬时，冬脉为沉，而肾亦应之，故肾脉亦以沉为常。

（2）两尺脉常沉

肾者，先天之本，藏精气而育阴阳，为人体之根，为脉之根，根者本在下而为极深，故肾脉应之而常沉。肾居下焦，应于两尺，故两尺脉常沉，为肾之在下潜藏之象也。

（3）肥人脉多沉

《脉说·沉脉》言："肥人脉多沉为常脉，以其肉丰故也。"

观之临床，确实如此，皮肉肥厚使然。更甚者，皮肉过厚，不能得其脉。

（4）生理性沉脉的脉象

《素问·平人气象论》言："平肾脉来……按之而坚，曰肾平，冬以胃气为本。病肾脉来……按之益坚，曰肾病。死肾脉来……辟辟如弹石，曰肾死。"

《濒湖脉学》言："水行润下脉来沉，筋骨之间软滑匀。"

《脉学正义》言："必软滑调匀，乃为肾水沉潜之本色。"

《文魁脉学》言："沉脉如滑濡调匀，是冬季的正常脉。"

所谓"坚"者，为生理性有力，为正气强旺、胃气充盛之象。若脉太过有力，则为"益坚"，此为正胜邪实，为外邪侵袭、正邪相争之象，故言"病在外"。若脉来"辟辟如弹石"者，言脉僵硬已无柔和之象，脉无胃气，为肾之真脏脉，即为胃气衰败而肾气将绝、脏气外露之象。故曰"肾死"。

"滑"者，流利也，为气血流行畅通之象。"匀"者，不快不慢，不大不小，从容和缓，为有胃、有神之象。故《脉学心悟》言："软与匀，是指脉沉之中有舒缓之象，往来和匀，乃有胃气的表现。沉滑者，沉为阴，滑为阳，有阳潜水中之象，此为冬与肾之平脉。"

综上可知，"软"者，为无邪扰动之象；"滑"者，为气血运行和谐流利之象；"坚"者，言其脉动有力，为气血充沛、正气充足旺盛之象；"匀"者，从容和缓之象，为气血后续有源之象。

故知，生理性沉脉，其脉沉而有力，兼有从容和缓、流利通利之象。

2. 病理性沉脉

（1）外感六淫，邪袭初期，可见脉沉

此即"沉主表"，可参前言。

（2）有形之邪壅滞于内而脉沉

有形之邪，如痰湿水饮、瘀血、宿食、结石等邪，其皆易阻滞气机，使气血壅滞于内，不能外达，而见脉沉。故《脉学心悟》言："痰饮、湿浊、瘀血、食滞、水蓄、积聚、腑实、火郁等诸有形之邪，皆可阻滞气机，气血不畅、脉道不利而脉沉。由于阻滞的邪气不同，阻闭程度相殊，沉脉可兼滑、弦、细、软、涩、实、结、躁，甚至脉伏、脉厥。因皆属邪实，故皆沉而有力。"

凡有形之邪阻滞而脉沉者，在治疗时，当注重祛其有形之邪。甚至即使正气耗伤较重。但若邪滞而导致气机不能升降、危及生命时，则可直祛其邪，以畅通气机、救其性命为要。如《伤寒论》第212条之大承气汤死证，虽津液损伤极重，但因燥热内结，其气不通，而性命欲绝，故直泻燥热、直通腑气，以求气机能正常升降，而挽性命于厄难之间。

凡有形之邪得祛，则无形之邪易散，此为治有形之邪之大法。

1）痰水与寒热相结而脉沉

《伤寒论》第135条言："伤寒六七日，结胸热实，脉沉而紧，心下痛，按之石硬者，大陷胸汤主之。"邪气壅结，气滞而不畅，故见脉"沉"，正邪相争剧烈，故而见"紧"。此脉"沉紧"者，非因寒也，乃邪实而正盛，正邪剧争于里之象。"热实"二字，已尽言其机，故治之者，以大陷胸汤直导其水热外出。

又有寒与痰水相结之"脏结"者，其亦见"关脉小细沉紧"（第129条），治之以温下寒实之三物白散。因脏结为阳气不足所致，其脉虽见"沉紧"，但又兼细而无力之象，不似大陷胸汤证之沉大有力。129条之"小"者，乃承《黄帝内经》脉法，实指脉无力。

2）糟粕与寒热相结而脉沉

观《伤寒论》阳明病篇便知，阳明燥热证的发展过程，是伴随着津液耗伤程度的加重而逐渐加重的。阳明病初期，津液耗伤较轻，热邪能够随汗外透，故见大汗出，故见"脉浮滑"（第176条）。然随着津液耗伤的加重，大汗转为小汗，小汗转为局部汗出，故见"手足濈然汗出"（第208条）。而随着津液耗伤程度的加重，热邪必然不能正常外透，而与糟粕相结于里，此即三承气汤证形成的基本过程。

观《伤寒论》第218条言"伤寒四五日，脉沉而喘满，沉为在里，而反发其汗，津液越出，大便为难，表虚里实，久则谵语"。本为阳明之病，"脉沉"者，说明津已伤，热不外透，壅结于里。此时若汗之则更伤其津，热愈难以外透，又兼辛温助热，里热炽盛，上扰心神，故而"谵语"，其已然成三承气汤证。

又如寒邪与糟粕相结之温脾汤证者，其脉"脉沉弦而迟"（《方剂学》第十版）。

3）水饮阻滞而脉沉

《金匮要略·水气病脉证并治》病言："脉得诸沉，当责有水，身体肿重。"又如《金匮要略》之"脉沉者，有留饮""脉沉而弦者，悬饮内痛""膈间支饮……其脉沉紧""正水，其脉沉迟……石水，其脉自沉……黄汗，其脉沉迟""寸口脉沉滑者，中有水气""病水腹大，小便不利，其脉沉绝者，有水，可下之""水之为病，其脉沉小，属少阴……水，发其汗即已，脉沉者宜麻黄附子汤""寸口脉沉而迟，关上小紧数，瓜蒌薤白白酒汤主之"，及《伤寒论》苓桂术甘汤证之"脉沉紧"（第67条）等，皆因水饮之邪所阻滞，而见脉沉。以痰饮水湿之邪最易阻滞气机，而脉见沉而兼紧、迟、小、滑，甚或沉绝者，乃因正气之虚实与邪气壅滞之程度不同使然。

4）瘀血壅滞而脉沉

瘀热内结而脉沉微或沉结。《伤寒论》第124条言："太阳病六七日，表证仍在，脉微而沉，反不结胸，其人发狂者，以热在下焦，少腹当硬满，小便自利者，下血乃愈。所以然者，以太阳随经，瘀热在里故也。抵当汤主之。"①太阳病，若邪仍在表，则其脉当浮。现其脉不浮，反见"脉微而沉"，更见"发狂""（少腹）硬满""小便自利"者，只因瘀"热在下焦"故也。其热从何而来，以"太阳随经"故也。此条，仲景即论述病证，又解释病机，自问自答，极得其理。②此为太阳经证不解，顺太阳经而传入太阳腑，表邪入里化热，并与血结，瘀热乃成。瘀热胶结于下焦，壅塞于脉道，气血不畅，故脉沉而不起；"微"者，言其阻滞较重，气血难以通畅，故似微脉。然久按之，其力必不减，按而揉之，甚至反见大而有力之脉。其"沉"言病之所处，其"微"言病之轻重。③热在血分，扰动心神，神乱则狂；热结下焦血分，膀胱气化正常，故小便利；瘀热壅滞，形之于外，故少腹硬满。

太阳蓄血发黄之脉沉结。《伤寒论》第125条言："太阳病，身黄，脉沉结，少腹硬。小便不利者，为无血也；小便自利，其人如狂者，血证谛也，抵当汤主之。"其脉沉结者，与上条之"脉微而沉"相似，皆为瘀热阻滞过甚使然。

5）宿食阻滞而脉沉涩

《金匮要略·腹满寒疝宿食病脉证治》言："脉数而滑者实也，此有宿食，下之愈，宜大承气汤。"若宿食壅结在里，阳气不行，郁而化热，热邪鼓动有力，气血流行迅速，故见沉取滑数之脉。

又言："问曰：人病有宿食，何以别之？师曰：寸口脉浮而大，按之反涩，尺中亦微而涩，故知有宿食，大承气汤主之。"寸口者，气口也，浮取脉大者，阳气盛也；沉取而涩者，里有宿食之邪阻滞，气机流通不利也；尺脉不仅沉涩，更似微者，乃宿食之邪偏阻于下焦，气机严重不畅，故不仅见气行不利之"涩"象，更见气行似绝之"微"象。

此两条从脉论宿食之疾的脉证转归，然一轻一重，自当辨别。滑数者，脉气流通、气机通畅之象，虽有宿食阻滞，但其阻滞不甚，故言"宜"大承气汤；脉沉取涩微者，乃宿食阻滞较重，气机严重不畅，故治疗当速下其邪，以畅通其气，故言大承气汤"主之"。一者"宜"也，带有商讨之意；一者"主之"，已有果决之意。由此观之，轻重即别。医圣仲景，其言至精至微，不可不察。

（3）无形之邪壅滞于内而脉沉

无形之寒热诸邪，留恋于内，壅塞于中，气机不畅，阳气不升，而见脉沉。故《诊宗三昧·沉》："有内外有热，而脉沉伏，不数不洪，指下涩小急疾，无论伤寒杂病，发于何时，皆为伏热，不可以其脉之沉伏，而误认阴寒也。"《脉说·沉脉》言："然沉虽阴脉主寒，不呈数象，然亦有主热者。……若按久不衰，乃阳郁不能浮应卫气于外，脉反沉也。"

1）无形之邪热壅滞于少阳而脉沉紧

《伤寒论》第266条言："本太阳病不解，转入少阳者，胁下硬满，干呕不能食，往来寒热，尚未吐下，脉沉紧者，与小柴胡汤。"第96条言："伤寒五六日中风，往来寒热，胸胁苦满，嘿嘿不欲饮食，心烦喜呕……小柴胡汤主之。"

观少阳病篇，第264条言"少阳中风"，265条言"少阳伤寒"，266条言"本太阳病不解，转入少阳"。此三条紧跟263条之少阳病提纲条文，旨在言少阳病的形成途径，有风寒之邪直犯少阳，及太阳病转入少阳之不同。"胁下硬满"乃"胸胁苦满"之重证，"干呕"乃"喜呕"之重证，"不能食"乃"不欲饮食"之重证。故观其证，知第266条之邪郁滞程度比第96条之标准小柴胡汤证为重。

太阳病其脉本浮紧，现见"沉紧"者，乃相对而言，即对比原来之浮，只要脉位稍微变深，即可为沉。脉从浮变为沉者，为邪气内传之征兆，只是内传有深有浅而已。邪已从太阳传入少阳，从表入里，故见"沉脉"；"紧"为弦之甚者，为邪结太甚之象。弦甚似紧，小紧似弦，弦与紧在某些病证中常难以鉴别，故常以弦紧言之，而有弦紧之脉。从脉象亦知，第266条之邪结程度比96条之标准小柴胡汤证为重，其"邪热壅结，气机郁结"程度更甚。

观小柴胡汤，其本重在条畅气机。小柴胡汤从"一斗二升"水，煮至"三升"者，久煎也。久煎取其味，之后辛苦之味更为浓烈，故以柴胡之辛，配黄芩之苦，辛开苦降，不仅可宣泄其郁热，更可宣降其气机；又，柴胡本能疏肝以升肝气，黄芩本能泻胆以降肝气，柴芩配合，故能升降肝气，肝气条则一身之气皆升降自如。此两者相合，可知小柴胡汤本以宣泄郁热、条畅气机为主，且偏重于条畅气机。

266条亦见于紧脉篇，可参合而明了。

2）上热下寒之厥者其脉沉迟

《伤寒论》第357条言："伤寒六七日，大下后，寸脉沉而迟，手足厥逆，下部脉不至，喉咽不利，唾脓血，泄利不止者，为难治，麻黄升麻汤主之。"

此因"大下"之而损伤阳气，正虚邪陷，邪郁于上，阳虚于下，而形成上热下寒、阳郁不伸之证。热郁于上，灼伤咽喉，故见"喉咽不利，唾脓血"；阳虚于下，温运不及，故见"泄利不止"；热本为阳主升，寒本为阴主降，现热郁于上而寒盛于下，寒热错杂，气机痞滞，阳气郁而不达于四末，故见"手足厥逆"。阳热之邪闭郁于咽，壅遏气血而不行，应之于脉，故见"寸脉沉而迟"；脾阳虚弱于下，关脉搏动无力，应手难显，故见"下部脉不至"。要注意的是，寸脉虽沉而迟，但按之必然有力，甚至兼大，且当伴有急躁之象；关脉不至者，言关脉沉弱似无，为脾胃大伤之象。寸脉沉而有力，关脉沉而无力，此种脉象临床甚为常见。

仲景论治，以麻黄升麻汤清宣上热、温补中阳兼以滋阴和阳。其重用麻黄二两半（60铢）以升宣阳气，透散郁闭之热，以阳气得通，则郁热易散。取升麻一两一分（30铢）、当归一两一分（30铢）者，因升麻善入血分，清热邪而解疮毒；当归辛温入血，能散能行，善通经脉之郁滞。两者相合，寒热并用，专入血分，解毒通脉。此三者相配，以麻黄入卫分，透散气分之郁热；以当、升入营分，宣透营分之热毒。三者走气走血，畅气散热，理血透热，气血两清，咽喉自利。恐升麻解热之性不及，故配以知母、黄芩（各18铢）加强其清解热毒之力。此两药皆能入肺而清肺道之郁热。上五味，麻黄、升麻、当归之辛，配以知母、黄芩之苦，辛开苦降，以加强清透郁火之力，"火郁发之"故也。又葳蕤（18铢）者，以滋阴养液也。火热之邪，最易伤津耗液，故以其生津益阴，以和肺胃。又以天冬（6铢）助葳蕤以益阴，石膏（6铢）助黄芩、知母以解热；更以桂枝、芍药、炙甘草（各6铢）调阴阳、和气血。干姜、炙甘草、白术、茯苓（各6铢）者，取理中汤之意也，乃温下之方。观其全方，重在解上焦之郁热，稍兼温中焦之脾寒。

全方合用，郁阳得宣，邪热得祛，津液得滋，气血协调，则咽喉自利；脾阳得温，阳气得复，中焦运转自如，升降协调，则泻自止而脉自起。仲景用麻黄，常以发汗为主，然于此处重用麻黄，却以开宣其郁闭之阳气为主，实为不世之大法。此方之大要，皆在辛开苦降、气血两清、滋阴和阳，而气血阴阳并治、寒热虚实并调。

至于因寒而沉者，如表证初期，感寒而脉沉之麻黄附子细辛汤证。

临证察之，与因热闭而沉相比，因感寒而脉沉者，更为多见。

（4）七情郁结，气血逆乱而脉沉

情志之所生，乃五脏之气运动所变现，故七情逆乱，直攻其脏，扰乱气机，气郁不解，气血逆乱，壅滞在里，而见脉沉。其沉常兼弦、细、涩等他脉者，乃因邪气所袭脏腑、邪气壅结程度、正气强弱程度不同所致也。

如《脉学心悟》言："情志怫逆，扰乱气机，气血不能畅达，故尔脉沉。沉脉之中，可兼实、弦、细、涩，迟、结等。这些不同脉象的出现，病机相同，都是由于气郁，气血不能畅达所致。由于郁滞程度不同，正气盛衰有别，因而出现沉中兼弦细涩迟等。"

（5）正气亏虚，无力外达而脉沉

凡气血阴阳的亏虚，皆可致使脉搏乏力，沉而不起。故《脉学心悟》言："正虚脉沉，可见于阳虚、气虚、血虚、阴虚。"又言："正虚而脉沉者，当沉而无力。"

气、阳者主鼓动，血、阴者主填充。气虚则鼓动无力，故脉沉而不起；血虚则脉失充养，气无所生。气血亏虚，脉失填充、鼓动，故见沉而不起。阳虚者，气虚重证也，故阳虚之时，不仅可见脉沉，更可间杂迟缓之象；阴虚者，血虚重证也，故阴虚者，脉失其充，鼓之不起，而见沉脉。虽曰气血阴阳亏虚皆可致沉，然沉脉的形成，最与气、阳的失常相关。

至于具体的临床诊断，阳虚生寒故兼迟，气虚不鼓故无力，血虚不充故显细，阴虚生热故见数。故《脉学心悟》言："阳虚者，脉沉迟无力，伴畏寒肢冷、舌淡苔滑等寒象。气虚者，脉沉无力，伴有气短、无力等虚象。血虚者，脉沉细无力，伴面色无华、心悸、舌淡嫩等症。阴虚者，脉沉细而数，伴虚热、舌红、少苔等症。"

1）阳虚而脉沉

误治肾阳大伤、虚阳上扰之烦躁证，其脉沉微。《伤寒论》第61条言："下之后，复发汗，昼日烦躁不得眠，夜而安静，不呕，不渴，无表证，脉沉微，身无大热者，干姜附子汤主之。"

少阴阳衰阴盛之四逆汤证，其脉多沉（沉而微细）。《伤寒论》第323条言："少阴病，脉沉者，急温之，宜四逆汤。"

太少同病而脉见沉者，当先以四逆汤温扶少阴，再以桂枝汤扶正解表。《伤寒论》第92条言："病发热头痛，脉反沉，若不差，身体疼痛，当救其里。四逆汤方。"第91条言："伤寒，医下之，续得下利清谷不止，身疼痛者，急当救里；后身疼痛，清便自调者，急当救表。救里宜四逆汤，救表宜桂枝汤。"观此两条，外有太阳表证，故见"发热头痛""身体疼痛""身疼痛";里见少阴寒化证,故见脉"沉""下利清谷不止"。太少同病,若其人平素肾阳本虚,但此次生病,其脉不沉,大便自调,则可以桂枝汤扶正解表即可;但若在外虽见营卫不和之表证,而在里却见脉沉、下利等少阴阳衰阴盛诸证。此时,当先以四逆汤温里助阳,待阳气恢复,方可以桂枝汤解表祛邪。若反之,则拔伤肾阳,更损其根,里阳不足,表邪可直陷少阴,为病则危。

又如第十版《方剂学》言肾气丸主治"尺部沉细",右归丸主治"脉沉而迟",理中丸主治"沉细或沉迟无力",吴茱萸汤主治"脉沉弦而迟"或"脉沉细"。此皆温补与温里之方。其脉之沉,皆与阳虚有着密切的关系。

2)气虚而脉沉

气虚之证,有轻有重。脾肺气虚为清浊,下焦元气虚衰,二至五脏之气皆弱者,为重证。气虚而脉沉者,常兼弱下。若气虚及阳而伴见阳虚者,则常兼紧象。

如《脉说·沉脉》言:"气虚下陷而沉有三:中气衰而不能鼓动,则多见沉弱;下焦气衰而不能熏蒸,则多见沉紧;营气耗竭,脉道滞而气不利,辨脉所谓其脉沉者,营气微也,则必兼见迟涩,甚或细数矣。"又言:"沉而散,沉而绝,沉而代,沉而短,沉不鼓,久病与阳证得此,垂亡之候也;若沉而芤,沉而弱,沉而涩,沉而结,主亡血伤精,乃六极之脉。"

3)营血亏虚而脉沉

发汗过度,损伤营阴,气血不足,血脉不充,经气不利,而见脉沉而迟。如《伤寒论》第62条言:"发汗后,身疼痛,脉沉迟者,桂枝加芍药生姜各一两人参三两新加汤主之。"

4)阴虚则脉沉

阴虚者,其脉可沉可浮。沉者言其阴虽虚,但阴虚不甚,所生之热较少,热邪上冲之象不明显;浮者言其阴虚较重,所化之热较甚,阴虚而亢阳上越。前者可以六味地黄丸、知柏地黄丸主之,后者可以黄连阿胶汤、当归六黄汤主之。

（三）六部沉脉主病

《四诊抉微·沉》言："徐春甫曰：左寸沉，无力内虚，悸怖，恶人声，精神恍惚，夜不寐；有力里实，烦躁梦遗，口渴谵语。右寸沉，无力里虚，气短，虚喘，吐清痰；有力里实，老痰咳吐不出，气壅。左关沉，无力里虚，惊恐；有力里邪实，多怒，肥气，筋急。右关沉，无力里虚，胃寒恶食，恶心呕吐；有力里邪盛，宿食陈积。左尺沉，无力里虚，足寒腰冷腰重；有力里实，肾气盛，疝痛，左睾丸偏大，腰痛。右尺沉，无力里虚，腰重如带数千钱，腰痹不能转摇；有力里实，疝痛腰痛，或痢积。"

《诊家枢要·沉脉》言："左寸沉，心内寒邪为痛，胸中寒饮胁疼。关沉，伏寒在经，两胁刺痛；沉弦，痃癖内痛。尺沉，肾脏感寒，腰背冷痛，小便浊而频，男为精冷，女为血结；沉而细，胫酸阴痒，溺有余沥。右寸沉，肺冷，寒痰停蓄，虚喘少气；沉而紧滑，咳嗽；沉细而滑，骨蒸寒热，皮毛焦干。关沉，胃中寒积，中满吞酸；沉紧悬饮。尺沉，病水，腰脚疼；沉细下利，又为小便滑，脐下冷痛。"

（四）沉脉兼脉主病

《脉神·沉脉》言："沉细为少气，为寒饮，为胃中冷，为腰脚痛，为痃癖；沉迟为痼冷，为精寒；沉滑为宿食，为伏痰；沉伏为霍乱，为胸腹痛；沉数为内热；沉弦、沉紧为心腹、小肠疼痛。

"沉虽属里，然必察其有力无力，以辨虚实。"

《医学集成·六脉真辨》言："沉细为少气。其证不思饮食，或食不化，或吐冷饮。宜附子理中汤；兼腰膝痛，大营煎加减。

"沉迟为痼冷。其证厥冷精寒，甚者，唇青爪黑，舌卷囊缩。宜回阳饮，

177

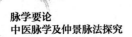

或右归饮。"

"沉滑为宿食。壮者平胃散，理气丸；弱者温胃饮，枳术丸；兼肩背痛，手战不能举箸，伏痰在脾也，二陈汤治标，茯苓丸治本。

"沉伏为霍乱。其证腹痛吐泻或泻而不吐，或吐而不泻。壮者，藿香正气散；弱者，和胃饮；手足冷，理中汤，或理阴煎，俱加附子。

"沉数为内热。其证便闭，便血，为淋，为崩。如下见血，保阴煎；上见火，目赤，咽痛，抽薪饮；胃火上冲，呃逆不止，安胃饮；烦热，口渴，牙痛，失血，玉女煎。

"沉紧为心腹小肠痛。心腹痛，手拈散；小肠痛，暖肝煎；兼寒热头痛，五积散；按沉虽属里，倘暴病脉见沉紧而数，又见头身痛，发热，乃寒邪初感，阳为阴蔽，即俗云寒包火也。宜温中发散，慎勿施以凉剂，致邪气凝结。"

（五）沉脉医案举隅

1. 脉沉而躁数，乃风热蕴结之象

马某，男，5 岁。1995 年 1 月 29 日诊。上午开始发冷，傍晚体温 39.5℃，须臾再测，复升至 39.7℃。手足凉、无汗、头痛、恶心、流涕，舌略红、苔白，脉沉而躁数。两代单传，举家惊惶，急欲住院，又届春节，亦颇踌躇。余告勿虞，不必住院，及时服药即可。因其脉虽沉数，但躁急未甚，中有和缓之象，料不致有大变。予新加升降散：

僵蚕 8 克，蝉蜕 3 克，姜黄 5 克，川军 4 克，豆豉 10 克，焦栀子 6 克，连翘 12 克，薄荷 5 克，竹叶 4 克。

二剂。嘱四小时服一煎。温覆，避风寒。

翌晨再诊：服两煎后，已通身见汗，身热渐降，肢端转温。后半夜汗出不断，今晨身热已退，脉亦趋静，已思食。因脉未全静，余热未清，嘱把所剩一煎服完。次日已外出玩耍，一如往昔。

按：外感发热，乃常见病证。时值春节前，乍立春，尚凛寒。因舌见

红，脉躁数，里之郁热已盛，故断为风热，而不泥于时令诊为风寒。体温虽高，且继续攀升，但脉躁数之中尚有和缓之象，可料知热不致亢极而骤变。果药后通身汗出而愈。此种病证，脉之躁数程度，对判断病情轻重转归，有着重要意义。躁数而亢急者，邪热必重，即使暂时体温尚不甚高，半日许可迅速升高，甚至可生骤变而喘急、惊搐、昏谵、肢厥。若虽躁数，中有从容和缓之象，即使一时体温尚高，尚不足虑，此易愈。余临床留意于此多年，屡试不爽，深感《内经》对躁脉的论述，确基于深厚的临床实践，否则焉能有此深邃之卓见。

李士懋、田淑霄《温病求索·医案十则·风热外感》

2. 两寸脉沉，乃气虚不升之象

晁某，男，37 岁，技术人员。1983 年 4 月 3 日诊。见胸闷痛短气，常太息，前医以瓜蒌薤白桂枝汤治之。经月不愈，又加郁金、石菖蒲等开破，胸闷气短愈重，常觉气欲断，行将憋死，急大口吸气、深深呻吟一声才觉气能接续，此状愈发愈频。其脉弦而不任重按，两寸脉沉。此气虚也，予补中益气汤主之。

陈皮 6g，白术 10g，生黄芪 12g，党参 12g，茯苓 12g，当归 12g，炙甘草 6g，升麻 5g，干姜 5g，柴胡 7g，防风 6g。

上方共服 38 剂，胸闷，气短等诸症渐除而愈。

按：胸闷，胸痛，短气，太息，确属胸痹。然胸痹有虚实之分，邪塞清旷之野可胸闷痛憋气，气虚不能上达者，亦胸闷痛憋气，《金匮要略》胸痹即云瓜蒌薤白桂枝汤主之，人参汤亦主之，即明列虚实两类不同病机。《经》云：勿实实，勿虚虚。虚实之要，在于脉沉取有力无力，沉而有力者为实，沉而无力者为虚。此例脉弦按之无力，其为虚可知，故予补中益气汤而愈。

李士懋、田淑霄《相濡医集·医案·胸痹 2（气虚）》

3. 六脉全无，乃阴阳潜伏之象

一人感冒夹食，曾服消导发散之剂。汗虽已出，渐及神昏谵语，身发斑疹，汗出过多。手足俱挛，错语撮口，六脉全无。一友用牛黄二分。此系营弱卫强、阴阳潜伏、关格闭塞之象也。宜用和解表里之药。

方：桂枝、芍药、陈皮、甘草、秦艽、羌活、牛膝、生姜、大枣。

秦景明《大方医验大成·感冒章》

4. 寸沉，关弦涩，尺反盛而不绝，乃肾阳虚浮之象

一人膜胀不能食，溲遗血，服大黄苦寒之药，致神乏气脱而不能寐。诊之脉则主寸沉，右寸过左一倍，两关弦涩，尺反盛而不绝。此病得之劳伤心血，久则脾胃俱伤，逆郁不通，不能升降而作膜胀，膜胀则不能食，拂而不下闭索，闭而溲且不输，故遗血。乃和以大补之剂，兼五郁之药，不数日而即愈。

秦景明《大方医验大成·臌胀章》

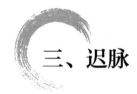

三、迟脉

（一）迟脉指感

《脉经》言："迟脉，呼吸三至，去来极迟。"

《诊家枢要》言："迟，不及也。以至数言之，呼吸之间，脉仅三至，减于平脉一至也，为阴盛阳亏之候，为寒，为不足。"

《脉神》言："不及四至者皆是也。"

《诊家正眼》言："迟脉属阴，象为不及。往来迟慢，一息三至。"

《诊宗三昧》言："迟脉者，呼吸定息，不及四至，而举按皆迟。"

《脉学正义》言："迟脉以至数言之，凡一息不满四至者皆是。"

《脉语》言："医者一呼一吸，病者脉来三至，曰迟；二至、一至，则又迟也；若二呼二吸一至，则迟之极矣。"

《脉理会参》言："一呼一至曰离经，二呼一至曰夺精，三呼一至曰死，四呼一至曰命绝，此损脉也。总之至数愈迟，阴寒愈甚矣。"

《临证脉学十六讲》言："迟脉是指脉率较慢，脉搏频率低于正常脉率，凡脉搏持续在每分钟 60 次以下，一般就讲它是迟脉。"

1. 标准迟脉

迟脉者，或从脉率言，其脉一息三至及以下；或从脉势言，其脉来去迟慢。迟脉主要从脉率与脉势言之，对于脉位、脉力、脉体、脉律等不做要求。

2."标准迟脉"与"非标准迟脉"

标准迟脉：一息（一呼一吸）脉动三次。

非标准迟脉：一息而脉动两次，甚者一次；或两息而脉动一次、三息而脉动一次，甚者四息而脉动一次者，皆为迟脉。

所以，一呼一吸间，脉动三次及三次以下者，皆为迟脉。若按次数来说，每分钟脉搏少于 60 次者，即为迟脉。

3."三至之迟"与"来去之迟"

《金匮要略·惊悸吐衄下血胸满瘀血病脉证治》言："脉微大来迟……为有瘀血。"

《脉经》言："迟脉……去来极迟。"

《脉神》言："大都脉来迟慢者，总由元气不充，不可妄施攻击。"

《诊家正眼》言："迟脉……往来迟慢。"

《脉学心悟·迟脉》言："迟数脉的确定，应以脉象为据，而不重在至数。脉的每次搏动，来去皆迟慢，不论至数为三至、四至乃至五至，皆曰迟。……据之临床，事实上一脉三部，至数定然一致，而脉象可各不相同。以脉象论迟，则某部独迟就不难解释了。"

"三至之迟"者，即一息三至之迟脉，此从脉率而言，为至数之迟。

"来去之迟"者，则从脉势言之，其特点为脉搏来去之时呈迟慢之象。

《脉学心悟》之言，虽异于常识，但实乃发迟脉之暗理，达脉理之极致。至于何以从脉象之来去言迟，《脉学心悟》更言："迟脉分部，脉书皆有寸返、关迟、尺迟之分。若独寸迟，则寸当一息三至，关尺不迟，当一息五至，寸与关尺的脉率当不一致；再如，《金匮要略》胸痹篇有'寸口脉沉而迟，关上小紧数'。寸迟当为一息三至，关数当一息六至。寸关尺本一脉相贯，一气而动，三部都脉率应是相等的，不可能出现各部至数不一的情况。"

迟脉者，当包含两种含义，即一息三至之"至数之迟"，及来去迟慢之"脉势之迟"。此两种脉象，脉理一也。在脉诊之时，重点是在透过脉象察其脉理，而非脉之本象，构成脉的诸多要素，旨在阐明其脉象产生的机理。

如脉迟者，为气血流通不畅之象。然无论是"至数之迟"，还是"脉势之迟"，其脉理皆为气血流通不畅之象。观叔和之"迟脉……去来极迟"、滑氏之"迟脉……往来迟慢"，其早已从脉势概言迟脉之象，只因后人读书，粗糙浅陋，又因常常脱离临床，致使"脉势之迟"就此脱落，而少为医知。而李老再续前人之言，启后人之思，而完善迟脉之象，实为医之大者。

总之，迟脉者，既可以是一息三至之"至数之迟"，亦可以是脉来去迟慢之"脉势之迟"。此两者相合，方为迟脉之全象。

4. "一过性迟脉"

西医有"病态窦房结综合征"，常被称为"迟脉证"，其临床表现可见一过性（暂时性）房室传导阻滞，常见于风湿性心肌炎、流行性感冒等急性感染及急性下壁心肌梗死等。

《临证脉学十六讲》言："短暂的、很慢很慢的（迟脉），它几十秒钟之内就过去了，这种脉搏慢是突发性的虚证。一过性的迟脉很快可以消失，严重的很快就停跳而死亡，这种一过性的脉搏过缓，不属迟脉。"

5. 迟脉的基本脉理

迟脉者，或一息三至，或来去迟慢，其皆为气血流通迟缓不畅之象。

气血流通迟缓者，或因邪气阻滞而运行不畅，或因正气亏虚，推动无力而运行迟缓。

气血如流水，动而不停，诸邪如沙石，阻其道则必然水流不利，迟而不畅。诸邪阻滞，如气滞、热郁、痰饮水湿阻滞、瘀血内停、燥热内结等，皆可致气血不畅，而见脉迟。

气血充盛，则其方能运行有力；气血亏虚，则其运行无力，而见气血郁滞诸证，此即因虚而不行也。血虚者亦可致血瘀，气虚者亦可致气郁，气血郁滞，行而迟滞，自可见迟脉。气血不足者为轻证，阴阳亏虚者为重证，此皆可见迟脉。

然迟者，无论是一息三至，还是来去迟慢，皆为脉动迟慢之象。而脉之搏动，主因气之鼓动使然，故脉迟者必然与气之不行或不足最为相关。或为邪阻而气不畅，或为正虚而气不行。两者之分，主在沉取之脉力的大小以鉴别之。

迟而有力为实，为邪阻而气不畅；迟而无力为虚，为正虚而气不行。故《濒湖脉诀》言："迟脉主脏，有力冷痛，无力虚寒。"《诊家枢要》言："（迟）为寒，为不足。"

迟脉多从寒言，然仍有热结、气滞、瘀血、津停之属，故临证之时，自当详细辨认，仔细区分，不能仅从寒言。若迟脉确与寒证相关者，当以沉取有力无力以辨其为实为虚，故有"有力积冷，无力虚寒"之言。

（二）迟脉的生理病理

1. 生理性迟脉

《临证脉学十六讲》言："现实中，也有少数正常人现迟脉，即生理性的迟脉，尤其是经过长期体育锻炼的运动员，或经常从事体力劳动的人，是身体强壮的表现。"

人体气血的流通速度，除了与寒热诸邪的阻滞、凝结、激荡之外，也与气血的充沛程度相关。如军人、运动员等，其脉搏每分钟一般多在60次以下，因其气血充盛，在相同的时间里，搏动次数虽少，但流经脏腑经络的气血充足，足以滋养各脏各腑；而身体平素虚弱者，气血较弱，在相同的时间里，必须需较多量的气血方可滋养脏腑，所以其人脉率时常稍快，此即景岳之"愈数愈虚，愈虚愈数"之脉产生的原理。

正是因为气血的充沛程度不同，致使在相同的时间内流经脏腑的量不同。这种差异性表现于脉，即脉搏快慢的不同。故身体强壮者，气血充沛，虽流行迟慢但足以滋养其脏腑经络；而身体虚弱者，气血只有加速运行，方能满足脏腑的需要。

身体强壮者，脉虽行缓但动而有力；身体虚弱者，脉虽行数但动而乏力。人的身体之强壮，气血之虚实，皆可从脉动之有力无力断之。虚实乃脉之总纲，有力为实，无力为虚，凡触脉者，必当首要断明为虚为实。

2. 病理性迟脉

（1）寒邪凝滞而脉迟

寒为阴邪，主收引，主凝滞，可凝滞气血，可收引经脉。

寒邪袭人，经脉因收引而不利，气血因凝滞而不畅，应之于脉，故见脉迟。

诸家多言"迟脉主寒"，以仲景在《金匮要略》共言"迟则为寒"者四次，后世遂宗之。故见《诊家枢要》言："（迟）为寒……浮而迟，表有寒；沉而迟，里有寒。"《脉神》言："气寒则不行，血寒则凝滞。"《脉说》言："观其迟之微甚，而寒为之浅深，微则可治，甚则难生。"

《金匮要略·水气病脉证并治》病言"迟则为寒"者共计三次。说明水饮的形成，与寒邪凝滞或阳气不足，有着密切的关系，故仲景言："病痰饮者，当以温药和之。"痰饮水湿本为一类，治法相通，皆以"温"法为主，或以温宣，或以温化，或以温渗，兼以消积、行瘀、解表、清热等诸法，便谓之为"和"。

《金匮要略·疟病脉证并治》言："弦迟者多寒……弦迟者可温之。"《金匮要略·中风历节病脉证并治》言："寸口脉迟而缓，迟则为寒。"此皆因寒凝而迟也。然，弦与紧似，弦甚为紧，紧微为弦。故脉弦迟者，实乃脉紧而兼迟者。紧本主寒，迟亦主寒，脉紧而迟，双寒之象，此为寒之甚者。一息三至为迟，一息四至为缓，故脉迟而缓者，寒之轻者也。

（2）热邪内结而脉迟

《脉学心悟》言："热壅于内，一方面可阻遏气机，使气血不得畅达而脉迟；另一方面，热邪耗伤阴液，血液稠浊而行迟，故尔脉迟。热闭愈重则脉愈迟。"

《脉理求真》言："林之翰曰：迟脉须知主热。如热邪壅结，隧道不利，失其常度，脉反变迟。……辨脉必须合症审察。如举按无力，是主寒之迟脉；举按有力，症兼胸膈饱满，便闭溺赤，是主热之迟脉。涩滞正是热邪蕴结于内，致经脉涩滞而行迟也。"

《伤寒论》第 208 条言："阳明病，脉迟：虽汗出不恶寒者，其身必重，短气，腹满而喘，有潮热者，此外欲解，可攻里也；手足濈然汗出者，此大便已硬也，大承气汤主之。"此言阳明病攻下法的应用。阳明病，脉浮而迟，若"汗出多，微恶寒"者，为阳明中风，其脉迟为风邪壅塞阳明经，致使经气不利使然，可以桂枝汤发汗为宜（234 条）。若阳明病脉虽迟，但见"不恶寒"，则知"外欲解"；若脉沉而迟，更见"腹满而喘，有潮热"者，则腑实已成，可直以攻下。阳明里热炽盛，热甚津伤，津损过甚，不能全身作汗，只能顾护于脾胃，故仅见"手足濈然汗出"，以"脾主四肢""脾为胃行其津液"故也。此时直以大承气汤攻逐燥热结实，以求截断燥热邪实于危亡之前。此脉迟者，乃津枯肠燥，燥热相结，壅滞于内，气血不畅使然。"此种脉迟，必按之有力，且有一种躁扰不宁之象。进而察其舌，舌质必老红，苔必老黄，伴胸腹灼热等内热亢盛之象（《脉学心悟》）"。若更甚者，脉由迟而转涩，其病已危，故《伤寒论》第 212 条言"涩者死"。

《伤寒论》第 357 条言："伤寒六七日，大下后，寸脉沉而迟，手足厥逆，下部脉不至，喉咽不利，唾脓血，泄利不止者，为难治，麻黄升麻汤主之。"此乃邪气壅结，气血严重受阻，故见"寸脉沉而迟……下部脉不至"；此"手足厥逆""泄利不止"与 318 条四逆散之"四逆""泄利"类同，皆因阳气严重受阻，不能畅达于外及不能升运津液所致；"喉咽不利，唾脓血"乃因阳郁化火，闭于咽喉，灼伤血络所致。咽喉者，内外之门户，现因下而引邪内入，结于咽喉，闭阻卫气，化热酿脓。故治之者，乃重用麻黄二两半以祛邪开结，更加升麻一两一分以升散郁热，又用石膏、知母、黄芩以助升麻清解之功。四逆散证与麻黄升麻汤证，皆因气郁致病，只是四逆散证乃气郁而致多部位之气不能正常升降出入，故辛开苦降以调肝用，酸甘养阴以助肝体，从厥阴而治者，以肝主疏泄，能够调畅一身之气故也；而麻黄升麻汤证乃因邪滞而阳郁化热，病变部位相对局限，为表里合病，故治之以凉开之法，从三阳而治。以咽喉者，乃内外之门户，其外连太阳，内接阳明、少阳，故凡咽喉为病而属热属实者，多从三阳论治，特别是从外而内之者，更当如此。若本为太阳病，而见咽喉不利者，则说明其表邪有内传之势，当加强扶正、祛邪之力，以正虚而邪盛，方易内传。

（3）痰湿水饮停滞而脉迟

水热互结而脉沉迟。《伤寒论》第134条言："太阳病，脉浮而动数。浮则为风，数则为热，动则为痛，数则为虚。头痛发热，微盗汗出，而反恶寒者，表未解也。医反下之，动数变迟，膈内拒痛，胃中空虚，客气动膈，短气躁烦，心中懊恼，阳气内陷，心下因硬，则为结胸，大陷胸汤主之。"①"太阳病，脉浮而动数"，风寒袭表，正邪交争于肌表，气血外浮，故见脉"浮"；"动"者躁动不安，乃正邪剧争之象；"数"者，或正邪斗而生热，或邪气郁而生热，有热之象。此言风寒袭表，正盛邪实，正邪剧争，表热自生。②"浮则为风，数则为热，动则为痛，数则为虚"者，皆是对"脉浮而动数"的进一步详细解释，要注意的是"数则为虚"，此"虚"与第76条栀子豉汤证"虚烦"之"虚"同义，皆指"无形之热"。③"头痛发热，微盗汗出，而反恶寒者，表未解也"。头痛发热汗出者，三阳之病皆有，特以太阳中风证最为突出。然一个"反"字，则说明此并非单纯的太阳表证，而为阳热之邪较重且欲入里的太阳表证。故此"微盗汗出"者，非为营卫不和使然，实乃热迫使然。④"医反下之，动数变迟"者，乃言"浮而动数"误下法后所形成的变证之主脉。"浮而动数"本为正邪剧争于肌表，其本为太阳表证，自当用汗法。用下法者，误治也，故仲景言"反下之"。在表之邪，因用下法，中气受伤，且下后中焦有形之痰饮宿食皆已祛除，故言"胃中空虚"；中气不足，热邪内陷，壅滞于胃，上扰胸膈，故见"膈内拒痛""心中懊恼"等证；胃气因下而虚，虽"饮入于胃"，却不能"游溢精气，上输于脾"，致使水饮停聚胃脘，而与内陷之邪互结，壅滞于胃，气机不畅，故见"心下因硬"。⑤"动数变迟"者，言其人正气旺盛，正邪剧争于表，已然生热，而在使用下法后，引邪内陷，与水饮结滞于胃脘。两邪胶结，壅滞不行，气机不畅，故见脉迟。此迟者，为沉迟有力，为病在里而正胜邪实之象，为虽下伤胃气，但伤之不盛，仍能与邪剧争之象。此条乃从脉象言病机。

寒饮滞塞而脉沉迟。《金匮要略·胸痹心痛短气病脉证治》言："胸痹之病，喘息咳唾，胸背痛，短气，寸口脉沉而迟，关上小紧数，瓜蒌薤白白酒汤主之。"①"胸痹之病"者，与"太阳之为病"等同，皆言其病之典型临床表现及病机，《金匮要略·胸痹心痛短气病脉证治》凡言"胸痹"者，均包含本条之脉证。虽然"喘息咳唾，胸背痛，短气"是胸痹的主证，但"胸背痛，短气"却是胸痹辨证的最关键处。以"痹"者"闭"也，言邪阻之盛。胸者，心肺之府，肺主气而心主血：寒饮凝滞胸中，阻滞于肺，肺气不利，故见"短气"；壅滞于心，心脉不畅，故见"胸背痛"；寒饮凝滞胸中，波及心肺，气血不利，故见其证。"喘息咳唾"者，与"短气"同，肺气不利也。②"寸口脉沉而迟"者，寒饮本停聚于中焦，何以上犯于胸？皆因胸中阳气不足使然，"邪之所凑，其气必虚"也。胸阳不足，中下焦阴寒之邪乘虚上乘，壅滞胸中，气血不利，故见寸口脉"沉迟"。故仲景对胸痹病的成因言道："阳微阴弦，即胸痹而痛，所以然者，责其极虚也。今阳虚知在上焦，所以胸痹、心痛者，以其阴弦故也。"③关于"关上小紧数"，一般认为，三部之脉，其脉率相同，不会出现"寸脉迟而关脉数"这样的脉象。此"迟"者，确为迟脉，而此"数"者，却非"数脉"，乃指脉来之时的数急、躁动之象，仲景言"其脉数而紧乃弦"，又言"阳微阴弦，即胸痹而痛"。故知此"紧数"者，实乃指"弦脉"。观弦脉脉理，本可见于水饮停滞。"关上"者，关脉也，关主中焦，故关脉弦者，为水饮停聚于中焦之象。④水饮停聚中焦，可上流而下动，停滞于全身各处。可上阻清窍而见"眩"（如泽泻汤证、苓桂术甘汤证）、上逆胸胁而见"胸胁支满"（如苓桂术甘汤证）、上滞于肺而见"短气"（如苓桂术甘汤证）、下阻于膀胱而见"小便不利，少腹满"（如小青龙汤证）、下渗于大肠而见"利"（如小青龙汤证）等。⑤要注意的是，"胸痹"之"胸"，乃指胸廓，包括前胸及后背。此与"结胸"之"胸"指胸、胁、脘、腹者不同。

寒饮滞胸而脉弦迟。《伤寒论》第324条言："饮食入口则吐，心中温温欲吐，复不能吐。始得之，手足寒，脉弦迟者，此胸中实，不可下也，当吐之。"弦者饮阻而气滞，迟者寒凝而气结，寒饮阻滞于胸中，气机不利，故脉沉而弦迟。其病见"吐"，且条文四次强调"吐"者，以"胸中"虽邪气盛实，但正气亦旺盛，故见正气祛邪外出之象。"吐"者，为正气祛邪之象，为病势向上、向外之象，治疗当因势利导，而用吐法。

寒饮袭肺而脉沉迟。《金匮要略·水气病脉证并治》言："寸口脉沉而迟，沉则为水，迟则为寒，寒水相搏。"寸为肺，沉为水阻而气行艰难，迟为寒凝而气行涩滞。《广雅》言："搏，击也。"故"寒水相搏"者，为寒凝水阻，壅滞肺气，气机不利，故见脉迟。

心肺亏虚又为寒袭，故脉迟涩。《金匮要略·水气病脉证并治》言："寸口脉迟而涩，迟则为寒，涩为血不足。"寸口候心肺，右寸涩则气少，气少而寒则行之不畅；左寸涩则血虚，血虚而凝则动之蹇涩。气血俱少，又为寒邪侵袭，正虚而寒凝，气血运行迟而艰难，故脉见迟而涩。迟甚为涩。涩之气机不利，更甚于三至之迟。

正水、黄汗其脉沉迟。《金匮要略·水气病脉证并治》言："正水，其脉沉迟……黄汗，其脉沉迟。"饮阻气滞，脉迟不起，故见沉迟。正水者，肾阳不足，温煦失常，寒水内停，故见沉迟；黄为脾之本色，黄汗者，为脾虚水湿内生，停聚于里，故见脉沉迟。

脾肾阳虚之阴水证，其脉弦迟。实脾散治疗脾肾阳虚、水气内停之阴水之证，其以"身半以下肿甚，手足不温，口中不渴，胸腹胀满，大便溏薄，舌苔白腻，脉沉弦而迟（《方剂学》第十版）"为主症。"脉沉弦而迟"者，为饮阻气滞之象，故其方以草果、厚朴、大腹皮、木香以行气调滞，以畅气行，气行方能饮化。

（4）瘀血阻滞而脉迟

《金匮要略·惊悸吐衄下血胸满瘀血病脉证治》言："病人胸满，唇痿舌青，口燥，但欲漱水不欲咽，无寒热，脉微大来迟，腹不满，其人言我满，为有瘀血。"此言瘀血的脉证。心居胸中而主血脉，现瘀血阻滞，胸中气机不利，故胸满；肝藏血而居腹中，肝血不畅则腑气不利，故觉腹中胀满。瘀血阻滞，新血不生，不能上养于唇，故见唇痿而不荣；瘀阻血分，营阴不畅，不能外渗于脉而滋养于气，故气燥，气虽燥而但欲漱口而不欲饮之者，以膀胱气化正常，津尚能正常上承故也；瘀血内阻，血脉不畅，外应于舌，故见舌青。此瘀血非表证发展而来，故言"无寒热"。脉"微大"者，气燥而热，热气逼迫之象；"来迟"者，此即来去之迟脉，瘀血阻滞于里，气机不畅，应之于脉，故脉来之时，见其迟慢。

《金匮要略·肠痈疮痈浸淫病脉证并治》言："肠痈者，少腹肿痞，按之即痛如淋，小便自调，时时发热，自汗出，复恶寒。其脉迟紧者，脓未成，可下之，当有血。脉洪数者，脓已成，不可下也。大黄牡丹汤主之。"此言肠痈未成脓的脉证治法。①痈疡属阳者，其发病规律为热壅→血瘀→肉腐→化脓。现见瘀热互结于下焦少腹，壅滞下焦气血而不畅，故见"少腹肿痞"；瘀热互结，气机不利，得按则瘀阻气滞更甚，故其痛亦增，甚至伴有向阴部放射样疼痛，故言"按之即痛如淋"；淋病多为湿热偏阻膀胱气分，除了疼痛之外，常伴见小便不利证，现反见"小便自调"者，则知其病非在气分，实在血分。②"时时发热，自汗出，复恶寒"者，甚似太阳中风证。然观此条，主因瘀热阻滞在少腹使然，故知其必非太阳中风之表证，此乃瘀热阻滞，致使在内则气血不和，病及在外之营卫，致使营卫失调，故见此证。即为内伤杂病而见营卫不和者。很多急性期体内炎症患者，往往伴随这种似表之证。③脓未成者，仍以气血凝滞不通为主，故见脉迟慢不畅。"紧"者，正盛邪实，正邪剧争之象，非为寒凝。④此迟紧者，必沉而有力。此虽正盛邪实，肉欲腐而将化脓，然实则"脓未成"，故用大黄牡丹汤逐瘀泄热，提前截断病程，预防化脓之变。若迁延不治，脉变"洪数"，则瘀已烂而肉已腐，脓已成，热已外散，气血已伤，故不可妄行逐瘀泄热之法，当以扶正排脓、解毒消肿之法，以薏苡附子败酱散主之。此条又见于数脉之"沉而数者，热闭在里"、洪脉之"邪气盛实而脉洪"处。参合阅之，得其全面。

《伤寒论》第143条言："妇人中风，发热恶寒，经水适来，得之七八日，热除而脉迟身凉，胸胁下满，如结胸状，谵语者，此为热入血室也，当刺期门，随其实而取之。"此言热入血室，与血相结之脉迟。①"妇人中风"者，言妇人外感风寒之邪，正邪相争于肌表，营卫不和，故见"发热恶寒"等表证；表不解而经水适来，阴血亏于下，正气不足，邪气入里化热，与血相结于下焦。表邪已入里，表无邪，故"热除""身凉"；瘀热互结于血室，经脉不通，气血不畅，故见"脉迟"；肝经入于血室，瘀热循经上扰，经气不利，故见"胸胁下满"；热在血分，瘀在血脉，瘀热扰心，心神不安，故见"谵语"。②肝藏血而主疏泄，肝有血藏则经水能来，疏泄正常则经水规律。经行之时，表邪入里化热，与血互结，壅结血室，郁滞肝气，壅滞肝血，故治之则刺肝之募穴——期门，以疏肝畅血，泻热逐瘀，其病或愈。③此病者，为瘀热在血室而病及于肝，波及于心；从肝而治者，以肝上及于心，下及于血室，调肝则上下并调故也。

（5）**七情郁滞而脉迟**

七情之病，乃五脏之气升降失和使然，主在气分。

情志不和，气机不畅，气行迟慢，故现迟脉。

故《脉学心悟》言："七情所伤，气机郁滞，气血不能畅达，致令脉迟。"

（6）**正气亏虚而脉迟**

迟为气行不畅之象，诸气血阴阳的不足，均可至气少而行之不利。

1）气血亏虚而脉迟

气之与血，相互滋生；血之与气，相互依恋。故伤气者，必及其血；耗血者，必及其气。气血亏虚，其脉可沉，其脉可浮。若沉者，偏于气伤而鼓之不起；若浮者，偏于血损而气无所依，浮之于外。治之，若沉者，主在益气养阳，兼养阴血；若浮者，主在养血益阴，兼以益气助阳。故《脉神·迟脉》言："浮而迟者内气虚，沉而迟者表气虚。迟在上，则气不化精；迟在下，则精不化气。"

气血亏虚而脉沉迟。《伤寒论》第62条言："发汗后，身疼痛，脉沉迟者，桂枝加芍药生姜各一两人参三两新加汤主之。"太阳病为"邪袭肌表，营卫不和"所致，故治疗当祛邪外出，主用汗法散之于外。①仲景言汗法，有峻散其邪之麻黄汤与补而发散之桂枝汤之别。桂枝汤若汗之过度，最多可导致"病必不除"。若过汗，一般不会导致正气的严重损伤，以桂枝汤本可通过"调理肝脾以促进营卫生成"来解表。观其方，更是以扶正为主而祛邪次之。然麻黄汤者，峻汗之剂，其乃通过"调理心肺以促进营卫的运行"来解表。若汗出过多，必然损伤气血阴阳。故《伤寒论》一般言汗后之变证，多因使用麻黄汤发汗过度使然。②太阳病表证本可见"身疼痛"，一般汗后其痛常解，而此处反强调"身疼痛"者，说明其证与汗前所致者病因不同。观"新加汤主之"者，则说明其为发汗过多，气血亏损，经脉失养所致。③太阳病，其邪在表，正邪相争于肌表，故脉常以浮为主，然此处"脉沉迟"者，知其为发汗过多使然，而新加汤以益气血、祛邪气之扶正祛邪为主，故知此"沉迟"者，病机与"身疼痛"相同，皆为"气血不足，经脉失养"使然。然亦兼一定之表邪，故仲景在用人参、白芍补气血的同时，更增加生姜之量，不仅可防其补而碍胃，更能增强祛邪外出之力。生姜调中解表，其能从内透外，重用生姜者，有透内陷之邪气外出之可能。

气血亏虚而脉浮迟。《金匮要略·消渴小便不利淋病脉证并治》言："寸口脉浮而迟，浮即为虚，迟即为劳，虚则卫气不足，劳则荣气竭。"①此言上消之主脉及病机。②消渴本为内伤杂病，又未见外邪之扰动，故知"脉浮而迟"，非为外感，乃因内伤。消渴为病，渐积而成，其正气必然亏虚，"浮即为虚""虚则卫气不足"已然点明，故此处之脉必然乏力。③两寸者，为心肺所主，肺主气属卫，心主血属营。卫为阳，主升主动，卫阳虚弱，气浮于上，故见脉浮；营为阴，主充主养，营阴不足，不充心脉，故见脉迟。营卫亏虚，卫虚则肺无所养而气弱，营虚则心无所滋而热生。热邪弥散，就近而移之于肺。心热移肺，心肺燥热，灼津耗液，终成上消。④此条以"寸口脉"诸象讨论上消之病，以"趺阳脉"诸象讨论中消之病。此条"寸口脉"与"趺阳脉"相对而言，所以此"寸口脉"者，本当指寸关尺三部。然上消病位在上焦，对应于寸脉；趺阳脉主候脾胃，而关脉亦主候脾胃之疾，共主中消之病。所以上、中消病，亦可主察于寸、关两部。

2）气虚而脉迟

气虚而推动乏力，脉行迟慢。

《素问·平人气象论》言："人一呼脉一动，一吸脉一动，曰少气。"平人呼吸间，脉见五动，而此却仅见两动，故为迟脉。又，《脉学心悟》言：

"气虚，无力鼓动血脉，率血而行，致脉来去迟慢。此迟，必迟而无力。"《诊家枢要》言："（迟）居寸，为气不足。"

3）血亏而脉迟

营血不足而脉迟。《伤寒论》第50条言："假令尺中迟者，不可发汗。何以知然？以荣气不足，血少故也。"《诊家枢要》亦言："（迟）居尺，为血不足。"①观仲景，以寸为阳候卫，以尺为阴候营，故《伤寒论》有"阳浮而阴弱（第12条）""脉阴阳俱紧（第3条）"等阴阳脉之说。②太阳中风者，其人正气较弱，故感受风寒之邪，其脉虽浮紧但按之必然乏力。因其人正气较弱，故正气在祛邪之时，不能遍达全身以祛之，仅能团聚于一处，以妄增强其势，以求能祛其邪。此应之于脉，故其浮紧主见于寸脉。气血团聚于外于上，则必不足于里。偏于血不足者，其脉失充，故见脉迟；若偏于阳气不足者，则见"尺中脉微（第49条）"。③第50条之"不可发汗"者，谓不可以麻黄汤发汗。若需汗之，当可以桂枝汤加减即可。

亡血之人其脉迟。《金匮要略·血痹虚劳病脉证并治》言："脉极虚芤迟，为清谷、亡血、失精。"此言清谷亡血失精之人其脉芤迟。"极虚"者，虚之极也，虚者无力，极虚者，极无力，此乃为芤迟脉定性。清谷亡血失精即久，阴液亡失，脉道失充，故按之中央空；阴损而阳无所恋，阳气浮越于外，故脉浮大极虚，此为芤象。清谷亡血失精既久，阴液外泄，脉道失充，气血运行迟缓，故见脉迟。

4）阳虚而脉迟

阳气亏虚，推动无力，诸气血津液皆运行不畅，可见迟脉。故《脉理求真》言："迟为虚寒不振，阳气不舒，故见迟滞。"五脏阳虚皆可见迟脉，但更以脾肾阳虚而致脉迟者最为多见。

胃阳不足之谷疸病脉迟。《伤寒论》第195条言："阳明病，脉迟，食难用饱，饱则微烦头眩，必小便难，此欲作谷疸。虽下之，腹满如故。所以然者，脉迟故也。"此言胃阳不足，腐熟不能，受纳失常，过食塞中，更兼中虚不运，水湿内停，则水谷加杂，壅塞中焦，久成谷疸，而为寒湿发黄。此皆因"脉迟"而胃阳不足使然。

脾阳虚弱而脉迟。《伤寒论》第333条言："伤寒脉迟六七日，而反与黄芩汤彻其热。脉迟为寒，今与黄芩汤，复除其热，腹中应冷，当不能食，今反能食，此名除中，必死。"言"伤寒脉迟""脉迟为寒"，知其为阴寒之证。本阳气内虚而阴寒内盛，治当温阳祛邪，现"反与黄芩汤彻其热"，则中阳大伤，阳虚不温，故"腹中冷"，阳虚而受纳失常故"不能食"，若见"反能食"者，为失神之证，为胃气败绝而欲自救之象，故命之曰"除中"。此愈后极不良，故曰"必死"。

肾阳虚衰之格阳证脉迟。《伤寒论》第225条："脉浮而迟，表热里寒，下利清谷者，四逆汤主之。"第366条言："下利，脉沉而迟，其人面少赤，身有微热，下利清谷者，必郁冒汗出而解，病人必微厥。所以然者，其面戴阳，下虚故也。"此两条皆言少阴阴寒内盛，格阳于外，然有轻重之别。①第225条之"脉浮而迟"者，为格阳重证之四逆汤证。"脉浮"而"表热"者，为少阴阳虚，阴寒内盛，寒阻于内，阳浮于外所致。阳气不内守而浮之于外，故其脉见"浮"；阴寒内盛而阻滞于中，故其脉见"迟"。"浮"为阴阳格拒、阳气外浮之象，里证主见"下利清谷"。其脉不见阳气大衰之"微细""欲绝"脉，其证未见"手足逆冷"，故知其虽为少阴阳衰之格阳证，然其病较轻，仅以四逆汤回阳救逆即可，尚不需通脉四逆汤、白通汤等主之。②第366条"脉沉而迟"者，为格阳轻证，即格阳自愈证。少阴阳虚，阴寒内盛，阳虚不化，水谷杂下，故见"下利清谷"；阴盛于内，格阳于上，故见面赤、身热。然赤为"少赤"，热为"微热"，厥为"微厥"，故知其虽格拒，但其势不甚，知此为格阳之轻证。言"汗出而解"者，知其阳虽虚，但不重，故病情有自愈之机。"郁冒"者，阴寒甚而阳气虚，阳气不能一鼓作气以战胜其邪，故必先聚集积累，阳聚阴凝，营卫不通，脑窍闭塞，故见眩晕如物之闷头状。若待阳气聚足，则自能祛邪外出，随汗而解。其脉"沉而迟"者，为阴寒内盛之象。虽阴寒内盛，且见格阳之证。然其寒不甚，其格拒亦微，其阳气虽虚但能内守，故其脉为"沉"。若格拒甚者，其脉见浮，为阳气外浮不能内守之象，其病为重，自无可愈之机。

脾肾阳衰而见脉沉小迟。《金匮要略·血痹虚劳病脉证并治》言："脉沉小迟，名脱气，其人疾行则喘喝，手足逆寒，腹满，甚则溏泄，食不消化也。""脱气"者，阳气虚衰也；"疾行则喘喝"者，肾虚不纳气也。《列子·汤问》言："凉是冷之始，寒是冷之极。"故知"手足逆寒"者，甚于"手足逆冷"，为脾肾阳衰不能暖养四末；"腹满，甚则溏泄"者，火不暖土也。故尤在泾言："脉沉小迟，皆阴象也。三者并见，阴盛而阳乃亡矣，故名脱气。其人疾行则喘喝者，气脱而不固也。由是外无气而手足逆冷，胃无气而腹满，脾无气而溏泄不化，皆阳微气脱之证也。"

5）阴虚而脉迟

热灼营阴，血液黏稠而行迟。《脉学心悟》言："阴虚之脉，多为细数或虚数。迟虽少见，但不是绝对没有。如热邪灼伤津液，血稠浊而行迟，亦可导致脉迟。阴虚脉迟者，舌质红绛少苔，伴阴虚阳亢之热象。"

6）津亏而脉迟

《金匮要略·痉湿暍病脉证治》言："太阳病，其证备，身体强，几几然，脉反沉迟，此为痉，栝楼桂枝汤主之。"①"太阳病，其证备"者，乃指风寒之邪侵袭肌表，营卫不和，而见发热恶寒等表证；"身体强，几几然"者，风寒之邪侵袭，寒邪凝滞，津液不布，筋经失养，故见身体僵硬不适。②仲景言"强"，有偏于中风之桂枝加葛根汤证及偏于伤寒之葛根汤证，两者皆以"项背强"言之。"项背强"者，乃因风寒之邪侵袭而筋经不利，及寒邪凝滞而津液不行所致，重点在寒凝而津液不行，故治疗以祛邪行津为主；而现见"身体强"者，其病及遍身，病位广泛，其是在寒邪凝滞、津液不行的基础上，更因津液不足、筋经失养所致，故除用桂枝汤以调脾胃、益津液、祛邪气外，更用栝楼根生津液以濡养诸筋。③"沉"者，为痉之本脉，为邪结较重、气不外达之象；"迟"者，为津液不足、脉管失充、气血运行迟缓之象。故尤在泾言："沉本痉之脉，迟非内寒，乃津液少而营卫之行不利也……脉反沉迟者，为风淫于外，而津伤于内，故用桂枝……加栝楼根兼滋其内。"

（三）六部迟脉主病

《诊家枢要·迟》言："左寸迟，心上寒，精神多惨。关迟，筋寒急手足冷，胁下痛。尺迟，肾虚便浊，女人不月。右寸迟，肺感寒，冷痰气短。关迟，中焦寒，及脾胃伤冷物不化；沉迟为积。尺迟，为脏寒泄泻，小腹冷痛，腰脚重。"

《脉理会参·迟脉》言："有力冷痛，无力虚寒。迟而在浮，表冷何忧。迟而在沉，里寒阴深。迟而兼涩，血少无惑。迟兼宽缓，寒而多湿。迟滑胀满，迟微衰息。"

《诊家正眼·迟脉》言："迟脉主脏，其病为寒。寸迟上寒，心痛停凝。关迟中寒，癥结挛筋。尺迟火衰，溲便便不禁，或病腿足，疝痛牵阴。"

（四）迟脉兼脉主病

《诊家正眼·迟脉》言："有力积冷，无力虚寒。浮迟表冷，沉迟里寒。迟涩血少，迟缓湿寒。迟滑胀满，迟微难安。"

《脉理求真·迟脉》言："若迟而见浮，则为表寒；迟而见沉，则为里寒。

"迟而见涩，则为血病；迟而见滑，则为气病。

"迟兼滑大，则多风痰头痹；迟兼细小，则为真阳亏弱，或阴寒留蓄而为泄泻，或元气不营于表而寒栗拘挛，总皆元气亏损，不可妄施攻击。"

《医学集成·六脉真辨》言："迟浮为里气虚。其证必内寒，不思食，或呕恶倦怠。宜温胃饮或理脾涤饮。

"迟沉为表气虚。其证必恶寒面青，肌冷，宜十全大补汤。

"迟在两寸为气不化精，四君子汤；兼上气微滞有痰，六君子汤。

"迟在两尺，为精不化气，补阴益气煎，兼右归丸加参。

"迟而滑大，主风痰顽痹。四物合二陈，加竹沥、姜汁，使血行风自灭，风灭痰自消矣。

"迟而细小，乃真阳亏弱，为诸寒之证。如寒在脾肾，冷泻冷痢，胃关煎，兼服九气丹；寒在脾胃，食而不化，胀满，吞酸，呕吐，理脾涤饮；寒在三阴，足膝冷痛，大营煎，兼三气饮，浸酒饮之。

"按脉来迟慢，总由元气不足，不可用清凉攻击，惟以右归丸大加人参为主。"

（五）迟脉医案举隅

1. 脉缓无力而舌淡胖苔白，乃脾虚之象

王某，男，43岁，工人，患肝硬化腹水，腹围96cm。症见倦怠无力，精神不振，食少便溏，尿少身肿。脉缓无力，舌淡胖苔白，此脾虚水泛，宗六君子汤合五苓散加味：

陈皮10g，半夏12g，连皮茯苓30g，白术12g，党参12g，泽泻30g，桂枝12g，猪苓15g，炮附子12g。

历两个月后，腹水消失，诸症好转。

按：《金匮要略·水气病脉证并治》云："大气一转，其气乃散。"脉微而涩迟，乃阴阳俱虚，荣卫无源而大气不转，寒饮不散，聚而为肿。脾为后天之本，脾主运化，脾主斡旋一身之气机。欲得大气转运，必自健脾入手，脾气足，方得阴阳升降，荣卫化源不竭。故此案之治，主以六君子汤治其本，伍以五苓散利其浊。然虚则补其母，加附子补火生土，亦助阳气化以泄浊。

李士懋、田淑霄《相濡医集·医案·脾虚水泛（肝硬化腹水）》

笔者按：迟、缓本为迟脉类，正如数、疾、极本为数脉类。缓为迟之不及，迟为缓之较甚。连皮茯苓实乃茯苓、赤茯苓、茯苓皮三者同用，其利水之性比茯苓强，又兼有一定的清热作用。

2. 左脉沉缓软，右脉沉弦滑濡，乃肝脾两虚、木不疏土之象

钟某，男，37岁，干部。1998年6月27日初诊。患者自述胃脘部不适一年有余，胃中嘈杂，两肋及背部疼痛，后头亦痛，伴头晕、恶心、食差、便初硬后溏。左脉沉缓而软，右脉沉弦滑濡。此肝脾两虚，木不疏土。予乌梅丸加味：

乌梅4g，干姜4g，炮附子6g，川椒4g，桂枝8g，细辛3g，吴茱萸4g，党参12g，当归10g，半夏12g，黄连9g，黄柏4g，鸡内金12g。

共服14剂，诸症皆除。

按：脾胃属土，土性壅滞。土必得木之疏泄，方能升降而不壅滞。然木虚不能疏土，于是土壅，脘腹痞塞不通，胀满、疼痛、吐利、纳呆相继而发。肝虚经气不通而胁肋胀痛，此因虚而木不达。温肝，复其升发疏达之性，木达土疏而诸症得瘳。

……

对乌梅丸应用指征，我主要掌握两点：一是脉弦不任重按或弦而无力。肝脉弦，无力乃阳气不足；二是出现肝病的症状，两胁胀痛，肝经所循部位的胀痛，如胸闷、少腹痛、腿痛、冠心病及心绞痛的心前区痛，寒热错杂，伴见精神不振、懈怠无力、转筋、痉挛、头痛、吐利、胃脘痛、经行腹痛等等，见一二症，又有脉弦无力，即可用乌梅丸加减治之。

李士懋、田淑霄《相濡医集·医案·胃脘痛1（肝脾两虚，木不疏土）》

3. 六脉迟缓虚濡，两尺无根力弱，乃肝肾两亏之象

周翁，86岁，江苏吴县。

年逾杖朝，过劳则眩晕必作，近来尤甚。老人面色㿠白，行动迟缓，言语声低。诊其脉迟缓虚濡，六部皆然，两尺无根力弱。据述每于过度劳累，则眩晕必增，胃纳不佳，近十年来喜暖畏寒明显，全是阳气不足之象。肝肾两亏，虚损之渐，所谓元真不足，下虚上实。当填补下元，治在肝肾。

处方：淡附片二钱，肉桂一钱，仙茅三钱，仙灵脾三钱，白芍三钱，山萸肉三钱，熟地三钱，黄芪三钱，潞党参三钱。

服药二剂后，病势大减，五剂则愈。改用丸药缓调以求根除。

绍琴按：杖朝之翁，劳则晕作，喜暖畏寒，面㿠白，声低微，六脉迟缓虚濡，尺部力弱。脉证合参，确属老年下元早亏，根带不固。故用填补下元方法而效果甚捷。

赵文魁、赵绍琴《文魁脉学与临证医案·文魁脉案选要·眩晕脉案三则》

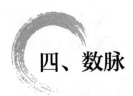

四、数脉

（一）数脉指感

《脉经》言："数脉，去来促急。"

《诊家枢要》言："数，太过也。一息六至，过平脉两至也。"

《诊家正眼》言："数脉属阳，象为太过。一息六至，往来越度。"

《濒湖脉学》言："数脉，一息六至（《脉经》），脉流薄疾（《素问》）。"

《脉神》言："五至六至以上，凡急疾紧促之属，皆其类也。"

《脉语》言："数，医者一呼一吸，病者脉来六至，曰数。"

《脉说》言："数脉为阳，医者一呼一吸，病者脉来六七至也。"

《脉学正义》言："数脉以一息六至以上言之，有急速躁疾之义，而今读者皆读如朔。"

《脉学心悟》言："一息六至为数。此以至数论数脉。……脉来去皆快，即为数脉。"

《临证脉象十六讲》言："就成年人而言，每分钟的脉搏数持续大于79次者，即为数脉。"

1. 标准数脉

数脉者，或为一息而脉动六次及以上；或为其脉来去皆快。

一息六至者，从至数而言；来去皆快者，从脉势而言。

若从至数而言，成年人脉搏每分钟大于80次者，即为数脉。

2. "标准数脉"与"非标准数脉"

标准数脉：即一息而六至者。

非标准数脉：一息凡六至以上，或七至，或八至，或九至、十至、十一至，甚至十二至者，皆为数脉。故《难经·十四难》言："一呼再至曰平，三至曰离经，四至曰夺精，五至曰死，六至曰命绝。"《脉语》亦言："数，医者一呼一吸，病者脉来六至，曰数。若七至、八至，则又数也。九至、十至、十一至、十二至，则数之极矣。……七至曰甚，八至已为难治，九至以上皆为不治。"

数脉亦有分级，如《临证脉学十六讲》有"略数脉""数脉"之分，其言："如果其脉搏数每分钟约持续在 80 ～ 95 次，则为'略数脉'；脉搏数约持续在 95 ～ 120 次 / 分，则是'数脉'。"

3. "至数之数"与"来去之数"

至数之数：即脉率较快，一息六至及以上者。

来去之数：即脉来去之时，呈急促迫切，或急速躁疾之象者。

故《脉学心悟》言："脉来去疾速急迫，就是数脉。"又言："余以为数脉重在脉象，而不重在至数。脉来去皆快，即为数脉。至于脉的至数，可一息六至，亦可一息五至、七至。《内经》云数脉之象'脉流薄疾'。薄者，迫也；疾者，迅也。脉来去疾速急迫，就是数脉。显然《内经》是以脉之形象而不是以脉之至数论数脉。《脉经》亦云：'数脉去来促急。'也是以'象'论数脉，而不是以至数论数脉。即使脉来一息六至，但来去均无疾迫之感，仍不以数脉论。所以，数脉尤重在脉象。"李老之辨，甚为明了，宜从之。

4. "至数之迟数"与"来去之迟数"

迟脉来去迟慢，数脉来去急速，此从脉势言之；迟脉一息三至及以下，数脉一息六至及以上，此从至数言之。无论从至数还是脉势言迟脉、数脉，其脉理皆同，均反映的是气血流动之快慢。

然脉之"至数"与"来去"实有不同。"至数"者，主要反映其脉搏动的次数，"来去"者，主要反映其气血升降出入的趋势。即，至数之迟数重在反应邪气之为寒为热，而来去之迟数重在反应寒热之邪的外出与内陷。"来去之迟数"者，皆为从脉势言之，故脉来而或迟或数者，为正气抗击而祛寒热之邪外出之象，脉去而或迟或数者，为正气退缩而寒热之象内陷之象。"来去之迟数"在判断伤寒及温病是否传变方面具有重要的临床意义。

5. "一过性数脉"

病理性数脉为持续性脉行急速者。临床又有一过性数脉，多为生理性。

如在运动之时，身体耗能增加，心脏运行加速，鼓动血行，以补其所耗，故见脉数。其人运动结束，稍作休息，则脉率又可逐渐降低至正常水平。

如人在紧张、惊吓或激动之时，脉率可一过性加速。人在情绪波动时，脉率往往加速。因情志的产生，乃脏腑之气升降的结果，而剧烈的情志变化，必然伴随着脏腑之气骤然而强烈的升降。而脉的搏动，正是气的推动使然，故情绪波动而气行加速之时，脉率自然加快。

如在服用某些药物，如西药阿托品、异丙肾上腺素、麻黄碱、沙丁胺醇、中成药心宝丸、宁心宝等，均可引起脉率增加。待药效过后，其脉率则降至正常水平。

6. "数"的读音

"数"，今读作 shuò。然按《脉学正义》考证，本当读作 sù。

《脉学正义·数脉形象》言："寿颐按：数字音朔，以频数为义。《左传·文公十六年》：无日不数于六卿之门。注：数，不疏也。《论语》：事君数。《汉书·汲黯传》：上常赐告者数。注：数者，非一也。皆与急速之义，微有不同。其以急速为义者，当读为速。《尔雅·释诂》：数，疾也。《礼记·祭义》：其行也趋，趋以数。郑注：趋，读如促，数之言速也。《乐记·卫音》：趋数烦志。郑注：趋数，读为促速。凡古人训诂之例，言某字读如某者，是但拟其音。若曰某字读为某，则不仅比拟字音，其字义亦随之而改，是即六书假借之例。郑注《乐记》所谓趋数读为促速，则明言趋即是促，数即是速，固古之假借通用字也。曾子问不知其已之迟数，以数与迟对举为文，是读数为速之明证。然则医家言脉之迟数，正当读为迟速，与曾子问同。《考工记》：注：速，或书作数。又是速、数同字之确据。《集韵》：苏谷切中有数字，其读为速。则今人论脉，皆读数如朔者，盖失之。王叔和谓数脉促急，固以疾速为义，而后世又有所谓疾脉者，欲以六至谓之数，七至谓之疾，未免过于拘泥，强分界限。究竟数、疾二字，其义不异，且六至七至之脉，其主病亦无甚差池。"

读 shuò 者，常从至数言；读 sù 者，乃从来去言。但现今皆读作 shuò。读音方面，可当从众。如在姓氏里，车本读 jū，然现大部分人皆读 chē！

7. 数脉的基本脉理

数脉者，为气血奔腾、流通急速之象。数脉的产生，或因正气亏虚而气血慌张，或因热邪逼迫而气血涌动。一虚一实，自然明了。

属实者，正盛邪实，正邪剧争，气血涌动，抗邪有力，现之于外，故脉呈数而有力之象。

属虚者，正气不足，抗邪乏力，故气血需代偿性加速，以补其量之不足，方能与邪抗争，现之于外，故脉呈数而乏力之象。故《脉神》言："凡患虚损者，脉无不数，数脉之病，惟损最多，愈虚则愈数，愈数则愈危，岂数皆热病乎？若以虚数作热数，则万无不败者矣。"又言："凡邪盛者多数脉，虚甚者尤多数脉。"

邪盛而脉数者，主要与阳热之邪亢盛相关，以热邪主动，其加之于气血，自然迫使气血涌动而见脉数，其脉必数而有力。故《脉说》言："数为阳盛阴亏，热邪流薄于经络之象，所以脉道数盛，火性善动而躁急也。"又言："寸数喘咳口疮肺痈，关数胃热邪火上攻，尺为相火遗浊淋癃。斯皆数之属于热者，按之必数而有力。"

因虚而数者，主要于气血阴阳的亏虚相关。若其人气血阴阳亏虚，或不能正常滋养于身体，或祛邪乏力，则必然促使气血代偿性加速，以弥补其不足，见之于脉，故为数，其脉必数而乏力。故《脉学心悟》言："正虚，包括阴阳气血的虚衰，皆可致数。"又言："阳虚、气虚、血虚者，脉皆可数。因正气虚衰，气血张皇，奋力鼓搏以自救，致脉来急迫，且愈虚愈数，愈数愈虚。此数也，或沉细而数，或浮大而数，然必皆按之无力，治当温补。"亦言："阴虚脉数，阴虚不能制阳，则阳相对亢盛，鼓荡气血，脉流薄疾而脉数。此数，多见细数。若阴虚不能内守而阳气浮越者，脉可浮数而大，但不任重按。"《脉说》亦言："数按不鼓，则为寒虚相搏之脉；数而大虚，则为精血销竭之脉。细疾若数，阴燥似阳之候也；沉弦细数，虚劳垂死之期也。"又言："如数之脉，按之必数而无力，但世医诊得脉息急疾，竟不知新病久病，有力无力，鼓与不鼓之异，一概混投苦寒，遽绝胃气，安得不速人于死乎！"

（二）数脉的生理病理

1. 生理性数脉

（1）少儿之脉多数

少儿者，生长迅速，生命旺盛。纯阳之体，阳气旺盛，化物迅速，使水谷精微充足而气血旺盛，自能促使其身体的生长发育。故小儿之脉，以数为常。特别是新生儿之脉，最为数极，但随着年龄的增长，脉动次数逐渐减少，直至恢复至正常成人次数。

一般来说，脉搏和心率是一致的。新生儿的正常心率为 120～140 次 / 分，1 岁以内正常心率为 110～130 次 / 分，2～3 岁的儿童正常心率为 100～120 次 / 分，4～7 岁的儿童正常心率为 80～100 次 / 分，8～14 岁的儿童正常心率范围为 70～90 次 / 分。

（2）浮躁之人多数

"有部分正常人表现为脉略数。尤其自从'二战'之后，发达国家的经济学家所鼓励的模式——泡沫经济到来。工资越发越多，物价越来越贵，水涨船高，人的生活享受越来越好，物质享受越来越丰富，生活越来越豪华，社会应运而生的就是鼓励英雄，崇拜富翁，搞得这个社会浮躁得不得了，很多人急功近利，恨不得一夜暴富，得几亿也不算多。人人都拼搏，挑战极限……诸如此类，导致不少人阳浮于上，或阳气浮越于外，其脉跳就有些快，出现'略数'之脉了。这部分人之中，有些并未患病，仍可归为健康人之列。由于正常人的生理常态是'阴平阳秘''阳秘乃固'，所以上述浮躁之人，此种生活工作方式以及脉'略数'的时间持续太长，还是比较容易罹患各种疾病的（《临证脉学十六讲·数脉》）"。姚老之言，实为有力。岂不见常言"心浮气躁"，心神妄动，耗伤阴血，阴不制阳，故见脉数。

2. 病理性数脉

若实证者，则为热邪激荡而脉数；若虚证者，则为气血慌张而脉数。

（1）阳热亢盛而脉数

阳热亢盛，迫及气血，气血涌动，故见数脉，数而有力，常为实证。

脉浮而数者，多为表热，然里热炽盛，若邪阻不甚，津液尚足，气机尚通，则里热虽充斥于内，然可弥散于外，达表作汗欲从外散。此时，则其脉亦常浮数。

无论表热里热，其脉皆可浮数者，以热邪本性炎上使然，正如水湿本性下趋。

诸邪郁而化热、化火者，皆可见数脉。如《脉学心悟》言："阳热亢盛而脉数者，可见于六气化火、五志化火，以及痰饮、湿浊、瘀血、食积等蕴而化火，致阳热亢盛。热盛则搏击气血，气血行速而脉来疾迫致脉数。"又言："由于引起阳热亢盛的原因不同，所以数的兼脉也不同。气郁化火者，脉多沉数，或沉弦而躁数；外感六淫化热者，脉多洪数，或沉实而数；痰、食蕴久化热，脉多滑数；湿久蕴而化热，脉多濡数。……这类数脉，皆属实热，当数而有力，治当以凉泻为主。"

1）浮而数者，其热在表

风寒之邪，郁表化热，其脉浮数。风寒袭表，郁滞营卫，营卫不和，正邪相争，斗而生热；风寒壅卫，郁而生热。①《伤寒论》第49条言："脉浮数者，法当汗出而愈。"第52条言："脉浮而数者，可发汗，宜麻黄汤。"第57条言："伤寒发汗已解，半日许复烦，脉浮数者，可更发汗，宜桂枝汤。"此三条者，皆为风寒之邪郁而生热使然，然风寒之邪虽已化热，但其热不甚，其势未彰，其热在表，未及于里。故仍以麻桂之剂发汗为主，汗出邪祛，热亦外透，随汗而解。②若风寒之邪郁而生热，但热邪已甚，而仍未离表者，治当仍以汗法为主，稍加清热之品即可。如第38条之："太阳中风，脉浮紧，发热恶寒，身疼痛，不汗出而烦躁者，大青龙汤主之。"其为风寒在表，郁闭太甚，郁斗生热，扰及心神，故见"不汗出而烦躁"者。仲景治之，重用麻黄六两，配鸡子大石膏一枚，以峻开其表，清透其热。一般认为，鸡子大石膏约为六两至八两，石膏未超过麻黄两倍，故其重在发汗透热，而非清热，以其风寒之邪及所生之热，仍在肌表故也。③第71条言："太阳病，发汗后……若脉浮，小便不利，微热消渴者，五苓散主之。"第72条言："发汗已，脉浮数，烦渴者，五苓散主之。"此乃风寒外闭，用麻黄汤，以引卫气升达于肌表以发汗祛邪，虽得汗出，但邪未全解，仍有少部分留滞肌表，故其脉仍"浮"或"浮数"。阳气因麻黄汤之引而走表祛邪，其津液亦随阳气以升，达表作汗以载邪外出，致使体内津液升多而降少，而使膀胱无津可藏，无津可化。膀胱不藏津液，则津之清者不上承以滋，故见心烦、口渴，甚者饮不解渴者；津之浊者不下泻外排，故见小便不利、少腹满。治之则以重用泽泻，兼合猪苓，以导津下行而归之于膀胱；以茯苓、白术相合，升降相配，顺畅中焦，旋转津液，滋其化源，更调升降；桂枝者，少少用之，以祛在表之微邪，更能助膀胱之气化，以促进津液之上承下泻。诸药配合，开上调中泻下，使津液通降，归于膀胱。津液归于膀胱则自能上承下泻，上行而滋，故心烦、口渴除，并能达表作汗以载微邪以外出；下行而泻，则小便通利，腹满得除。故李克绍《伤寒解惑论》言："太阳中风是阳气被引而外浮，肌腠不密而汗出，如不及时治疗，人体津液不断向上向外，三焦水道只外应皮毛而作汗，其下输膀胱的功能就会逐渐迟滞，治当使三焦气化得行，水道通畅。"李老之言，直指其本，别开生面。④第74条言："中风发热，六七日不解而烦，有表里证，渴欲饮水，水入则吐者，名曰水逆，五苓散主之。"太阳"中风"已有"六七日"，病时较久，其病常变，观"有表里证"，知其已非单纯太阳病表证。太阳经气不利，久则必然波及其腑，致使太阳腑气不畅，而为表里同病。膀胱藏津液，而三焦为之使，现膀胱经腑之气滞而不行，津液停而不运，导致三焦决渎失司，而使中气不和，旋转不能，胃失受纳，故见"水入则吐"。故以五苓散经腑同治，畅气调津，津气转运，三焦通畅，汗出便通，其病自解。

温病初期，邪在肺卫，其脉浮数。《温病条辨》上焦篇第 3 条言："太阴之为病，脉不缓不紧而动数，或两寸独大，尺肤热，头痛，微恶风寒，身热自汗，口渴，或不渴，而咳，午后热甚者，名曰温病。"其脉"动数"者，为温热之邪侵扰之象。温病本以"发热"为主症，其为温热之邪亢盛之象，而热邪本能升散外达，故温病卫分证其脉常浮而数。

太阳阳病合病，其脉浮数。《金匮要略·腹满寒疝宿食病脉证治》言："病腹满，发热十日，脉浮而数，饮食如故，厚朴七物汤主之。"又言："厚朴七物汤：厚朴半斤，甘草三两，大黄三两，大枣十枚，枳实五枚，桂枝二两，生姜五两。上七味，以水一斗，煮取四升，温服八合，日三服。"此为倒装写法，"病腹满"当在"脉浮而数"之后。脉浮数而伴见发热者，为太阳表邪不解，邪气郁而生热，及里热外透使然。然其病已久，或已传变，观其"腹满"，便知确已传变。此为太阳表邪不解，日久化热，表热内迫，传及阳明，灼伤津液，糟粕不行，与热相结，壅滞气机，故见腹满。然腹虽满却不痛，饮食亦"如故"，便知其虽燥热内结，但不甚重。此为太阳阳明同病，里病尚轻，故用表里双解法，即以桂枝、生姜发散开表，透热外出；更以小承气汤寒下燥热；又以草枣顾护正气，以防汗、下徒伤正气。此本为桂枝去芍药汤合小承气汤之变方：不用阴柔之芍药而重用辛散之生姜者，以加强开表之力也；桂枝辛温，透散解邪之力较弱，又可补阳助热，故减其量；大黄少用者，以里实不甚也；重用厚朴、枳实者，以气滞为重也。

热毒疮痈，发于肌表，脉常浮数。《金匮要略·疮痈肠痈浸淫病脉证并治》言："诸浮数脉，应当发热，而反洒淅恶寒，若有痛处，当发其痈。""浮数"者，常为邪袭肌表，郁滞营卫，正邪相争，斗郁生热所致。本有表邪，自当发热恶寒，但现言"反洒淅恶寒"者，说明此浮数、恶寒皆非因表邪侵袭所致，乃因卫阳聚集一处，壅滞不行，卫滞生热及温煦失常使然；卫阳壅滞，营卫不行，热壅血瘀，肉腐成痈，故言"痛处，当发其痈"。

2）沉而数者，热闭在里

仲景言数脉，常与浮脉并见，观《伤寒论》《金匮要略》两书，言浮数者其多，或言滑数、弦数、紧数、微数、细数、实大数、微弱数，或仅言数，而言沉数者，仅见于《伤寒论》第285条："少阴病，脉细沉数，病为在里，不可发汗。"即使如阳明实热之三承气汤证，亦未明言其脉沉数，此因热邪的特点所致。热邪无形，属阳，其性本以上行外散为主，故即使是里热，只要条件允许，热邪即能升达而随汗外泄。在此种情况下，其脉必然沉浮皆数。

阳明热证，以数为常。仲景《伤寒论》言阳明病，虽有寒热虚实之异，然纵观其篇，则主要从邪气盛实角度言之，并以里热炽盛证为研究的重点。阳明里热炽盛，其热邪之形态，主要与津液的损伤程度密切相关。①阳明经证初期之白虎汤证：其津液损伤程度轻，里热可随汗液外透，故其热常呈弥散形态。热邪弥散周身，故可见"脉浮滑，此以表有热（第176条）""里有热（第350条）"之白虎汤证。②阳明经证后期之白虎加人参汤证：待热蒸而汗出不止，则必然持续耗伤津液，津液大伤，不能达表作汗，故见虽"发热（第170条）"但"无汗（第170条）"，其津液损伤虽然较重，但尚未至枯竭，里热仍有一定达表作汗透邪之势，故虽见"表里俱热（第168条）"，但其脉仍以"浮（第170条）"为主。其热虽主要呈现弥散状态，但因津液损伤毕竟较重，无津载热以外出，故其热逐渐从弥散状态向聚集状态发展，其病从经证逐渐向腑证发展，故168条虽言"表里俱热"，但更强调"热结在里"。③热邪壅结在里之三承气汤证：三承气汤证之轻重，主要与津损而热邪壅结程度密切相关。调胃承气汤其津损较轻，故其热尚能外透，故见"蒸蒸发热（第248条）"之证；小承气汤其津伤较重，不能持续作汗，只能于阳明旺时，欲得天助以迫邪外出，故见"潮热（第214条）"；大承气汤其津将欲枯竭，故仅见局部作汗，故见"手足濈然汗出（第208条）"，以脾主四肢、脾为胃行其津液，现津液将欲枯竭，不能载邪达表外出，只能内归胃肠，以求润养肠道，望能祛邪下出。④白虎汤证"脉浮滑（第176条）"，小承气汤证"脉滑而疾（第214条）"，大承气汤证"脉实（第240条）""脉迟（第208

条）""（脉）弦者生，涩者死（第212条）"。言脉滑者，以滑本数类，其皆可为热邪逼迫使然。若大承气汤证，其脉可迟、可弦、可涩，常不为数，以燥热结实，气血严重阻滞，已不能正常通行使然。由以上可知，从白虎汤证至大承气汤证，其脉从"浮滑"逐渐转至"沉滑"，再至沉迟、沉弦、沉涩等，其脉若不兼数，则必兼躁急之象，皆因热迫使然。⑤第186条言："伤寒三日，阳明脉大。""大"为阳明病主脉，为里邪盛实、正邪剧争之象。里热壅盛，热邪逼迫，气血奔腾，故其常见脉洪大而数，故第257条言："脉浮数者，可下之。"然阳明病有燥热证与湿热证之别。燥热证者，即白虎及三承气汤证；湿热证者，以结胸为代表。第132条言："结胸证，其脉浮大者，不可下，下之则死。"第134条言："动数变迟……则为结胸，大陷胸汤主之。"第135条言："脉沉而紧……大陷胸汤主之。"第138条言："小结胸病……脉浮滑者，小陷胸汤主之。"结胸证主要因热与痰水互结使然。若其结滞之势不甚，其热尚可外透，故可见"浮大""浮滑"之脉；若其结滞程度较重，气血严重不畅，故可见沉"迟""沉而紧"之脉。大、小结胸者，即以邪结之轻重而分别之。

寒实结滞，其脉数弦。《金匮要略·腹满寒疝宿食病脉证治》言："其脉数而紧乃弦，状如弓弦，按之不移。脉数弦者，当下其寒。"此"弦数"者，实为"弦紧"，此处之"数"，非数脉，乃指脉搏有急迫或迫促之感，乃正邪相争剧烈之象。正邪相争剧烈，说明正气尚为充实。但无论其正气或胜或败，治之皆当主以温下其寒实为主，如大黄附子汤、黄龙汤、三物备急丸等。

宿食停滞，郁而化热，其脉滑数。《伤寒论》第256条言："脉滑而数者，有宿食也，当下之，宜大承气汤。"此为宿食重证且阻滞偏下脘的治法。脉滑数者，乃宿食郁滞化热之象。宿食为久留不去之糟粕，现又见热，故当急下之，以免热实结滞，阻塞不通，预后不良。此有未病先防之意，虽非典型大承气汤证，但仍以其治之，故言"宜大承气汤"，而非"大承气汤主之"。

阳明蓄血，瘀热互结，其脉沉数。《伤寒论》第257条："病人无表里证，发热七八日，虽脉浮数者，可下之。假令已下，脉数不解，合热则消谷喜饥，至六七日不大便者，有瘀血，宜抵当汤。"①观伤寒六经病，以太阳病为表证代表，阳明病为里实证代表，少阴病为里虚证代表。②此处言"无表里证"者，指表无发热恶寒、头身疼痛之太阳表证，里无腹满痛、神昏谵语之阳明腑实证。然其却见发热而脉浮者，必为阳明里热炽盛，充斥内外所致。其病偏于阳明病，故治疗以辛寒清热为主。其腑未实而反用下法，以妄图引热下泄，则必然折伤热邪外透上散之势，而使之内归于胃，壅滞其中，故见脉沉取而数、"消谷喜饥"。然其因下而腹中空虚，热邪内陷，不结滞于糟粕，必然壅结于血分，此其热乃从气分已入及营分，瘀热互结，故治之以抵当汤，清热凉血散瘀为主。阳明蓄血患者，虽然其人"六七日不大便"，但"屎虽硬，大便反易，其色必黑（237条）"，并伴有"喜忘"等神智异常症。③里热亢盛，若有形之邪阻结不甚，其热可弥散于外，脉可浮数。以邪结而不甚，热本炎上而外透，故脉为浮；热邪激荡，故脉可滑数。

肠痈之病，其脉沉数。沉紧而数者，脓未成；沉而洪数者，脓已成。《金匮要略·肠痈疮痈浸淫病脉证并治》言："肠痈之为病……身无热，脉数，此为腹内有痈脓，薏苡附子败酱散主之。"又言："其脉迟紧者，脓未成，可下之，当有血。脉洪数者，脓已成，不可下也。"①"身无热"者，即仲景平素所言"无大热"者，如61条干姜附子汤证，63条及162条麻杏甘石汤证，136条大陷胸汤证，169条白虎加人参汤证、风水之越婢汤证等。"身无热"者，即言其热非为表证，乃属里证，为里不和所致。若见于热证，则为表无大热而里热炽盛之意。②观肠痈之病，本为痈发于肠腑，其为阳明热炽，壅结一处，结聚于肠，热壅血瘀，肉腐化脓为病。③肠痈者，为热毒壅结于肠，为里证，故其脉必然沉数。若沉紧而数者，为脓未成。"紧"非为寒，乃为热邪壅结，气血凝滞而不通之象。数乃急促者，为正邪剧争之象。治之当以大黄牡丹汤通腑泄热，逐瘀消肿。④原文言"脉迟紧者，脓未成，可下之""脉洪数者，脓已成，不可下"，此一数一迟，乃热邪壅结的不同状态。脉"沉迟而紧"者，为尚未化脓，为邪气阻滞太甚，气血严重不通，故重在清热逐瘀以通气血；脉"沉紧而数"者，为热甚，为将欲化脓或化脓的初期。若脉"沉而洪数"者，为化脓的极期，为气血败坏，肉腐成脓，脓热夹杂，壅结在里。故治之以薏苡附子败酱散，清热排脓，通阳散结。此条又见于迟脉之"瘀血阻滞而脉迟"及洪脉之"邪气盛实而脉洪"处，参合阅之，得其全面。

寒饮夹热，停滞于里，其脉沉而弦数。《金匮要略·痰饮咳嗽病脉证并治》言："脉弦数者，有寒饮，冬夏难治。"又言："脉沉者，有留饮。……脉偏弦者饮也"。虽言痰饮，实指水饮，以"痰"者，"淡（dàn）"也，又作"澹（dàn）"，《说文解字》言："澹，水摇也。"《玉篇》作"水动貌"。故知《金匮要略》中的"痰饮"与《脉经》《千金翼方》中的"淡饮"异名而实同，其均指饮邪。饮为阴邪，停滞于里，留而不去，壅遏阳气，气血不起，故脉见沉。弦者饮阻而气滞，数者阳郁而化热。故脉沉弦数者，为寒饮壅阻于里，阳气不畅，郁而化热之象。夏天之时，天气炎热，外阳旺盛，人体之阳得天阳之助欲化其寒饮，然亦使郁热更盛；冬天之时，天气寒冷，人体之阴得天阴之助欲制其郁热，然亦使寒饮更盛，故曰"冬夏难治"。若但欲治之，则当守"病痰饮者，当以温药和之"。可寒热并用，调和而治之即可。

2）热邪在肺，脉可浮数，亦可沉数

肺之为脏，外与太阳相连（肺能宣发卫气到达肌表，肺亦属太阳的一部分），内与阳明相接（肺胃大肠以经脉相连，其病常互及）。故肺病而咳喘者，若偏于表邪所致者，则偏于太阳病，偏于肺气不宣，故治之则以宣肺法；若偏于里邪阻滞者，则偏于肺气不降，故治之则以肃降肺气法。因肺病的这种复杂性，所以仲景言肺病，甚少言其脉之沉浮。

表热内传于肺，肺热壅盛，其脉浮数。《伤寒论》第63条言："发汗后，不可更行桂枝汤，汗出而喘，无大热者，可与麻黄杏仁甘草石膏汤。"第162条言："下后不可更行桂枝汤，若汗出而喘，无大热者，可与麻黄杏子甘草石膏汤。"本为太阳病，发汗或下后，表邪未解，入里化热，内陷于肺，壅滞肺气，上逆作喘；迫津外泄，而见汗出；"无大热"者，指虽表无大热，但里热壅盛。麻杏甘石汤虽未言脉，然其无形之热壅肺，迫津外出作汗，故知其脉当浮数，为热邪能够外透使然。其用麻黄者，非为解表，乃宣肺透热之用。

肺痿其脉浮数，肺痈其脉沉数。《金匮要略·肺痿肺痈咳嗽上气病脉证治》言："脉数虚者为肺痿，数实者为肺痈。"肺痈者，为热甚血瘀肉腐化脓而成，其有形之邪壅结在里，与热相搏，不能外透，故其脉数而沉，且必有力。故仲景治之以葶苈大枣泻肺汤、桔梗汤或苇茎汤等以清热化痰排脓之剂。肺痈其病毕竟已经损肺，故肺痈后期，随着有形之邪的祛除，必然伴随着其脉从沉转浮，以有形祛而余热能够外达，或为肺阴已伤、虚火外炎之象。肺痈后期，若余热不退，灼伤肺津，久则可转为肺痿之病。仲景言肺痿，主因虚热灼伤阴液所致，阴虚不制其阳，阳热亢盛而外浮，故亦见浮数之脉，然必按之乏力，治之可以麦门冬汤，益气生津养阴。

水饮夹热，停聚于肺，其脉可浮数，亦可沉数。《金匮要略·肺痿肺痈咳嗽上气病脉证治》言："咳而脉浮者，厚朴麻黄汤主之。"又言："脉沉者，泽漆汤主之。"《金匮要略》主言杂病，主从内伤角度言之，故此"浮"者，非为表邪所致，乃饮热上迫使然，观厚朴麻黄汤其方即知：①厚朴麻黄汤者，以麻黄宣肺气；以杏仁、厚朴降肺气；干姜、细辛、五味子、半夏、石膏者，寒温并用，化气行水；小麦益脾扶正，以防石膏寒伤脾胃，与白虎汤之粳米同义。其专为饮热上迫、肺气上逆而设。故《千金要方》言："咳而大逆上气，胸满，喉中不利，如水鸡声，其脉浮者，厚朴麻黄汤方。"②若水热互结，停滞于胸，阻结较重，脉沉不起，而见咳而上气者，可以泽漆汤主之。泽漆汤者，以泽漆、紫参、白前、生姜、半夏化痰逐水，峻祛其邪；以桂枝通阳化气；以黄芩清热燥湿；以人参、炙甘草扶助正气。其以攻逐邪气、调和寒热为主，为有形之邪阻滞较甚，又兼寒热、虚实错杂者而设。③《脉经·平三关病候并治宜》言："寸口脉沉，胸中引胁痛，胸中有水气，宜服泽漆汤。""胸中"者，心肺也，病位高；"胁"者，肝胆也，病位低。虽皆为里，却又高下不同，故病从"胸"而及"胁"者，为从上焦影响及中焦，为病势向下、向内之象。故知，若水饮兼热，热挟水饮上迫，病势向上、向外者，其脉可浮数；若饮热壅结在里，病势向下、向内者，其脉可沉数。

（2）阳气虚弱而脉数

数而无力者，为虚，为气血阴阳亏虚而欲通过加速流动以补偿其不足使然。故景岳言"愈虚愈数"，实得其旨。《脉神》又言："凡患阳虚而数者，脉必数而无力，或兼细小，而证见虚寒，此则温之且不暇，尚堪作热治乎！"更言："若数而无力者，到底仍是阴证，只宜温中。"

吐伤中阳，其脉细数。《伤寒论》第120条言："太阳病，当恶寒发热，今自汗出，反不恶寒发热，关上脉细数者，以医吐之过也。一二日吐之者，腹中饥，口不能食；三四日吐之者，不喜糜粥，欲食冷食，朝食暮吐。"①此条主言吐后伤及中阳，阳虚其脉本当微，然此条者，却以"细数"言之。脉"细"者，气血阴阳的亏虚皆可导致，此处为阳虚使然；而"数"者，乃因中阳亏虚，阳气通过代偿性加速运行，以补充其不足使然。李士懋老先生以"慌张"形容之，确实甚为恰当。②"一二日""三四日"者，皆约数也。"一二日"者，初受邪也。受邪之初，往往正气充足，脏腑亦旺。吐之虽伤中阳，但伤之不重，胃阳受损则受纳失常，故见"口不能食"。脾阳损伤不重，运化正常，故见"腹中饥"，脾主大腹故也。"三四日"者，病之久也，病久不愈，只因正气不足，不能祛邪故也。此时若吐之，则重伤中阳，胃阳大损，受纳不能故见"不喜糜粥"。阳虚不运，聚而生热，故"欲食冷食"。脾阳大损则不运化，胃阳大损则不腐熟，饮食停留，久久吐出，此为"除中"。③"除中"者，见于332条之"凡厥利者，当不能食，今反能食者，恐为除中"及333条之"脉迟为寒，今与黄芩汤，复除其热，腹中应冷，当不能食，今反能食，此名除中，必死"。故知"除中"者，乃中阳大伤之危重症。仲景以"必死"言之，可见其证之重，其病之危。

汗伤中阳，其脉见数。《伤寒论》第122条言："病人脉数，数为热，当消谷引食，而反吐者，此以发汗，令阳气微，膈气虚，脉乃数也。数为客热，不能消谷，以胃中虚冷，故吐也。"第120条言吐伤中阳，此条言汗伤中阳。汗吐本为祛邪而设，何为汗吐后中阳皆伤？此乃其人平素中阳不足使然；若其人平素胃阴常不足，汗吐之后，则必伤胃阴。此皆与其人平素身体脏腑的强弱和阴阳的偏颇相关。故临床之时，不仅需祛邪以治标，更需顾护其脏腑，扶正以固本。六经之病，其所得者，何不是因正虚而邪气侵袭使然。此条重点在"阳气微……脉乃数……不能消谷……故吐也"。若严重者，便为"除中"。

胸阳不足，寸脉微而数。《金匮要略·呕吐哕下利病脉证治》言："寸口脉微而数，微则无气，无气则荣虚，荣虚则血不足，血不足则胸中冷。"寸主上焦，寸脉微者，上焦阳虚；数者，阳虚而慌张。上焦阳虚而温煦失常，故"胸中冷"。宗气者，生成于肺而存储在胸中气海，其化生为卫气者上行吸道，化生为营气者灌注心脉。寸口脉微，胸阳不足，宗气虚寒，不生荣卫，不滋气血，荣卫气血俱虚，故言"微则无气，无气则荣虚，荣虚则血不足"。

格阳之证，其脉浮数软大无神。①《脉说·数脉》言："数脉亦有主寒者。若脉来浮数，大而无力，按之豁然而空，微细欲绝，此阴盛于下，逼阳于上，虚阳浮露于外，而作身热、面赤、戴阳，故脉数软大无神也。"又言："虚寒而逼火浮越者，真阳欲脱者，脉皆数甚，亦强大而不虚，皆当以证参之勿误也。"②《伤寒论》第317条言："少阴病，下利清谷，里寒外热，手足厥逆，脉微欲绝，身反不恶寒，其人面色赤……或利止脉不出者，通脉四逆汤主之。"第315条言："少阴病，下利脉微者，与白通汤。利不止，厥逆无脉，干呕烦者，白通加猪胆汁汤主之。服汤脉暴出者死，微续者生。"故知，仲景少阴寒化证之格阳戴阳证，其脉以沉微，或沉微欲绝，或微甚似无为主。③此格阳两证，一见浮数软大无神之脉，一见沉微欲绝似无之脉；浮者为阳衰极而浮越外亡之象，沉者为阳衰极而阴寒欲灭其残火之象；前者为内伤杂病之格阳者，无外邪之扰，后者为伤寒之格阳者，兼有阴寒内盛之象，故伴见阴寒内盛之"手足厥逆""下利清谷"或"利不止""干呕烦"等象，仲景"里寒"二字已点明其旨。

（3）阴血亏虚而脉数

凡津液、血、肾精者，皆为有形而属阴之品，凡阴液不足、阳气失制而亢盛者，皆可见数，其脉虽数但按之乏力。

真阴亏损之脉，常数急。《脉说·数脉》言："数则为热，人皆知之，而如数之脉，人多不察，此生死关头，不可不细心体认也。……《玉机真脏论》言冬脉曰：其气来如弹石者，为太过，病在外；其去如数者，为不及，病在中。释云：来如弹石者，其至坚强，营之太过也；去如数者，动止疾促，营之不及也。盖数本属热，而此真阴亏损之脉亦必急数，然愈数则愈虚，愈虚则愈数，而非阳强实热之数，故不曰数而曰如数。"又言："何西池曰：虚热者，脉必虚数无力固矣。然有过服凉剂，寒热搏击；或肝邪克土，脉反弦大有力者，投以温补之剂，则数者静，弦者缓，大者敛矣，此最当知。"

其脉平素持续性浮大弦数而弹指者，易化风，或暴死。《临证脉学十六讲》言："有些人持续脉浮大弦数而弹指，你讲他是病人，但他没有病，自我感觉可说是'超级良好'。他们共同的特点是吃得（食欲很好）、睡得、玩得、干得、享受得，其中很多人还怕热汗出，有点儿莫名其妙的烦躁和着急，就很难说他完全健康，因为他身体上的上述征象，说明其阳气并不'秘藏'，一派阳气偏盛和阳气浮越于外的日常表现，可见其阳亢已达到了阴难承制的地步；若仍一味'烦劳'，则必致'阳气者，烦劳则张'，而进一步阳亢。一旦超过极限，极易阳亢无制，厥阳上行，有阳无阴，化风突发，甚至暴死。"真阴亏虚而阳热亢盛，故见脉浮大而数。阴虚不能濡养经脉，脉管僵硬，故见弦象。烦劳者，动则生阳，动则扰阴，从而致使阴更损而阳更亢，亢阳上击失濡僵硬之脑脉，则易使其破裂而血溢脉外，或为中风，或为暴死。烦劳者，劳作而不能停息，熬夜而通宵达旦，泻精而毫无节制，如此则阴更伤而阳更亢，于病最为无益。

肾阴虚衰，脉细沉数。《伤寒论》第285条言："少阴病，脉细沉数，病为在里，不可发汗。"285条乃主言少阴热化证之脉。少阴热化证为热及少阴，灼伤真阴，阴虚而阳热亦亢之证，治之当仿黄连阿胶汤法，以滋阴清火为主。若用辛温发汗法，则阴更伤而热愈炽，其证必坏。

阴虚脉数者，不可妄用灸法。《伤寒论》第115条言："脉浮热甚，而反灸之，此为实，实以虚治，因火而动，必咽燥吐血。"第116条言："微数之脉，慎不可灸。因火为邪，则为烦逆，追虚逐实，血散脉中，火气虽微，内攻有力，焦骨伤筋，血难复也。"① 115 条之"脉浮热甚"者，为实热之证，实热之证，其脉必然为数。而不言数者，以"热甚"代之，而实热之证，自不可用火灸之。116 条"微数之脉"，乃与前条相对而言。前条主言实热，此条主言虚热。"微数"者，稍数也，言其热不甚，在此指阴虚内热之证。虚热之证，亦不可用火灸之。② 故知，凡热证，无论是实热证还是虚热证，皆不当用火法灸之，以热助热故也。观第 116 条之"微"者，为修饰词之微微、稍微之意，故"微数"者，稍微有点数。阴虚之脉而见稍数者，说明其阴血亏虚不甚。而火灸之法，其"火气虽微"，但"内攻有力"，更可"焦骨伤筋"、灼伤阴血，即使阴血亏虚不甚者，亦不可妄用灸法。

阴虚脉数者，不可过用苦寒清热之品。若过于苦寒，恐寒伤中阳，致使脾阳虚弱，气血不生，阴阳不长。若欲治之，自当以甘寒之品，生津益阴即可；若火热过亢者，可仿六黄汤法，寒温并用。故《脉神·数脉》言："阴虚之数者，脉必数而弦滑，虽有烦热诸证，亦宜慎用寒凉，若但清火至脾泄而败。"

阴血亡失，而里热仍盛者，预后不良。《金匮要略·惊悸吐衄下血胸满瘀血病脉证治》言："夫吐血，咳逆上气，其脉数而有热，不得卧者，死。"虽言"吐血"，然从"咳逆上气"察之，当为咳血。邪气袭肺，肺气不利，大咳峻喘，伤及肺络，肺络破损，血溢脉外，随咳喘而出，故见咳血。血者阴也，阴血亡失，阳失其制，独亢于里，其热弥散于外，故见身热、烦躁"不得卧"、脉数等症。阳热亢盛于里，不仅更灼阴血，亦能迫血外溢，血愈溢则阳愈炽，阳愈炽则阴更伤。两者循环，病情愈重，愈后不良，故言"死"。

百合病者，其脉微数。《金匮要略·百合狐惑阴阳毒病证治》言："口苦，小便赤……脉微数。"百合病者，为心肺阴虚内热，而见神志恍惚、口苦、小便赤、脉微数等症。仲景治之，主以百合，故名之为"百合病"。百合病者，心肺之疾。心主血脉，肺朝百脉，心肺虚损，气血不和，阴阳失调，百脉受累，发为其病。故仲景言："百合病者，百脉一宗，悉致其病也。"心肺阴虚内热，热扰心神，故见"欲食复不能食""欲卧不能卧，欲行不能行”“默默”“如有神灵者”等心神不安、神志恍惚之症。虚热上炎则口苦，虚热下灼津液则小便赤；阴虚内热，阴不制阳，阳热亢盛，扰及气血，故见脉数。此“微”者非指微脉，微数者乃稍数之意，言其虽阴虚生热，但热不甚，故治之以百合、生地黄之甘寒益阴润燥为主，而非以清热为主。

（4）以数脉判断疾病的传变及愈后

判断太阳病传变与否。①《伤寒论》第4条言：“伤寒一日，太阳受之，脉若静者，为不传；颇欲吐，若躁烦，脉数急者，为传也。”“伤寒一日”者，指感邪初期，即指太阳病初期，故言“太阳受之”；“静”者，指安静、宁静、静止、不运动也，故“脉静”即指太阳中风及太阳伤寒之脉——浮紧或浮缓之脉未发生变化；“脉数急”即紧脉向数脉转变，紧则为寒，数则为热，故由紧变数者，实指太阳病不解而内传，转归为阳明病或者少阳病。若脉数而见“颇欲吐”者，由太阳病传变为少阳病；若脉数而见“躁烦”者，为太阳病传变为阳明病。②阳明病、少阳病者，皆以里热证为主，故数脉者，为其主脉。《伤寒论》第186条言：“伤寒三日，阳明脉大。”故若大而兼数者，为阳明病。第140条言：“脉弦者，必两胁拘急。”第265条言：“伤寒，脉弦细，头痛发热者，属少阳。”故若脉数而兼弦者，为少阳病。

判断下利之愈后。《伤寒论》第361条言：“下利，脉数，有微热汗出，今自愈，设复紧，为未解。”第365条言：“下利……脉微弱数者，为欲自止，虽发热，不死。”第363条言：“下利，寸脉反浮数，尺中自涩者，必清脓血。”第367条言：“下利，脉数而渴者，今自愈。设不差，必清脓血，以有热故也。”此皆言虚寒性下利的转归。疾病之转归，皆与正邪之强弱相关：若正强而邪弱，则正气祛邪，疾病向愈；若邪强而正弱，则正退而邪进，疾病加重。虚寒性下利为阳气虚衰，不能温化固摄津液，津液直趋于下，泄之于外使然，故必然伴随着四逆腹痛、恶寒踡卧、脉细微等阴寒内盛之象，若反见脉数、发热、汗出等阳热之象者，则属阳气生长，正气来复，阴翳消退之征兆，其病有向愈之机。

判断久咳之愈后。《金匮要略·痰饮咳嗽病脉证并治》言：“久咳数岁：其脉弱者，可治；实大数者，死；其脉虚者，必苦冒。其人本有支饮在胸中故也，治属饮家。"此言支饮久咳的脉证及愈后。①支饮久咳而脉见弱者，乃寒饮久留，耗伤其阳，阳虚不振，故见脉弱。此为饮邪久留之本脉，亦为饮邪不盛、正邪相争平和之象，治之以温阳化饮法，或可痊愈，故言"可治"。②支饮久咳，必然伤正，其脉当虚，反见实大而数者，皆一派邪气亢盛之象，此为正气本虚而邪气亢盛，邪盛正怯，疾病将进，故言"死"。"死"非必死，乃愈后不良之意。③弱本虚类，弱位在沉，为胸阳本弱而邪气不亢，饮邪停聚而固守不移之象。若仅言脉虚者，或指浮虚，为水饮不守其位，上冲于脑，阻于其窍，故见眩冒。

判断脓成与否。《金匮要略·疮痈肠痈浸淫病脉证并治》言："诸浮数脉，应当发热，而反洒淅恶寒，若有痛处，当发其痈。"又言："脉洪数者，脓已成，不可下也。"详见"热邪在肺"条。

（三）六部数脉主病

《脉诀汇辨·数脉》言："数脉主府，其病为热。左寸数者，头痛上热，舌疮烦渴。数在左关，目泪耳鸣，左颧发赤。左尺得数，消渴不止，小便黄赤。右寸数者，咳嗽吐血，喉腥嗌痛。数在右关，脾热口臭，胃反呕逆。右尺得数，大便秘涩，遗浊淋癃。"

《脉理会参·数脉》言："数脉主腑，热病所宗。寸数喘咳，口疮肺痈；关数胃热，邪火上攻；尺数相火，遗浊淋癃。有力实火，无力虚火。浮数表热，沉数里热。阳数君焚，阴数相腾。右数阳亢，左数阴丧。"

《四诊抉微·数脉治有难易》言："数脉属阳，阳宜平而不宜亢，过亢则为害矣。然六部之内，有宜见不宜见之别。宜见治之亦易，不宜见治之甚难。如始病见数，或浮数有力，是热在表，散之则已；沉数有力，是热在里，降之则愈，治之易也。病久脉数，或浮数空软，阳浮于上，治当温补；沉数细涩，阴竭于下，法必滋阴，疗治为难。心病左寸见数，独甚于他部，为心火独亢，泻之易已；肺病右寸见数，而过于别部，为火盛克金，治之难瘳。左关数实，弦急有力，肝火蕴结，泻之为易；左关数虚，弦细无力，肝阴亏竭，补阴非易。右关数实，脾胃火烈，清降易已；数虚兼涩，脾胃阴竭，养阴费力。细数之脉，忌见两尺。左尺细数，兼之虚涩，真阴已竭，治专壮水，迁延时日，治亦无益；右尺浮数，按之细涩，真阳衰竭，益火之源，薪传已尽，治亦难愈。

"明其易而知其难，又何难哉？在前人谓肾有虚无实，故治有补无泻。知柏八味丸，是泻肾之剂也，惟察阳藏右尺独旺而实者，可用之，是泻其肾中偏旺之气，非泻肾阳之谓也。"

（四）数脉相兼脉意

《脉神·数脉》言："滑数、洪数者多热，涩数、细数者多寒。暴数者多外邪，久数者必虚损。"

《脉说·数脉》言："数脉主热，浮数表热，沉数里热。……数实肺痈，数虚肺痿，细而数为阴虚劳热，数而洪实有力为疮疡，数而滑实为痰火。平人脉沉数，为气郁有火；瘦人见疾数，是阴虚火盛也。"

《医学集成·六脉真辨》："虚损之脉有数者，有阴有阳。阳虚者数而无力，或兼细小。其证必虚寒，或外热如火，而内不喜冷饮，大便亦无燥结。此真寒假热，格阳证也，右归饮加泽泻，凉服，以取纳气归肾，从阴引阳之义也。又如口舌糜腐，龈烂喉痹，六脉细数，镇阴煎，凉服，亦同其义。阴虚者，数而弦滑，其证必多烦热，或咳嗽失血，或自汗盗汗，或虚热往来，或眼昏耳聋，如兼小水赤涩，六味丸。无赤涩，左归饮，左归丸，兼服瑞莲丸，以补脾肾。苟以数为热，而用知柏、生地、二冬，必至脾泄而危矣。

"疟疾之脉有数者，其证若止作俱数，而兼弦滑，此肝邪乘脾土，有痰有食也，平胃散合二陈汤，倍加柴胡，少加青皮、草果、槟榔；或追疟饮。若止后不数、不弦、不滑，牛膝煎或何人饮。"

"痢疾之脉有数者，有寒、有热、有虚、有实。若烦渴身热，小水短赤，少腹胀痛，而里急后重，年力强壮，而形气有余，其脉数而洪滑有力，方为真实热，宜凉，宜下，先进百顺丸，次用痛痢饮，随进归芍饮，后服胃关煎。如痢初起，并日久不愈，脉数而弦涩细弱，慎勿攻之。初起而少壮者，佐关煎；日久而衰老者，胃关煎。俱间服吴茱萸丸。有胀滞，而小水赤涩，兼服胃苓汤。

"痈疡之脉有数者，其证身不热而恶寒，饮食如常，或身热而得汗不解，痈疡之候也，服仙方活命饮。如高肿热痛，阳证也，服济阴汤，敷抑阳散。散漫而皮色不变，痛亦不甚，阴证也，服回阳汤，敷抑阴散。似肿非肿，半阴半阳证也，服冲和汤，敷阴阳散。凡诸痈疽，不问阴阳，总以隔蒜多灸为上，溃后，服八珍、十全。

"胎孕之脉有数者，乃冲任气阻，所以脉数，本非火也。当分强弱寒热，不得概指为火，而以黄芩为圣药。如孕妇素虚，本无所因，而腰胀腹痛见血，胎有不安，此冲任失守，胎元饮常服。因多怒多思，致肝脾多火多滞，惯常堕胎，两关洪实，固胎煎。果因胎气内热，脉见洪实，胎不安者，凉胎饮。

"按：数脉诸症，凡邪盛者多数脉，虚甚者尤多数脉，则其是热非热。"

（五）数脉医案举隅

1. 脉疾而按之无力，为阳虚之象

王某，男，1.7岁。1965年11月3日诊。患儿白胖，西医称为渗出性体质。病已四日，高热达41.5℃，头胸疹点隐隐且色淡，躁扰肢厥，咳喘痰鸣，脉疾（心率260次/分），按之无力，舌淡，面色青白。麻疹合并肺炎、心衰。疹未透发。予：

炮附子6克，红参5克，桂枝6克，升麻3克，紫草10克。

二剂。浓煎频服，令一昼夜二剂尽。至夜，疹已出齐，色较淡。身热略降（39.3℃），面色微见红润，脉尚疾（心率220次/分）。上方去桂枝、升

麻，加黄芪 6 克，鹿茸 1 克，三剂。尽剂，疹没热退而愈。

按：患儿肥胖色白，素体阳虚，不能托疹外透。余初以为高热疹出不透，仍依《医宗金鉴》竹叶柳蒡汤加石膏、羚羊角治之，先后五例皆亡。后见《中医杂志》有篇报道，言及阳虚不能透疹者当予温托之法，遵而用之，后之六例皆愈。此教训刻骨铭心。每忆及此，扼腕长叹，余实乃庸医杀人。

中西医热的概念不能等同，西医发热是以体温为标志，而中医是指脉数舌红、烦躁口渴溲赤便结等热证。体温高者，中医可称为有寒或阳虚阴盛；体温低者，中医仍可称为有热。此类患儿，余以为体温如此之高，必是热盛，而误予寒凉清热，无异雪上加霜，疹不能透，疹毒内攻而亡。

高热而诊为阳虚阴盛的依据，主要在于脉数疾按之无力。有力为实，无力为虚。《濒湖脉学》言数脉："实宜凉泻虚温补。"同为数脉，当寒凉清热还是温热扶阳，关键在于脉之沉取有力无力。此性命攸关之处，万不可稍忽。倘差之毫厘，必失之千里。若脉之有力无力在疑似之间，当察其舌。察舌重在舌质，苔或黄或白。若舌质淡者，当为虚寒。再进而观色，若色光白或兼青者，乃虚寒。此例阳虚不能托疹，故予参附温阳，桂枝温通血脉，升麻升发透达，紫草活血以促疹透发。阳复疹透热退。

此例虽阳虚阴盛伴高热，但非阴盛格阳。格阳者，脉当浮大而虚，颧红如妆。虚阳势将脱越，当引火归原，不可用升麻助其升散。

李士懋、田淑霄《温病求索·医案十则》

2. 脉数大而舌红苔黄腻，乃热毒夹滞之象

司马某，女，1.3 岁。1964 年 4 月 7 日诊。发热已六日，颈项及耳后疹密而紫暗，身躯疹稀少。咳喘气粗，烦热渴饮，下痢赤白，日十余行。脉数大，舌红苔黄腻。此热毒夹滞，壅结于内，疹出不透。急当清泄热毒，畅达气机，佐以消导，予增损双解散加减：

僵蚕 7 克，蝉蜕 3 克，姜黄 4 克，酒军 3 克，桔梗 4 克，防风 3 克，薄荷 3 克，芦根 6 克，黄芩 4.5 克，黄连 4.5 克，栀子 4 克，石膏 8 克，紫草 10 克，槟榔 4.5 克。

一剂，疹即出透，喘、痢、热皆减。

按：《医宗金鉴》云："疹宜发表透为先，最忌寒凉毒内含。"麻疹贵在出齐，疹色红活，使郁伏于内之疹毒尽达于表而解。若过用寒凉，必冰伏气机，表气郁遏，疹不能达。即或疹乍出，过寒亦使疹没，疹毒转而内攻，喘闷痉厥，变证丛生。然热毒盛者，又当断然清透，不可因循踟蹰。此例于甫露即紫暗，热毒内盛明矣。郁热上攻于肺而作喘，夹滞下迫大肠而为痢。热毒壅遏，气机不畅，疹不能透发。予双解散，内清外透，使热分消，加紫草以活血散瘀。毒热得透，疹即出齐，喘利顿减。

李士懋、田淑霄《温病求索·医案十则·麻疹肺炎》

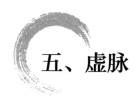

五、虚脉

（一）虚脉指感

《灵枢·终始》言："虚者，脉大如其故而不坚也。"

《脉经》言："虚脉，迟大而软，按之不足，隐指豁豁然空。"

《诊家枢要》言："虚，不实也。散大而软，举按豁然，不能自固，气血俱虚之诊也。"

《脉语》言："脉来有表无里，曰虚。"

《脉神》言："正气虚也，无力也，无神也，有阴有阳。"

《诊家正眼》言："虚之为义，中空不足之象也，专以软而无力得名也。……浮以有力得名，虚以无力取象。"

《诊宗三昧》言："虚脉者，指下虚大而软，如循鸡羽之状，中取重按，皆弱而少力，久按仍不乏根。"

《脉确》言："虚脉，浮大无力；微脉，浮细无力。大中不能见细，则虚不可兼言微矣。"

《脉学补简》言："……虚，言脉体之薄也。无论何脉……轻诊如此，略按而体势顿减者，虽不全空，亦谓之虚。"

《脉学心悟》言："古代对虚脉的描述，只有一个要素，即按之无力，并不含有浮、迟、大的意思。……虚脉的主要特征就是按之无力，至于浮否、迟否、大否，都不是虚脉本身固有的要素。"

《临证脉学十六讲》言："虚脉是临床常见脉象之一，一般会把它作为一切无力脉的总称，而临床上常见的虚脉是：浮取脉搏虽明显，但较软，较之正常和软脉更无力，且中取沉取均明显无力，甚至沉取不应指。古人讲的'浮以候虚，沉以候弱'，是符合临床实际的。"

1. 标准虚脉

虚脉主见于浮位。

虚脉的重点在于脉力，其脉浮取乏力，中取沉取力更弱，甚至沉取无脉。

虚脉对脉形、脉率、脉幅、脉势等方面，不做要求。

（1）虚脉之力

虚脉主言其力，"不坚""按之无力""以无力取象""豁豁然空"皆在强调虚脉其力较弱。一般来说，虚脉脉力正如《临证脉学十六讲》所言，浮取脉力较常脉弱，中取沉取则明显减弱，甚至沉取不应指。

但欲断虚脉之无力，当以沉取为主。故《医学集成·六脉真辨》言："虚脉举按似有，无力无神，正气虚也。"更言："按至骨而无，谓之无力。"

临证之时，若其脉整体乏力，按之力量更减，甚至沉取无脉者，即为虚脉。

观《诊宗三昧》之"中取重按，皆弱而少力，久按仍不乏根。"及《临证脉学十六讲》之"中取沉取均明显无力，甚至沉取不应指"，可知虚脉有沉取可见与沉取无脉之别。这说明虽均为虚脉，然因气血阴阳虚衰程度的不同，在寻按之时，其力之大小也不尽相同。若沉取不显者，虚之极也；尚见者，虽虚而亦不过甚。

（2）虚脉之位

言虚脉"有表无里""浮以候虚"等者，乃言虚脉主见于浮部。故《诊家正眼》言："虽不言浮字，而曰按之豁豁然空，则浮字之义已包含具足矣。"

标准虚脉，脉动可见于浮中沉三部，然亦有仅见于浮取、中取，或仅见于中取、沉取者。

（3）虚脉之形

《灵枢》言："虚者，脉大如其故。"《脉学正义》解曰："大如其故者，言其人脉状之大小，仍如其人之故常。"《脉经》言虚脉兼"大"者，或即从此而来，实反误解《黄帝内经》之本意。《灵枢》言虚脉，重点在"不坚"二字，而非"大如其故"。

虚脉重在按之无力，其脉可大可小，可直可曲。

（4）虚脉之率

《脉经》言虚脉为"迟"，若果兼迟象，何以有虚数之脉！

素言"证虚脉虚"，更言"愈虚愈数"。

虚数之脉，诸虚证最为常见，若果兼"迟"，岂不与实际相反。

（5）小结

虚脉的重点不在脉形、脉率等，而是在脉力。

无论其脉大小、长短、曲直、迟数、滑涩，若脉按之乏力者，即为虚脉。

故《脉学心悟》言："《素问·示从容论》：'今天脉浮大虚者，是脾气之外绝。'《素问·刺疟》：'疟脉缓大虚。'《素问·五脏生成》：'黄脉之至也，大而虚。'《内经》是把浮、大、缓作为虚脉的兼脉，则知虚脉本身并不具备浮、大、缓的特征。"又言："《金匮》虚劳篇：'夫男子平人，脉大为劳，脉极虚亦为劳。'将虚与大对举并论，则知虚未必大。《金匮》血痹篇：'脉极虚芤迟'。迟乃虚之兼脉，知迟非虚脉固有之特征。所以，虚脉的主要特征就是按之无力，至于浮否、迟否、大否，都不是虚脉本身固有的要素。"

2. 虚脉的基本脉理

《脉神》言："浮而无力为血虚，沉而无力为气虚，数而无力为阴虚，迟而无力为阳虚。"又言："凡洪大无神者，即阴虚也；细小无神者，即阳虚也。"

《脉说》言："血虚于虚大脉中，必显涩弱或弦细芤迟之象为验。"

《脉神》言："无论诸脉，但见指下无神者，总是虚脉。"

《医学集成·六脉真辨》言："六脉无力为诸虚。"

诸脉者，皆以虚实为大纲，脉虚则证虚。虚为正气亏虚，虚主气血津液精之不足。

就组成人体的物质而言，有气、血、津、液、肾精等，无论哪种物质的不足，皆可表现为虚脉。正如《脉学心悟》言："虚脉主正气虚。凡阴阳气血亏虚，皆可形成虚脉。阳气虚，血脉搏击无力，则脉虚。阴血虚者，不能内守而阳气浮，阴血不能充盈血脉而脉不任重按，致成虚脉。临床凡见到虚脉，肯定是正气虚衰无疑。至于究竟为阳虚、气虚，抑或阴虚、血虚，则要结合兼脉以及神、色、舌、症等综合判断。"

气血阴阳亏虚者，虽言脉皆虚，但兼之不同。血虚则气失所依，浮越于外，故脉浮而无力；气虚则气无力升发外达，故脉沉而无力；阴虚则阴不制阳，阳气亢盛，激荡气血，故脉数而无力；气血周流，因阳气而动，若阳虚失温，推动乏力，故脉迟而无力。此为常也，然于临床诊断，必当四诊合参，在脉虚无力的基础上，参合诸证，方能确诊。如脉虚浮而数，若见神疲乏力、少气懒言者，当为气虚之证；若脉虚浮而数，却见五心烦热、潮热盗汗、面色潮红者，则为阴虚发热。

脉虚者，其人正气不足，而正气的不足、虚损等，绝不是一时形成。脉虚之人，其平素身体较差，时常易感冒，或常为其他病痛所扰。故临证之时，欲判断正气的情况，必当参合其平素的身体状况。若平素身体娇弱，或有慢性疾病，即使其脉呈有力之象，欲治之，必当合用扶正益气血之品，以防祛邪而伤正。

（1）气虚

气虚则乏，症见神疲乏力，少气懒言。诸气不足，便为气虚。诸气者，营气、卫气、宗气、元气、五脏之气、经络之气等。虽言诸气，然皆一气耳，其皆为脾所生。

观人身之气，皆由水谷之气、天之清气、先天之气三者合化而成。天之清气生成于肺，先天之气源之于肾，其两者之量常固定不变。以肺交换清浊之气的功能强弱在生理状态下较为稳定，但是随着疾病的影响、发展及年龄的增长，其功能逐渐减弱；先天之气源于先天之精，而先天之精源自父母所授，其量随着生长发育只能逐渐减少，至七七、八八之岁基本枯竭，独留后天之精以濡养身体，故其量在短期内变化不明显。唯后天水谷之精气，生成于脾而源于水谷之物，故若脾气旺盛，运化健旺，水谷充足，自能源源不断生成。故观三气，天之清气、先天之气之量短期内常常变化不明显，而水谷之气一日三变，直接影响人体之气的强与弱。故诸气之不足者，皆从脾而得补。

诸补气方，当以四君子汤为主导。《太平惠民和剂局方·四君子汤》言："治荣卫气虚，脏腑怯弱，心腹胀满，全不思食，肠鸣泄泻，呕哕吐逆，大宜人参（去芦）、甘草（炙）、茯苓（去皮）、白术各等分。上为细末。每服二钱，水一盏，煎至七分，通口服，不拘时，入盐少许，白汤点亦得。"荣卫二气，源于水谷，为水谷精气所生，而流传于周身经络及诸脏诸腑。荣卫者，气之表率，故脾气虚弱，运化不足，荣卫亏虚，诸气皆少。参术苓草四者，不仅可大补脾气以助运化，更能直补其气，于源于流皆得所宜。故《太平惠民和剂局方》又言："常服温和脾胃，进益饮食，辟寒邪瘴雾气。"《成方切用》四君子汤亦言："气足脾运，饮食倍进，则余脏受荫而色泽身强矣。"以气足则邪气易祛，气足则诸脏得养，自能身强体健。

要注意的是，诸虚之证，皆以气虚为先导。故补诸虚，当以四君子汤为底方，而随诸虚以加减之。阳不足者，常加桂枝、干姜、附子等，如桂枝人参汤、理中汤、附子理中汤等；阴不足者，常加麦冬、生地黄等，如麦门冬汤、炙甘草汤、竹叶石膏汤；精血不足者，常加当归、熟地黄等，如八珍汤、肾气丸、左归丸、右归丸。

（2）阳虚

阳虚则寒，即阳气不足，温煦失常，故见寒象。

阳气者，源于肾而布散于五脏。阳虚者，最与脾肾相关，以阳气生于先天而长养于后天。阳虚之轻者，温脾阳以求其化源，甘草干姜汤是也；阳虚之重者，调补脾肾，求其根，助其源，四逆汤是也。此阳气骤伤而寒甚之治法。若平素阳气虚弱、机能低下者，无论病在何脏何腑，皆当求之于肾阳，治之以填精补血温阳法。以血肉有情之品，如鹿茸、鹿角胶之属，徐徐进补，日久必有所得。

若肺、脾、肾阳虚而寒气甚者，当以四逆汤为底方，加减论治。如肺阳虚之甘草干姜汤、小青龙去麻黄加附子汤等，脾阳虚之桂枝人参汤、四逆辈等，肾阳虚之四逆汤类、真武汤等。就脾阳虚而言，若轻者，可以桂枝类方温运脾阳，如桂枝汤；稍重者，则以干姜类方温补脾阳，如理中汤；重者，则以附子类方补火暖土，如四逆汤。

若心、肝阳虚而寒甚者，则以桂枝汤为底方，加减论治。如心阳虚而痰浊扰心之救逆汤、肝阳虚而寒凝肝脉之当归四逆汤。此治心肝阳虚之轻证者。若重者，仍当以四逆汤为主导，合前方而治之。

仲景温阳散寒，喜用桂枝、干姜、附子、吴茱萸等，然此皆"温而散之"之品。初用确有补阳之效，若久用，则有伤阳之弊。故仲景用时，常配炙甘草，以甘缓其辛散之性，以增加其温补之效。若欲补阳，必当配大剂"参术草芪药、归芍地萸胶"等补气血之药，如肾阴阳两虚之茯苓四逆汤、肾气丸、温经汤等。

阳虚是气虚的重证，故诸阳虚证，常在气虚的基础上，但见平素怕冷者，即为阳虚。且善补阳者，必当益气，以甘温合化，则阳气方能源源不断。

（3）阴虚

阴虚则热，即阴不制阳，故见五心烦热、潮热盗汗、面色潮红等虚阳亢盛之症。

阴者，津也、血也、精也。津亏而阴虚者，或因热邪灼津，或因津液骤损，至津亏而不济其阳，阳气有余而亢奋，故见阴虚则热。血少而阴虚者，或因热邪耗血动血，或因久病失血，或因心神躁动而暗耗阴血，致使血少。血虚者，津必不足。津不足而阳有余，阴不制其阳，阳热亢盛，故见阴虚则热。精损而阴虚者，或热邪灼精，或久病耗精，或生活损精，致使精损血少津亏，阴不制阳，而见阴虚则热。

阴虚者，津必不足，故常言"生津养阴"，观养阴药即知。阴虚之治，当调补津、血、精。

肺主气，胃主腐熟，皆以阳气为用，而靠津液以滋，故肺胃阴虚者，以津之不足为主，治之以生津养阴法，如麦门冬汤、沙参麦冬汤等。心主血，肝藏血，又津能生血，故心肝阴虚者，以津血俱亏为主，故治之以生津养血益阴法，如天王补心丹、一贯煎等。肾藏精，肝藏血，肝肾阴虚，精血俱损。相火炎炎、阴虚火盛者，加苦寒泻火之品，如知柏地黄丸、六黄汤、青蒿鳖甲汤、大补阴丸等；阴虚而热不甚者，以一贯煎、左归饮之属，此为救急之法；若欲填真阴者，则当求之于血肉有情之剂，如左归丸、黄连阿胶汤、大定风珠等。

阴虚则不能制约阳气，故见虚热之象。而在津、血、精三者中，唯津液者最能制约阳气。凡阳气布散运达之处，无不有津液；津液与阳气，不离不弃，相伴而行，布达周身，无所不到。故凡津液不足，必然不能制约阳气。阳气相对亢盛，故见发热之象。所以补阴者，最以补津液为要，而补津液者，却以麦冬、生地黄为常用药对，以麦冬能补气分之津液，生地黄能补血分之津液。两者不仅能补津液以治本，更能清其虚热以治标。生地黄、麦冬，益阴清热，标本并治，凡心、肺、胃、肝、肾诸阴虚证，皆能用之。

（4）津亏

津亏则干，即津主濡润，津少不能滋润濡养，故曰"干"。

津亏者，其热象往往不明显，以津液不足、濡润失常的"干燥"为主。但若津损过甚，阴不制阳，则热象明显，而为阴虚之证。

津者，汗之源也，津亏则汗少，所以阴虚者，不可过度发汗，甚至禁用汗法。津亏者，以肺、胃两脏最为常见，特以胃津损伤最为多见。胃津骤损，可因发汗、吐泻损津，可因火热炽盛而灼津。

汗之过度，损伤胃津，其有轻重之别。津损轻者"胃中干"。《伤寒论》第71条言："太阳病，发汗后，大汗出，胃中干，烦躁不得眠，欲得饮水者，少少与饮之，令胃气和则愈。"此为发汗过度而耗伤胃津，故言"胃中干"。然其津虽伤但不过甚，故仅见津少致神失所养之"烦躁不得眠"，其人本欲饮水以补津，但因发汗损津而使胃气受伤，胃之气化功能必然虚弱。故饮水之时，必当小口而徐徐饮之，方不折伤胃气，胃气化行，胃津得补，其气自和，故言"胃气和则愈"。

津损重者"胃中燥"。《伤寒论》第 213 条言："阳明病，其人多汗，以津液外出，胃中燥，大便必硬，硬则谵语，小承气汤主之。"此为里热炽盛，迫津外泄，胃中津液严重不足，故言"胃中燥"。热炽津损，热透不畅，燥热内盛，与糟粕相结，但因津液并非枯竭，仍见汗出热泄之象，故其胶结不甚，而仅见"大便硬"。治之以小承气汤通便泄热，待热去而津自不伤，胃气和而津液续生。

胃者，中焦；胃阴亏者，中焦阴虚。中焦者，上承于心肺，下接于肝肾，所以胃阴亏损者，可迫及上下而为病。观《伤寒论》或者《温病条辨》，顾护阴液者，最以胃津为重，如仲景之竹叶石膏汤、麦门冬汤，温病之沙参麦冬汤等。

（5）血虚

血虚则白，症见舌淡白、唇甲白、面耳眼睑苍白。

血，源于脾，生于心，藏于肝。血者，为营气及津液，经心阳之温化所生。而营气、津液者，皆来源于脾，为水谷所化生。血生成后，藏之于肝，在人思考、运动消耗增加之时，可布达于外，以供其需；在人睡眠、休息消耗减少之时，内归于肝，藏而养之。

治血虚者，以四物汤为底方。若因出血而耗血者，则加止血药，并合凉血止血、益气止血、温经止血等诸法以治之；若因脾胃亏虚而生血不足者，可用八珍汤益气补血；若因耗精而伤血者，则合肾气丸、桂枝加龙骨牡蛎汤等；若因瘀血内阻而新血不生者，则合用化瘀生新之法以治之。

气虚、血虚，其脉有别。《四诊抉微》言："东垣以气口脉大而虚者，为内伤于气；若虚大而时显一涩，为内伤于血。凡血虚之病，非显涩弱，则弦细芤迟。如伤暑脉虚为气虚，弦、细、芤为血虚，气血之分了然矣。"

气虚主在鼓动乏力，故脉动而无力；血虚则伴脉道失充，气血不续，故见涩、迟、弦、细。然气血本为一体，气病可及血，血病可及气。气血一体，一荣俱荣，一损俱损。若久病而气虚者，必当兼以益血；久病而血液亏虚者，必当兼以益气。气血互滋，则化源不绝，源源不断。

（6）精损

精损则老。精主充髓、生血、养骨、滋发，精损则髓减、血少、骨软、发落，而呈"未老先衰"之象。

观《素问·上古天真论》可知，人体的生长、发育、生殖皆与肾精的多少相关，精少则五脏失充、脏腑失养，从而可提前进入"老龄化"状态。

肾精的亏损，除了先天不足、气血亏虚而不能填养之外，最与平时的过度耗伤相关。肾精亏损，有偏肾阳、肾阴的不同，甚至无阴阳偏颇之象，仅以亏损为主。肾精亏损，最宜用血肉有情之品慢慢调补之，如鹿茸、阿胶、鹿角胶、龟甲胶等，平时亦可服用左归丸、右归丸、龟鹿二仙膏之属，特别是左右归丸各大药房均有所售，最易得到。诸胶者，一般不单独服用，常与人参、枸杞等熬膏调服；偏阳虚者，最易用鹿茸，打粉装胶囊服用最为方便。

3. 诸虚皆从气虚始

人活一口气。气量充足，气行通畅，方能脏腑调和，百脉通畅，身体健旺。

气者，能生津，能生血，能生精。故气足则津、血、精自能源源不断续生。气虚日久，必然津、血、精匮乏而不续；神亦失养，疲惫不堪。

故诸不足者，皆从气虚始。

故《临证脉学十六讲》言："气虚是产生虚脉的首要机理，由于气与血、阴、阳、营、卫、津、液、精在生理病理上的密切关系，后八种物质的亏虚往往以气虚为先导，继而再影响到它们，或者气虚与这八种物质的亏虚合并而见，诸如气血两虚、气津两亏、阳气亏虚等。与此对应后八种物质的亏虚，都会导致气的亏虚。要不临床上怎么要用独参汤来治疗血脱呢？因为血脱往往是气随血脱，补气可以摄血，可以生血。另外这八种物质亦可以相互影响，往往是牵一发而动全身。"

故治诸虚者，皆当配合补气之法，以求其能生生不息，化源不绝。

4. 诸虚证有程度之差异

虚为正虚，虽统言虚，然其虚之轻重，常有所不同。

如《临证脉学十六讲》言："虚证一般可见到不足、虚弱、亏损、枯竭、亡脱五类情况。"又言："由于正气亏虚的程度不同，所见到的虚脉也有所差异，但脉象无力是它们共同的特点。"又言："只有患者虚到一定的程度才会出现数脉，并且患者越虚脉越快，直至亏损或亡脱，还可以出现疾脉。"又言："血脱，往往会见到芤脉；而阴将枯竭则会见到涩脉、硬脉等；假如出现枯竭、亡脱，在很大程度上反而会兼有强象之脉，比如大脉、弹指脉。"

如气虚者，气虚轻者，仅脾肺之气不足，党参、黄芪补之即可；气虚重者，元气亏虚，一身气虚，平素即当用园参补之；至气大虚而欲亡脱者，急用独参汤以救之。若津、血、精亏虚者，轻者可用麦冬、当归、熟地黄等草木之品调补之；若精血大亏，精神萎靡，诸事不能者，当合用血肉有情之品配人参以徐徐调补之，如鹿茸、紫河车、蛤蚧及诸胶等。

5. 虚脉相似脉比较

浮脉：浮脉与虚脉，皆浮取时力较强，而中取、沉取则减弱。但浮脉常主实证，其脉力较强；虚脉但主虚证，其力弱之明显。故《诊家正眼》言："浮以有力得名，虚以无力取象。"

散脉：其脉仅见于浮，中取沉取皆无脉。其脉形宽泛而薄极，脉动之时，如数十点同时击手。其脉比虚脉更为无力，故《诊家正眼》言："虚脉按之虽软，犹可见也。散脉按之绝无，不可见也。"

微脉：微脉浮而极无力，微为阳气大虚之脉，其脉之乏力，比虚脉更甚，甚至因脉力太弱而时有消失不见感。微主阳虚，虚者气血阴阳皆可不足。

弱脉：弱脉沉取乏力，不见于浮位；虚脉浮取乏力，中取、沉取其力更弱，甚至沉取无脉。

芤脉、革脉：芤脉"中空旁实"，革脉"中空外急"。芤、革主言脉形，虚主言脉力。芤脉、革脉多为阴液不充，阳气外浮，为阴虚不制阳之象，皆浮取明显而按之陡然空豁；虚为气血阴阳不足，脉动乏力，按之其力虽减，但多未至空豁。

（二）虚脉的病理

1. 气虚脉虚

阳明里结轻而表邪甚者，其脉浮虚。《伤寒论》第 240 条言："病人烦热，汗出则解，又如疟状，日晡所发热者，属阳明也。脉实者，宜下之；脉浮虚者，宜发汗。下之与大承气汤，发汗宜桂枝汤。"此言阳明病汗法与下法的区别。①"烦热"者，心烦发热也，无论太阳病、阳明病，皆可出现。在太阳病为表邪郁闭太甚，营卫不畅，心神不安，或阳郁化热，扰及心神所致，如第 24 条："反烦不解者，先刺风池、风府，却与桂枝汤则愈。"第 38 条："太阳中风，脉浮紧，发热恶寒，身疼痛，不汗出而烦躁者，大青龙汤主之。"在阳明病，发热为其本证，为里热炽盛之外象，火热之邪本易扰心，故心烦亦为阳明热证实证之常见症，轻则心烦，重则谵语，极则神昏不语。②"如疟状，日晡所发热"者，此为潮热，为风寒入里化热，已与糟粕相结，里实已成，以成阳明病，故言"属阳明也"。③此阳明病为太阳病发展而来，若其脉大而有力者，里实已盛，可以承气汤泻热通便，导燥热外出；如脉浮而乏力，又见潮热者，而阳明燥结较轻，邪气未全入里，其邪大部分仍在外，其病仍以太阳病为主，故欲治之，当以桂枝汤发汗祛邪。④此本里有阳明燥结，何以用桂枝汤之辛温燥热助阳之剂治之？以表邪之内陷，皆因正气不足使然，桂枝汤扶正解表，符合其机；又桂枝汤本可调和脾胃，寒者可温（桂枝、生姜温里散寒），燥热者可泻（芍药本可泻下通便），此里实轻微，虽潮热但不甚，又以脉虚而正气匮乏明显，故以桂枝汤调脾胃，扶正气，祛表邪。待脾胃功能恢复，中焦自和，腑气通降，里之微邪自祛。

肺气欲绝，其脉浮虚无根。《金匮要略·五脏风寒积聚病脉证并治》言："肺死脏，浮之虚，按之弱如葱叶，下无根者，死。"①"死脏"脉者，为脏气欲绝时出现的脉象，若见其脉，则愈后不良，故名之"死脏"。观《素问·平人气象论》言："死肺脉来，如物之浮，如风吹毛，曰肺死。"《素问·玉机真脏论》言："真肺脉至，大而虚，如以毛羽中人肤，色白赤不泽，毛折，乃死。"言"死肺脉"，言"真肺脉"，皆指真脏脉，故《脉确》名之"真脏死脉"。②肺脏衰败而见真脏脉者，其脉浮取极无力，沉取无根，为肺肾气虚，生气乏源，肺气不固，浮越于外之象，为肺气败绝之危候。

2. 阳虚脉虚

卫阳不足，风湿在表，脉浮虚而涩。《伤寒论》第174条言："伤寒八九日，风湿相搏，身体疼烦，不能自转侧，不呕，不渴，脉浮虚而涩者，桂枝附子汤主之。"①此条出自太阳病篇，故为太阳伤寒。太阳伤寒已持续八九日，病情较长，其邪或已入里，其病或已传变。然观后续之言，"不呕"非少阳病，"不渴"非阳明病，此为里和之象；而见"脉浮""身体疼烦，不能自转侧"者，为表不和之象，故知其邪仍在肌表，仍属太阳病。②"风湿相搏"者，言其病因、病机，观后方以桂枝附子汤论治者，知其夹有寒邪，故其为风寒湿邪郁闭肌表，营卫不和，卫滞营郁。邪滞较甚，周身气血不通，故见"身体疼""不能自转侧"；"烦"者，邪滞较甚，正邪相争之象。邪在肌表，气血外趋以抗邪，故脉浮；涩者，邪滞较甚，营卫气血严重不通之象；虚者，卫阳虚弱。故仲景重用附子三枚、桂枝四两，配以生姜三两，以温扶阳气、散寒除湿。草枣者，补阳必补气也。

支饮久咳者，脉虚则苦冒。《金匮要略·痰饮咳嗽病脉证并治》言："久咳数岁……其脉虚者，必苦冒，其人本有支饮在胸中故也，治属饮家。"水饮停聚胸肺，致使肺气不利，咳嗽不止。"久咳"者，言其病久而不愈。病久不愈，必因正气虚弱，不能尽祛其邪，邪气残留所致。若脉见虚，则说明正气损伤较重，其内停之水饮，可趁正气之匮乏而妄动，逆之于上，壅滞于脑，故头昏蒙沉重，苦恼不爽。此处脉虚者，为阳气虚弱使然，以水饮之邪，本属阴寒，最易伤及阳气；且平素水饮内盛者，必因阳气不足，不能温化所致。

妇人杂病，久则羸瘦，脉虚多寒。《金匮要略·妇人杂病脉证并治》言："妇人之病，因虚、积冷、结气，为诸经水断绝，至有历年，血寒积结胞门，寒伤经络……久则羸瘦，脉虚多寒。"①此言妇人杂病的病因及转归。"因虚、积冷、结气"者，为妇人诸般杂病之常见病因；"虚"为气血阴阳的亏虚，气血不足，化源匮乏，经水不生，自然不利；"积冷"者，阴寒之邪内盛，久留不去，凝结气血，经脉不通，经水不利；"结气"者，气机郁结，女子以肝为先天，肝不疏泄，其气郁结，血行不畅，经水不利。②"至有历年，血寒积结胞门，寒伤经络""久则羸瘦，脉虚多寒"者，言妇人杂病发展及转归。妇人寒邪内盛，凝结胞宫，久病不愈，不仅损伤经络，冲任不利，致使经水断绝；亦使阳气更伤，由虚转损，沉寒痼冷，身体失养，羸瘦不堪。③妇人之虚，有气血阴阳之亏虚，然仲景论之，独重阳气，故言"脉虚多寒"。若在临证，当四诊合参，详细辨之，不可见虚而仅言为寒。

3. 血虚脉虚

亡血而脉虚。《伤寒论》第347条言："伤寒五六日，不结胸，腹濡，脉虚，复厥者，不可下，此亡血，下之死。"此言亡血致厥的脉证与治禁。太阳伤寒五六日，若表邪内陷，与痰水相结，则成结胸之证，则必然"按之痛（第128条）"，甚至"按之石硬（第135条）"，治之则以大小陷胸汤或三物白散攻下痰水；若表邪内陷，而见"腹濡"者，说明其病非为结胸等阳明里实之证，却见脉虚而四肢逆冷者，此为"亡血"使然。"亡血"者，指血分受伤，阴血不足。此处之"亡血"，与第385条"恶寒，脉微而复利，利止亡血也，四逆加人参汤主之"病因相同，皆为虚寒下利，为津损血少使然。然第347条之"亡血"见于"伤寒五六日"，其脉"虚"而非"微"，其阳损伤必然不重，故知其"厥"非因肾阳不足、阴寒内盛所致，而因阴血不足使然，故治疗之时，当重在补血，可以黄芪建中汤加当归等为主。此绝不可使用下法，以成坏病。

气血阴阳亏虚，而脉虚沉弦。《金匮要略》言："男子脉虚沉弦，无寒热，短气里急，小便不利，面色白，时目瞑，兼衄，少腹满，此为劳使之然。"此为男子虚劳之病，其病非一日所致，其脏非一日所损。男子虚劳病，病久而诸脏虚弱，气血阴阳皆虚。肾阳不足，阴寒内盛，经脉失常，故见脉"沉""里急"；肾阳虚而气化不利，故见"少腹满""小便不利"；肾阳虚而不纳气，故见"气短"；肝肾阴虚，肝气不调，肝阳上亢，故见脉"弦""时目瞑"；阳虚不固，阴虚热扰，故见"衄"血、"面色白"；气血阴阳亏虚，脉失充养，故见无力而虚。

4. 阴虚脉虚

虚热肺痿，其脉数虚。《金匮要略·肺痿肺痈咳嗽上气病脉证治》言："脉数虚者为肺痿，数实者为肺痈。"此言肺痿与肺痈在脉象方面的区别。肺痿为肺之阴阳不足，肺气痿弱不用使然，属虚；肺痈为热邪壅肺，血瘀肉腐化脓所致，为实。肺痿脉数而虚，知其为虚热肺痿，治之以麦门冬汤。

诸阴虚之脉，一般皆为数虚之象。若为细数而虚者，最是阴虚之脉，然阴虚重而阳气亢盛者，则为虚数洪大之脉，此时不仅当补阴以制阳，更兼清其有余之热，及兼以酸敛重镇以收降之，如知柏地黄丸之知母、黄柏、山茱萸，青蒿鳖甲汤之青蒿、知母、鳖甲等。

5. 津损脉虚

阴阳两虚，虚劳津损，而脉虚弱细微。《金匮要略·血痹虚劳病脉证并治》言："男子平人，脉虚弱细微者，善盗汗也。""平人"者，非无病之人，指观其外形，似无病之人。浮取乏力为虚；沉取无力为弱，仲景言弱多主阴伤；细为脉形细小，主阴之不足；微为浮取极无力而欲绝者，主阳损。故虚、微者，偏阳之不足；弱、细者，偏阴之不足。故"脉虚弱细微者"，阴阳均亏损，以盗汗伤津，汗出气耗，日久则阴阳俱损使然。

6. 精亏脉虚

虚劳之病，其脉为虚。《金匮要略·血痹虚劳病脉证并治》言："夫男子平人，脉大为劳，极虚亦为劳。"此言虚劳病之总脉。虚劳之病，本为慢性虚弱性疾病，其常涉及多个脏腑，以气血阴阳的亏损为主，更以肾精不足、阴阳损伤为基。虚劳之病，脉大者，必为大而无力，为肾精亏损，阴不制阳，阳气失恋，浮越于外之象；若浮取本无力，按之更无力者，为肾精亏损，阳气弱极，鼓动乏力之象。大主言阴不足，虚主言阳不足，然共为肾精匮乏，阴阳虚弱之虚劳病主脉。

　　虚劳失精，其脉极虚芤迟。《金匮要略·血痹虚劳病脉证并治》言："夫失精家，少腹弦急，阴头寒，目眩发落。脉极虚芤迟，为清谷、亡血、失精。脉得诸芤动微紧，男子失精，女子梦交，桂枝加龙骨牡蛎汤主之。"此言"失精家"的脉证及论治。精藏于肾，可化阴阳，可滋气血。失精即久，阳损寒甚，经脉拘挛，故见"少腹弦急""阴头寒"；精损血少，不上养于头目，故见"目眩"；不滋养于毛发，故见"发落"。精损而气血阴阳亏虚，脉失充养，故极虚无力。言芤、动者，偏阴虚而阳浮；言迟、微、紧者，偏阳虚而寒凝。失精之治，当在和阴阳而固阴精，故以桂枝加龙骨牡蛎汤为主。此条亦见于芤脉之"清谷亡血失精而脉芤"处，解之详细，可参阅之。

（三）六部虚脉主病

　　《脉语·诸脉状主病》言："左寸虚，曰惊悸；右寸虚，曰喘息。左关虚，曰肝衰；右关虚，曰脾弱。两尺虚，曰肾怯，兼涩者必艰于嗣。"

　　《诊家正眼·虚脉》言："左寸心亏，惊悸怔忡；右寸肺亏，自汗气怯。左关肝伤，血不营筋；右关脾寒，食不消化。左尺水衰，腰膝痿痹；右尺火衰，寒证蜂起。"

（四）虚脉相兼脉义

　　《医学集成·六脉真辨》言："浮而无力，为血虚。沉而无力，为气虚。

迟而无力，为阳虚。数而无力，为阴虚。六脉无力，为诸虚。"

《脉神·正脉十六部》言："凡洪大无神者，即阴虚也；细小无神者，即阳虚也。"

《诊宗三昧·师传三十二则》言："慎斋有云：脉洪大而虚者防作泻。可知虚脉多脾家气分之病，大则气虚不敛之故……癫疾之脉虚为可治者，以其神出舍空，可行峻补；若实大为顽痰固结，搜涤不应，所以为难耳。"

《脉说·虚脉》言："所谓实言脉体之厚也，虚言脉体之薄也。无论何脉，凡轻诊如此，重按而体势不减者，即谓之实；轻诊如此，略按而体势顿减者，虽不全空，亦谓之虚……大抵实脉多主血实，主病多在血分；虚脉亦主血虚，主病多在气分。其形体坚厚，而势之来去起伏不大者，血实气虚，气为血累者也，痰凝血结是也；形薄而又来去不大者，气血两虚，气不生血者也。夫濡、弱、芤、微、散、涩，皆虚也；洪、促、动、滑、弦、牢、长，皆实也。是诸脉中皆寓有虚实二脉之象也。"

（五）虚脉医案举隅

1. 脉左浮大虚甚，久取涩滞不匀，右涩沉细弱，寸沉欲绝，乃虚实夹杂之象

一老妇性沉多怒，大便下血十余年，食减形困，心摇动，或如烟熏，早起而微浮，血或暂止，则神思困倦，忤意则复作，脉左浮大虚甚，久取涩滞不匀，右涩沉细弱，寸沉欲绝。此气郁生涎，涎郁胸中，心气不升，经脉壅遏不降，心血绝不能自养也。非开涎不足以行气，非气升则血不归隧道，以壮脾药为君，诸药佐之。

二陈汤加红花、升麻、归身、黄连、青皮、贝母、泽泻、黄芪、芍药。每帖加附子一片。四帖后血止，去附，加葛根、丹皮、山栀。而烟熏

之气除，乃去所加之药，再加砂仁、神曲、熟地、木香，倍参、芪、白术，服之后愈。

秦景明《大方医验大成·便血章》

笔者按：此医案亦见于俞震《古今医案按·下血》处，言其为朱丹溪医案。

2. 脉虚软而两尺无力，乃肾气虚弱之象

周左，70岁。

肾为生气之本，肺主一身之气。金水不能相生，喘哮经久难痊。舌光滑而体胖，脉虚软而两尺无力，用金水互生方法，宗督气丸。

处方：五味子三钱，熟地黄四钱，上肉桂一钱半，干姜一钱，白芍三钱，半夏三钱，山萸肉二钱，老山参二钱（另煎兑），蛤蚧尾一对（另煎兑）。

绍琴按：哮喘经久不愈，舌体胖而光滑，脉虚软而尺部无力，此虚喘在肾，故用补肾纳气法，乃取子虚补母之义，故曰金水互生也。

赵文魁、赵绍琴《文魁脉学与临证医案·文魁脉案选要·虚喘脉
案二则》

3. 脾肺虚，而尺脉濡软，乃水衰火旺，金弱脾虚之象

一童子御女太早，年甫十六，而形神枯槁。咯出痰血如玛瑙者盅许，兼小腹作痛，其脉脾肺虚矣，尺脉濡软。此水衰火旺、金弱脾虚之候。非静养绝欲，咯之日久，必成劳瘵。

方：麦冬、百合、茯苓、贝母、紫菀、山药、米仁、白及、陈皮、阿胶、童便。

秦景明《大方医验大成·咯血章》

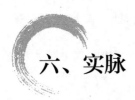

六、实脉

（一）实脉指感

《灵枢·终始》言："实者，脉大如其故而益坚也。"

《脉经》言："实脉，大而长，微强，按之隐指愊愊然。"

《诊家枢要》言："实，不虚也。按举不绝，迢迢而长，动而有力，不疾不迟。"

《脉语》言："中取之，沉取之，脉来皆有力，曰实。"

《脉神》言："实脉，邪气实也，举按皆强，鼓动有力。"

《诊家正眼》言："实脉有力，长大而坚。应指愊愊，三候皆然。"

《脉确》言："实脉大而长，浮沉皆者力。"

《脉学心悟》言："实脉的主要指征是大而有力，至于浮与长，不是主要特征。"

《脉学正义》言："实脉，浮中沉三部，皆指下有力，亦大亦长，故谓之实。"

《医学集成》言："实脉举按皆弦，鼓动有力，邪气实也……按至骨而见，谓之有力。"

《脉说》言："实脉言脉，体之厚也。无论何脉，凡轻诊如此，重按而体势不减者，即谓之实……实脉浮、中、沉三按平等而有力也……大抵实脉主有余之病，必须来去有力有神。"

1. 标准实脉

实脉者，举按皆有力，对位、数、形、势、率等方面不做要求。至于"长""大"者，非为构成实脉的要素。

实脉与虚脉相对，一者按之有力，一者按之无力。一实一虚，自当分辨。

（1）实脉之位

实脉于浮、中、沉处皆可见，但以沉取最为明显；于寸、关、尺处皆可见，但亦可见于某一部。

凡实脉显于某部，则相应脏腑以邪气盛实为病。

观实脉者，有医家言其"寸关尺"三部"浮中沉"皆有力者，方为实。若验之临床，甚为少见。若在此基础上再兼合"长大"或"长大弦"之象，则只具有理论探讨意义，而无临床实用意义了。观之临床，以一部脉实最为多见，而脉实之处，亦是病位之所，故《脉说》言："若一部独实，必辨脏腑而责之。"

（2）实脉之力

脉沉而有力，是实脉的特点。即《临证脉学十六讲》之"脉搏搏动有力的程度明显超过了正常人而不够软者，称为实脉"。

实脉主言脉力。如《灵枢》之"益坚"、《脉经》之"微强……幅幅然"、《诊家枢要》之"按举不绝"、《脉语》之"脉来皆有力"、《脉神》之"举按皆强，鼓动有力"等，皆在言实脉按之有力。

实脉有力的判断，当以沉取为准，如《医学集成》言："按至骨而见，谓之有力。"

（3）实脉之形

观诸家之言，实脉常兼"大"者，以大则邪气亢盛、"大则病进"使然，此亦或承《灵枢·终始》之"脉大如其故"，观后世《脉经》《诊家正眼》《脉确》《脉学正义》《脉学心悟》皆承其意。

然实脉之要，在于其力，与脉之"大""小""弦""长""快""慢"并无密切关系，《诊家枢要》深得其旨，而《脉神》《脉语》《脉说》等皆承而发扬之。

2.“标准实脉”与“非标准实脉”

标准实脉：即《脉经》所述之实脉：“实脉，大而长，微强，按之隐指幅幅然。”《诊家枢要》《医学集成》《濒湖脉学》皆承其说。典型实脉，即《脉学心悟》之“浮中沉皆大而长，搏指有力”者。

非标准实脉：即《诊家枢要》之言。其主要有三种不同表现。其一，浮、中、沉三部搏动皆有力者；其二，浮取不明显，而中取、沉取明显有力者；其三，浮取、中取均不明显，但沉取有力者。

3“绝对实脉”“虚假实脉”“相对实脉”

绝对实脉：若正气旺盛，而邪气亢盛，正邪相争剧烈，其脉搏指有力，则为实中之实，此即“绝对实脉”。

虚假实脉：若邪气亢盛，而正气虚衰欲绝，则邪气充斥于里，迫使正气浮越于外，反见浮取脉管僵硬，搏指有力，然按之却空虚无力，其为大虚若实，此即“虚假实脉”。此为大虚之证，治之主在扶正敛气，不可妄施攻邪。

相对实脉：有言“正气存内，邪不可干（《素问·刺法论》）”“邪之所凑，其气必虚（《素问·评热病论》）”“邪之所在，皆为不足。（《灵枢·口问》）”“两虚相得，乃客其形。（《灵枢·百病始生》）”“正虚之处，便是容邪之处（《金匮玉函经二注》血痹病）”。故知，凡病常多虚实夹杂，或偏于邪气实而为实证，或偏于正气虚而为虚证。不见阳明病，多为汗、吐、下之过度，损伤津液，正气受损，抗邪无力，表邪内陷，化热入里，壅塞在内，而成阳明诸热实证！若诸正气不足，六脉本乏力，却见某一部较他部脉稍有力者，即为“相对实脉”。此相对有力之处，则为邪气侵居之所，病变部位所在，为重点治疗、调理之处。如六脉按之乏力，独右关稍大而有力于他部脉，此主中焦脾胃不和，其脉为正虚兼中焦有邪阻之象，即使无脘腹痞满、疼痛不适等诸症，亦当重点调治此处，治之必当兼以扶正气、调脾胃之法。

4. 实脉的基本脉理

实脉者，搏指有力，为邪气亢盛之象，故言“邪气盛则实”。实主邪气盛实，为邪气盛实而正气旺盛，正邪剧争，气血壅盛，应指有力。

诸邪亢盛，则脉有力。故《脉神》言："表邪实者，浮大有力，以风寒暑湿外感于经……里邪实者，沉实有力，因饮食七情内伤于脏……火邪实者，洪滑有力……寒邪实者，沉弦有力。"

脉实而有力者，为邪气盛实。但要注意的是，若实而兼大，往往为邪气壅滞，但气机郁滞不甚之象；但若脉实而细者，甚至兼迟、兼涩者，则为邪气阻滞，其气机郁结较甚所致。故《诊宗三昧》言："大而实者，热由中发；细而实者，积自内生。"

诸虚之证，若见脉实者，为难治。如《诊宗三昧》言："实即是石，石为肾之平脉。若石坚太过，辟辟如弹石状，为肾绝之兆矣。……若泄而脱血，及新产骤虚，久病虚羸，而得实大之脉，良不易治也。"诸虚证反见脉实而有力者，为正气虚弱而邪气亢盛之象，扶正则壅滞、助长邪气，祛邪则更耗正气，补泻皆难，故曰难治。

5. 相似脉比较

沉脉：沉脉浮取时力小，随着按压则脉搏力量逐渐增大，沉取时力量达到最大。此种现象被称为"内刚外柔"。实脉者，亦为沉取有力，但较沉脉更为有力。

牢脉：牢脉主见沉部，浮取、中取不显，其沉取"实大弦长"，有时其亦被称之为"沉实脉"。

伏脉：伏脉脉位比沉脉更深，需"推筋着骨"方能感觉到脉之搏动。其亦浮取、中取不显，沉取稍得，重按方得。

大脉：大脉以形体粗大为主，大脉有虚有实，其非为实脉必兼之脉。只因实为邪气盛实，邪气充盛，气血奔腾，冲击脉道，故常兼大。然若邪气壅滞太甚，其脉亦可呈细象。

（二）实脉的生理病理

1. 生理性实脉

（1）**脉实者，身强体健**

其人平素脉实有力，从容和缓，而无病无痛者，为气血充实，身体强健之象。

故《脉语·诸脉状主病》言："实而静，三部相得，曰气血有余。"

"静"者，最早见于《素问·脉要精微论》"切脉动静"。其"动"指脉象发生了变化，"静"指脉象未变。故"切脉动静"者，即指查看脉象的变化与否，来判断疾病是否发生了变化。

"静"者，亦见于《伤寒论》第4条："伤寒一日，太阳受之，脉若静者，为不传；颇欲吐，若躁烦，脉数急者，为传也。"此条之"伤寒"，当指广义伤寒，即指一切外感病的总称。故此条之"静"者，指太阳病之"浮"脉没有发生变化，即脉虽浮但不急不数，为太阳病之本脉。若脉由浮变数、变急者，说明有热生成，其病可能由太阳病向阳明病、少阳病传变，即可能从表证变为里证也。

《脉语》之"静"，当指其脉不疾不徐、从容和缓，为正常之脉。与实相合，即指其人平素脉搏跳动有力，为气血充盛之象。说明其人平素气血充沛，五脏旺盛，百脉调和，是为身强体健者。

故《脉说·实脉》言："其脉浮沉和缓，不寒不热，此气血盛满之实脉也，不得谓之病。"陈修园《时方妙用·切脉》亦言："大抵指下清楚而和缓，为元气之实。"又言："脉来有力，指下清而不浊，滑长不兼洪弦之象，正气实也。"

（2）孕妇尺脉常实

怀孕之时，气血下聚以养胎，气血充盛于下，应之于尺，故见尺脉常沉而有力。故《脉语》言："妇人尺中实，曰有孕。"

此实，亦为从容和缓、不急不缓，其身体亦常无诸不适之症者。

2. 病理性实脉

（1）邪气盛实而脉实

《素问·通评虚实论》言："黄帝问曰：何谓虚实？岐伯对曰：邪气盛则实，精气夺则虚。"故知，凡邪气盛，正气实，正邪相争剧烈，脉动有力者，便为实证。诸邪者，无外乎在外之六淫，在内之五邪、七情、痰饮瘀血宿食等。

1）表证之脉实

《伤寒论》第 245 条言："阳脉实，因发其汗，出多者，亦为太过。太过者，为阳绝于里，亡津液，大便因硬也。"

在《伤寒论》中，论阴阳脉者，主要有第 3 条太阳伤寒之"脉阴阳俱紧"、第 6 条太阳风温之"脉阴阳俱浮"、第 12 条太阳中风之"阳浮而阴弱"、第 94 条之"脉阴阳俱停（微）"、第 283 条少阴病阴盛亡阳之"脉阴阳俱紧"、第 100 条中虚而外受风寒之"阳脉涩，阴脉弦"。

一般认为，寸为阳，尺为阴。故阳脉者，寸脉也；阴脉者，尺脉也。故"脉阴阳俱紧"者，即寸关尺三部俱浮紧；"阳浮而阴弱"者，即寸脉浮缓而尺脉弱。然又有人认为，当浮取为阳，沉取为阴。如此，则第 3 条伤寒之"脉阴阳俱紧"者，即为浮沉俱紧，即为表里俱寒证。而表里皆寒者，必不为单纯太阳伤寒证，更不适合用麻黄汤治疗。所以仲景为了进一步说明阴阳脉的问题，其第 49 条言"尺中脉微，此里虚""不可发汗"，第 50 条言"假令尺中迟者……以荣气不足，血少故也"，亦"不可发汗"。所以，仲景之阴阳脉者，确实是寸为阳、尺为阴。

虽然寸为阳、尺为阴，但是有沉浮的不同。第 3 条太阳伤寒之"脉阴阳俱紧"者，指寸关尺俱浮而紧，为寒盛于表；而第 283 条少阴病阴盛亡阳之"脉阴阳俱紧"，则指寸关尺脉沉而紧，为里寒充盛之象。故治之，一者当祛表寒，一者当散里寒；一者当用麻黄汤类，一者当用四逆汤类，皆因脉之浮沉所异故也。

第 49 条、50 条"不可发汗"之"发汗"，乃指不可再用麻黄汤发汗。在《伤寒论》的太阳病篇，"发汗"多指用麻黄汤发汗。而桂枝汤者，仲景在第 16 条直言"桂枝本为解肌"，"解肌祛风"之说实源于此。所以《伤寒论》太阳篇中，"发汗"所产生的各种坏病、逆证，确实多由麻黄汤类方发汗过度所致。

所以，第 245 条之"阳脉实"者，即寸脉实也。寸脉实需用汗法治疗，则其实脉必由风寒之邪侵袭所致。然发汗之时，必当注意绝不可过度，在第 12 条桂枝汤的顾护法中讲到发汗的基本原则："温覆令一时许，遍身漐𬒲微似有汗者益佳，不可令如水流离，病必不除。"即全身微汗出 2 小时左右。微汗出者，即摸上去皮肤有点潮湿即可。若汗出如水流，即大汗淋漓者，便为发汗"太过"。发汗太过，即可伤阳，亦可伤阴。245 条乃汗之阴伤，津液不足，表邪内陷阳明，从阳化热，与糟粕相结，故"大便因硬"也，此已成承气汤证。一个"因"字，正说明了大便之硬乃汗出过多所致。

2）里证之脉实

凡诸邪亢盛于里，正邪剧争者，皆可见实脉。

火热内盛之脉实。《脉学心悟》言："若脉实、舌红苔黄，确有热象可据者，属火热亢盛之实征，当清热泻火。"《临证脉学十六讲》言："若脉实、舌红苔黄，而又有大量的热象可以佐证，则属火热之实证。"火有有形之火与无形之火，故治之必然有所差别。无形之火者，清之透之即可，如白虎汤、栀子豉汤、麻杏甘石汤之属；有形之火者，必当重在祛有形之邪，以有形之邪不能祛除，则无形之火必然有根而容易复燃，故治之以大小陷胸汤、大承气汤、己椒苈黄丸、葶苈大枣泻肺汤、泽漆汤等。

热与糟粕、瘀血相结其脉可实。《伤寒论》第 240 条言："脉实者，宜下之……下之与大承气汤。"第 394 条言："伤寒差以后，更发热……脉沉实者，以下解之。"《金匮要略·妇人产后病脉证治》言："产后七八日，无太阳证，少腹坚痛，此恶露不尽。不大便，烦躁发热，切脉微实，再倍发热，日晡时烦躁者，不食，食则谵语，至夜即愈，宜大承气汤主之。热在里，结在膀胱也。"大承气汤者，本为气血并治之方。其枳实、厚朴者降气调气，不仅可通中焦之气，亦可降腹中之气，更能行下焦之气；大黄、芒硝者，清热凉血、活血化瘀、燥湿排痰，亦能攻燥热、瘀血、痰湿下行。故大承气汤者，不仅可导燥热外出，亦可泻瘀热、湿热下行，为中下焦燥热、瘀热、湿热阻滞不通常用之方。

痰浊、瘀血、食积之脉实。《脉学心悟》言："若脉实而舌不老红、苔不老黄，无热象可凭者，可因于痰浊、瘀血、食积等，邪气阻隔于里，气机逆乱，正气奋力与邪相搏，气血激荡而脉实。"《症因脉治·胃脘痛论》言："沉实有食。"诸有形之邪亢盛而正气充足者，可直攻其邪，可用大承气汤之属，如《伤寒论》第241条言："有宿食……宜大承气汤。"即使用大承气汤以治宿食积而化热，壅结腑气，气血不行者。

积聚之脉实。《脉说》言："积聚者，弦而实，或涩而实也。"脉见实而弦者，积聚之轻证；脉见实而涩者，积聚之重证。以弦虽主气结，但弦为肝脉，亦主气机有生发之象，为气虽结但不甚之象；而涩者，为气结之重证，气之流行严重不畅之象。故《伤寒论》第212条有"弦者生，涩者死"之言。

肝气横逆之脉实。《脉学心悟》言："肝气横逆，气逆则血逆，气血奔涌，鼓荡血脉而脉实。"肝主生发，其气以升发上达为常，若为病，则肝气即可升发太过而上逆，亦可郁而不升而横逆，横逆则犯之于脾胃，此即"木旺克土"之象。"木旺克土"者，有两种情况，一者"土虚木乘"，此种临床最为多见，如小建中汤证、痛泻要方证者；一者"土实木乘"，即使脾胃不虚，但若肝胆功能严重失常，亦可横逆而犯之于脾胃，以脾胃肝胆者，同居中焦，脏腑相邻，气机相连，最易彼此影响。故仲景于《金匮要略·脏腑经脉先后病脉证》有"见肝之病，知肝传脾，当先实脾"之言。肝气横逆而脉见实者，此即上述第二种情况，可以四逆散、柴胡疏肝散治之。

（2）正气大虚而脉实

胃气大衰而真气外泄之脉实。《伤寒论》第369条言："伤寒下利，日十余行，脉反实者，死。"每日下利十多次，必然伤津耗气而正气虚弱，其脉必然虚而无力。但此时，脉不仅不虚反见"实"而有力，故曰"反"。"反"字说明脉证不符，而这种与病机不相符合的脉象，正说明了其疾病的本质，为胃气大衰而正不胜邪，邪气内盛而逼迫真气以外泄，其病危重而难治，故曰"死"。临床脾胃大虚而脉反实者，甚为多见，治之则当大补其气。

泄利、脱血而脉实。《素问·平人气象论》言："泄而脱血，脉实难治。"《素问·玉机真脏论》言："脱血而脉实，难治。"《脉学正义》注曰："泄利失血，皆为虚证，而脉来反实，则病势方甚而正气已衰，故曰难治。且恐有真脏脉之如张弓弦，或辟辟如弹石者，是无和缓气之绝脉，又岂独难治而已耶！""泄而脱血"者，为中气亏虚，不能固摄津液及血使然。若病久不愈，津血大亏，气无所依，复被邪扰，浮盛于外，反见实脉，则或有亡脱之危险；或病久而气津血大亏，脏腑失养，真脏脉现，病为危重。

孤阳外脱之脉实。《脉说·实脉》言："若孤阳外脱而实者，即《脉经》所谓三部脉如汤沸者也。"又言："若久病脉见弦数滑实，乃孤阳外脱也。故书云：久病脉实者凶。"久病者正气必虚，气血亏虚，阴阳虚衰，此时若为亢邪扰动，则正气必然不支，而阳气浮越于外，易从外脱。言"孤阳"者，有阳无阴也，乃阴阳离决、阳气外越之象；久病脉见"弦数滑"者，为邪气内盛之象。此两者，一者言正气外脱，一者言邪气内盛，所言虽为一虚一实，但皆在讨论久病正气亏虚而邪气扰动之象，只是立足点有所不同而已。"孤阳外脱而实"者，常为温病后期，阴液本已重伤，若复感温热之邪，炽热内盛而阴液枯竭，阳无所附，孤阳外浮而见欲脱之象。

冲气上逆而脉实。《脉学心悟》言："张锡纯认为'八脉以冲为纲''上隶于胃阳明经，下连肾少阴经'。当胃虚不固，或肾虚不摄时，冲气上逆，干于气血，脉可实大。张氏曰：'脉弦大按之似有力，非真有力，此脾胃真气外泄，冲脉逆气上干。'治当培元佐以镇摄。"此为脾胃大虚而又见肝木克乏之象。

饮家久咳者，其脉可实。《金匮要略·痰饮咳嗽病脉证并治》言："久咳数岁，其脉弱者可治；实大数者死……其人本有支饮在胸中故也。"饮之邪，为阳虚不运而生，故凡属饮家，其人必然阳气素虚。饮逆于肺，肺气不利，故易生咳，饮不去则咳不止，久咳必然耗伤肺气，故饮家久咳者，必然正气虚弱，应之于脉，必然虚弱。若其脉反"实"，或"大"或"数"者，必因邪气扰动使然，正气虚弱而邪气扰动，扶正则助邪，祛邪则伤正，两相为难，故曰"死"，非为死证，乃难治或预后不良之意。此条之实脉为虚实夹杂所致，其不仅有正气虚弱的一方面，更有邪气旺盛的一方面，自当与大实之实脉及大虚之实脉分辨。此条亦见于弱脉之"肺气大虚而脉弱"处，两者参合而阅，方能全面。

（三）六部实脉主病

《诊家枢要·脉阴阳类成》言："左寸实，心中积热，口舌疮，咽疼痛。实大，头面热风烦躁，体痛面赤。关实，腹胁痛满。实而浮大，肝盛，目暗赤痛。尺实，小腹痛，小便涩。实而滑，淋沥茎痛溺赤；实大，膀胱热，溺难；实而紧，腰痛。右寸实，胸中热，痰嗽烦满。实而浮，肺热，咽燥痛，喘咳气壅。关实，伏阳蒸内，脾虚食少，胃气滞。实而浮，脾热，消中善饥，口干劳倦。尺实，脐下痛，便难，或时下痢。"

《诊家正眼·实脉》言："左寸心劳，舌强气涌；右寸肺病，呕逆咽疼。左关见实，肝火胁痛；右关见实，中满气疼。左尺见实，便闭腹疼；右尺见实，相火亢逆。"

（四）实脉兼脉主病

《脉理会参·实脉》言："实而且紧，寒积稽留。实而且滑，痰凝为忧。"

《医学集成·六脉真辨》言："浮大有力，为发热、为痈毒。沉实有力，为胀满、为闭结、为癥瘕。洪滑有力，为实热火邪。沉弦有力，为痛滞、寒邪。"

《脉说·实脉》言："邪气盛则实，非正气充也。表邪实者，浮大有力，以风寒暑湿外感于经也；里邪实者，沉实有力，因饮食七情内伤于脏也。火邪实者，洪实有力，为诸实热等证；寒邪实者，沉弦实而有力，为诸痛滞等证。若久病脉见弦数滑实，乃孤阳外脱也。故书云：久病脉实者凶。又有阴亏之人，脉见关格洪弦，若实乃真阴大虚，燎原日炽，多属难治。"

（五）实脉医案举隅

1. 脉沉数实，泻之而安

朴某，女，34岁，朝鲜族人，1978年5月12日诊。患肺结核已13年，两肺共有3处空洞，咯血盈碗而入院，入院已5日。先后予维生素K、安络血、止血纤溶芳酸、垂体后叶素等，出血仍不断。一日数次咯血或成口咯血，或一次半碗余。中医会诊：大便7日未解，腹硬满按之痛，舌苔黄燥，脉沉数实。予调胃承气汤：

生川军10g，芒硝15g，炙甘草6g。

仅服一煎，大便即下，咯血立止。后予清热、通腑、养阴之剂，痰中血丝亦无。

李士懋、田淑霄《相濡医集·医案·咯血（空洞性肺结核咯血）》

2. 左三部弦滑而数，右三部沉实有力，乃痰热内盛之象

一人劳心之后，复感怒气，次日清晨，篦头未毕，忽然昏晕，四肢厥冷，口目不开，喉声如锯，二便不利，举家惊骇。予诊得左三部弦滑而数，右三部沉实有力。予曰：此痰厥也。先用牛黄丸，姜汤化开，加川牛黄一分灌下，连服四五丸。继用陈皮、贝母、花粉、胆星、黄芩、黄连、瓜蒌、前胡、桔梗、皂荚、姜汁、竹沥，顿服，使其痰涌发而出，服下果大吐，去稠痰二三碗，遂以前方去皂荚、陈皮，加青皮二剂，大解二次，其老痰俱从大便出，诸症顿减。后用健脾养血、清火消痰之药，调理而安。

秦景明《大方医验大成·中风章》

3. 两手关前脉浮弦而实，乃中焦邪盛之象

一人两手关前脉浮弦而实，口渴不能饮水，气逆不顺，隔有稠痰，周身酸痛，日晡潮热。吴昆曰：湿挟热而生痰，火载气而上逆，湿热相搏，是以酸痛，此湿为本，热为标也。治宜燥脾湿、清中气为主。

方：丹皮、秦艽、半夏、茯苓、广皮、甘草炙、白术、厚朴、柴胡、黄芩、白芍。

秦景明《大方医验大成·痰症章》

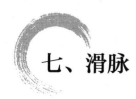

七、滑脉

（一）滑脉指感

《伤寒论·平脉法》言："问曰：翕奄沉，名曰滑，何谓也？师曰：沉为纯阴，翕为正阳，阴阳和合，故令脉滑，关尺自平。阳明脉微沉，食饮自可；少阴脉微滑，滑者，紧之浮名也，此为阴实，其人必股内汗出，阴下湿也。"

《脉经》言："滑脉，往来前却，流利展转，替替然与数相似。"

《千金翼方》言："按之如动珠子，名曰滑。"

《诊家枢要》言："往来流利，如盘走珠，不进不退。"

《脉神》言："往来流利，如盘走珠。"

《诊家正眼》言："滑脉替替，往来流利。盘珠之形，荷露之义。"

《诊宗三昧》言："滑脉者，举之浮紧，按之滑石……滑者紧之浮名也。言忽浮忽沉，形容流利之状，无以过之。"

《脉确》言："流利如珠便是滑。"

《脉理会参》言："数而流利，滑脉不滞。"

《脉说》言："滑为阳中之阴，往来流利，其动替替然，如珠走盘，应指圆滑，息至若数而不促，浮中有力，而非弦紧，此滑脉之形也。"

《诊脉三十二辨》言："……形则往来流利.如珠走盘.而中有力。"

《文魁脉学》言："滑脉的形象，好像是一颗一颗滚动的圆珠在指下转动前进，所以说它'替替然如珠之应指''漉漉如欲脱'。"

《脉学心悟》言："滑脉的主要特征是往来前却，前是前进，却是后退。

进而复却，如珠之滚动。"

《临证脉学十六讲》言："滑脉的指下感觉，无非是从无名指感觉到跳动到食指感觉到跳动的时间差很短，它从无名指到食指，'哗'一下就过去了，无名指刚感觉到跳动，寸脉（食指）也立马就感觉到跳动。"

《中医脉学入门》言："滑脉的搏动，去、来、前、后都有流利的感觉。切摸滑脉，感觉好像一连串的珠子从指下滚动；又好似一股流动着的水，不停地向前流去。"

1. 标准滑脉

滑脉，即觉指下像有一颗圆珠，从尺至寸滑行而过。当然，此过程是连续不断地进行着，所以便觉指下如有诸多圆珠，一个连着一个，从尺至寸，连续不断地滑行而过。至于"两珠"之间的间隔可长可短。间隔时间长者，在前珠消失后，后珠方出现并追逐而行；间隔短者，前珠尚未消失而后珠已追逐而至。滑脉从尺至寸的时间非常短，从尺至寸，迅速滑行而过者，方为滑脉；若从尺至寸，缓脉前行，或蹇涩、艰难前行者，便为涩脉，涩脉从尺至寸的时间常常较长。

在临证之时，并非寸关尺三部皆可见滑脉，其可常常见于一部或两部，如寸关滑、关尺滑；单见于一部者，如寸滑、关滑、尺滑。

2. 滑脉的动、势、形、率

对于滑脉之指感：以"翕奄沉""往来前却""往来""自尺上趋于寸""从无名指到食指""在指下转动前进"等形容其动；以"流利""替替""漉漉"等形容其势；以"替替""盘珠""荷露""圆滑"等形容其形。

（1）滑脉之动

滑脉重在言其动之流利。

对滑脉脉动描述最详细明了者，为《脉说》之"累累如珠，自尺上趋于寸，而无起伏，即此脉也"。《临证脉学十六讲》言："滑脉的指下感觉，无非是从无名指感觉到跳动到食指感觉到跳动的时间差很短，它从无名指到食指，'哗'一下就过去了，无名指刚感觉到跳动，寸脉（食指）也立马就感觉到跳动。"

滑脉之动，主在描述其脉动始于尺，并沿尺、关、寸而行，其行流利圆滑，如一串珠子从指下滑行而过。

观《伤寒论·平脉法》言滑为"翕奄沉""紧之浮"，而《诊宗三昧》之"忽浮忽沉""举之浮紧"即承《平脉法》而来，此绝非滑脉之象！也许正是因为《伤寒论》之平脉、辨脉的晦涩难懂或不合理之处甚多，方被普遍认为其非仲景之作，似为叔和或者其他后人所主，而多诟病之！如《脉学正义》之"真是讹以传讹，歧中之歧，此叔和之失，不得为贤者讳也"。又如"石顽'举之浮紧'四字，即为王叔和平脉篇所误"。观《医宗金鉴·订正仲景全书·平脉法》对此条滑脉形象未做解释，便可知，其时诸医亦对"翕奄沉"为滑脉者持高度怀疑态度！

（2）滑脉之势

滑脉者，主言前行之势，非来去之势。

滑脉从尺至寸运行，然在运行的过程中，或寸部脉位比关部或尺部高，故从尺至寸，滑脉承抬头之势；或寸部脉位外偏明显，而使滑脉从尺至寸的运行过程中出现外偏现象；或寸部内偏明显而呈现内偏现象；或寸部偏沉而呈现低头现象。抬头、外偏者，多偏实，为正气欲祛邪外出使然；低头、内偏者，多偏虚，为邪气欲深入使然。而《脉说》言滑脉"无起伏"者，只因其外偏、内偏、抬头、低头之势常不明显，故似"平"也。亦或因其脉主要见于某一部而脉形较短，故常难察觉使然。

（3）滑脉之形

滑脉的脉形，纵观各家之言，自《千金要方》始，及后世《诊家枢要》《脉神》《诊家正眼》《脉说》《临证脉学十六讲》《中医脉学入门》《文魁脉学》等，皆以"珠"言之，以形容滑脉"应指圆滑"之象。滑脉，其形短圆似珠子，其动如一串珠子从指下连续而过，故言"替替然如珠之应指"。

滑脉之形，有清浊之分。《脉语》言："滑而收敛，脉形清者，曰血有余。滑而三五不调，脉形浊者，曰痰也。"滑而清者，多见于孕妇及月经前几天；滑而浊者，则常见于痰湿之邪过甚者。巴蜀之地，其湿重浊，其滑不仅形浊，而且常兼"三五不调"。脉滑而三五不调者，邪阻较甚也，若病情继续发展，其脉可由滑而转涩，为邪阻更甚之象。

（4）滑脉之率

滑脉重在言其脉动，言其从尺至寸滑行而过之象。滑脉可兼数，亦可兼迟，重在以其势别之，而非在其率。

滑脉常见于诸实之证，特别是实热之证，与数脉常同时出现，故常称滑数。然若有形之邪阻滞较甚或兼寒者，其脉亦可"迟滑"，如《金匮要略·呕吐哕下利病脉证治》言："下利，脉迟而滑者，实也，利未欲止，急下之，宜大承气汤。"《脉说》亦言："滑疾者胃热，迟而滑者胀。"

若邪阻甚而脉迟缓，但正气旺盛，抗邪有力，反见滑脉来时虽缓但有充盈搏指之感，如《临证脉学十六讲·脉势》言："我见过一例每分钟三十几跳的病态窦房结综合征患者，是继发于高血脂、动脉硬化的基础上的。他的脉搏虽然很慢，但是每次脉搏来时都充盈满指，来时'呼啦'就过来了。他的脉象迟而滑，从无名指到食指'呼啦'就来了，滚滚而来。这就是典型的滑脉。"

3. 滑脉的基本脉理

滑脉流利，有虚有实。滑而有力者，为实；滑而乏力者，为虚。

邪盛脉滑，滑而有力，为气血充足，抗邪有力，气血祛邪，搏击有力，波澜涌动，故显滑象。临证所见之滑脉，多属此因。此为邪阻不甚使然，若邪阻逐渐加重，则其脉可便为迟、细、涩、结，甚至无脉等。如《脉学心悟》言："或问既为邪阻，脉何不沉、迟、细、涩、结，而反滑？盖阻重者，气机阻滞亦重，气血通行艰难，故脉见沉迟细涩结之类，甚至脉闭伏而厥。若虽有邪阻，但新阻不甚，气血与邪搏击而波澜涌起，则脉可滑。"

正虚脉滑，滑而乏力。就其形成，或为气虚欲脱，或为正虚火炽，或为涩极似滑等。如《脉学心悟》言："正气虚衰较重，不能内固而外泄时，或正虚而贼火内炽时，脉亦可滑。"《脉说》言："虚滑之大义，正气无所归宿，涩极之幻相也。"

故于临证之时，不得见滑脉，便言为实，必依脉之有力无力，参以四诊，断之方准。

4. "真滑脉"与"如滑脉"

真滑脉：即诸实证所见之滑脉，其滑而有力，为常见之滑脉。如《脉说》言："按之指下鼓击有力有神，如珠圆活，替替不绝……乃真滑脉也。"

如滑脉：即正虚而脉滑，其虽显滑象，但其脉无力。滑所主虚证，有轻重之别。轻者，如肝阴虚火旺之弦滑、脾虚痰湿之缓滑。《脉神》言："凡病虚损者，多有弦滑之脉，此阴虚然也。"《脉学心悟》言："脾虚生痰者，亦滑而无力，或缓滑不任重按。"重者，为脏腑元气已脱之滑脉，如《轩岐救正论·如滑脉》言："如滑之脉，骤诊亦得平和，不大不小，不见歇止，不见克胜息数，如常，只是平动不鼓，牒牒而去，稍按即无。此为元气已脱，仅存余气留连脏腑，经脉之中未尽断耳。先于死期，旬日内便见此脉，乃绝脉也。"

（二）滑脉的生理病理

1. 生理性滑脉

（1）为气血充沛者

《素问·玉机真脏论》言："脉弱以滑，是有胃气。"《脉学正义》注曰："人以胃气为本，脉来滑利，气机活泼之明征也。此所谓弱，非柔弱萎靡之弱，正以其和缓有神，不失之刚劲太过耳。"

《脉神》言："若平人脉滑而和缓，此自营卫充实之佳兆。"

《脉诀汇辨》言："血盛则脉滑，故肾脉宜之；气盛则脉滑，故肺脉宜之。"

《脉诀刊误》言："若气血和顺，其动不涩，不急不缓，亦谓之和滑，为无病之脉，在妇人则为妊子。"

身体无恙而脉滑者，此为营卫充实、气血和顺之象。

此滑者，必是不徐不疾，不大不小，滑而和缓，滑而有神者，谓之"和滑"。

（2）为肾精充盛者

肾精充沛，精血充足，五脏得养，经脉得充者，其脉和滑。

如《脉学心悟》言："肾之平脉沉而软滑。以肾藏精，五脏六腑之精皆聚于肾而藏之。精血同源，肾之精血充盛脉乃滑。又肾脉沉，乃封藏之象，滑为阳，乃火潜水中，故肾脉沉而软滑为平。"《诊脉三十二辨》言："大抵血盛则脉滑，故肾脉宜于滑而收敛。"

（3）为妇女胎孕者

《诊家枢要》言："若和滑，为孕。"

《脉语》言："妇人尺内滑，曰有孕。"

《濒湖脉学》言："女脉调时定有胎。"

《脉神》言："妇人脉滑数而经断者为有孕。"

《文魁脉学》言："滑脉又为妇女妊娠之脉，也称之为'胎脉'。"

《临证脉学十六讲》言："滑脉在指下比较容易体会。很多孕妇在怀孕三四个月的时候，她们的脉象多是滑脉，到了五六个月的时候，其脉滑得都有些鼓指。"

胎者，赖气血以养。故胎孕之所，必为气血汇聚之处。若胎孕无恙，而见尺脉和滑者，此为气血下聚以养胎，为顺。此滑者，可谓之"胎滑"。

（4）为妇女月经前

观察临床可知，和滑之脉亦可见于月经前期。其多出现于两尺，且常以沉滑为主。

如《临证脉学十六讲》言，"正常妇人月经前3～5天"，亦可脉滑。

2. 病理性滑脉

（1）邪气实则脉滑

滑脉而有力，为邪实，为邪气壅滞所致，其邪者可为热盛、为痰饮、为宿食、为蓄水、为血结、为气滞等。故《脉诀乳海·滑脉指法主病》言："滑主壅。"《文魁脉学·滑脉》言："滑脉，是一种有余的脉象，凡属痰、食、有形之邪郁于体内，都能出现滑脉。"

1）热甚之脉滑

热邪不仅可壅滞气血，更能鼓荡气血，两者相加，故常见滑数、滑大之脉。且凡脉滑之处，必为热结之所。观《脉神》言："滑大、滑数为内热，上为心肺，头目，咽喉之热，下为小肠、膀胱，二便之热。"《诊家枢要》言："滑数为结热。左寸滑，心热……关滑，肝热……（右寸）滑而实，肺热……关滑，脾热……（右关）滑实，胃热。尺滑，因相火炎而引饮多。"

阳明无形之热，充斥弥散于表里内外，而脉浮滑。①《伤寒论》第176条言："伤寒，脉浮滑，此以表有热，里有寒，白虎汤主之。"第350条言："伤寒脉滑而厥者，里有热，白虎汤主之。"两条相参，便知176条之"里有寒"当为"里有热"。同时第168条言："热结在里，表里俱热……白虎加人参汤主之。"且林亿等在第176条文后按言："此云脉浮滑，表有热，里有寒者，必表里字差矣。"故176条确实当为"表里俱热"证。②白虎汤者，为热炽而津气损伤较轻，故不用人参；白虎加人参汤证者，见"时时恶风，大渴，舌上干燥而烦，欲饮水数升者（第168条）"。为热极而气津两伤之重证，故加人参益气生津以止渴。白虎加人参汤证者，实为白虎汤证的进一步发展。③白虎汤者，辛苦大寒之剂，其为"里热炽盛，充斥内外"。滑者，为热邪内盛；浮者，为无形之热弥散而充斥于表里内外。火热之邪，本性炎上，里热内盛，弥散于外，故见脉浮滑。

阳明有形之热壅滞于里，而脉见沉滑。《伤寒论》第214条言："阳明病，谵语发潮热，脉滑而疾者，小承气汤主之。"《金匮要略·呕吐哕下利病脉证治》言："下利，脉迟而滑者……急下之，宜大承气汤。"①此两条皆为热与糟粕相结，不能正常外透弥散，而壅结阻滞于里，激荡气血，故皆显沉滑之象。②此两条一见"滑而疾"，一见"迟而滑"，只因邪结之轻重不同。前者燥热虽内结，但结之较轻，气尚通畅，故脉见"疾"；后者燥热内结，但结之较重，气行不畅，故为"迟"。③结之轻重不同，用药之缓急自然不能相同，故一者治以小承气汤，一者治以大承气汤。

2）痰饮之脉滑

痰热互结，壅滞于内，痰阻热激，故脉见滑。《伤寒论》第138条言：

"小结胸病，正在心下，按之则痛，脉浮滑者，小陷胸汤主之。"《金匮要略·肺痿肺痈咳嗽上气病脉证治》言："脉反滑数，此为肺痈，咳唾脓血。"小结胸者，为痰热互结而阻滞在胃脘之处；肺痈者，为热邪结肺，酿痈化脓，而脓者痰湿之类也。故此两者，皆以痰热为病，只是邪气互结病位不同而已；治之者，皆以泻热逐痰为主，故一者以小陷胸汤，一者以葶苈大枣泻肺汤。

风寒之邪入里化热，其脉可沉滑，亦可浮滑。《伤寒论》第 140 条言："太阳病，下之……脉沉滑者，协热利。脉浮滑者，必下血。"此为太阳病而误用下法，徒损正气，表邪内陷，从阳化热，热迫大肠，故见脉沉滑而下利；若为邪气内传入里化热而损伤血络，故见下血，阴血损伤，阴不制阳而里热更炽，其热浮盛于外则脉浮，充斥于内而脉滑。

气血亏虚而饮水过多者，其脉浮细而滑。《金匮要略·痰饮咳嗽病脉证并治》言："脉浮而细滑，伤饮。"此处之浮者，乃气虚不内守而浮越于外，细者乃血少而经脉失充，故脉浮细而者，为气血亏虚之象。气血者，皆生于脾，气血不足者，其脾必虚，运化必弱，此时若饮水过多，运化不及，最易聚而成饮，饮邪内停，故见脉滑。饮停而脉滑者，虽有实有虚，有寒有热，但确以偏实偏热者最为多见。凡脉滑有力而兼舌红苔滑腻者，饮热之滑也；凡脉滑乏力而兼舌淡苔滑腻者，阳虚饮停之滑也。

3）湿热之脉滑

湿热在下焦而脉滑数。《金匮要略·妇人杂病脉证并治》言："少阴脉滑而数者，阴中即生疮，阴中蚀疮烂者，狼牙汤洗之。"少阴脉者，为肾脉，主下焦为病。肾司二便，更司前后二阴。少阴脉滑数者，为湿热壅结在下焦，湿热壅结而不散者，可使气血壅结而为肿、为疮、为痛。

湿热下利而脉滑。《金匮要略·呕吐哕下利病脉证治》言："下利，脉反滑者，当有所去，下乃愈，宜大承气汤。"此为实热下利，必然伴随泻下臭秽、腹痛腹满、发热、舌红苔黄厚腻等。其湿热虽内盛，正气尚强，但病势下趋，病有自愈倾向，故治之以大承气汤，顺其势而导湿热下行外祛。

滑数脉最多见于热而兼痰兼湿者。如第十版《中医诊断学》言："滑数脉，多见于痰热、湿热或食积内热。"

4）风水之脉滑

《金匮要略·水气病脉证并治》言："寸口脉沉滑者，中有水气，面目肿大，有热，名曰风水。"又言："风水，其脉自浮，外证骨节疼痛，恶风。"又言："脉浮而洪……此为风水。"又言："太阳病，脉浮而紧，法当骨节疼痛，反不疼，身体反重而酸，其人不渴，汗出即愈，此为风水。"

依水气病知，风水之脉，可"浮"，可"浮而洪"，可"浮而紧"，亦可"沉滑"。个中差异，皆因风邪与水气的轻重不同。风水初起者，风盛于水，而风为阳邪，其性轻扬外浮，应之于脉，故见浮；风为水阻，郁而化热，热邪激荡，故其脉洪，风邪外盛，故脉浮洪。水者，阴寒之类，风未化热而寒水过甚，故其脉浮紧。然若水邪过盛，气为水阻，壅滞于内，即使外有风邪，气亦不能外应，此即"中有水气"，亦即"脉得诸沉，当责有水"之意，故脉沉；滑者，"有热"也，风已化热，故其脉为沉滑。

5）宿食之脉滑

宿食阻滞轻者，其脉滑数。《伤寒论》第256条言："脉滑而数者，有宿食也，当下之，宜大承气汤。"《金匮要略·腹满寒疝宿食病脉证治》言："脉数而滑者，实也，此有宿食，下之愈，宜大承气汤。"①宿食者，又称"宿滞""食积""伤食"，其为饮食物停聚胃肠，留而不去所致。②此两条皆为宿食之证，脉皆滑数。食滞之证本当用健胃消食法治之，然此处者，却用大承气汤以下之，只因其积滞部位较低，食滞在腹，病偏下脘，非在中脘上脘，故当下之，而非消之吐之。积滞已郁而化热，故其脉数；积食如痰之类也，有热加之，故脉见滑。③言"实"者，说明其正气旺盛，亦说明其脉沉取有力。病为实证，病位偏下，故治之，直需导邪外出即可，故以大承气汤下之。

宿食阻滞重者，其脉沉涩。《金匮要略·腹满寒疝宿食病脉证治》言："寸口脉浮而大，按之反涩，尺中亦微而涩，故知有宿食，大承气汤主之。"此条亦为宿食之病，以大承气汤主之者，知其宿食阻滞亦在下脘，且已然化热。①"寸口脉浮而大"者，以寸主上焦，浮则为外为表，寸脉浮大即说明其里热能够弥散于外；尺脉"微"者，非阳虚之微，乃邪阻太甚，气机严重不畅，故脉见微象，说明其阻之甚；"涩"为不畅，寸尺按之均涩，说明里邪阻滞极甚，三焦上下不通，故此为宿食之重证。②故知，宿食之脉，即可为"滑"，亦可为"涩"，只因其阻滞程度不同而已。脉见"滑"者，"宜大承气汤"；脉见"涩"者，"大承气汤主之"。"宜"为商讨，"主"为决断，一字之差，皆因滑涩而不同。此亦见仲景精深之临床，其作探之细微，锱铢必较，医圣之名，确非妄予。

饮食积滞，酿生湿热，又兼外邪，其趺阳脉可浮而滑。《金匮要略·中风历节病脉证并治》言："趺阳脉浮而滑，滑则谷气实，浮则汗自出。"此条主言历节病之成因。趺阳脉者，即足背骨间动脉，其居于足阳明胃经冲阳穴处。仲景认为，趺阳脉专候胃之病变。现见趺阳脉滑者，为"谷气实"所致；"滑则谷气实"者，即饮食积滞、酿生湿热也；"浮则汗自出"者，即外受风袭、肌表不固也。湿热内蕴而风邪外阻，外风内湿相搏，痹阻关节，故生历节。

此外，食积在胃，酒水积滞，或者壅而夹热者，皆可见滑。如在第十版《方剂学》教材中，保和丸、葛花解醒汤主治病证者，其脉皆滑。

6）血结之脉滑

血结胞门，脉沉而滑。《金匮要略·水气病脉证并治》言："寸口脉沉而数，数则为出，沉则为入，出则为阳实，入则为阴结；趺阳脉微而弦，微则无胃气，弦则不得息；少阴脉沉而滑，沉则为在里，滑则为实，沉滑相搏，血结胞门，其脏不泻，经络不通，名曰血分。"①寸口者为肺，肺主气行而能布津；趺阳者胃，饮入于胃而助脾行津；少阴为肾，司二便而主水之排泄。正常生理状态下，上焦宣降正常而能行津，中焦气机调和而能散津，下焦气化正常而能排津。②现反见寸脉沉数，为邪热壅肺而肺气不利，肺气不利则津液不能正常布散；趺阳脉微弦，为胃虚而木旺克之，致使中焦气机不利，升降失常而津液不能正常纳化；少阴脉沉滑，为"血结胞门，其脏不泻，经络不通"使然。下焦有瘀血壅滞而不通，病在血分，气分未受影响，当膀胱气化正常而小便排泄通畅，然因中上二焦气机不利，气不利则血不行。三焦合观，气血不利，病及于津，津液代谢失常，停而为水，泛滥为肿。③此肿之形成，不仅有气滞，更有血瘀，然无形之气易调而有形之邪难除，故肿而兼瘀者，治之当更重视祛其瘀血，以瘀祛则气易调，气调则水易行。瘀祛气调水行，其肿自消。④故尤在泾《金匮要略心典》注曰："此合诊寸口、趺阳、少阴，而知其气壅于阳，胃虚于中，而血结于阴也。……惟有凝聚癃闭，转成水病而已……此条之结，为阴阳壅郁而欲行不能也。"陈修园《金匮要略浅注》注曰："气壅于阳，胃病于中，血结于阴，分之则三，合之则一也。"

血结之脉，可沉滑，可沉微，可沉结。《伤寒论》第124条言："太阳病六七日，表证仍在，脉微而沉，反不结胸，其人发狂者，以热在下焦，少腹当硬满，小便自利者，下血乃愈。所以然者，以太阳随经，瘀热在里故也。抵当汤主之。"第125条言："太阳病身黄，脉沉结，少腹硬，小便不利者，为无血也。小便自利，其人如狂者，血证谛也，抵当汤主之。"瘀血壅结在里，血不行则气不利，故其脉沉；又兼滑、兼微、兼结者，乃因瘀阻气滞程度及兼夹邪气不同使然。滑者，兼热，热迫瘀血则脉滑；微、结者，乃瘀阻太甚，而致气机严重不利使然。沉滑者，宜桃核承气汤消而泻之；微者、结者，当用抵当汤攻而逐之。

7）气滞之脉滑

气血壅结在上焦而寸脉沉大而滑。《金匮要略·脏腑经络先后病脉证》言："师曰：寸脉沉大而滑，沉则为实，滑则为气，实气相搏，血气入脏即死，入腑即愈，此为卒厥。"寸者上焦，右寸者肺，左寸者心，心主血而肺主气，气血之行，其动力皆源于心肺，故气血皆从心肺始行，而方流行于周身内外。邪盛，故脉大；邪滞于血，血行不畅，故脉沉；邪壅于气，气行失常，故脉滑。"沉则为实，滑则为气"者，即《千金要方》之"沉即为血实，滑即为气实"；"实气相搏"者，气血皆邪盛也，邪盛于气则肺不主气，邪盛于血则心不主血。气血不行，神机不利，易生"卒厥"。"卒厥"者，其与《素问·调经论》"血之与气，并走于上，则为大厥"之旨相同，其俱是以突然昏倒为表现的一种病证。

以上滑脉所主病证多兼有热象，《脉语》称此为"热滑"，即"津液为热所鼓荡，如长江大河，滚滚不尽"。《脉说》言："夫滑者阳气之盛也，其为病本多主热而有余。"所以，滑而实者，或多或少常兼有一定热邪，依其热之多少，适当选用清热之品以和之。

（2）正气虚则脉滑

一般而言，滑脉主实，主邪气壅滞，正如《脉说》之"滑为血实气壅之候，多属有余之证，无虚寒之理"。然，依据临证所见及诸家所言，某些虚证确可见滑脉，此为虚滑之脉，必然按取无力，或者搏大鼓指。

"阴虚""气虚"或"脾肾受伤"而脉滑。《脉神》言："凡病虚损者，多有弦滑之脉，此阴虚然也。泻痢者，亦多弦滑之脉，此脾肾受伤也，不得通以火论。"《脉理求真》亦曰："或以气虚不能统摄阴火，脉见滑利者有之。"

"肾绝"而脉滑。《脉说》言："若滑而急强，擘擘如弹石，谓之肾绝。"

"大肠气不足"而脉滑。《素问·大奇论》言："脉至如丸滑，不直手，不直手者，按之不可得也，是大肠气予不足也，枣叶生而死。"《内经知要》卷注曰："如丸者，流利之状，正滑脉也。不直手者，滑而不应手，按之则无也。大肠与肺金相为表里，枣叶生于初夏，火盛则金绝，故当死。"《脉说》言："滑不直，手按之不可得，为大肠气予不足，以其绝无和缓胃气，故经予之短期。"

"脾虚生痰"或"胃气败"而脉滑。《脉学心悟》言："临床因正虚而脉滑者，常见于脾虚生痰者，亦滑而无力，或缓滑不任重按。若脉滑实坚搏弹指，乏和缓之象，乃胃气败。如真心脉，'坚而搏，如循薏苡子，累累然'。此为真脏脉，乃大虚之象，不得误认为实脉。"

元气将脱或亏虚而脉滑。《脉说》言："尺滑癃淋遗泄。若骤诊似亦和滑，息数如常，平动不鼓，牒牒而去，稍按即无，此为元气将脱之绝脉也，死期不过旬日耳，不得妄事化痰消痞。"《脉学辑要》言："然虚家有反见滑脉者，乃元气外泄之候。"《四诊抉微》言："盛启东曰：滑主气分病，滑大无力者，属元气虚。"

涩极而脉滑。《脉说》言："《脉经》曰：'脉浮而滑，其人外热风走刺有饮难治。'此虚滑之大义，正气无所归宿，涩极之幻相也。夫有饮难治者，正气为痰饮格拒，不得归根，邪风游溢经络，一身流走刺痛，正气将散者也。《脉经》又谓尺脉偏滑疾，面赤如醉，外热刺痛，正此义也。"

阳气虚衰而脉滑。《濒湖脉学》言："滑脉为阳元气衰。"《脉语》言："滑脉……为阳气衰。"

以上皆为"虚滑"之脉。虚滑之象，"滑不直手，是津液竭尽，脉络空虚，气无所击也（《脉说》)"，治之当重扶正气，再兼以收敛镇降之品，方为正法。

（三）六部滑脉主病

《诊家枢要·滑脉》言："左寸滑，心热。滑而实大，心惊舌强。关滑，肝热，头目为患。尺滑，小便淋涩，尿赤，茎中痛。右寸滑，痰饮呕逆。滑而实，肺热，毛发焦，膈壅咽干，痰晕目昏，涕唾黏。关滑，脾热，口臭，及宿食不化，吐逆。滑实，胃热。尺滑，因相火炎而引饮多，脐冷腹鸣或时下利；妇人主血实气壅，月事不通；若和滑，为孕。"

《诊家正眼·滑脉》言："滑脉为阳，多主痰液。寸滑咳嗽，胸满吐逆。关滑胃热，壅气伤食。尺滑病淋，或为痢积，男子溺血，妇人经郁。"

《丹溪手镜·评脉》言：脉滑，关以上见为大热，关以下见为大寒。
注云：水并于上，从火化；火并于下，从水化。

《脉语·滑》言："右关滑，曰有食积。妇人尺内滑，曰有孕。两寸滑，曰痰火。一手独滑，曰半身不遂。"

（四）滑脉兼脉主病

《诊家正眼·滑脉》言："浮滑风痰，沉滑痰食。滑数痰火，滑短气塞。滑而浮大，尿则阴痛。滑而浮散，中风瘫缓。滑而冲和，娠孕可决。"

（五）滑脉医案举隅

1. 脉沉滑数，乃湿热郁遏之象

杨某，女，23岁，社员。1987年7月23日诊。时值暑伏，酷热难耐，余正坦胸读书，汗流浃背，突来一农妇，身着花布棉衣裤，头裹头巾，裤腿怕透风以绳系之，俨然一身冬装。诉产后患痢，周身寒彻肢冷，厚衣不解，虽汗出亦不敢减衣。腹满不食，恶心呕吐，溲涩少，便垢不爽。曾服多种抗生素，输液打针，中药曾予补益气血、健脾止泻、温补脾肾、温阳固涩等剂，终未见效，羌已一月半矣。诊其脉沉滑数，舌红苔黄厚腻，面垢。此湿热郁遏，气机不畅，热伏于内。湿热郁遏，气机不畅而腹满、呕吐、便垢不爽；阳郁不达而肢厥身冷。予升降散合葛根芩连汤：僵蚕12g，蝉蜕4g，姜黄9g，大黄4g，葛根12g，黄芩10g，黄连10g，茵陈15g，石菖蒲8g，藿香12g，苍术12g，川厚朴9g，半夏9g。

1987年7月27日二诊：服上药1剂即脱棉衣，又2剂腹胀、呕吐皆止。尚觉倦怠，纳谷不馨。予清化和胃之剂善后而愈。

按：……肢冷、腹冷，周身冷等，乃临床常见之症。阴盛或阳虚固可冷，然阳郁而冷者亦不少见。若脉沉而躁数、舌红者，不论何处冷，甚至冷如冰，皆为阳郁所致，不可误用热药温阳。若脉虽沉数，然持之无力，当属虚寒。凡脉沉而无力者皆虚，且愈虚愈数，愈数愈虚，当予温补，不可误作火郁，犯虚虚实实诚。

李士懋、田淑霄《相濡医集·医案·真热假寒2》

笔者按：此案亦见于《温病求索·医案十则·阳盛格阴》："阳郁而寒与阳虚而寒的鉴别之点，重在脉沉而躁数，且按之有力。即使舌不甚红，若见此脉，即可断为火郁。若脉虽沉数，但按之无力，当属虚寒。凡脉沉而无力者皆虚，且愈虚愈数，愈数愈虚，当予温补，不可误作火郁而犯虚虚之戒。"

2. 左脉大而弛，右关滑而数，乃火热内盛之象

一人素多郁火，左脉大而弛，右关滑而数。气堵喉间，痰滞不得出，咳出痰中带血，色如玛瑙而成块。愚谓：阴流乎阳，血随气使，此缘抑郁既久，血因气滞而成瘀，忽复加以忧愁恼怒，扰动君相二火，向所停之瘀挟火势而上腾矣。此血出自胃经，宜去上中之火，利中宫之气，气利火去则不咯，不咯而血自除矣。

方：麦冬、瓜蒌仁、阿胶、青黛、杏仁、川贝、桔梗、广皮、紫菀茸、米仁、甘草、童便。

秦景明《大方医验大成·咯血章》

3. 脉滑不实，两尺显涩，乃脾肾两虚之象

史某，女，21岁，学生。1996年4月25日诊。自幼择食偏食，不吃蔬菜，6年前出现便虽不干，然涩秘难解，有腹胀症状。但每行经时，便转通利。脉滑不实，两尺显涩。此因择食，脾肾两虚。滑而不实乃脾虚内生痰湿，尺涩乃肾气不足。予脾肾双补之，主以补中益气汤加味：

升麻4g，柴胡5g，陈皮6g，白术9g，生黄芪10g，党参10g，肉苁蓉12g，肉桂4g，半夏8g，当归10g。

1996年5月1日诊：上方服6剂，脉症如前，上方改白术30g，加薤白9g。

1996年6月6日诊：按上方服药1个月，脉转缓滑，尺已不涩，大便已畅，依前方再服半月，以司疗效。

李士懋、田淑霄《相濡医集·医案·便秘》

笔者按：此例即是滑涩并见之脉。

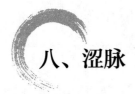

八、涩脉

（一）涩脉指感

《脉经》言："涩脉，细而迟，往来难且散，或一止复来。"

《诊家枢要》言："涩，不滑也。虚细而迟，往来难，三五不调，如雨沾沙，如轻刀刮竹然，为气多血少之候。"

《脉语》言："脉来如刀刮竹皮之状，曰'涩'。"

《脉神》言："涩脉，往来艰涩，动不流利，如雨沾沙，如刀刮竹，言其象也。"

《诊家正眼》言："涩脉蹇滞，如刀刮竹。迟细而短，三象俱足。"

《脉确》言："往来难，细短涩，轻刀刮竹形容切，血少气有余。"

《脉说》言："涩脉为阴，似短似迟，若止若来，往来不利，蹇滞不前，如刀刮竹，如雨沾沙者是也。……涩脉往来蹇滞，不能流利圆滑者也。……涩有血燥，亦有气虚，故有虚涩，有实涩，有尺寸之涩，有浮沉之涩。自尺至寸，前进屡踬，此多由血液耗竭，经隧不利也。自沉至浮，外鼓迟难，此多由元阳衰弱，动力不畅也。又无论尺寸浮沉，来势艰滞，但见应指有力，即由于实；应指无力，即由于虚。"

《脉诀阐微》言："涩则郁塞，涩脉乃往来之不甚舒畅也。"

《脉学正义》言："涩脉与滑，相为对待，状其形势不爽，格格不前，往来艰涩，是为涩之真象。"

《脉学心悟》言："笔者临床即以脉来搏起之振幅小，作为判断涩脉的唯一特征。无论脉体大细长短，脉力有力无力，脉律齐与不齐，脉率或数或迟，只要脉来搏起之振幅小，就是涩脉。此亦即往来蹇涩之意。"

《临证脉学十六讲·滑脉》言："涩脉的指下感觉（笔者注：即指"从无名指到食指，'哗'一下就过去了"）是这个时间差变长，但真正的差别也就只有零点几秒，甚至零点零几秒。"

1. 标准涩脉

观诸家论涩，确实"愈说愈幻，并复支离矣（《脉学正义·涩脉》）"。

观涩脉之言，一个乱字了得！甚至有人直言"涩脉是千古难明之脉"。

纵观千古往来诸论，唯"蹇涩"二字，最显涩脉之本义。

涩脉并非每至必涩，"若每至必涩，脉乱而死矣（《脉说》）"。

涩脉常兼杂于他脉之中出现，故有滑涩、涩数、涩迟、细涩、涩微等象。

涩有"来涩""去涩""前涩""三五之涩"等象之分。

涩虽有四象，然其理皆一，皆为"气血不畅，运行蹇涩"所致。

2. 涩脉的形、势、率

（1）涩脉之形

涩与滑相对。滑言脉行流利，涩言脉行蹇涩。

涩脉重在其势，而不在其形。至于其他相兼脉者，皆非涩脉之本意。

故《脉学心悟》言："涩脉当无迟、细、短、散、虚、止这些条件，仅剩下'往来蹇涩'这唯一的特征了。"《脉学正义》亦言："涩之取义……并不以形之大小言，其往来虽涩，亦有形体颇大而浑浊不清者，并不能认定在细小一边。叔和必谓之细，亦犹未确。其曰且散者，盖亦形容其指下模糊浑浊，畔岸不清之状。"更言："涩脉与滑，相为对待……或浮或沉，或大或小，皆兼有之。"

（2）滑脉之势

涩与滑相对，皆重在言其脉势。滑者脉动流利，涩者脉动蹇涩。

涩脉之动，蹇涩不畅，故言其"往来难""往来艰涩""蹇滞""往来不利，蹇滞不前""往来之不甚舒畅""三五不调"等，皆在形容其脉行不畅，气血流行不利之象。故《脉学正义》言："涩之取义，且仅以势之凝滞言。"
又言："要知涩之真象，在乎似止非止之间，此皆当以意逆之，悟其态度，
而不可物拘于字面上求之者。"

观诸家之言，论涩脉脉行不利，皆可以"蹇涩"二字概况，且最具
形象。

蹇者，《说文解字》言："跛也。"《庄子·达生》言："聋盲跛蹇。"《素
问·骨空论》言："蹇膝伸不屈。"故知，蹇，本指跛，为行走困难、屈伸
不利之意。涩者，《说文解字》言："不滑也。"又言滑为"利也"。故知涩
本指"不利"。故蹇涩者，本为不顺利、不流畅、迟钝之意，如白居易《楚
上山》言："如昼行虽蹇涩，夜步颇安逸。"

蹇者不流利，涩者不利。蹇涩者，艰涩也，皆言脉行不利、不顺，以此
二字形容涩脉行之不畅之象，最为传神。

要注意的是，涩脉的蹇涩不畅之象，可一直存在，亦可偶尔出现，如
《素问·脉要精微论》言："涩则心痛。"王冰注曰："涩脉者，往来时不利
而蹇涩也。""时不利"三字，深得涩脉之要领。

（3）涩脉之率

涩脉者，可兼迟缓，亦可兼数急。如《脉学正义》言："寿颐按：涩脉
虽以形势之重滞不灵为主，不系乎至数之迟缓。究竟往来既滞，其至必迟，
所以叔和直谓之迟，其旨可于言外得之。"《伤寒论》363条言："下利，寸
脉反浮数，尺中自涩者，必清脓血。"

涩脉，本在形容其脉行不利，无论其脉是数急还是迟缓，其气血皆可因
行之蹇涩不利，而兼有涩象。

3. 涩脉之意象

常以"如刀刮竹""如雨沾沙""病蚕食叶"等来形容涩脉蹇涩不畅
之象。

《脉诀》言涩脉"如刀刮竹"者，以"刀刮竹则阻滞而不滑（《诊家正
眼》）"，或"竹皮涩遇节则倒退，形容涩脉往来难之意也（《脉说》）"。

通真子言涩脉"如雨沾沙"者，以"雨沾金石，则滑而流利；雨沾沙

土，则涩而不流也。（《诊家正眼》）"或"沙乃不聚之物，雨虽沾之，亦细而散，形容涩脉往来散之意也（《脉说》）"。

时珍言涩脉如"病蚕食叶"者，谓其"迟慢而艰难也（《诊家正眼》）"，或"形容其无力濡滞，无力之状（《脉学正义》）"。

4. 涩脉之形象

涩脉之动，有从沉浮的往来蹇涩，有从尺至寸的前行蹇涩。

（1）"往来蹇涩"之涩

又名"浮沉之涩（《脉说》）"。

脉有从沉至浮之来象，亦有从浮至沉之去象。

前者谓"来"，后者谓"往"、谓"去"。

脉之往来，为气之升降使然。

"往来蹇涩"者，有"脉来蹇涩"与"脉去蹇涩"之分。

1）脉来蹇涩

脉来蹇涩，简称"来涩"。即脉来之时，觉其蹇涩难浮、粘连难起、浮起不畅，如《诊家枢要·五脏平脉》言："涩只是来势不勇。"

"来涩"常呈脉"来则蹇涩"，去却正常之象。若病为实，则多为里邪阻滞，三焦不畅，气道不利，为里气升达外透不畅之象；若为虚，即《脉说》之"沉至浮，外鼓迟难，此多由元阳衰弱，动力不畅也"。

又有脉来振幅较小之涩脉，为脉之薄者。如《脉学心悟》言："往来蹇涩，不是指脉的来去艰难迟慢，而是指脉搏起之振幅小。这是由于气血滞涩，或气血虚衰，不能畅达以鼓荡、充盈血脉而形成的脉象。"又言："笔者临床即以脉来搏起之振幅小，作为判断涩脉的唯一特征。无论脉体大细长短，脉力有力无力，脉律齐与不齐，脉率或数或迟，只要脉来搏起之振幅小，就是涩脉。此亦即往来蹇涩之意。"

故"来涩"者，常包括两种脉象，包括脉来蹇涩难升，或脉来之振幅太小者。

2）脉去蹇涩

脉去蹇涩者，简称"去涩"。即脉去之时，黏滞不畅、降之不顺、用时较多。其脉常呈"来时迅速，去则蹇涩"之象。《千金翼方·诊脉大意》言涩脉"多入而少出"，即为此意。

"去涩"者，为气之收、降、入困难之象。或为外邪阻滞，气不收降；或为里邪阻滞，气降不顺；或为气虚而浮，或为阴虚阳浮，阳气升浮过甚而收降不及之象。

又有脉去之时非常迅速，难以察觉之"去速"的涩脉。如《临证脉学十六讲》："已故中医名家姚荷生先生依据临床事实总结出了两种涩脉：一种涩脉即《濒湖脉学》所讲的'往来难'的涩脉；第二种是'去速'的涩脉。虽然两种涩脉指下感觉有别，但由于二者诊断意义完全相同，且可同时出现或交替出现，甚至相互转换，所以可视为同一种脉象。"又言："'去速'的涩脉指感特征：此种涩脉的基本指感特征，是脉搏收得特别快。即我们刚感到患者脉搏最明显或最有力时，立即就感到其脉搏搏动几乎完全消失，较正常脉搏或其他脉象（微脉、散脉及含涩脉的复合脉除外）收得快得多。换言之，此种涩脉不论脉来是缓是速，不论脉来流畅与否，只要其收得非常快（即所谓'去速'），即为'去速'性涩脉。此种涩脉亦属临床常见。"

故"去涩"者，常包括两种脉象，即脉去之时蹇涩难降，或降之太过迅速而难以察觉者。

（2）"蹇涩不前"之涩

又名"尺寸之涩《脉说》"，亦可称为"进涩"。

滑与涩相对，滑为脉动从尺至寸而甚为流利者；涩者，为脉动从尺至寸而前进蹇涩不畅者。

故《临证脉学十六讲》言："（涩脉）主要指感特征是脉来之势非常不流畅，即比正常人的脉来不流畅得多。"又言："所谓脉来艰涩，实际上是指从我们无名指开始感到患者尺脉搏动，到食指开始感到患者寸脉搏动之间的时间，较正常略有延长之感。"又言："涩脉的指下感觉（从无名指到食指，"哗"一下就过去了）是这个时间差变长，但真正的差别也就只有零点几秒，甚至零点零几秒。"

《临证脉学十六讲》之"脉来艰涩"实指其脉前行不畅。从尺至寸，本称为"上"，但若名之为"进"，反而更通俗易懂。如《诊家枢要·脉诊大旨》言："上者，自尺部上于寸口，阳生于阴也；下者，自寸口下于尺部，阴生于阳也。"

（3）"三五不调"之涩

简称"三五之涩"。

古言"参伍不调"，现多写做"三五不调"。

"参伍"本见于《黄帝内经》，共有三处。一者，《素问·脉要精微论》言："切脉动静而视精明，察五色，观五脏有余不足，六腑强弱，形之盛衰，以此参伍，决死生之分。"二者，《素问·三部九候论》言："形气相得者生，参伍不调者死。"三者，《素问·八正神明论》言："以日之寒温，月之虚盛，四时气之浮沉，参伍相合而调之。""参伍"一词，王冰注曰："参谓参校，伍谓类伍。参校类伍而有不调，谓不率其常则病也。"故知《黄帝内经》之"参伍"，本指"参校类比推求之"也，与现今所言"三五"意义明显不同。

以"参伍不调"言涩脉者，见于《濒湖脉学》涩脉篇："参伍不调名曰涩。"

"三五不调"之言，或误解于《脉经》之"或一止复来"之言。"或一止复来"者，本指脉行"格格不爽，有时颇似停顿（《脉学正义》）"，故前贯以"或"之，以区别于结代二脉，以言明其脉"一止"之象常偶然出现，不似结代者常常规律出现。

在上篇"脉率"处，亦有"三五不调"之脉，其指脉搏时快时慢的同时常伴见无规律性的歇止之象；而此处之"或一止复来"者，则指脉行蹇涩之象呈间断而无规律性出现；又有脉动时快时慢、快慢不调之脉者，此本为脉行蹇涩不畅之象。所以，"三五不调"之涩脉，主要包括三种脉象：一为脉动时快时慢，二为脉行蹇涩之象呈间断而无规律性出现，三为脉动时快时慢的同时伴见脉行蹇涩之象呈无规律性出现。此三者描述虽有不同，但其脉义无异，皆为脉行蹇涩之象，皆为气血运行不畅之意。

5. 涩脉常兼于他脉中

涩脉者，常兼于他脉之中，非每至均涩。观王冰之"时不利而蹇涩"之言，及临证所见，涩脉确实不一定连续性出现！亦如《脉说》之言："脉之涩也……非每至必涩也，须察其不涩之至：滑者痰也，数者热也，迟者寒也，弦者郁也，结者血之凝也，微弱者气之衰也，细小躁疾者火燥而液耗也；再察其正涩之至，应指之有力无力，而虚实无不了然矣。"

《脉说》之"不涩之至""正涩之至"，直指涩脉之要。因为涩脉是间断性出现的，所以"不涩"指涩脉没出现时的脉搏之象，如滑、数、迟、弦、结等；"正涩"则指脉行蹇涩之象出现。如其脉为数，在数脉规律性搏动的过程中，突现涩象，且其出现毫无规律者，此便为脉数而涩；又如脉本滑，突然出现涩象者，便为滑涩之脉。诸脉皆然。此点甚为切合临床，在临证察脉之时，必当细心观察。叶霖之《脉说》，不仅脉理论述深入浅出、较为完整，且不偏不倚，而又甚为切合临床实际，确实为脉诊不可多得之最为善本者，凡学习、研究脉诊者，必当细细品读之。

要注意的是，滑涩二脉，病机关联，可同时出现，可彼此转换。①若痰浊阻滞，气机不畅，而脉以滑为主者，其中亦可偶然夹杂有涩脉。如《脉语·滑脉》言："滑而三五不调，脉形浊者，曰痰也。"笔者临证观之，确实属此。若痰湿阻滞而脉见滑涩者，当辨滑涩之或多或少。若滑多涩少，则浊阻不盛，气血尚通畅；若涩多滑少，则其阻较甚，气血严重不畅。若脉由滑多逐渐变为涩多，则为气血壅滞逐渐加重之象，其病常为加重；若涩多变为滑多，则其阻滞减轻，其病或在恢复。滑为从尺至寸脉行滑利，故此涩者，多表现为"进涩"之象，为流利中突现不流利者。②随着病情的变化、病机的转变，涩可变滑，滑可变涩。如《脉说·涩脉》言："方其涩时，脉气未能畅达，一达则涌沸而上也，此二脉（指滑和涩）所以多兼见也。"又言："二脉主病略同，而有寒热虚实之相反。如宿食、凝痰、瘀血等证，寒则涩，热则滑；久则涩，新则滑；虚则涩，实则滑。故赵晴初曰：滑脉多主痰，以其津液壅盛也；然有顽痰阻塞气机，脉道不利，反见脉涩者，开通痰气，脉涩转滑，见之屡矣。即仲景论宿食脉亦然，或言滑数，或言紧涩，寒滞冷积则涩，蕴热化痰则滑也。"

6. 涩脉的分类

（1）从脉象分之

从脉象察之，涩脉有"来涩""去涩""进涩""三五之涩"等不同之象。

（2）从病因分之

诸脉皆可兼涩，故诸般病因皆可导致涩脉的出现。

故涩有"寒涩""热涩""滞涩""虚涩""枯涩"等别。

若"滞涩"者，为邪气壅塞而涩；"虚涩"者，为正气虚弱而涩；"枯涩"者，为精血津液亏虚而涩。故《脉理求真》言："须分寒涩……热涩之殊耳。"《脉诀汇辨》言涩有"滞涩""虚涩""枯涩"之别，如"有外邪相袭，使气分不利而成滞涩；卫气散失，使阳衰不守而成虚涩；肠胃燥渴，津液亦亡，使血分欲尽而成枯涩"。

（3）从病机分之

涩脉，按病机之异，可分为"气涩""血涩"。

"气涩"者，为"来涩""去涩""三五之涩"，主因气之升降失常而脉涩。"血涩"者，为"进涩"者，主因血行不利而致涩。

脉诊之要，非在其象，而是其象所反应的机理和病机，所以因气滞而涩，还是因血瘀而涩，才是涩脉的核心要义。

7. 涩脉的基本脉理

涩者，脉行蹇涩，为气血周流不畅之象。就其因，或为邪气阻滞而气血不畅，或为正气亏虚而气血失畅。至于其为虚为实，则在其应指有力无力以辨之。涩而有力者，为邪气盛，为实；涩而无力者，为正气虚，为虚。

故《脉学心悟》言："（涩脉）因于气血鼓搏不利所致。气血鼓搏不利的原因，无非是气血虚而鼓搏无力，或气血为邪所阻，不能畅达以鼓搏于脉。"《文魁脉学》言："涩脉，多是气血流行不畅而出现的脉形。新病多属气分郁结，气滞而血流不畅，多形成疼痛。久病即属于血少寒凝，血因寒而凝滞不畅，甚或闭而不行，如妇女闭经之病。"

若实者，为诸邪阻滞，气血不畅，脉行蹇涩，故可见涩。如《脉说》从病因病机角度探讨了涩脉的形成原理："（涩脉）为积痰，为痰热结伏，为瘀血，为气结，此或因恚怒，或因忧郁，或因厚味，或因过服补剂，或因表无汗，气腾血沸，清化为浊，致成老痰凝血，胶固杂揉，脉道阻塞，则脉亦呈涩象矣。"又言："《金匮》云：寸口脉浮大，按之反涩，尺中亦微而涩，知有宿食。有发热头痛，而见浮涩数盛者，阳中雾露之气也。雾伤皮腠，湿流关节，总皆脉涩，但兼浮数沉细之不同也。有伤寒阳明腑实，不大便而脉涩，温病大热而脉涩，吐下微喘而脉涩，水肿腹大而脉涩，消瘅大渴而脉涩，痰证喘满而脉涩，病在外而脉涩，皆脉证相反之候。"邪气盛实而见"脉证相反"者，此乃强调邪气阻滞之盛，治之当加强祛邪之品。

若虚者，为气血亏虚，脉道失充，运行不利，蹇涩不畅，故见涩脉。《脉理求真》言："涩为气血俱虚之候，故症多见拘挛麻木、忧郁、失血伤精、厥逆、少食等症。然亦须分寒涩、枯涩、热涩之殊耳：若涩见呕吐泄泻，则为属虚属寒；涩见伤精失血，拘挛麻木，则为枯涩不和；涩见便结不解，则为热邪内闭，或寒滞不通。"

人之为病，不为正虚，便为邪阻。正虚、邪阻，脉道皆可蹇涩不利。涩为临床最为常见之脉象，若诸脉而伴见涩脉者，便知其或为正虚较甚，或为邪阻较甚，致使脉道不畅，气血通行不利。故临证之时，若见涩脉者，自当加强扶正或祛邪之力。

（二）涩脉的生理病理

1. 生理性涩脉

《素问·平人气象论》："平肺脉来，厌厌聂聂，如落榆荚，曰肺平，秋以胃气为本。"

《脉经·辨脉阴阳大法》："浮而短涩者，肺也。"

《诊家述要·五脏平脉》："肺合皮毛，肺脉循皮毛而行。持脉指法，如三菽之重，按至皮毛而得者为浮；稍稍加力，脉道不利为涩；又稍加力，不及本位曰短。涩只是来势不勇，短只是宽软不挺。"

《濒湖脉学》言："涩为……气盛则血少……而肺宜之。"

《脉诀汇辨》言："肺之为脏，气多血少，故右寸见之为合度之诊。"

肺之平脉，浮而短涩。肺位最高，又主皮毛，在时为秋，此皆与阳相应，故应之于脉为浮。

肺在时为秋，秋者，阳中之阴，为阳气收敛沉降之时。秋之时，阳气虽升，但势不盛，应之于脉，则表现为脉来之势不甚，故似涩；秋之时，阳气降而收敛，其浮盛于外之象有所减缓，应之于脉，故脉见短。

肺脉浮而短涩，此短非真为短脉，乃与先前（夏季）相比较而言，脉体有所变短而已；此涩亦非为真涩脉，乃脉之来势较先前（夏季）有所减缓而已。

2. 病理性涩脉

（1）邪气盛而涩

邪袭六经而脉涩。六淫之邪，侵袭人体，壅塞六经，营卫不利，气血不畅，故脉常涩。

故《素问·四时刺逆从论》言："厥阴……涩则病少腹积气；少阴……涩则病积，溲血；太阴……涩则病积，心腹时满；阳明……涩则病积，时善惊；太阳……涩则病积，善时巅疾；少阳涩则病积，时筋急目痛。"

《脉学正义》解曰："脉涩为气凝血滞之征，故六经脉涩，皆主有积。其阳明之善惊，大阳之巅疾，少阳之目痛，皆以血气凝滞，升多降少而言，不当以经脉所过作解。"

1）湿邪阻滞而脉涩

涩脉以湿邪阻滞最为多见。《脉说》言："雾伤皮膜，湿流关节，总皆脉涩，但兼浮数沉细之不同也。"《临证脉学十六讲》亦言："'湿邪为病'或各种疾病伴痰湿体质者越来越多，进而在临床上各种涩脉以及不流利脉象越来越多见。"又言："从临床事实来看，凡属湿滞经脉、湿郁三焦焦膜气机、湿邪困阻脾气等，常可致脉不流利或脉欠流利；另外病因属'清浊交混'（吴又可《瘟疫论》），即湿邪困阻少阳'募原'过久，导致邪气由少阳焦膜内陷厥阴肝经。同时，湿邪由气分内陷入血分，形成湿邪与瘀血交结者，其脉亦可涩。"

风寒湿邪凝滞而脉涩。《伤寒论》第 174 条言："伤寒八九日，风湿相搏，身体疼烦，不能自转侧，不呕，不渴，脉浮虚而涩者，桂枝附子汤主之。"此条为阳气不足，而风寒湿邪侵袭肌表，壅滞营卫，气血不利，经脉不通所致。邪袭太阳，故脉见"浮"；卫阳不足，故脉见"虚"；风寒湿邪，凝结阻滞，经脉不利，故脉见"涩"。治之则重用炮附子三枚、桂枝四两，以加强扶阳益卫、散寒除湿之力。此条又见于虚脉之"阳虚脉虚"处，可详细观之。

痰湿壅滞而脉涩。《脾胃论·升阳益胃汤》半夏后注言"此一味脉涩者宜用"。痰浊阻滞轻者，痰阻气击而脉滑；阻滞重者，气行不利而脉涩。半夏性燥而滑，可燥湿化痰祛浊；又味辛性升而散，故可调畅气机，助气升发。半夏即化痰又调气，痰湿阻滞之脉滑、脉涩皆可用之。

2）热邪壅滞而脉涩

热邪壅结而脉涩。《脉说·涩脉》言："大抵涩脉属寒者多，倘兼见数，即防胃痛、肠痛、肺痛，及恶疮肿毒也。"诸疮肿毒者，乃热邪壅结，气血凝滞而生。热壅气滞血凝，气血通行不利，故见脉涩。

邪热灼津而脉涩。《素问·脉要精微论》言："涩者阳气有余也。阳气有余，为身热无汗。""阳气"者，热邪也。热盛而蒸腾于外，故"身热"；热甚灼伤津液，津液不足，无以作汗，故见"无汗"；津少而脉道不充，血行不利，邪壅而气机不畅，气血不利，故脉为涩。

3）邪滞于肠而脉涩

燥热壅塞而脉涩。①《伤寒论》第 212 条言："伤寒若吐若下后不解，不大便五六日，上至十余日，日晡所发潮热，不恶寒，独语如见鬼状。若剧者，发则不识人，循衣摸床，惕而不安，微喘直视，脉弦者生，涩者死。"此涩者，邪阻太甚，气不周流，升降停息，故主死。②《伤寒论》第 363 条言："下利，寸脉反浮数，尺中自涩者，必清脓血。"此为燥热内盛，津液不足，气机不利，而致脉涩者。

宿食阻滞而脉涩。《金匮要略·腹满寒疝宿食病脉证治》言："问曰：人病有宿食，何以别之？师曰：寸口脉浮而大，按之反涩，尺中亦微而涩，故知有宿食，大承气汤主之。脉数而滑者实也，此有宿食，下之愈，宜大承气汤。"《文魁脉学·涩脉》言："有因宿食致涩者，其舌苔必厚。这是由于食滞阻遏气机、气血不畅所致，必须去其瘀滞，化其宿食，如承气汤、化滞丸、保和丸之类。"宿食者，其阻于胃脘而轻者，治之以保和丸；若重者，治之以《血证论》之化滞丸；若食滞胃脘而见"下痢泄泻，或大便秘结"者，治之以枳实导滞丸；若宿食偏阻于下而见热甚、大便秘结者，导之于外，可以大承气汤治之。

肠澼之病而脉涩。《素问·大奇论》言："其脉小沉涩，为肠澼。其身热者死，热见七日死。"《景岳全书》言："痢疾一证，即《黄帝内经》之肠澼也。"邪滞于肠而脉见细而沉涩者，为邪气阻滞太甚使然，必当重用通下之品以泻之于内。其病若见身热或者发热持续不解者，则为病危，以泻利不止则津血重伤，发热不止则邪气亢盛，邪气亢盛而正气耗伤，久则正气愈少而邪气愈甚。邪盛正衰，故其病为危。

4）七情为病而脉涩

七情皆关于肝。七情之生，皆与诸脏气机不利相关。气不利则气血难行而脉蹇涩，故见涩脉，且常带弦象。故《脉神·正脉十六部》言："凡脉见涩滞者，多由七情不遂，营卫耗伤，血无以充，气无以畅。"《文魁脉学·涩脉》亦言："此脉多发于暴怒。"

七情之生，乃由诸脏腑之气的升降完成。人之情绪可大起大落、悲喜交加者，皆由脏腑之气的升降来完成。七情为病，气必不畅；悲思惊恐，暗耗气血。故七情为病者，常常为气血亏虚而又兼气滞为病，偏阳虚者，治之当温阳益气血，调气升阳为主；偏阴虚者，当益阴补气血，敛气降气为主。笔者曾遇诊断为"抑郁病"患者数例，观其多偏阳虚，皆以前法治疗，服药月余，虽未痊愈，但恢复甚好。其中一例因病而数年不能工作，服药近2个月，其生活基本正常。后工作于广州，并时常因外感而引动其病，发

277

病则网诊求药，每每药后得解。

5）瘀血阻滞而脉涩

瘀结为病常脉涩。瘀血阻滞，不仅可使血行不利，更因有形之邪的阻滞而使气机不利，气血皆为不利，见之于脉，故见脉涩。如《临证脉学十六讲·涩脉》言："若血瘀，气机不畅，血行受阻，则脉涩……涩脉成为诊断瘀血的主脉，在临床上瘀结之病（尤其是恶性肿瘤）的脉象常为涩脉，正是瘀血的缘故。"并言："瘀血凝滞者，脉常可为细涩。"

（2）**正气虚而涩**

1）气血不足而脉涩

血虚则血易瘀，气虚则气易滞。气血亏虚，行之无力，现之于脉，故为涩。《脉神·正脉十六部》言："涩为阴脉，凡虚细微迟之属，皆其类也，为血气俱虚之候。"《脉说·涩脉》言："平人无故脉涩，贫窘之兆。"古之贫困窘迫之人，食物不足，或者粗糙不良，致使其入腹而所化生水谷精微不足，水谷精微不足则气血生成乏源，必然导致气血亏虚，故见脉涩。

脾气虚浮而脉涩。《伤寒论》第100条言："伤寒，阳脉涩，阴脉弦，法当腹中急痛，先与小建中汤，不差者，小柴胡汤主之。"此为"旺木"乘"弱土"之象。"阳脉涩"者，浮取而涩，为脾胃亏虚，木扰于内，气浮于外之象；"阴脉弦"者，为土虚木乘、经脉挛急之象，故见腹中拘急而痛。治之则先以小建中汤甘温扶脾益气，以御旺木之乘，又以白芍、胶饴酸甘合化，缓急以止痛。

心血不足而脉涩。《金匮要略·水气病脉证并治》言："寸口脉迟而涩，迟则为寒，涩为血不足。"水气病有"气分""血分"之别，此言"气分"之病。寸口者，候心肺，肺主气，心主血。肺气不足，阳气虚弱，而寒邪凝滞，故见脉迟；心血不足，经脉失养，脉行蹇涩，故为脉涩。故"气分"者，为气血不足，阳气虚弱，而有为寒邪凝滞，故仲景又曰"寒，气不足，手足逆冷"。

血虚而经隧不利则脉涩。《脉说》言："自尺至寸，前进屡踬，此多由血液耗竭，经隧不利也。"①"自尺至寸，前进屡踬"者，此乃"进涩"之象。气之运行，以升降出入为主，此应之于脉，则表现为脉的来去搏动之象；血者，随经而行，在肺经则从胸走手，从尺及寸，故血不足则经脉失润、血虚则行之艰难。此应之于脉，故为"进涩"之象。②此条说明，血虚则以"进涩"之象为主，且阐明了其产生的机理，此乃因血病而脉涩，故为"血涩"。

2）津血亏虚而脉涩

津液不足而脉涩。《伤寒论·平脉法》言："问曰：人不饮，其脉何类？师曰：脉自涩，唇口干燥也。"①饮入于胃而周流全身，滋养于脏腑经脉，濡养于皮脉骨节，无所而不到，无处而不润，最后化为浊液，而排出于体外。津液不足，则不滋不润，故见诸干燥之象。轻者则唇口干燥，重者则五脏津亏，虚热内生。②"人不饮"则津液乏源，脾胃无津输布，故最先津亏，应之于外，则见唇口干燥，以脾主口而其华在唇故也。"人不饮"而脉涩者，乃津液不足，脉道失充而干涩不畅使然。津液者，在脉外则随卫气而布散于周身，在脉内则随营气而运达于周身。故知津液亏虚者，有气分津亏，有血分津亏。唇口干燥者，为气分之津液亏虚而不滋使然；脉涩者，为血分之津液亏虚而不润使然。③此为不饮而致津液亏虚者，饮水即可缓解。但饮水之法，当遵《伤寒论》第71条之"欲得饮水者，少少与饮之"之法，以津少则必然胃气受伤。胃气受伤之时，若饮之太猛太多，不仅壅滞胃气，阴寒之水液可更伤胃气，致使胃气更弱而不能散布津液，津液停滞，反而为病。④贪凉饮冷，而又饮之过多伤及脾胃，致使痰湿水饮为病者，当下社会最为多见。治之之法，当遵仲景之"温药和之"之法。

津亏血少而脉涩。①《脉说》言："凡见于汗、吐、下后，及素善盗汗者，血虚之涩也。"汗、吐、下、盗汗者，皆为气分之津液耗伤。然津液本为一体，气分津伤则必然病及于血，而使血分津液亦耗，血分津伤，则脉道失润而血行不利，故见脉涩。此为"夺汗者无血"之象。②《临证脉学十六讲》言："阴枯血少者，时能出现左右尺脉不应指而寸关有脉，此即为短涩脉的一种。"此与《伤寒论》第50条之"假令尺中迟者，不可发汗。何以知然？以荣气不足，血少故也"相似。前为内伤杂病之阴枯血少而尺脉为涩，第50条为感受风寒之邪而又兼营血不足者，此迟为血虚寒凝所致。③《脉学正义》言："血少而脉涩，则形细。"此多为内伤杂病之涩，且仅为血虚而细涩。若病久及气者，可使气虚而更兼"来涩"之象，或兼数脉；若血虚及阴，阴亦不足，虚热内生者，则可变为细数之脉。④《诊家正眼》言："大抵一切世间之物，濡润则必滑，枯槁则必涩。故滑为痰饮，涩主阴衰，理有固然，无足疑者。"此总言涩脉、滑脉产生之机理。枯槁者涩，阴衰者涩，诸阴者，津血精之属也。凡阴不足，则濡润失常，脉道固涩，血行不利，故为涩。此处属"血涩"范畴，要注意的是还有气不利之"气涩"者。

3）肾精枯竭而脉涩

肾精虚寒者，其脉浮弱而涩。《金匮要略·血痹虚劳病脉证并治》言："男子脉浮弱而涩，为无子，精气清冷。""精气清冷"者，精液稀薄而冷；"脉浮弱"者，脉浮而无力；"涩"者，不流利。弱本为沉取无力之象，浮而无力者为微，但仲景言弱，常为阴不足使然；言微，常为阳气亏虚使然。此脉浮涩无力，而又精液稀冷者，为肾精亏虚而又兼真阳虚弱使然。男精女血，合而成胎，只有精稠血满，方能合而为胎。现男精稀少而冷，自然难以成胎，故为"无子"。

精血亏虚者，以左尺沉涩为主。《诊家正眼·涩脉》言："肾之为脏，专司精血，故左尺见之，为虚残之候。不问男妇，凡尺中沉涩者，必艰于嗣，正血少精伤之症也。"肾司两尺，左尺为阴，主肾阴为病；右尺为阳，主肾阳为病。精者，有形而属阴，故主之于左尺。精能生血，血不足者，左尺亦常涩弱。若病及于肝，肝血亦少者，则为左关尺皆沉涩细弱。笔者观察，临证凡见精血亏虚而致诸月经病者，常显此脉。

4）阳气虚弱而脉涩

阳气不足者，其脉可涩。《脉神·正脉十六部》言："其（指涩脉）在上则有上焦之不舒，在下则有下焦之不运，在表则有筋骨之疲劳，在里则有精神之短少，凡此总属阳虚。诸家言气多血少，岂以脉之不利，犹有气多者乎！"此为诸部阳气不足，脉动不利使然。凡涩之处，便为阳气不足之所。

阳虚血少而脉微涩、弱涩。①《伤寒论》第325条："少阴病，下利，脉微涩，呕而汗出，必数更衣，反少者，当温其上，灸之。"统观此条，当属少阴寒化证范畴。肾阳不足，阴寒内盛，中焦升降失常，故见"呕"及"下利"；阳虚卫外不固，则"汗出"；阳虚统摄无权，则"数更衣"，久泻不止；津血耗伤，无物做泻，故见便次虽多但泻下物反少；脉"微"者为阳气虚衰之象，脉"涩"者为津血耗伤之象。此条阳气虚衰，不能固摄而致津血耗伤，治之，当仿桂枝加附子汤证法，重在温扶阳气为主，阳气复则自能固摄、化生阴血。用灸法者，乃此证为阳气大虚而阴血有枯竭之象者，故以灸法急以救之，以灸法最能迅速驱散阴寒之邪，并迅速恢复虚弱之阳气。②《伤寒论》第286条言："少阴病，脉微，不可发汗，亡阳故也。阳已虚，尺脉弱涩者，复不可下之。""脉微"为少阴寒化证本脉，为肾阳虚衰之象，肾阳虚衰，若更用麻黄汤之属强迫发汗，必然使阳气更伤，而或出现亡阳之证。"尺脉弱涩者"，阴血亏虚也；肾阳已衰，又见阴血不足者，必然不能用下法泻之。以下法多为寒下，苦寒之药，可更伤微弱之阳气，导下之剂，可更伤阴血，故下之则阴阳更伤，而使病愈危。严重者，更可使阴阳离决而为死证。③第325条曰脉"微涩"者，乃强调阳气亏虚，不能固摄，致使阴液流失而阴血耗伤者，治之当用灸法急复其阳气；第286条曰脉"弱涩"者，乃强调肾阳及阴血俱亏者，不能用下法治疗。此两条者，一者言治疗，一者言禁忌；一者偏阳衰，一者阴阳俱衰。

营卫虚弱而脉微涩。《金匮要略·血痹虚劳病脉证并治》言："问曰：血痹病从何得之？师曰：夫尊荣人，骨弱肌肤盛，重因疲劳汗出，卧不时动摇，加被微风，遂得之。但以脉自微涩，在寸口、关上小紧，宜针引阳气，令脉和，紧去则愈。"①此言血痹之轻证。血痹乃气血本不足，而又感受风寒之邪，邪滞肌表，血行不利，而见肢体局部麻木，或区部轻微疼痛者。微为阳虚，涩为营弱，"脉自微涩"者，说明其患者平素本来营卫虚弱，此时即使感受轻微之风寒邪气，亦能引起血行不利，而为血痹。其脉见寸、关稍紧者，正说明其风寒之邪较微。②"脉自微涩，在寸口、关上小紧"者，此即《伤寒论》第12条之"阳浮阴弱"之象。因其病轻而邪微，故治疗仅用针刺以疏通阳气、祛除邪气即可，以邪祛阳通，营血自畅，其痹自通，病自愈。③卫气者，阳气也，卫气不足，即为阳气虚弱，故仲景治疗卫气虚弱者，有桂枝加附子汤、附子甘草汤、附子泻心汤等。

中阳虚衰而趺阳脉浮涩。①《金匮要略·呕吐哕下利病脉证治》言："趺阳脉浮而涩，浮则为虚，涩则伤脾，脾伤则不磨，朝食暮吐，暮食朝吐，宿谷不化，名曰胃反。脉紧而涩，其病难治。"此条言胃反的机理及愈后。其脉曰"浮而涩"，实乃虚浮而涩者，以后言"浮则为虚"故也；"浮则为虚，涩则伤脾"者，说明其虚浮而涩之脉，乃中焦脾胃大虚，气不内守，浮越于外使然。中气大虚，胃虽能受纳，但腐熟运化不能，故食物停久反而吐出。此为中气败坏者，若脉虚浮而涩，又兼紧者，为中气虚衰而又寒邪内盛者。若扶正则有碍祛邪，若祛邪则更伤正气，故曰"难治"。难治而非不治，临证治之，可选四逆汤、通脉四逆汤之属。②《伤寒论》第247条言："趺阳脉浮而涩，浮则胃气强，涩则小便数，浮涩相抟，大便则硬，其脾为约，麻子仁丸主之。"此言脾约的机理与治疗。脾约者，脾为胃热所约束而不能正常布散津液者。其病属阳明燥热实证，为邪气亢盛者，故言"胃气强"，故此"浮而涩"之脉必为浮大有力而涩者，为里热充盛与内外之象。阳明者，足阳明胃，手阳明大肠。胃主受纳津液，大肠主津之吸收。阳明燥热腑实，邪气内盛，致使大肠气机不利，不能正常吸收布散津液，津液不能正常上输于脾，而使脾无津液传之于肺，津液不能上输则必下流于膀胱，故见"小便数"。热邪阻滞，腑气不利，津液不布，大便失润而干结，故曰大便"硬"。治之以麻子仁、白芍、杏仁润肠通便，以杏仁、厚朴、枳壳通降肺肠之气，以大黄泻热通便。诸药相合，润、行、泻相配，肠燥得润，腑气得通，燥热得泻，脾之约束自然解除，津液自能正常布散。③此从趺阳脉断中焦疾病之虚实。仲景于《金匮要略·胸痹心痛短气病脉证治》言"夫脉当取太过不及"，此言脉诊之总纲，无论是仲景之人迎脉、寸口脉、趺阳脉、少阴脉，还是《黄帝内经》之三部九候之脉，皆以此为纲。所以，在人体，无论何处之脉，皆遵"有力为实，无力为虚"之脉诊总纲。

阳虚湿盛而脉涩小。《金匮要略·中风历节病脉证并治》言："盛人脉涩小，短气，自汗出，历节疼，不可屈伸，此皆饮酒汗出当风所致。""盛人"者，平素身体肥胖之人。其人平素肥胖，说明本身痰湿内盛，其脉本当为滑为大，但现在反为"涩小"，说明其或为痰湿阻滞过甚所致，或为正气亏虚所致，而观"短气，自汗出"者，便知其为正气亏虚所致。肥胖之人正气亏虚者，常以阳气的不足为主。痰湿的生成，乃阳气不能正常运化水液及水谷精微，使其堆积体内而成。气不足故"短气"，阳虚不摄故"自汗"。酒乃水谷酿制而成，为水谷精微所化者，其性滑而湿，最易生湿助湿。其人本阳虚而水湿内盛，又得饮酒，致使湿气更盛，而阳气更伤。里阳不足而湿邪内盛，里气不和则表气不利，肌表营卫不利，腠理顾护失常，此时若感风寒湿邪，则营卫更为不利，气血更为不通，故见"历节疼，不可屈伸"者。治之当以乌头汤散寒逐湿以止痛。

阳虚津亏而脉微涩。《伤寒论》第384条言："伤寒，其脉微涩者，本是霍乱，今是伤寒。"微涩之脉，伤寒及霍乱皆有所现。然霍乱病初期即见上吐下泻之症，吐泻而使津液严重耗伤，并使阳气极度虚弱，阴阳不足，脉气不畅，故见"微涩"者。此微涩之脉必然极为无力。而伤寒之三阳病为实，三阴病为虚，故微涩无力之脉者，当见于三阴病中。而三阴病之少阴病，为阴阳虚衰之重者，特别是少阴寒化证者，主要以阳气的虚衰兼阴寒的内盛为主，而下利为其主要临床表现，故少阴阳衰而津液流失过甚者，亦可见微涩无力之脉。此两病皆可见微涩无力之津液及阳气大伤之脉，然霍乱常于病除即见，而伤寒常在疾病的后期见到。

3. 判断疾病的变化、发展

二阳并病，而脉涩者，为表邪未尽解，其病仍偏于表者。《伤寒论》第48条言："二阳并病，太阳初得病时，发其汗，汗先出不彻，因转属阳明，续自微汗出，不恶寒。……何以知汗出不彻？以脉涩故知也。""二阳"者，太阳、阳明；"并病"者，一经病证未罢而另一经病证已起，此言太阳病未解而又见阳明病。太阳病未解，邪气内传阳明而成阳明病者，皆因邪在太阳之时，其发汗不透彻使然。汗出不彻，邪不尽解，部分邪随汗出正损之时而内传阳明，故外见太阳病，里为阳明病。阳明病而见"汗出，不恶寒"

者，其脉必伴见"大"，以"伤寒三日，阳明脉大"故也，然现其脉不大反"涩"者，说明其外邪阻滞。营卫不畅之表证相比于阳明病更重。故虽言"二阳并病"，但从脉"涩"可知，其仍以太阳病为主，只是伴见轻微之阳明病，治疗当然仍以发汗解表、透邪外出之法为主，或可稍兼清解阳明之品。此条乃是从脉"涩"判断疾病传变的多与少，并以此确定相应的治法。在解表与清热之中更偏重于解表，如大青龙汤之属。如病以阳明病为主而伴见太阳病，脉以大为主而稍兼涩者，则以清解阳明为主稍兼解表之法，如麻杏甘石汤者。若阳明腑实而见涩脉，则为危证，此证轻微，故其涩必不为腑实所致，而乃营卫不和使然。

服用小承气汤后，脉由滑数转微涩者，为苦寒泻下、气血两伤而燥结未尽祛之象。《伤寒论》第214条言："阳明病，谵语发潮热，脉滑而疾者，小承气汤主之。因与承气汤一升，腹中转气者，更服一升，若不转气者，勿更与之。明日又不大便，脉反微涩者，里虚也，为难治，不可更与承气汤也。"①仲景言阳明病，主要着眼于热实证，其有无形之热证，如白虎汤证、栀子豉汤证等。又有有形之热证，如三承气汤证、大小陷胸汤证、茵陈蒿汤证、抵当汤证等。②阳明者，胃与大肠。胃主受纳腐熟，大肠为传导之官，故阳明主受纳、传导有形之物为主，故其为病，多以有形之实证为主。阳明之邪热，最喜与停滞于阳明之痰湿水饮、糟粕、宿食、瘀血等有形之邪结而为一。小承气汤者，乃阳明之热与糟粕相结之轻证，其结滞不甚，故其脉不沉迟，而反滑数。③若其人平素脾胃虚弱，即使有燥结阻滞，亦不可直接以承气汤泻之，以苦寒伤正故也。此脉微涩者，正是使用小承气汤后，致使阳气受损，而腑实亦未全祛使然。正虚而邪滞，扶正有碍祛邪，祛邪更能伤正，故曰"难治"，可以温脾汤、黄龙汤之属治之。

太阴中风，脉由沉涩转长者，为脾胃功能恢复，寒湿将祛之兆。《伤寒论》第274条言："太阴中风，四肢烦疼，阳微阴涩而长者，为欲愈。"其人平素脾胃虚弱，中阳不足，寒湿内盛，而又外风侵袭太阴，致使太阴经腑功能失常者，为太阴中风。脾主四肢，寒湿内阻，风邪外闭，外内合邪，致使脾之转属功能失常而见四肢不利。"四肢烦痛"者，以风邪郁而化热则烦，寒湿阻滞不通则痛。脉浮取见"微"者，为外邪轻微将解之兆；沉取脉由涩转长者，乃脾胃功能恢复，寒湿阻滞减轻之兆，以"长则气治《素问·脉要精微论》"故也。正气恢复而邪气将尽，故曰"欲愈"。此条亦见于微脉之"邪祛正复而脉微"及长脉之"病欲愈而脉长"处，参合而阅，则更为完整。

寸口脉浮虚而涩者，为气血津液损伤，阴不涵阳，阳气浮盛于外之象。《金匮要略·疮痈肠痈浸淫病脉证并治》言："寸口脉浮微而涩，然当亡血，若汗出。""若"者，或也。寸口为心肺，为气血。寸口脉浮微者，即浮而无力，为气虚阳浮之象；脉涩者，为津血不足、不能正常续接之象，而津血不足者，以"亡血"或"汗出"过多使然。无论内伤杂病或外伤所致之失血，或其人平素汗多之伤津，皆可致使气血津液不足，阴不涵阳，而阳气浮盛于外，故见脉浮涩无力者。

（三）六部涩脉主病

《诊家枢要·涩脉》言："左寸涩，心神虚耗不安，及冷气心痛。关涩，肝虚血散，胁胀胁满，身痛。尺涩，男子伤精及疝，女人月事虚败，若有孕，主胎漏不安。右关涩，脾弱不食，胃冷而呕。尺涩，大便涩，津液不足，小腹寒，足胫逆冷。"

《脉语·诸脉状主病》言："为雾露，为血枯，为精涸，为盗汗，为心痛，为不仁。浮而涩，曰表恶寒；沉而涩，曰里燥涸。两寸涩甚，曰液不足；两关涩甚，曰血不足；两尺涩甚，曰精不足，必艰于嗣。"

《诊家正眼·涩脉》言："寸涩心痛，或为怔忡。关涩阴虚，因而中热。右关土虚，左关胁胀。尺涩遗淋，血痢可决。孕为胎病，无孕血竭。"

《脉确·涩》言："寸涩心疼神亦怯。关中胁胀胃虚呕。尺部肠枯五心热。

妇女当为经不通，或为胎病宜区别。"

（四）涩脉兼脉主病

《诊家正眼·涩脉》言："涩而坚大，为有实热；涩而虚软，虚火炎灼。"

《脉说·涩脉》言："湿热化痰，气郁血壅，此滑而兼于动者也；痰凝气聚，实寒相搏，此涩而兼于结者也。"

（五）涩脉医案举隅

1.脉沉涩，乃饮食停滞之象

一妇禀赋清瘦，素有呕吐痰涎之患，或一月、半月而发。脉带沉涩，由于怀抱抑郁，饮食停滞，不得以消散而成也。此名为饮，治宜燥湿利水、行痰健脾为主。

方：半夏、茯苓、人参、白术此四味清脾消痰为君，猪苓、泽泻此二味渗泄之，白豆蔻、橘皮此二味开散之，苏子、旋覆花此二味通畅之佐使。更能戒思虑，不甚作劳，无有不安矣。

秦景明《大方医验大成·痰症章》

2.脉沉而紧涩，乃寒湿阻遏之象

王某，女，54岁，退休工人。瘫软屡发，头不能支，四肢不能动，咀嚼亦无力。以手扶头，乍松手头即垂下，抬其肢，手一离即掉下，常须半月后方缓解。经北京及省内多家医院西医检查，终未明确诊断，排除周期性瘫痪、癔病性瘫痪、吉兰-巴雷综合征等。经余调理经年，已近20年未再发作。2002年6月5日突又发作，周身瘫软如泥，头晕畏寒，口多涎唾，不渴微利。乘出租车来诊，因不能动，故在车内诊脉。脉沉而紧涩，苔厚水滑。此寒湿阻遏，阳气不运，予五积散治之：

麻黄4g，苍术10g，白芷6g，白芍9g，当归10g，川芎7g，枳壳6g，桔梗 9g，桂枝 9g，茯苓 12g，川厚朴 9g，半夏 9g，薏苡仁 18g，萆薢 15g。生姜片 4 片，葱白 1 茎。

2 剂，水煎服。服后啜热粥，温覆取汗，汗后避风。隔日自行来诊，云汗后周身轻爽，已活动如常。

按：此种病状虽然罕见，但依其脉舌断为寒湿阻遏，阳气不能敷布。……五积散内外同治，温散寒湿，汗出邪祛，阳气得布，自然可身轻，活动如常，果如所期，二剂而瘳。忆大青龙汤之身重，《金匮·湿病》之身重，不能自转侧，概理亦同此。

李士懋、田淑霄《相濡医集·医案·瘫痪》

笔者按：此案萆薢原文仅有"萆"字，而其字后留空白。

3. 脉沉弦涩无力，乃肝木虚寒之象

冯某，女，35 岁，职员。1995 年 1 月 11 日诊。经前目痛，呕吐，目不痛则不呕。吐尽食物后，继则吐涎沫，吐时手足凉。心悸不能主，心中热，喝些许凉水反觉舒服。寒热交作，一阵冷得发抖，一阵又热如火烤，一日发作两三次，经行如烂肉，腹痛。脉沉弦涩无力，舌淡、尖有瘀点，苔白。此肝虚寒热错杂，肝虚目失养，目系拘急而作痛；厥气上逆而心悸心热，干于胃而呕吐；阴阳胜负则寒热交作；肝主冲脉，肝失疏达而血不行，致痛经，瘀血杂下如烂肉。诸症皆因肝虚所致，故予乌梅丸主之：

乌梅 7g，桂枝 9g，炮附子 8g，细辛 4g，川椒 5g，干姜 6g，党参 10g，当归 12g，黄连 9g，黄柏 5g。

3 剂，水煎服。羚羊角 3g，另煎兑服。

1995 年 1 月 15 日二诊：目已舒适，寒热未作，诸症皆减。自病以来无汗，药后已见汗出。上方加吴茱萸 5g，3 剂，水煎服。诸症皆除，嘱再次行经可加蒲黄、五灵脂。

按：肝主筋，开窍于目，目系亦属筋，肝虚目系失于温养，则目系急而目痛。肝主冲，冲脉为病，逆气里急。肝虚，冲失镇摄，冲气上逆，干于胃而呕，扰于心而悸。乌梅丸温肝，复其固冲之职，冲气之逆自然敛降而呕止矣。

李士懋、田淑霄《相濡医集·医案·肝虚呕吐》

4. 两手脉沉弱且涩，再按若无，乃肾阳虚衰之象

瞿左，65岁。

呕恶漾吐，状如完谷，半年未愈，舌白淡润，大解不通，两手脉息沉弱且涩，再按若无。老年肾虚，命火式微，脾胃无阳以化其气，腹胀且满，食后尤甚。夫肾为胃关，真火不足，胃气无下降之能，阳虚故呕恶漾吐，自觉畏寒。温命火以降其胃，阳气行则大便自通。

处方：

淡附片五钱，干姜二钱，淡吴萸二钱，上肉桂一钱半（研冲），半夏三钱，当归三钱，熟地黄三钱，炒川椒一钱半，生牡蛎五钱。

绍琴按：食入反出，漾吐完谷，是无火也，故脉沉弱重按即无。补火生土，降逆通阳，治在中下二焦。阳气行则大便自通，大便通则呕吐当止，此间至理存焉，学者当深思之。

赵文魁、赵绍琴《文魁脉学与临证医案·文魁脉案选要·火衰胃反脉案三则》

笔者按：脉经久按、柔推可变化，此案即是如此。初摸所得脉象为邪气之象，柔按后所得之象乃正气之象。此案"再按若无"乃提示正气虚甚。

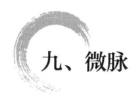

九、微脉

（一）微脉指感

《脉经》言："微脉，极细而软，或欲绝，若有若无。"

《千金翼方》言："（微）脉之短小不至，动摇若有若无，或复浮薄而细急，轻手乃得，重手不得。"

《诊家枢要》言："微，不显也。依稀轻细，若有若无，为气血俱虚之候。"

《濒湖脉学》言："微脉轻微瞥瞥乎，按之欲绝有如无。"

《脉神》言："纤细无神，柔弱之极，是为阴脉。"

《诊家正眼》言："微脉极细，而又极软。似有若无，欲绝非绝。"

《脉诀刊误》言："若有若无，欲绝非绝，所以形容微之不可见；按之如欲尽，谓必轻手诊则可见，重手按则欲尽而无也。"

《脉理求真》言："微则似有若无，欲绝不绝，指下按之，稍有模糊之象。"

《脉学正义》言："古人以其轻按可见，重按即隐，恒谓微脉常在浮候，实则细微已甚，机不可寻，气血两衰，必不可一与浮字作一例看。旧本《脉经》校语，谓其浮而薄，按之如欲尽，俱为确论。"

《脉学辑要》言："董西园：微为气血不足之象，以指按之似有如无，衰败之况也。凡脉之不甚鼓指，脉体损小者，即是微脉。若至有无之间，模糊影响，证已败矣，虚极之也。"

《脉说》言："微脉似有似无，浮软如散，重按之欲绝，模糊难见者是也。"又言："微脉似有若无，欲绝非绝，极细极薄，又无力也。"

《文魁脉学》言："微脉，极软弱且极细，指下按之细弱欲绝，再用力按，好似柔软细弱欲断一样。"

《脉学心悟》言："微脉浮取而见，极细而无力……按之欲绝，如有如无。"

《临证脉学十六讲》言："微脉，即脉搏微弱到似有似无的状态。微脉极其微弱，按之欲绝，似有似无，重按起落不明显，至数不清。有的细，有的不细。"

1. 标准微脉

微脉者，浮取极无力也；因为脉力弱甚，导致摸脉时感觉其脉呈现一种时有时无的状态。

微脉的核心在于其脉因脉力弱极而呈现似有似无的状态，其脉体之细可有可无。

2. 微脉的位、力、体

（1）微脉之位

《脉学心悟》言："微脉浮取而见……微脉见于浮位。"

《医悟》言："微则但有浮中，并无沉候。"

《脉义简摩·脉分脏腑》言："微者，但浮诊然也。"

《脉诀刊误·微脉》言："必轻诊之乃可见，重按之，则无有矣。"

《诊家枢要》言："浮而微者阳不足，必身恶寒；沉而微者阴不足，主脏寒下利。"

就脉位而言，一般认为，微脉主见于浮位。然，不仅有"浮微"之脉，"沉微"者，亦有之。

如《伤寒论》第61条言："下之后，复发汗，昼日烦躁不得眠，夜而安静，不呕不渴，无表证，脉沉微，身无大热者，干姜附子汤主之。"第300条言："少阴病，脉微细沉，但欲卧，汗出不烦，自欲吐，至五六日自利，复烦躁，不得卧寐者死。"《医学入门·诸脉相兼主病》言："微浮呕逆分内外（内伤则为阳虚，外感则为风暑），微沉自利汗有无（微沉，阴气已亏，脏寒下利作泄，或虚汗不止，或亡阳无汗）。"

仲景言微，无论其脉见于浮位，还是沉位，皆为阳气大衰，脉动无力所致。

《诊家枢要》之"阳不足""阴不足"者，并非言阴阳之虚衰，而是以"阳"为表，以"阴"为里。故"阳不足"者，即卫阳不足，温煦失常，故身恶寒；"阴不足"者，即肾阳虚衰，温养失常，火不暖土，脾阳虚弱，谷物不运，水液不化，夹杂下注，而为完谷不化。前者可予桂枝加附子汤治之，后者当以四逆汤类治之。

（2）微脉之力

观诸家，但凡言微，必言其"无力"。

微脉之要点，在于其脉之无力甚。因其脉无力之极，故曰"极软"；因其脉动极为无力，故呈现一种"似有似无""欲绝非绝"的状态。故《脉学正义》言："微脉即软脉之最为小弱而无力者。"更言："脉之微者，不过言其轻微无力耳！"

观诸家，多用"极软""欲绝""若有若无""模糊""薄"等来形容其力之弱。如《脉理求真》言："微则似有若无，欲绝不绝。"《脉说》言："（微脉）极细极薄者，血虚也；应指无力者，气虚也。"

因微脉甚为无力，欲绝非绝，故在临证摸脉之时，若不能集中注意力于指尖，常不能识得其脉。故《诊家正眼》言："似有若无，欲绝非绝，惟斯八字，可为微脉传神。若诊者心神浮越，未能虚静，而卒然持之，竟不得而见也。"

要注意的是：微脉虽无力，但亦有分级，其主病亦有轻重之不同。脉浮而无力，欲绝非绝者，真微脉也，为虚损之重证。若仅浮取无力，未有"欲绝非绝"之象者，脉稍微也，为损伤之轻证。

在仲景，凡言微为稍微之脉者，其微脉常与他脉同时出现，如《伤寒论》第23条言："太阳病……脉微缓者，为欲愈也。"第27条言："太阳病……脉微弱者，此无阳也，不可发汗。"第60条言："下之后，复发汗，必振寒，脉微细。所以然者，以内外俱虚故也。"。

（3）微脉之体

一般认为，微脉比细脉更细。如《濒湖脉学》言："细比于微略较粗。"《四诊抉微》言："若细脉，则稍较大，显明而易见，非若微脉之模糊而难见也。"《诊家正眼》言："算数者，以十微为一忽，十忽为一丝，十丝为一毫，十毫为一厘。由是推之，则一厘之少，分而为万，方始名微，则微之渺小难见，盖可知矣。"又言："其象极细极软，古人以尘与微并称，便可想见其细软之极矣。"

然《临证脉学十六讲》则认为，微之重点在于脉力极弱，对于脉体无明显要求，故言："（微脉）有的细，有的不细。"《文魁脉学》甚至认为，微脉粗于细脉，其言："（微脉）它的脉形虽是细弱无力，可是比正常的细脉稍粗一些，也略薄一些。"

而观《伤寒论》少阴病条文，第281条"少阴病，脉微细，但欲寐"，第300条"少阴病，脉微细沉，但欲卧，汗出不烦，自欲吐，至五六日自利，复烦躁，不得卧寐者死。"，第60条之"下之后，复发汗，必振寒，脉微细"，可知仲景"微脉"与"细脉"并提，当知细并非微脉之兼象。

至于为何有的微脉兼细，而有的微脉未兼细？这或与阳气受损的过程密切相关。若在内伤杂病，其阳虚由气虚逐渐发展而来者，则常伴细象，以气虚日久，未有血不虚者，阳气阴血俱虚，故脉微而兼细；若在伤寒，暴寒客之，直伤其阳，阴未受伤，故其微常不兼细。此即与气血阴阳亏虚的侧重不同有关，故《脉说》言："（微脉）极细极薄者，血虚也；应指无力者，气虚也。"

3."微脉"与"弱脉"

一般认为，浮取极无力为"微"，沉取极无力为"弱"。然，仲景言"微"与"弱"，却皆有浮、有沉。

观仲景言"微"者，如《伤寒论》第286条："少阴病，脉微，不可发汗，亡阳故也。"第315条言："少阴病，下利脉微者，与白通汤。"第290

条言："少阴中风，脉阳微阴浮者，为欲愈。"第338条言："伤寒脉微而厥，至七八日肤冷，其人躁，无暂安时者，此为脏厥。"

观仲景言"弱"者，如《伤寒论》第377条："呕而脉弱，小便复利，身有微热，见厥者难治，四逆汤主之。"《金匮要略·血痹虚劳病脉证并治》言："男子脉浮弱而涩，为无子，精气清冷。"《金匮要略·中风历节病脉证并治》言："少阴脉浮而弱，弱则血不足，浮则为风，风血相搏，即疼痛如掣。"《金匮要略·惊悸吐衄下血胸满瘀血病脉证治》言："病人面无血色……浮弱，手按之绝者，下血。"《伤寒论》第42条言："太阳病，外证未解，脉浮弱者，当以汗解，宜桂枝汤。"

观仲景言"微弱"者，如《伤寒论》第27条："脉微弱者，此无阳也，不可发汗。"第38条："若脉微弱，汗出恶风者，不可服之（大青龙汤）。服之则厥逆，筋惕肉𥆧，此为逆也。"第365条言："下利……脉微弱数者，为欲自止，虽发热，不死。"《金匮要略·脏腑经脉先后病脉证》言："肾气微弱，则水不行。"

观以上可知，仲景言脉"微"者，常指"阳气微（第122条）"，如微脉为少阴寒化证主脉，为肾阳虚衰所致。言脉"弱"者，常与"呕""利""下血""精气清冷"等属阴而有形之津、血、精的损耗、不足相关，且有"弱则血不足（《金匮要略·中风历节病脉证并治》）"之言，及太阳病"脉浮弱者"治之以桂枝汤，又啜服热稀粥以调脾胃而益阴液，以增强其汗出之基。故《圆运动的古中医学·微弱二脉》言："微脉润而少，轻有重按无，总属阳气微，温补宜急图；弱脉枯而少，轻无重按有，总属阴液枯，清润法当守。此二脉，脉体皆少，一者宜补气补阳，一者补液补阴……伤寒论，少阴病，脉微细，用附子；营卫病，脉弱而渴，用石膏是也。"彭氏确为擅读仲景者。

故知，仲景言脉"微"者，主要在强调阳气，特别是肾阳的不足，亦在强调脏腑功能的低下；言脉"弱"者，主要在强调血、津液、肾精等物质的亏虚，亦在强调物质基础的损伤与不足。至于"微弱"并言者，则在强调阴阳俱损。

要注意的是，以上讨论主要侧重于微、弱二脉在主虚证方面的不同。其二脉者亦可见于实证，如《金匮要略·痉湿暍病脉证治》言："太阳中暍，身热疼重，而脉微弱，此以夏月伤冷水，水行皮中所致也，一物瓜蒂汤主之。"

仲景言脉，主从脉理言，故微与弱两脉，其浮、沉皆可得，仅在病机方面有所差异。因两者均极为无力，故后世在临证之时，为了区分清楚，便规定：微见于浮部，弱见于沉部。

4. 微脉的基本脉理

微脉极无力，似有似无，欲绝非绝，主气血亏虚，阴阳虚损，为虚损较重者。

观仲景言微，主要在强调阳气功能的失常，特别是以阳气虚衰，不能正常温煦、固摄而为病。仲景言微脉，以"阳气微（第122条）""阳微（第148条）"等言其病机，以"脉甚微（第160条）""脉微欲绝（第317条）"等言其虚损程度，以"脉暴微（第287条）"等言其病势发展。

然后世言微，却有气血亏虚、阴阳虚损的不同，其脉皆可为微，如《伤寒论》第23条言："脉微而恶寒者，此阴阳俱虚，不可更发汗、更下、更吐也。"其中，又以阳虚最为多见。故《脉神》言："此虽气血俱虚，而尤为元阳亏损，最是阴寒之候。"临证鉴别微脉所主者，必当四诊合参，方能断之。

微脉主气血阴阳的亏虚，凡气衰阳弱者，其以脉动无力，似有似无、欲绝非绝为主；凡血损阴竭者，则以极细而无力，似有似无、欲绝非绝为主。微脉偏于阳气虚衰者，以脉动无力为主；若兼阴虚者，则不仅脉动无力，更兼脉细如蜘蛛丝者，以阴能载气，阴伤气亦损。

要注意的是，临证所见微脉，虽然以正气的亏损为主，但亦有因邪气阻滞较重，气血不畅，经脉不利，而见脉微者。此微为实，其因邪盛所致，其脉虽初摸之似无力而欲绝，但经柔按可突然变大，变有力，或久按而不绝，且其他四诊所见之症常为实象。四诊合参，并兼病情的变化，仔细推求，自能鉴别。

至于微脉的形成，李老言之最确，其《脉学心悟·微脉》言："脉的搏动，依赖阴血的充盈，阳气的鼓荡。气血皆衰，脉失血之充盈而细，脉失气之鼓荡而无力；血虚不能内守，气虚不能固于其位而外越，故脉浮。于是形成浮细无力，按之欲绝之微脉。"李老所言之微脉，主要因气血虚衰，血不充盈，气不内守而外浮所致。然微脉亦有因阳气虚衰，或邪阻所致者，此虚实均异，当细辨之。

若证虚而脉微者，在治疗之时，当以重扶正气为主，少用攻克之药。故《脉说》言："凡脉见此，只宜辅正，断无攻邪。或养阴，或扶阳，总宜兼顾阴分，不可稍伤津液。"若为实证而脉微，亦当兼用一定的扶正之法，以微者，总为不足之象。

5. "微" 为修饰词

需注意的是，在复合脉中，"微"常作为程度副词来使用，有"少许的""略微的""稍稍"等意思，此时不作微脉看待。

如《素问·平人气象论》言："长夏胃微软日平。"此"胃"者，胃气也，中气也，脾气也。长夏为脾主之时，其时脾气健运旺盛，气血生成充足，诸脏得养，诸经和利，应之于脉，自然从容柔和，故而稍稍见软。若做微脉讲，则为脾气大虚之象，而"微软"不得为胃之平脉。

如《伤寒论》第365条言："下利，脉沉弦者下重也，脉大者为未止；脉微弱数者，为欲自止，虽发热，不死。"此"微"者，仍为稍微、微微之意，其脉稍弱者，言其不像典型弱脉那样乏力，即言虽为厥阴热利，但阴液损伤不甚。其脉稍数，说明其邪已不太甚，由原来的沉弦而大转变稍弱而数者，为邪去而正复之佳象，故言其利"欲自止"。

如《金匮要略·妇人产后病脉证治》言："不大便，烦躁发热，切脉微实。"微为无力，实为有力，此相反之脉不可能同时出现，故此处之"微"即为稍微的意思。其脉稍微有力，即脉虽有力不甚大，此为实而不甚之象，以产后常虚、抗邪稍乏力所致；力虽不太大，但仍稍有力者，以邪气稍亢盛使然。此条之产后腹痛，为"产后七八日"，而燥热结滞在阳明、瘀血壅结在下焦所致，为新产血虚、两邪相加所致，治疗重在急以祛邪外出，用大承气汤者，即仲景"急下"之法，既祛邪护正，又希望亦能导瘀血外出，以大承气汤本能行气活血，导瘀热下行。

如《金匮要略·妇人产后病脉证治》言："产妇郁冒，其脉微弱。"其微者，亦为修饰词，以产后伤血，阴血不足，故脉见弱，但非大损其血，故脉虽弱，但仅稍微无力。

如《脉说》言："厥阴病脉微缓为欲愈，此只是微甚之微，非微脉也。既微矣，何所复见其缓耶？虽辨脉亦有寸口脉微而缓，趺阳脉微而紧之语，盖以微指来去不大，应指无力，非形体模糊之微也。仲景书中，此类甚多，后人都牵作微脉，大谬。"仲景之书，凡见"微"之复合脉，必在"稍微"与"微脉"间细细推敲，取最准确的意思而理解之。

（二）微脉的病理

1. 邪盛而脉微

微脉多主虚证，然亦有邪盛而脉微者。若见此种反常脉象，必当明了。此微非为假脉，却正是邪气盛实的表现。故《脉理求真》言："有痛极脉闭，脉见沉伏，与面有热色，邪未欲解，并阴阳俱停，邪气不传，而脉俱见微者。若以微为虚象，不行攻发，何以通邪气之滞耶？必热除身安，方为欲愈之兆耳。"

寸脉微者汗之，尺脉微者下之。《伤寒论》第94条言："太阳病未解，脉阴阳俱停，必先振栗汗出而解。但阳脉微者，先汗出而解；但阴脉微，下之而解。若欲下之，宜调胃承气汤。"此即《脉理求真》之"阴阳俱停，邪气不传，而脉俱见微者"。此条言"太阳病未解"而"脉阴阳俱停"的三种不同转归。表邪未解而三部脉俱潜伏不显者，为邪气亢盛、闭郁不通使然。究其原因，正因正气不强，方被闭郁而隐之。此时，其病一般有三种转归：①战汗而解。太阳病未解，说明太阳病已持续一段时间，仍未尽解。此时，其脉当浮，却反见寸关尺三部俱沉而隐伏不显者，乃正气匮乏，不能达表以祛邪，更因邪气亢盛，逼迫正气，促使正气内聚。正气内聚收敛者，以聚集力量，静待时机，屈而伸之，一鼓作气，以求祛邪外出。当此之时，正气收敛而不温，寒邪内窜而扫荡，正缩邪进，一派寒象，故见恶寒，甚至"振栗"；正气虽虚而不弱，因内聚反变强盛，待时则动，屈极则伸，郁极则展，气血奔腾，与邪相争，欲祛之外出，故见发热而汗出。此为战汗之象，因患者正气强弱有不同，故战汗后，有邪解病愈者，亦有邪留而不去者，当再辨之治之。②汗之而解。若"阴阳俱停"之脉，转为仅见寸脉脉动而微者，为卫阳虽被强邪闭阻，但尚有一线挣扎抗击之可能。此时当助正抗邪，发汗以祛邪外出，则阳气自畅，其病自解。若欲治之，可以桂枝汤加减之，或加麻黄、杏仁，或加麻黄、石膏，或加麻黄、白术，或加麻黄、薏苡仁。③下之而解。若"阴阳俱停"之脉，转为仅见尺脉脉动而微者，为邪气闭郁正气，乘其不能抗邪之时，内陷阳明，与糟粕相结，壅滞于里。正气内聚，邪气内陷，皆在于里，正气虽弱，尚能与邪小战，欲祛之下出。故治疗之时，当因势利导，可用调胃承气汤，以轻下祛邪。正因其正气不强，故宜轻下，不可大下。"宜"为商讨者，可以用调胃承气汤，亦可以用他方，如麻子仁丸治疗。使用此两方时，当注意其热之多少与结之轻重，若邪微而结轻者，可当减少硝黄用量，以防损伤正气，反不能尽祛其邪。

宿食停滞而脉微。《金匮要略·腹满寒疝宿食病脉证治》言："问曰：人病有宿食，何以别之？师曰：寸口脉浮而大，按之反涩，尺中亦微而涩，故知有宿食，大承气汤主之。"此言宿食停滞重证的脉证论治。宿食者，为饮食不节，宿食停滞不去使然。寸脉者，为上焦，为阳气升达之处。现见寸脉浮取而大者，为宿食郁滞化热，里热上蒸外透使然；沉取而涩者，为宿食壅滞在里，阻塞气机，气行不畅，波及上焦使然。宿食停滞在里，壅滞气机，搏结气血，脉行蹇涩，又兼无力，故微而涩，此为气机严重被阻，几欲不通之象；尺主下焦，为宿食停滞病位偏下，偏下者，泻之而出，又因其为重证，故以大承气汤荡之于下，祛邪气而通气机。

瘀血阻滞而脉微。①《伤寒论》第124条言："太阳病六七日，表证仍在，脉微而沉，反不结胸，其人发狂者，以热在下焦，少腹当硬满，小便自利者，下血乃愈。所以然者，以太阳随经，瘀热在里故也。抵当汤主之。"此为太阳蓄血之重证。太阳病六七日，为疾病转变之机，若表证仍在者，则其脉仍浮，此时反见其脉沉者，知其邪已入里，已非太阳病。邪气入里，未与痰水相结，故不见结胸之证；却见其人狂躁不安，打、砸、怒、骂，不得安宁，并伴小腹硬满，小便自利者，为邪气入里，与血相结，瘀热互结，闭于下焦所致。血分有邪，神必不安，故见发狂；瘀热互结下焦，故少腹硬满；邪在血分，膀胱气化正常，故小便自利；瘀热壅塞，血脉不通，经气难行，故脉见微。此为邪阻太甚使然，故治疗之，以抵当汤峻消其邪，泻之于下。②《金匮要略·惊悸吐衄下血胸满瘀血病脉证治》言："病人胸满，唇痿舌青，口燥，但欲漱水不欲咽，无寒热，脉微大来迟，腹不满，其人言我满，为有瘀血。"此言瘀血内阻的常见脉证。心主血，肺主气，瘀血阻滞，病在于血，波及于气，胸中气机不利，故见"胸满"；唇合于脾，为血之华，瘀血阻滞，新血不生，唇失所养，故见"唇痿"；心开窍于舌，心主血脉，瘀血阻滞，经脉不利，舌络不畅，故见"舌青"，或有瘀点、瘀斑；津之与血，共行脉中，瘀血阻滞，津行不畅，口失滋润，故见"口燥"；此病在血分，气分仅受其累，津液气化正常，仍能布散，故口虽燥但不渴，亦为无热灼伤使然；此为内伤杂病所致之瘀血，非外邪所致，故不见发热恶寒等太阳表证；其脉"微"者，为瘀血阻滞，经气不利，鼓荡乏力使然，此微乃数脉邪阻之甚；其脉"大"者，为瘀血阻滞，邪气亢盛使然，有邪故大；其脉"来迟"者，为瘀血内阻，气机升发不畅，故脉来迟缓，似带蹇涩之象。其病为瘀血阻滞，非痰饮、宿食、燥屎等邪壅滞于腹，故腹无胀满之外象，仅患者自觉腹中胀满，为瘀阻气机使然。以上诸证，皆为瘀血阻滞使然，故言"为有瘀血"。

痰湿郁阻而脉微。①《伤寒论》第166条："病如桂枝证，头不痛，项不强，寸脉微浮，胸中痞硬，气上冲喉咽，不得息者，此为胸有寒也。当吐之，宜瓜蒂散。"此言痰浊阻滞胸中的脉证论治。太阳中风之证，营卫不和则恶寒发热而兼汗出，经气不利则头痛项强，正气外达肌表以祛邪则三部脉浮。现"病如桂枝证，头不痛，项不强，寸脉微浮"者，知其虽有发热、恶寒、汗出等症，但非太阳表证，乃因痰浊壅滞胸中，致使营卫不利，肌表失和所致，以营卫皆发于胸中使然；痰浊闭阻于胸中，其病位偏上，波及肌表，故寸脉见浮；痰浊阻滞胸中，气机严重不利，故"寸脉微"；痰浊闭阻胸中，胸中气机不利，故而"痞硬"；邪滞胸中，正气欲祛之外出，痰气上逆，故见"气上冲喉咽不得息"。"胸有寒"者，此"寒"，乃指邪气，即指痰浊之邪。其病位在上，病势亦向上，故治疗之，因势利导，祛邪外出，当以吐法。甜瓜蒂极苦，功专涌吐；淡豆豉轻清宣泄，上行外达，可加强瓜蒂催吐之力；赤小豆者，《神农本草经》言其"甘酸平""主下水肿"，知其性以降泻为主，与升达之瓜蒂、豆豉相配，升降并用，条畅气机，以加强吐邪之力，且吐之不去者，又可导之外出。②《金匮要略·痓湿暍病脉证治》言："太阳中暍，身热疼重，而脉微弱，此以夏月伤冷水，水行皮中所致也，一物瓜蒂汤主之。"此言太阳伤暑夹湿的脉证并治。天气暑热，皮毛开泄，因贪凉而蹴就冷处，致使寒闭腠理，水湿不泄，壅滞于皮毛之下，阻滞于营卫气机，故见身痛、身重；暑气炎热，蒸之于上，故见身热；寒气外闭，暑气内蒸，湿壅腠理，诸邪阻滞，表气闭塞，经气不利，故脉微弱。瓜蒂者，《神农本草经》言其"味苦，寒。主治大水，身面四肢浮肿，下水"。知其不仅能宣泄水湿之邪，更能透散暑热之邪外出，实为中暑夹湿的对治之法。

水饮阻滞而脉微弱。《伤寒论》第 139 条言："太阳病，二三日，不能卧，但欲起，心下必结，脉微弱者，此本有寒分也。""太阳病二三日"者，为太阳病初期，故见发热恶寒、头身疼痛等营卫不和、经气不利等症；水饮停滞于里，饮阻气滞，里气不和，升降失常，平卧则气行迟缓，气滞更甚，故其人"不能卧，但欲起"；"心下必结"者，为水饮停聚中焦之处，壅塞中焦气机使然；外有表邪闭郁，内有饮阻气滞，表里气机不畅，经气不利，故脉"脉微弱"；"寒分"者，水饮也。此外有表寒，里有水饮，当为小青龙汤证，以其外散表寒，内化水饮，邪祛气通，其病自解。观第 40 条言："伤寒表不解，心下有水气，干呕发热而咳，或渴，或利，或噎，或小便不利，少腹满，或喘者，小青龙汤主之。"此言外有表寒，而饮停心下，波及三焦的证治；第 139 条为外有表寒、饮停心下、阻滞气机的脉证。此两者所述虽不同，然病机相似，故治疗可相同。

风热伏肺而脉微数。《金匮要略·肺痿肺痈咳嗽上气病脉证治》言："问曰：病咳逆，脉之何以知此为肺痈？当有脓血，吐之则死，其脉何类？师曰：寸口脉微而数，微则为风，数则为热，微则汗出，数则恶寒。"此从脉理言肺痈的形成机理。风热伏肺，壅结气机，气血不利，故其脉为微；邪热壅结在里，激荡气血，故其脉为数。

邪结气血而脉微迟。《脉经·平痈肿肠痈金疮浸淫脉证》言："脉微而迟，必发热，弱而数，为振寒，当发痈肿。"脉微迟者，为邪气阻滞过甚，气机郁结，经气不畅使然。

2 正虚则脉微

（1）气血虚衰而脉微

汗吐下后，气津大损之脉甚微。《伤寒论》第160条言："伤寒吐下后，发汗，虚烦，脉甚微。八九日心下痞硬，胁下痛，气上冲咽喉，眩冒，经脉动惕者，久而成痿。"①此吐下发汗，津气大伤，阴阳俱损，故其"脉甚微"。此虽三法俱用，然邪未尽除，但已微弱，其虚损之正气与微弱之余邪相争，故见"心烦"。邪正相争，则正气更损。②"八九日"者，言正虚日久也。阳虚日久，则津液失温失运，停而为水。水邪为病，可泛滥于周身；其壅塞于中焦，故"心下痞硬"；其留滞于胁下，故"胁下痛"；水气上冲咽喉，故咽喉不利；水气蒙蔽脑窍，故"眩冒"。③阳虚而经脉失温，津伤而经脉失濡，水甚而经脉浸淫，三因相合，经失其常，故见"动惕"，久则肌肉失养而"成痿"。

霍乱气津大伤之脉亦微。《伤寒论》第385条言："恶寒，脉微而复利，利止亡血也，四逆加人参汤主之。"本为霍乱，上吐下泻而阳气大伤。阳气虚弱，温煦失常，故脉微；气虚而固摄不能，故下利不止。"利"者，伤津也；"利止"者，津液大伤，已无津作利，为津竭之象。津者，造血之物，津大伤，不能生血，若血亡失，故言"亡血"。而治之以四逆加人参汤者，重在温补阳气，兼溢津液，以气能生津，气盛阳旺则津自生。此条主言霍乱后期，阳损液竭之危重症；若为"吐已下断，汗出而厥，四肢拘急不解，脉微欲绝（第390条）"，则为阳亡阴竭之极危重症者，自当以通脉四逆加猪胆汤治之。

汗下后，气伤而微，津伤而细。《伤寒论》第 60 条言："下之后，复发汗，必振寒，脉微细。所以然者，以内外俱虚故也。"下泻胃肠而伤其里，汗发皮毛而伤其表。下汗失序，津气两伤，表里俱虚，阴阳俱损。其虽汗下失序，然表邪已祛，唯阴阳虚损，气津两伤，阳气亏温，鼓动无力，故而振寒、脉微；津液损，脉失充盈灌溉，故而脉细。从振寒而脉微察之，其人阳气耗伤重于津液受损，若治之，尚可以四逆加人参汤扶阳益阴，观第 385 条自然知之。

气血亏虚而脉微。《金匮要略·呕吐哕下利病脉证治》言："寸口脉微而数，微则无气，无气则荣虚，荣虚则血不足，血不足则胸中冷。"此微者，乃胸阳不足所致；数者，"愈虚愈数"也，乃阳气不足、气血慌张所致。胸者，心肺也。肺主气属阳，心主血属阴，肺气不足，生血不能，气血俱虚，故"脉微"而"胸中冷"。言"微"与"冷"者，则说明此条重点在强调其以阳气不足占主导地位。

气血营卫俱弱而脉微。《金匮要略·血痹虚劳病脉证并治》言："血痹，阴阳俱微，寸口关上微，尺中小紧，外证身体不仁，如风痹状，黄芪桂枝五物汤主之。"①此条根据病因、临床表现、治疗主方可推知，其"阴阳"者，即指营卫气血。故"阴阳俱微"者，即其人营卫气血俱不足也。应之于脉，即见"寸口关上微"。寸者，心肺也，为营卫布散之动力来源；关者，脾胃也，为气血生成之源泉；"小紧"者，稍紧也，言其寒邪不甚，然尺脉小紧者，恰是邪气侵袭之象。故知"寸口关上微，尺中小紧"者，乃正气亏虚，而邪气侵袭。②"外证"者，亦见于《伤寒论》第 182 条："问曰：阳明病外证云何？答曰：身热，汗自出，不恶寒，反恶热也。"故知"外证"者，为里证而表现于外之症也。③此条乃血痹重证，用黄芪桂枝五物汤论治者，即取表里同治之意也。黄芪桂枝五物汤者，本为桂枝汤以黄芪易炙甘草，再倍加生姜而成。桂枝汤本为调脾胃而生营卫、祛邪气之方，现以黄芪易炙甘草者，一者因黄芪补益之力强于炙甘草，以其加强益卫扶正之力，二者，黄芪之升，兼有升发外达、外出助卫之能；而倍加生姜者，乃加强通卫祛邪之力。血痹者，乃气血营卫不足，复感邪气，痹阻气血，导致"阳气受阻，血行不畅（《金匮集释》）"，经脉失调，故治疗以益气血、通营卫为主，黄芪、桂枝、生姜即在益气畅卫通阳气，芍药即在养阴畅营利血脉。然在通阳气与利血脉之间，则侧重在通阳气，观血痹轻证之治亦然。即《金匮要略·血痹虚劳病脉证并治》言："宜针引阳气，令脉和紧去则愈。"

又，伤寒及霍乱，大吐泻后，气津大伤，其脉微弱。《伤寒论》第384言："伤寒，其脉微涩者，本是霍乱，今是伤寒，却四五日至阴经，上转入阴，必利，本呕下利者，不可治也。"

又，脉微而数者，为气血亏虚而风邪入中使然。《金匮要略·中风历节病脉证并治》言："夫风之为病，当半身不遂，或但臂不遂者，此为痹。脉微而数，中风使然。"

又，外有金疮，亡失气血，阴虚阳浮，脉浮微而涩。《金匮要略·疮痈肠痈浸淫病脉证并治》言："问曰：寸口脉浮微而涩，然当亡血，若汗出。设不汗者云何？答曰：若身有疮，被刀斧所伤，亡血故也。"

（2）阳气虚衰而脉微

诸般原因而使阳气大伤者，皆可见微脉。故《脉理求真》言："微为阳气衰微之候，凡种种畏寒、虚怯、胀满、呕吐、泄泻、眩晕、厥逆并伤精、失血等症，皆于微脉是形，治当概作虚治。"《诊宗三昧》言："微为阳气衰微之脉，《经》言：寸口诸微亡阳。言诸微者，则轻取之微，重按之微，气口之微，尺中之微，皆属气虚，故所见诸证，在上则为恶寒多汗少气之患，在下则有失精脱泻少食之虞。"

微脉为少阴寒化证主脉。少阴病寒化证者，乃肾阳不足而兼阴寒内盛，然寒化证者，其重点在阳气的不足，故其脉以"微"为主。如"脉微欲绝"之格阳于外的通脉四逆汤证（第317条），如"下利脉微"之格阳于上的白通汤证（第315条），如"厥逆无脉"之阳从上脱、阴从下竭的白通加猪胆汁汤证（第315条），如汗下后骤伤其阳而"脉沉微"的干姜附子汤证（第61条）。又如第300条之少阴病轻证而失治至阴阳离决："少阴病，脉微细沉，但欲卧，汗出不烦，自欲吐，至五六日自利，复烦躁，不得卧寐者死。"又如第

389条之霍乱吐利而伤阳，阳伤欲亡之四逆汤证："既吐且利，小便复利，而大汗出，下利清谷，内寒外热，脉微欲绝者，四逆汤主之。"又如第287条之少阴病阳复阴退，疾病欲解："少阴病，脉紧，至七八日，自下利，脉暴微，手足反温，脉紧反去者，为欲解也。虽烦下利，必自愈。"

　　脏厥之病其脉微。《伤寒论》第338条言："伤寒脉微而厥，至七八日肤冷，其人躁无暂安时者，此为脏厥。"脉微者，阳气虚衰；厥者，四肢冷。"脉微而厥"者，为阳气大衰，不能温养所致；其人不仅脉微、四肢厥逆，更见肌肤冷、躁动不安者，为脏腑阳气大衰，不能外达以养四末、肌表，不能上达以温养心神所致。此为极危、极重者，正如《聂氏伤寒学》言："脏厥为寒厥之甚，治疗当以大剂扶阳抑阴之品，配合灸法，温经散寒，急救垂危之阳，可采用四逆汤、通脉四逆汤，回阳复脉，争取一线生机。"

　　少阴阳气虚衰者，仲景除了用四逆汤类方外，更有灸法以温肾壮阳、回阳救逆。①《伤寒论》第292条言："少阴病，吐利，手足不逆冷，反发热者，不死。脉不至者，灸少阴七壮。"少阴阳衰而火不暖土，胃气不降则上逆，故吐，脾气不升则下陷，故利。少阴阳衰，上吐下利，本应手足逆冷，现反见手足不冷且发热者，为其阳气虚衰不甚，且阳气已显恢复之征。少阴阳衰，上吐下利，而"脉不至"；若伴手足逆冷、恶寒身蜷、面红下利者，为阳衰阴盛、阴阳离决之象，急以白通加猪胆汁汤救之；若伴手足不冷而发热者，本为阳衰，而又上吐下泻过甚，气津骤然大伤，致使阴阳之气运转失常，不能正常续接，故"脉不至"。此时当以灸法，温阳摄阴为主。"七壮"者，言其少阴阳衰不甚，故灸之不用太多。②第349条言："伤寒脉促，手足厥逆，可灸之。"促者脉来急促，为正邪相争之象，此时见"手足厥逆"者，知促为阳衰阴盛，衰阳搏阴，欲祛之外出之象。其阳虽微，但尚能与阴相搏，此时当防其阳退而阴进，故用灸法，急壮其阳，扶阳气而制阴翳，并有防阴进而阳退之功。③第325条言："少阴病，下利，脉微涩，呕而汗出，必数更衣，反少者，当温其上，灸之。"少阴阳衰，温化固摄失常，致使下利损津过多，津血虚少，从而转为阴阳两衰之证。故脉微而涩，微为阳衰，涩为津血不足。阴阳本以两伤，若更见呕吐、下利、汗出不止，而阴液持续亡失，直至利少而阴液枯竭将绝。此时治之，温阳将恐更耗阴液，益阴则有碍其阳气的恢复。然其病本由阳气虚衰发展而来，故阳回则阴自固，且阳回则阴自生，所以仲景直言"当温"之。故用灸法，以回阳消阴，阳回则利止，津血亦能生。其在外用灸法急扶阳气之时，亦可内服四逆加人参汤，内外并治之。④第343条言："伤寒六七日，脉微，手足厥冷，烦躁，灸厥阴。厥不还者，死。"厥阴者，阴尽阳生之所。病至厥阴，反见脉微而手足厥冷者，为真阳衰微、阴寒内盛之象；阳气虚衰而阴寒内盛，阳衰则心神失养，虚弱之心神遇凛冽之寒邪，扰动则心神不安，神气浮越，故见烦躁不安。治疗之时，当以灸法，急以扶阳抑阴。仲景虽言"灸厥阴"，但实乃强调厥阴暗含阴转阳之机，并非真灸厥阴。以厥阴者，重在枢转阴阳，而非生养阴阳。故临证之时，可灸关元、气海、神阙、百会等穴，再配以四逆汤等方，回阳救逆之功方良。⑤第304条言："少阴病，得之一二日，口中和，其背恶寒者，当灸之，附子汤主之。"此为少阴阳虚而寒湿凝结。正虚而邪盛，故先以灸法，以壮阳气，消阴翳；再内服附子汤以温扶阳气，散寒除湿。灸药同用，内外合治，取急扶阳气之意，以免邪盛而耗阳，病难挽回。

脉见微者，当慎用汗、吐、下等攻邪之法，甚至当禁用。《伤寒论》第23条言："脉微而恶寒者，此阴阳俱虚，不可更发汗、更下、更吐也。""更"者，再也，即说明"脉微而恶寒"乃由原有之病失治、误治，致使阳衰阴盛使然。此"阴阳"者，表里之意，即内外阳虚，此时治疗当以扶阳抑阴为主，不可再行汗、吐、下等祛邪伤正之法。

尺脉微者，肾阳不足，即使有表证，也不可妄行汗法。《伤寒论》第49条言："脉浮数者，法当汗出而愈。若下之，身重心悸者，不可发汗，当自汗出乃解。所以然者，尺中脉微，此里虚，须表里实，津液自和，便自汗出愈。"此条之"须表里实，津液自和，便自汗出愈"者，并非不用治疗，坐等正气恢复，而是指通过积极治疗，待正气恢复，病有自愈之机。

久患失精，精损而阴阳俱伤，阴虚阳浮则脉"芤动"，阳虚阴凝则脉"微紧"，治之以固肾精而和阴阳。《金匮要略·血痹虚劳病脉证并治》言：

"夫失精家，少腹弦急，阴头寒，目眩（一作目眶痛）发落，脉极虚芤迟，为清谷，亡血失精。脉得诸芤动微紧，男子失精，女子梦交，桂枝加龙骨牡蛎汤主之。"

上焦阳气不足，而中下焦阴浊之邪，乘虚上逆，壅滞胸中，致使胸中气血不利，不通则痛，而为胸痹心痛。《金匮要略·胸痹心痛短气病脉证治》言："师曰：夫脉当取太过不及，阳微阴弦，即胸痹而痛，所以然者，责其极虚也。今阳虚知在上焦，所以胸痹、心痛者，以其阴弦故也。"

（3）邪祛正复而脉微

阳微阴涩而长者，为太阴中风欲愈候。《伤寒论》第274条言："太阴中风，四肢烦疼，阳微阴涩而长者，为欲愈。"太阴病者，中阳虚弱而寒湿内盛。中阳虚弱，抗邪乏力，外风感之，直中太阴所在，而为太阴中风。太阴中风，邪从外来，虽正气虚弱，但毕竟不甚，故仍能达表抗邪，故其脉为浮（第276条言"太阴病，脉浮者，可发汗，宜桂枝汤"）。脉浮且必然兼大、数、促急等象，为正邪相争之象。然虽为太阴中风，但其脉已不浮大，反见浮微，为邪气已尽而只显正虚之象；沉取而涩者，为寒湿内滞、气机不畅之象，若涩脉转为长脉者，乃寒湿将去、正气将复之兆。邪气已然微弱，正气将欲恢复，故曰"欲愈"。此条亦见于涩脉之"判断疾病的变化、发展"及长脉之"病欲愈而脉长"处，参合而阅，则更为完整。

阳微阴浮者，为少阴中风欲愈候。《伤寒论》第290条言："少阴中风，脉阳微阴浮者，为欲愈。"病至少阴，正气大损，即使有邪，正邪相争之势亦不明显。应之于脉，则常以寸脉浮而稍大，不似太阳病正邪两盛而三部皆浮紧有力（第3条言"脉阴阳俱紧者，名为伤寒"，这说明寸关尺三部皆紧）。"阳微"指寸脉微，寸主于表，现寸脉微者，为邪气已然微弱甚至已祛之象；"阴浮"指尺脉浮，尺主于肾，为阳气生成之所。现尺脉浮者，为阳气生长而渐复之象。邪祛而阳气渐复，故其病欲愈。

脉微浮者，为厥阴中风欲愈候。《伤寒论》第327条言："厥阴中风，脉微浮为欲愈，不浮为未愈。"阴寒伤阳，阳气衰弱，不能正常升发，故其脉常沉。病至厥阴，阴尽而阳生，其病有阳复之转机。现其脉虽因阳衰而微，但已由沉转浮，说明其邪得祛，阳气得复，且有正常升发之机，故为欲愈。若其脉仍沉者，为邪未祛而阳未复，故病"未愈"。

此三阴欲愈候，皆可见微脉。但此微脉，仅言其脉较为无力，但尚未至阳气大衰之"似有似无""欲绝非绝"之典型微脉。故《脉说》言："脉微而解者，不过脉体软薄，应指无力，未至模糊欲绝也，仍是濡弱之甚者。"

此三阴中风欲愈而脉微者，为邪气已然轻微，而正气仍然不足。邪气以祛，阳气虽然不足，但已显恢复之机，故见"阴涩而长""阴浮""浮"等阳气恢复之象。

三阴中风患者，其平素三阴阳气即为不足，感邪后更伤。即使邪气已祛，但因阳气虚弱较甚，故不能迅速恢复，故脉见"微"。阳气虽恢复较慢，但已显恢复之机。此时当注意顾护，避免复感邪气而为直中。

（三）六部微脉主病

《诊家枢要·微脉》言："左寸微，心虚，忧惕，荣血不足，头痛胸痞，虚劳盗汗。关微，胸满气乏，四肢恶寒拘急。尺微，败血不止，男为伤精尿血，女为血崩带下。右寸微，上焦寒痞，冷痰不化，中寒少气。关微，胃寒气胀，食不化，脾虚噫气，心腹冷痛。尺微，脏寒泄泻，脐下冷痛。"

《诊家正眼·微脉》言："左寸惊怯，右寸气促。左关寒挛，右关胃冷。左尺得微，髓绝精枯。右尺得微，阳衰命绝。"

《脉经·平三关病候并治宜》言："寸口脉微，苦寒，为衄。宜服五味子汤、摩茱萸膏，令汗出。关脉微，胃中冷，心下拘急。宜服附子汤、生姜汤、附子丸，针巨阙，补之。尺脉微，厥逆，小腹中拘急，有寒气。宜服小建中汤（四顺汤），针气海。"

（四）微脉医案举隅

1. 六脉沉微，尺部尤甚，乃肾阳虚弱之象

周左，65 岁。

肾虚命火忒微，中阳不能化气，胁腹痛胀且满，食后难以运化，反逆而上，呕吐完谷，大便不解，夜不能寐，倾诊六脉沉微，尺部尤甚。夫肾为胃关，真火不足，胃失下降之能，阳虚故自觉形寒。温命火以降其逆，胃气行则大解自通。

处方：淡吴萸二钱，上肉桂一钱半，熟附片三钱，干姜一钱，茯苓三钱，砂仁五分（研冲），胡桃肉四钱，半夏三钱。

绍琴按：腹痛胀满，呕吐便闭，安得不疑其邪实为患？今切得六脉沉微，尺部尤甚，因思王太仆有云："病呕而吐，食久反出，是无火也。"证属命门衰微，中阳不运，故投温下暖中降逆之剂。

赵文魁、赵绍琴《文魁脉学与临证医案·文魁脉案选要·火衰胃反脉案三则》

2. 脉微如毛，乃内虚之象

一人始于感外邪及内伤饮食，虽能痊可，但病后脉微如毛。《伤寒》有此脉是自内虚症，所以每交日晡寒热，交于时便觉清爽，为可验。《经》云：发于午前者为实热证，交中即作是为内虚。且或寒或热，有时前后，益见虚象，如按之细小无力，总有外邪，亦当议补。若脉大而鼓指，亦属大虚，但按之有力无力分虚实耳。

秦景明《大方医验大成·伤寒章》

3. 两寸关弦紧，尺脉沉微，乃阳虚阴盛之象

一人恶寒腰痛，梦遗疲倦，时吐清沫，或杂烟煤色点，两寸关弦紧，尺脉沉微，属虚寒之证。乃肾虚不能摄水，则水泛溢乎上，理当壮肾气以收津液，健脾气以制泛水，益火源以消阴翳。

方：萸肉、山药、丹皮、泽泻、生地、茯苓、白术、肉桂、橘红、益智仁。

秦景明《大方医验大成·痰症章》

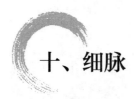

十、细脉

（一）细脉指感

《脉经》言："细脉，小大于微，常有，但细耳。"

《诊家枢要》言："细，微眇也。指下寻之，往来如线。"

《诊家正眼》言："细之为义，小也，细也，状如丝也。"

《诊宗三昧》言："细脉者，往来如发，而指下显然，不似微脉之微弱模糊也。"

《脉学正义》言："细脉言其形之不大，而指下分明。"

《脉诀阐微》言："细脉，言脉之细而不能粗也。"

《脉说》言："细脉如线极细，三候不断不散者是也。"

《文魁脉学》言："细脉，在指下感觉像一根丝线那样细小，虽软弱细小但指下清楚，始终能明显地摸出。"

《脉学心悟》言："细脉的主要特征就是脉体细。至于脉位、脉率、脉力，均无特异限定。"

《临证脉学十六讲》言："细脉是脉体如丝的脉象，脉管较正常脉象细。在跳动时，指下感觉到脉搏的体形动态比较小，有点儿类似于小提琴的第二根弦。"

1. 标准细脉

细脉者，"脉管较正常脉象细"，甚至细如丝线。

细脉者，主从脉体而言，对脉力、脉位等组成脉的其他要素，均不做要求。

2. "细脉"与"小脉"

对细脉的描述，从古至今较为相似，均以脉体纤细"如线"为主。唯《黄帝内经》中有小脉而无细脉，致使后世诸医或认为小脉即为细脉，或认为小脉即小脉，细脉即细脉。两者并列，应当区分。

对于小脉的描述，《诊家枢要·脉阴阳类成》言："大，不小也。……小，不大也。"《诊宗三昧·师传三十二则》言："大脉者，应指满溢，倍于寻常。……小脉者，三部皆小，而指下显然。"《脉说·小脉》言："大脉形加于常脉一倍，故曰大。……小脉，形减于常脉一倍曰小。"

观上可知，小脉常与大脉并列而讲。观《诊家枢要》对大脉、小脉的定义极为模糊，而张山雷直言《诊家枢要》将细与小相并列："故意两为区别，而实则反不分明。"《脉学辑要·细》更言："《灵》《素》、仲景，细小互称，至滑氏始分为二。"而《诊宗三昧》更有小脉"三部皆小"之言；《脉说》更是用"形加于常脉一倍""形减于常脉一倍"等模糊的数值来定义，亦为不当，且"形减于常脉一倍"与"细脉如线极细"当为两脉，此只是玩文字游戏而已。故观诸家，对小脉的定义本身或模糊、或失当，研习时自当辨明。

观《脉学正义·脉细脉小形象》言："细之与小，以形象言，字义已无甚区别。若论脉象，则更不能分面为二。"《诊家正眼·细》言："细之为义，小也，细也，状如丝也。"《脉语》言："今之小其即古之细乎。"《临证脉学十六讲》言："通过多年的临床实践，我认为细脉与小脉只是同脉异名而已。"《濒湖脉学·细脉》及《脉确·细濡弱》更是在细脉后标注"《内经》谓之小"。而《脉经》《千金翼方》《脉理会参》等，皆有细而无小，细小不并列。故知，小脉本就是细脉。

综上可知，《黄帝内经》之小脉，确为后世之细脉。

3. 细脉的基本脉理

细脉的重点在于脉体较正常为细，甚至细如丝线。脉体细者，乃气血不能充盈经脉使然。或为气血亏虚而脉道不充；或为气血不利而脉道失充。

两者一虚一实，自当分辨。细而有力者为实，细而无力者为虚。凡气、血、阴、阳的亏损，皆可致脉细。诸有形、无形之邪的阻滞，亦可致脉细。

（1）正气虚而脉细

1）气虚血弱而脉细

气血者，随经以行。气血虚者，脉管失充，脉体纤细，故现细脉。

故《脉经》言："细为血少气衰。有此证则顺，否则逆。"《脉诀阐微》言："江河细流，正水缩也。人身之血少，自然脉细矣。"《临证脉学十六讲》言："细脉产生的机理首先是血虚，脉细是临床上判断血虚的主要脉象之一。"《文魁脉学》亦言："细脉主要代表血虚一类疾病。"

故知，细脉的产生虽以气血两虚为主，但在气虚、血虚之间，更侧重于血虚。气主脉动，故气虚者，脉动必然乏力，所以气血两虚者，脉象常为细而无力，特别是在平素禀赋不足、身体虚弱或慢性病患者中最为常见。既然有偏于气虚与偏于血虚的不同，故临证治疗时，益气、补血自有侧重。按《文魁脉学·细脉》之意，若见"弱细脉"，则为气虚多而血虚少，治当侧重于益气；若见"细弱脉"，则为血虚多而气虚少，治当重在补血。细为气血两虚者，实乃血虚未有气不虚者，气虚是诸虚之先导！

在临床诊断方面，因细脉为血虚之主脉，而血虚则以心肝血虚为主，在脉学方面，如何判断心肝血虚，《临证脉学十六讲·细脉》言之明确："若以心血虚为主，脉可兼现左寸独沉；肝血虚则兼有细弦之象。"即心血虚典型脉象为左寸沉细无力，肝血虚典型脉象为左关弦细无力。

就气血虚而脉细的治疗，在大扶其正气之时，仍当不忘轻祛其邪。如《二十七脉详辨治疗》言："夫细脉治疗之法，首遵《内经》'虚者补之'之大法。先哲谓：'邪之所凑，其气必虚。'又云：'最虚之处，便是容邪之地。'故治者不忘标本兼顾，扶正与祛邪同施，斯为善治者。"

2）阴虚而脉细

一般而言，阴虚乃血虚重证。阴虚兼有虚热之象，血虚则血少而以不充不养为主。然，就人体物质而言，气属阳，血、津液、肾精皆属阴，故或血不足，或津液损伤，或肾精流损，而兼虚热者，皆可谓之阴虚。阴液亏虚而血脉失充，故见脉细，且阴愈虚，脉愈细。故《三指禅·微与细对》言："细乃阴虚至极。"

就诊治方面，《临证脉学十六讲·细脉》言："若肝肾阴虚偏重，脉可兼现尺脉沉弱；若心肺阴虚偏重，可兼现寸脉沉。"即肝肾阴虚者，当左关尺沉取细弱；心肺阴虚者，当两寸沉而细。阴虚必然兼有热象，故此两处细脉，又必兼数也。但当阴虚过甚，阴不制阳，阳亢而浮者，脉反变大变浮。此时除了益阴清热外，更当兼收敛沉降之品以治之。

3）阳虚而脉细

阳虚脉细者，因气能行血，现阳气虚衰，行血无力，致使气血不能充盛于脉管，故现细脉也。故《诊宗三昧》言："细为阳气衰弱之候。"《诊家枢要》言细脉乃"血冷气虚，不足以充故也。"《脉理会参》更言："大抵细脉、微脉，俱为阳气衰残之候，非行温补之剂，何以复其散失之元乎！"《临证脉学十六讲》则认为，"阳气大虚者"在细脉的基础上"可兼现沉弱脉，甚则兼现微脉"。如《伤寒论》第 281 条："少阴之为病，脉微细，但欲寐也。"

阳气不足而脉细者，平时必然伴见阳气不足、温煦失常之恶寒怕冷之象，或伴有阳气不足、温化失常之水湿内盛诸证。前者以四逆汤类方治之，后者以真武汤类方治之。

（2）邪气盛而脉细

此种细脉的形成，主要是因邪气阻滞，经脉不畅，气血不能正常流通以充盈血脉使然，为邪气阻滞较甚之象。故《脉学心悟》言："因实而致细者，包括七情所伤、六淫所客、气血痰食壅塞，皆可郁滞气机，束缚气血，而致脉细。邪阻气滞而细者，有沉按之愈觉有力之感。"《濒湖脉学解索·细脉》言："凡有邪气阻隔，壅塞气机而气血不得畅达者，亦皆可脉细且按之有力。治当祛其壅塞，展布气机，令气血畅达，脉细自除。"《脉说》言："细脉之应指弦劲，为阴寒凝结之象也。"

（3）细脉的愈后

《脉说·细脉》言："朱丹溪谓弦涩二脉，最难调治。余于细脉亦然，盖久病脉细，未有不兼弦涩者也。若更加之以数，则气血皆失其常矣。"

"久病"者，病之已久，为现代医学所谓的慢性病范畴。从疾病的发生、发展、变化、治愈的过程来看，其与气的防御、祛邪、修复作用密切相关。而病久不去者，与正气的虚弱相关。或因正气虚弱，不能尽祛其邪，邪气留伏，持续损耗正气、损伤脏腑；或因邪气虽祛，但正气重伤，不能修复邪气对身体组织造成的损伤，致使身体某些脏腑、组织功能持续低下。

故知"久病"者，必然正气虚弱，气必及血，气血两虚。而"久病脉细"者，乃气血不足，脉道失充使然。弦者气滞，故细弦者，偏于气失常，为气虚而气滞之象；涩者血不足，故细涩者，偏于血失常，为血虚而血瘀之象。本为不足，现兼郁滞，故治之更为复杂、更为困难。

故脉见细弦、细涩者，皆气血功能严重失常使然。若在慢性病的患者，则其脉常常伴见乏力之象，乃气血虚弱使然；若见于急性病患者，则其脉往往按之有力，乃邪气阻滞较甚使然。若久病而脉细有力者，为正气虚弱之时，又为邪气侵袭所致。

细脉的愈后亦与沉浮、时节、年龄相关。如《脉理会参·细脉》言："吐利失血，得沉细者生。忧劳过度之人，脉亦多细，为自戕其血气也。春夏之令，少壮之人，俱忌细脉，谓时与形俱不合也。秋冬老弱，不在禁例。"

（二）细脉的生理病理

1. 生理性细脉

若其人平时脉虽形细，但不急不慢、从容不迫、按之不绝，便为生理性细脉。

故《脉语》言："若无病，人两手三部皆小，往来上下皆从，此禀质之清，不在病例。"《脉诀阐微》言："人有天生细微之脉，不可动曰虚弱，当统六部同观之。"《诊家正眼》言："秋冬之际，老弱之人，不在禁忌之例。"

某些人群，特别是青年而未生育的女性，在各种生理无明显异常的情况下，若其脉平素便细，此为生理性细脉，即"禀质之清"者。其人温柔，若水清明，若水宁静。

2. 病理性细脉

（1）邪盛而脉细

热壅气滞而脉细。①《伤寒论》第 265 条言："伤寒，脉弦细，头痛发热者，属少阳。"弦细之脉，为少阳病之主脉。观少阳病病机"胆火内炽，枢机不利"，及治疗主方小柴胡汤可知：病在少阳，其邪气主要是火热之邪，其病理变化主要是气机不利。而少阳病气机不利的产生，正是因火热之邪壅结少阳使然。弦为肝胆之脉，主气结，细者邪滞而气血不畅，故弦细者，重点在强调气结，其与少阳病重点在强调枢机不利相合。②《伤寒论》第 148 条言："伤寒五六日，头汗出，微恶寒，手足冷，心下满，口不欲食，大便硬，脉细者，此为阳微结，必有表，复有里也……此为半在里半在外也……可与小柴胡汤。设不了了者，得屎而解。"此条主论"阳微结"，其由表里阳气郁滞使然，但在表里之间，侧重于里证。在表者，卫阳郁滞不畅故见"微恶寒"；在里者，里阳郁滞，气机不利，故见"心下满，口不欲食，大便硬。"；表里阳气郁滞，不能正常周流布达于四肢末端，故见"手足冷"，此即阳郁而厥；"脉细者"，即阳热内郁，表邪外滞，致使内外气机不利，气血流动失常，脉道失充使然。"阳微结"者，结在阳明，与承气汤证相比较，其结不甚，故言之"微"。病者表里气机不畅，病在太阳阳明，可予小柴胡汤，以外透太阳，内畅少阳三焦，表里同治，气机周转，邪气得祛，病自得愈。"设不了了者，得屎而解"。即使用小柴胡汤后，其病不解，则当使用下法，此即结之重者。③《脉说·细脉》言："兼滑数者，多见于沉，此热邪内郁，而正气不能升举畅达也。"滑数之脉，本为热盛，现兼沉而细者，乃热象壅滞太甚，气机不能升降、布达使然。观白虎汤，用辛寒之石膏与苦寒之知母，辛苦相合，即在大清其热之时兼有调畅气机之意，亦"火郁发之"也。④所以，热甚而脉细者，为火热之邪郁结之象，治之不仅当清其热，更当畅其气，以辛开苦降之法，行"火郁发之"之治，最为适宜。

湿盛而脉细。《金匮要略·痉湿暍病脉证治》言："太阳病，关节疼痛而烦，脉沉而细者，此名湿痹。"《脉确》言："痹为寒湿之阴邪，故脉亦细。"《脉说》言："若沉细而迟主寒湿，治宜温中散寒，又忌补忌汗下矣。"《二十七脉详辨证治》言："盖细脉之病因……亦有湿邪为患者，此是气虚不能胜湿之故。"故知，因湿而脉细者，或因湿盛而脉细，或因寒湿凝滞而脉细，或因气虚湿盛而脉细，其因不同，唯发汗、利小便、芳化法相似。

太阳中暍而脉细。《金匮要略·痉湿暍病脉证治》言："太阳中暍，发热恶寒，身重而疼痛，其脉弦细芤迟。"暍者，热也。太阳中暍者，即太阳中热，即太阳伤于暑也。本为太阳病，故见"发热恶寒"之本证；暑邪最易夹湿，湿邪侵袭阻滞肌肉，营卫不畅，故身重身痛。脉"弦细芤迟"者，以暑邪最易伤津耗气，气津不足，更兼暑湿阻滞，脉道不充使然。

七情郁结而脉细。七情之生，皆因脏腑气机之升降使然。七情袭人，若其持续时间短，且在其人能够承受的范围内，则刺激于脏腑而有利于脏腑之气的升降，此即适当的情绪发泄，对人体是有益的；但若为过度而持续的情志刺激，则可超出脏腑能够承受的上限，而使脏腑之气升降失序，郁结为病。气滞血不行，脉道失充，故见脉细。情志病的初期，其脉常沉细有力，但若病久而气血耗伤，必然细而无力。故《濒湖脉学解索·细脉》言："七情乖戾，气机怫郁，气血不得畅达而脉细者，必按之有力，且愈沉愈觉力增。气血被缚，不肯宁静，故细中又伴有拘急奔冲之感。"

诸有形之邪阻滞而脉细。《金匮要略·五脏风寒积聚病脉证并治》提及因气血痰食虫等积滞而脉沉细："诸积大法：脉来细而附骨者，乃积也。"《金匮要略·水气病脉证并治》提及因水邪阻滞而脉沉细："水之为病，其脉沉小，属少阴。"《金匮要略·胸痹心痛短气病脉证治》提及因阴寒停滞而关脉沉细而紧："胸痹之病，喘息咳唾，胸背痛，短气，寸口脉沉而迟，关上小紧数，瓜蒌薤白白酒汤主之。"

（2）正虚而脉细

仲景言"细"，主要以邪盛为主；"细"而为虚者，主要因阳气虚衰所致。

肾阳虚衰而脉微细。《伤寒论》第281条言："少阴病，脉微细，但欲寐。"第300条言："少阴病，脉微细沉，但欲卧，汗出不烦，自欲吐，至五六日自利，复烦躁，不得卧寐者死。""微细"脉为少阴寒化证主脉，"微"言阳气虚衰而推动乏力，"细"言阳气虚衰而充养不能，皆在言因阳气不足而阴不能化，故少阴寒化证常伴"下利"之证，此为最后的阴阳离决作铺垫。

肾阴不足而脉细数。《伤寒论》第285条言："少阴病，脉细沉数，病为在里，不可发汗。"脉沉"微细"为少阴寒化证主脉，脉"细沉数"为少阴热化证主脉。此"沉"言在里，"细"言不足，"数"言邪盛，故以黄连阿胶汤滋阴而清火，以猪苓汤育阴而泻热。此条亦见于数脉之"阴血亏虚而脉数"处。

下伤阴液而脉细。《伤寒论》第60条言："下之后，复发汗，必振寒，脉微细。所以然者，以内外俱虚故也。"仲景凡言"微细"者多为肾阳的虚衰，但在此条却不同。此条"微"而"振寒"者，乃汗而伤及阳气、卫表不温所致；而"细"者，乃下伤阴液、脉道失充所致。表里阴阳皆为不足，故言"内外俱虚"。

中阳衰败而脉细数。《伤寒论》第120条言："太阳病，当恶寒发热，今自汗出，反不恶寒发热，关上脉细数者，以医吐之过也。一二日吐之者，腹中饥，口不能食；三四日吐之者，不喜糜粥，欲食冷食，朝食暮吐。"此条详解见于数脉之"阳气虚弱而脉数"处。

表邪伤阳而脉细。《伤寒论》第37条言："太阳病，十日以去，脉浮细而嗜卧者，外已解也。"太阳病久留不去者，乃正气本就虚弱之象。太阳病脉本"浮紧"，现却见"浮细"者，乃虚弱之正气终于祛邪外出之象。此"浮"者，乃正气刚刚祛邪外出而还未平复之象；"细而嗜卧"者，乃阳气损伤、神失所养之象。此时不需特别治疗，注意保暖、节制饮食，以待阳气的恢复。

（三）六部细脉主病

《诊家正眼·细脉》言："细主气衰，诸虚劳损。细居左寸，怔忡不寐；

细在右寸，呕吐气怯。细入左关，肝阴枯竭；细入右关，胃虚胀满。左尺若细，泄痢遗精；右尺若细，下元冷惫。"

（四）细脉兼脉主病

《脉说·细脉》言："兼滑数者，多见于沉，此热邪内郁，而正气不能升举畅达也。……沉细而迟，实寒内痼；浮细而数，虚阳上越。因气寒而乍见脉细者，温之而可。因血痹而渐见脉细者，劳损已成，血液不生，为虚热所耗而脉管缩小也。"

《脉诀汇辨》言："浮而细者属之阳分，则见自汗、气急等证；沉而细者属之阴分，则见下血、血痢等证。"

《脉学刍议》言："细数为热，细紧为寒，细沉为湿痹，细弱为盗汗，细微为冷利，细弦为肝虚或寒澼，细涩为血虚或反胃。"

（五）细脉医案举隅

1. 脉细数而舌光绛无苔，乃阴虚之象

严某，女，56岁，家庭妇女，患肝硬化腹水已5个多月，经西医治疗，病情未见好转，于1976年10月14日邀中医会诊。腹大肢瘦，脉细数，舌光绛无苔。检阅前方，利水、健脾、活血、逐水俱不效。思之，脉细数，舌光绛无苔，呈镜面舌，显系一派阴虚之象，急当滋阴以救化源。方予：

生地黄30g，玄参30g，麦冬15g，牡丹皮10g，山茱萸15g，赤芍、白芍各12g，生牡蛎30g，炙鳖甲30g，知母6g，龟甲30g。

服3剂，尿量开始增多。经1个月治疗，腹水全消。给予济生肾气丸常服，以巩固疗效。

按：水鼓，本为水势泛滥，法当利水逐水，反而养阴，不增其水势

乎？事实证明，只要辨证符合病机，径予滋阴，反可利水。盖邪水盛一分，真阴亏一分，真阴已被耗竭，化源告罄，水道何以通利？滋其阴，水道得通，反可利水消鼓。

李士懋、田淑霄《相濡医集·医案·水鼓 2（肝硬化腹水）》

2. 脉沉弦细数，乃肝胆火郁之象

史某，女，62 岁。患三叉神经痛 2 年余，右侧头痛如锥刺，痛不可忍。愈发愈剧愈频。服止痛药、麦角胺、奴夫卡因封闭等，初尚能缓，久之效微。脉沉弦细数，舌红苔薄黄。此乃肝胆郁火上冲，予升降散加味。

僵蚕 7g，蝉蜕 3g，姜黄 6g，大黄 3g，苦丁茶 7g，桑叶 6g，栀子 6g。

共服 6 剂痛止，多年未再发作。

按：火郁于内，必上下攻冲。攻于上者可头痛、耳鸣、齿痛、龈肿、口糜、咽痛、心烦、惊悸、不寐、狂躁、胸闷、咳喘、咯血、衄血等，攻于下者可腹痛、下利或便结，小便淋痛、溲血、便血、崩漏等，临床表现纷纭繁杂。判断火郁证的关键指征是脉沉而躁数。脉何以沉？因气血不能外达以鼓荡充盈血脉，故尔脉沉。……脉何以躁数？气机郁闭，火热内郁，不得外达而散解。……若脉尚难以遽断，则当进而查舌，舌质必红，甚而红绛干敛。

李士懋、田淑霄《相濡医集·医案·郁火头痛》

3. 两脉弦细且急，按之弦而有力，乃血虚肝郁之象

张右，40 岁。素体阴虚血少，两脉弦细且急，按之弦而有力。细为血少，弦脉主郁，急躁有力皆是血虚、肝失涵养，故郁怒胸闷，嗳噫不舒。血少络脉失养，木郁不能条达。宜疏肝理气，以缓胁疼。处方：

柴胡五分，茯苓三钱，盐炒砂仁三分（研冲），川郁金一钱半，橘子叶一钱半，白芍三钱，半夏曲四钱，旋覆花二钱。

绍琴按：由脉弦细知其血虚，按之弦急有力，定其肝郁之甚。故选用疏肝而不伤阴者为治。白芍柔肝养阴，覆花肃肺降逆，砂仁轻投，盐炒欲其润下降逆，俱见用药之精审。

赵文魁、赵绍琴《文魁脉学与临证医案·文魁脉案选要·木郁胁痛

脉案一则》

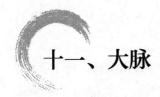

十一、大脉

（一）大脉指感

《素问·平人气象论》言："脉尺粗，常热者，谓之热中。"

《素问·脉要精微论》言："粗大者，阴不足阳有余，为热中也。"

《诊家枢要》言："大，不小也。浮取之若浮而洪，沉取之大而无力，为血虚，气不能相入也。"

《脉语》言："大脉，形加于常脉一倍，曰'大'。阳也。"

《诊宗三昧》言："大脉者，应指满溢，倍于寻常，不似长脉之但长不大，洪脉之既大且数也。"

《脉理求真》言："大则应指满溢，既大且长，按似少力。"

《脉说》言："大脉者，应指满大，倍于寻常也。"

《临证脉学十六讲》言："脉体宽大者，称为大脉。大脉体状虽与洪脉相类，但无洪脉的汹涌来势。"

1. 标准大脉

大脉者，与正常脉象相比，其脉体较"粗"。

大脉重点在言脉体之粗大（宽大），其对位、力、势、率、律等方面均不做要求。

2. 有"小"必有"大"

大与小对，有小脉（细脉），必然有大脉。

然观后世诸家之论，言大脉者甚少，皆因《脉经·脉形状指下秘诀》在解释二十四脉时，遗漏大脉所致。后世孙思邈、李濒湖、张景岳、李中梓、黄碄等皆从叔和而未言及大脉。唯滑氏《诊家枢要》增补大脉条，实为"要着"，而吴氏《脉语》、张氏《诊宗三昧》、叶氏《脉说》等皆从而论之。

且观《黄帝内经》、张仲景论述大脉甚多，故知其脉在脉诊中不可或缺。

3."大脉""小脉"的比较

小脉者，脉形比正常脉细；大脉者，脉形比正常脉粗。故《素问·平人气象论》有"脉尺粗"、《素问·脉要精微论》有"粗大"之说。粗即大，细即小也（然亦有人认为，《黄帝内经》之大小脉，主要指脉之力量的大小，与后世指脉形之粗细有所不同）。

大小之脉仅从脉形言之，对脉力、脉势、脉位等因素均不做要求。《脉学正义·脉大形象》言之甚是："惟脉之大小，皆以形体言，不以力量言……大之形同，而其所以大之气势力量，各有不同，故但言脉大，只宜从形象一面着想，不宜参入气势力量立论，反致界限不清。"

小脉细，大脉粗。此细此粗者，皆从空间言。从立体言，即小为脉管细，大为脉管粗。而后世之细脉、大脉者，主从平面言之，故有其脉浮取细极而沉取粗大者。

4."大脉""小脉"与病位的关系

《诊宗三昧·师传三十二则》言："诸脉皆小，中有一部独大者；诸脉皆大，中有一部独小者。便以其部，断其病之虚实。"

《重订通俗伤寒论·六经脉象》言："诸脉皆大，一部独小，实中夹虚；诸脉皆小，一部独大，虚中夹实。"

《脉说》言："若一部独大，一手独大，斯可以占病矣。"

此即为脉诊最常用之病位判断法。若"诸脉皆小，中有一部独大"，则脉大处即为邪气旺盛之所，或为正邪相争剧烈之处，必为病位之所在；"诸脉皆大，中有一部独小"，则脉小之处即为正气最虚之所，或为邪气闭阻不通之处，必为病变部位之所在。至于为虚为实，自当结合整体脉力以判断之。

要注意的是，此大此小，乃相对而言。如六部脉均大，但某一处明显较他处脉大，那么此脉大之处，便为病变之所或受邪之地；如六部脉均大，但某一处明显比他处脉小，则此脉小之处亦为病变部位之所在。如六脉浮取而紧，但沉取右关大而迟涩乏力者，则为风寒外闭而痰湿宿食壅滞中焦，治当表里同治，外则透邪解表，内则健脾胃以除湿化痰消积；如六脉浮取而紧，但左关沉细乏力者，则为风寒外闭而肝血亏虚，治当表里同治，外以解表寒，内以益气补血调肝。

无论虚实，凡脉大之处，必因正邪相争之处，亦必为邪袭之所，即为病变部位所在。笔者在本科时，曾选修脉学课程，时党德宏教授曾传授一法，大意是："若六脉均大，则最大之处，便为邪袭之处；若六脉均小，则在小脉之中，较其他部位稍大处，便为邪存之所。"笔者将此法记于当时背诵的《濒湖脉学》首页，后验之于临床，的确如此。现每诊必用，必不可缺，确为脉学最重要者。

观《陈潮祖医案精解》便秘一案："患者经常便秘……腹部胀满，偶有矢气，大便难出，甚感苦楚。察其面色略白，少气懒言，舌质淡嫩、苔薄腻，且有板滞之象，脉缓弱，寸脉尤甚。"陈老治之以补中益气汤加桔梗、杏仁，八剂而愈。六脉缓弱，为正气亏虚之象，合"少气懒言"，便知为气虚便秘；六脉缓弱而寸部尤甚者，说明其人上焦之气既不足又不利，参合平素便秘，便知此为肺气虚弱，肃降失常，大肠之气不能通降使然。故治之，当大补肺气，兼以调肺降气。观陈老之治，确实如此。肺气虚弱，未有不从中焦而补者，所谓的"土生金"，故处补中益气汤，以治其本；肺主气之升降，桔梗宣肺气，杏仁降肺气，又能润肠通便。两药相合，肺气条畅，大肠通利，共治其标。标本并治，虚得补，郁得行，滞得通，便秘自愈。此案者，则是从脉力角度来定病位，与大小脉定病位法相参，方得其全。

5. 大脉的基本脉理

大脉的重点在脉体粗大。

大而有力者，邪气盛，实也；大而无力者，正气亏，虚也。

邪气侵袭，正与邪争，气血壅盛，故见实大之脉。

正气亏虚，气不内守，浮而外越，故见虚大之脉。

若其人平素气血充盛，邪气侵袭，则见大而有力之脉；若其人平素身体虚弱，气血亏虚，感受邪气，则见大而无力之脉。

（1）邪盛而脉大

就邪气方面而言，大脉总与各种邪气的有余相关，特别是与阳热之邪有余，气分热邪炽盛相关。故《脉学正义·脉大形象》言："若邪气有余而脉大，则气血痰食，郁积凝结，皆有此候，自当随证沦治，不可拘泥一端。"《临证脉学十六讲·大脉》亦言："临床上导致大脉出现最常见的病邪是火和热，但其他邪气也可以引起大脉。"

大脉亦可判断疾病的发生、发展。《素问·脉要精微论》言："大则病进。"《脉语》亦言："若得病而脉始大，或久病而脉暴大，此为邪盛。"此处大脉有三种解释：一者，无病之人，突然脉大而有力者，乃突感邪气使然，其人平素气血充盛，感邪则正邪相争剧烈，故常见六脉俱大而有力；二者，慢性病患者，其脉本弱，突然脉大者，为新感邪气使然，因其人平素气血本弱，与邪相争之势不强，故常见某一部较脉大，虽大但力不甚强；三者，若平素大虚之人，其脉本弱小，却突然变为浮大无力者，或者浮大僵硬搏指者，为虚弱之正气不耐邪气之扰动，而外越于上之象，为危重之证，急救之。

（2）正虚而脉大

就虚大脉的产生，为正气大虚，气不能内守而外散，故脉大。此种大脉往往见于浮位，表现为浮大无力，常以虚大称之。故《脉学正义·脉大形象》言："若浮大无神，又为虚象，豁大空廓，且为败征。"《临证脉学十六讲》亦言："正气大亏之所以会导致大脉，是因为此时人体最基本的功能已经很难维持，身体为了维持自身生命，有时不得不动员残存的阴阳气血与正气至全身，来维持各项重要功能，导致平时较为秘藏的正气布充浮越于身体表里（包括经脉），故出现脉大一类的反强之象。从我在临床上观察到的初步印象看，按正亏脉大发生的概率排序为：阴亏，虚阳外越，精大亏，正气暴脱。"

就阴虚阳虚所致大脉，《圆运动的古中医学·大小二脉》辨之明确："阴虚亦有大脉者，浮大而不润泽，重按迫迫夺指，有燥动之象；阳虚亦有脉大者，大而虚松，指下润泽，重按无有。"阴虚则脉虚大而数，带有燥急之感，为阴虚火旺之象，其力虽虚但不太过，以虚为阴液亏损使然。阳虚则脉虚大，若带迟缓之象，为阳虚而气不收敛，兼有内寒使然；若兼数疾者，为阳气大虚，气行慌张使然，急治之。

就其脉虚大的愈后。如《脉理求真》言："若使久虚而见脉大，利后而见脉大，喘止而见脉大，产后而见脉大，皆为不治之症矣。"如《金匮要略·肺痿肺痈咳嗽上气病脉证治》言："上气，面浮肿，肩息，其脉浮大，不治。又加利尤甚。"痰饮病言："久咳数岁，其脉弱者，可治；实大数者，死。"此言"不治""死"者，亦治疗比较困难之意，非确为死证。

（二）大脉的生理病理

1. 生理性大脉

身体健康而无病之人，其脉平素大者，即为生理性大脉，乃是禀赋健全，气血充盛使然。笔者曾见一些专业运动员，其脉便大而有力，脉缓从容，此即《灵枢·寿夭刚柔》篇之"形充而脉坚大者顺也"。故《脉学正义·脉大形象》言："无病而脉大，必其人体伟肉坚者，方为合宜。"又言："其气血充实者，则脉大而有神，庶几素禀健全，是为无病之本色。"《临证脉学十六讲》亦言："大脉也可见于健康人，其特点为脉大而和缓从容，寸口脉三部皆大；同时，这种人无论是正常或生病，其脉始终大，长期如此。此即所谓生理性的'三阳脉'。"

就生理性大脉的脉动之象，《脉语》言："若平人三部皆大，往来上下自如，曰禀质之厚，亦不在病例。""三部皆大"者，气血充盛，其脉有胃、有根也，"往来上下自如"者，脉神从容也。胃神根皆旺盛，其人体健无病，故曰"禀质厚"也。

观《诊宗三昧》言："有素禀六阳，或一手偏旺、偏衰者，又不当以病论也。"《脉语》言："若一部独大、一手独大，斯可以占病矣。"此两者之论看似矛盾，实则非也。《诊宗三昧》者在言其人平素之脉，即生理性脉象；《脉语》者在言其人病时之脉，乃言其病理脉象。一者平素如此，一者突然如此，辨之甚清。

2. 病理性大脉

（1）邪盛而脉大

大脉为阳明病主脉。《伤寒论》第186条言："伤寒三日，阳明脉大。"此处"伤寒"，乃广义伤寒，指一切外感病；"三日"者，言感邪发病已有数天。伤寒之病，以外感六淫之邪而成，初始邪在肌表，为太阳病。其脉"浮"，现病已持续数天，至于是否传变，当从脉证察之，此即第4条"伤寒一日，太阳受之，脉若静者，为不传……脉数急者，为传也"。脉静者，指脉象为发生变化，即仍为浮脉，仍为表证；脉数急者，脉象已发生变化，常为阳明或少阳里热证。脉象虽然已发生变化，但是否已经形成阳明病，则仍要参合具体之症。若脉大，兼"身热，汗自出，不恶寒反恶热（第182条）"，则说明其已形成阳明病。现病已数日，而其脉从"浮"变"大"，又兼阳明里热炽盛诸证，则其已从太阳病，已发展为阳明病。此处大脉，为大而有力，兼有数急之象，以仲景讲阳明病，主从邪热内盛或里、实角度言之，但阳明病亦有中寒、寒湿、宿食、瘀血等证，其证不一定兼热，其脉不一定为大，当注意鉴别。此大脉者，不仅在言阳明病之主脉，更在强调阳明病之病性，即邪气亢盛者。

饮热壅肺而脉大。《金匮要略·肺痿肺痈咳嗽上气病脉证治》言："咳而上气，此为肺胀，其人喘，目如脱状，脉浮大者，越婢加半夏汤主之。"①咳者肺气上逆，上气者肺气逆而不降，故"咳而上气"者，即肺气上逆较重。其上逆程度，比一般咳嗽为重，但尚未达到喘的程度，似喘而非喘。就咳嗽病而言，"咳而上气"类似于平时所说的"咳得气连不上""咳得停不下来""咳得头痛头晕"等！故肺气上逆程度，由轻到重，为咳、上气、喘，咳可不兼上气及喘，但喘必兼上气。②肺气上逆较重者，只因肺气壅滞于胸中，不能正常升降，故体现为"咳而上气"的病理表现。肺气上逆愈强，则肺气壅滞愈重。故仲景之"肺胀"，其重在强调肺气壅滞较重，与后世肺胀病完全不同。③条文中仲景未言病因，但从主治方"越婢加半夏汤"察之，其方主在宣肺气、清邪热、化痰饮，治疗实证为主，故知其病机为风热外束，痰饮内闭。为平素痰饮内盛，复感风热之邪，外内合邪，饮热壅塞于肺，肺气升降失常，故见"喘"；外邪闭郁于表，卫气不能正常升发外散，郁滞于睛明穴周围，故见"目如脱状"；邪以表热为主，正气外趋祛邪，故脉"浮大"有力。

　　寒湿郁滞化热而脉大。《金匮要略·痉湿暍病脉证治》言："湿家病身疼发热，面黄而喘，头痛鼻塞而烦，其脉大，自能饮食，腹中和无病，病在头中寒湿，故鼻塞，内药鼻中则愈。"仲景论"家"，有"风家""喘家""淋家""疮家""衄家""亡血家""汗家""呕家""痉家""湿家"等。此"家"者，乃平素即有此疾。故知"湿家"者，即其人本平素湿气重。湿重之人，同气相求，易感外湿。其感外湿，寒湿束之，正邪争之，故"脉大"。此大者，为浮大之脉，其脉稍有力，以慢性病患者，其平素正气本虚，故力稍有不足；此大脉，为湿邪郁滞化热而热迫气血之象，其热乃正邪相争所生，故言"发热""烦"。若仅有寒湿之邪，则其脉常为细紧之邪，此寒湿而脉大者，正是因为有热故也。

　　寒实停滞而脉大。《金匮要略·腹满寒疝宿食病脉证治》言："其脉数而紧乃弦，状如弓弦，按之不移。脉数弦者，当下其寒；脉紧大而迟者，必心下坚；脉大而紧者，阳中有阴，可下之。"此条主言寒实证的诸种不同脉象及相因的治法。①"脉数而紧乃弦"者，此处之数者，乃脉搏急迫之意，非数脉，为正气祛邪、正邪相争之象，紧脉与弦脉之脉形在某些时候有所相似。此处仲景之弦者，指稍紧而急迫之脉，现常称为弦紧脉，乃寒盛之象。②"脉数弦者，当下其寒"。此处之弦脉，本有急迫之象。急迫是正气祛邪之象，说明正气尚盛，尚可承受攻下之法，故言"当下"。③"脉紧大而迟"者，不言弦而直言紧，说明其寒较前为甚。"迟"脉者，正是寒邪凝滞较重，气血运行不畅所致；"脉大而紧"者，紧乃寒甚。此两处"大"脉，均为邪虽盛，但正气仍较足，正邪相争较激烈。正气尚足，能承攻伐之治，故言"可下"。此处之大脉，即尤怡所言："大虽阳脉，不得为热，正以形其阴之实也。"

瘀血阻滞而脉大。《金匮要略·惊悸吐衄下血胸满瘀血病脉证治》言："病人胸满，唇痿舌青，口燥，但欲漱水不欲咽，无寒热，脉微大来迟，腹不满，其人言我满，为有瘀血。"又言："病者如热状，烦满，口干燥而渴，其脉反无热，此为阴伏，是瘀血也，当下之。"前条言瘀血内阻，后条言瘀阻化热，其病理发展呈递进式。"胸满"与"烦满"相对，均是瘀血阻滞，气行不畅。气血不利，瘀血扰神，心神不安，故见"烦"。言"胸满""烦满""腹满"者，以心肺同居胸中，而大小肠同属于心肺，其一主气，一主血，气血和谐，自然无病。一方功能失常，自能波及另一方，故有诸"满"者，血病及气也。"唇痿"者，瘀血阻滞，新血不生，唇失所养也。若瘀血轻者，唇色偏暗，此临床最为常见。"舌青"在瘀血证中具有诊断意义，常伴见瘀点、瘀斑。"但欲漱水不欲咽"者，以心开窍于舌，舌体血脉最为丰富，瘀血阻滞，血脉不畅，舌体不能得津液以濡润，故欲求漱水以润之；若瘀血郁而化热，热邪伤津，津液不足较重，病情加重，病位亦从舌扩展至口，故见"口干燥而渴"也。"无寒热，脉微大来迟。"微者，在此为修饰，即脉稍稍大也，无寒热而脉稍稍大，故知此大脉非为外邪侵袭所致，而是瘀血壅滞，正气欲祛邪以疏通经脉的表现。稍大者，说明正邪相争不剧烈。迟者，说明瘀血阻滞较重，气血运行不畅明显。"脉反无热"者，以热邪伏于血分也，故曰"阴伏"，此因热在血分，非在气分，故脉反不见滑数之象，治当下其瘀血，引郁热外出，其病自解，可用桃核承气汤、抵当汤等方下之。

正气祛邪而脉大。①《伤寒论》第 25 条言："服桂枝汤，大汗出，脉洪大者，与桂枝汤，如前法。"太阳中风，服用桂枝汤后，发汗当"遍身漐漐微似有汗"，但现见"大汗出"，即汗出"如水流离"，则"病必不除"，邪未解也（第12条）。太阳中风，其脉本浮缓，但药后反见"洪大"，而未见阳明诸热之象者，说明其病未发生传变，仍为太阳病。故此洪大之脉，非为热盛所致，乃药后阳气趋向于肌表，与邪相争使然。洪为来盛去衰之象，暗含正气不足之意，此与"大汗出"而正气损伤相合，而桂枝汤者，本为调脾胃、扶正解表而设，故治疗仍以桂枝汤。②但若太阳中风，服桂枝汤，大汗出后，脉洪大而兼见阳明热证之象者，则按阳明病论治。此即第26条"服桂枝汤，大汗出后，大烦渴不解，脉洪大者，白虎加人参汤主之"之意也。不用白虎汤而用白虎加人参汤者，以大汗伤津较重使然，故用人参以加强生津扶正之力。③此两条紧密相连，内容相似，均为服用桂枝汤过汗使然。然其脉相同，而病机迥异，故治而不同。此处旨在说明，临证必当脉证参合，并参考于病情，方能准确辨治。第25条亦见于洪脉之"邪气盛实而脉洪"处，两者参阅，更为完整。

又，宿食停滞中焦，郁而化热，热邪上冲，而寸脉浮大；里实阻滞，腑气不降，气壅于里，故沉取脉涩有力。此正盛邪实，故以大承气汤引而降之，导气泻实。如《金匮要略·腹满寒疝宿食病脉证治》言："问曰：人病有宿食，何以别之？师曰：寸口脉浮而大，按之反涩，尺中亦微而涩，故知有宿食，大承气汤主之。"

又，厥阴热利，脉大为邪甚，故利"未止"。如《伤寒论》第365条曰："下利，脉沉弦者，下重也。脉大者为未止；脉微弱数者，为欲自止，虽发热，不死。"

又，本有疟邪阻滞在中，又感受外邪，邪气亢盛，其脉浮大，病势向上向外。治之因势利导，用吐法，不仅可宣吐疟邪，更能宣泄表邪。如《金匮要略·疟病脉证并治》言："疟脉自弦……浮大者可吐之。"

（2）正亏而脉大

血亏阳亢之脉大。《诊家枢要》言："浮取之若浮而洪，沉取之大而无力，为血虚，气不能相入也。"《脉诀阐微》亦言："大为血干，大者重按而仍洪也。火之有余，乃血之不足，血不能制火，乃见大脉……然见大脉，即宜补血滋阴，以水伏火之为得耳。"此为阴不制阳、虚阳亢逆之大脉，治疗自当补血滋阴以降火。

虚劳病其脉常大。《金匮要略·血痹虚劳病脉证并治》言："夫男子平人，脉大为劳，极虚亦为劳。"又言："劳之为病，其脉浮大，手足烦，春夏剧，秋冬瘥，阴寒精自出，酸削不能行。"又言："人年五六十，其病脉大者……皆为劳得之。"又言："脉弦而大，弦则为减，大则为芤，减则为寒，芤则为虚，虚寒相搏，此名为革。妇人则半产漏下，男子则亡血失精。"虚劳乃多种原因引起的脏腑气血阴阳亏损的一类虚弱性疾病。仲景认为，虚劳病主要因肾精耗伤所致，其脉以大脉为主，此乃精气内损，阴不制阳，虚阳浮越所致。

脾胃衰败之脉大。《金匮要略·五脏风寒积聚病脉证并治》言："脾死脏，浮之大坚，按之如覆杯洁洁，状如摇者死。""覆杯"最早见于《庄子·逍遥游》言："覆杯水于坳堂之上，则芥为之舟。""覆"为倾倒，"洁"者干净。故"浮之大坚，按之如覆杯洁洁"者，即浮取觉脉宽大而坚实，按之却如倾倒的杯子一样脉管僵硬而中空无物又无根，即沉浮皆觉脉管粗而僵硬、无力，此为无胃无根之象；"状如摇者"，即脉来去不定，躁疾不宁，为无神之象。脉管大而僵硬、无力，为脉失从容和缓之象，为脾胃衰败、无胃气之象，其预后不良，故为"死"证。此乃脾之死脉，即《素问·平人气象论》之"死脾脉来，锐坚如鸟之喙，如鸟之距，如屋之漏，如水之流，曰脾死"。《诊家正眼》之"鸟喙者，状其硬也。鸟距者，状其急也。屋漏者，乱也。水流者，散也。冲和之气全无，中州之官已绝矣"。此处沉浮皆坚硬者，即"如鸟之喙"。"状如摇"者，即如"鸟之距"，脉急而乱也。

气阴两脱而脉大无伦。《丹溪翁传》言："浦江郑义士病滞下，一夕忽昏仆，目上视，溲注而汗泄。翁诊之，脉大无伦，即告曰：'此阴虚而阳暴绝也，盖得之病后酒且内，然吾能愈之。'即命治人参膏，而且促灸其气海。顷之手动，又顷而唇动。及参膏成，三饮之苏矣。其后服参膏尽数斤，病已。"①此为久患痢疾，泻下不止，大损阴阳。阴少不滋，肝失所养，肝风内动，经脉挛急，故目睛上视，转动不能；阴少不敛阳，阳损不生气，气虚浮而外脱，故大汗淋漓；阳气从上而脱，故汗泄；阴液从下而竭，故小便失禁。阴阳两脱，气无所依而浮越，故脉大；气血已乱，故脉动已无规律，其脉已无神。②此乃久利而大损脾阳，病及肝肾，阴阳两伤，将欲离决，并肝风内动者。故急以人参膏大补元气、补气固脱；并急灸气海穴以培补元气、补益回阳。此之治，膏缓而灸急，急缓相配，其效益彰。此非单纯阴虚证，故可灸之。若果为真阴虚者，灸之必然更助火热，更耗阴液，其病愈危。③此即《脉说》之"病久气衰而脉大，总为阴阳离决之候"。

（3）判断疾病的愈后

《伤寒论》第132条言："结胸证，其脉浮大者，不可下，下之则死。"

结胸乃《伤寒论》中的重要疾病之一，故仲景专设太阳病下篇专论结胸及其相似证——痞证。笔者学生时代，傅元谋老师讲课时曾言："《伤寒杂病论·序》中'犹未十稔，其死亡者三分有二，伤寒十居其七'之'伤寒'，很可能指的就是结胸证。"因纵观《伤寒论》诸病，能致死者，主要集中在阳明病、少阴病、厥阴病三篇，而唯结胸证与痞证设单独篇章以论之，必然具有深意。结胸乃水热互结，壅塞于胸，气机不能正常升降，严重时可导致"升降息"而危及生命。

结胸证本为水热互结在胸，其脉本沉实或沉紧有力，但此处却为"浮大"之脉，其主要分为两种：①浮大有力。此"浮"者，说明无形之邪大部分仍居于肌表，"大"居浮位，说明在里之水热结滞不甚，里热仍有向外弥散之势。故"浮大"者，里邪结滞不甚而邪主在表，治疗之时当依向外之脉势，因势祛邪，先以解表，后以治水。若直接用苦寒峻猛之大陷胸汤下之，则徒伤在里之正气，里虚而表邪内陷，正虚邪结，结滞更重，上下不通，治之则难，故曰"死"。②浮大无力。此"浮"者，乃正气大虚而外越所致；"大"者，为邪气内结不甚，热邪有外散之象。故"浮大"无力者，正气大虚而邪气结滞不甚使然。治当扶正祛邪。若徒下之，不仅更损正气，而又引邪深入。邪陷结甚而正损不支，攻补两难，愈后极危，故曰"死"。

（三）六部大脉主病

《诊宗三昧·大》言："有六脉俱大者，阴不足，阳有余也。有偏大于左者，邪盛于经也；偏大于右者，热盛于内也。"

（四）大脉兼脉主病

《脉理求真·大脉》言："大而有力，则为阳气有余，其病则进；大而无力，则为正气不足。大偏于左，则为邪盛于经；大偏于右，则为热盛于阴。大而兼涩兼芤，则为血不内营；大而兼实兼沉，则为实热内炽。大而浮紧，则为病甚于外；大而沉短，则为痞塞于内。大实而缓，虽剧且生；大实而迫，虽静即死。"

《重订通俗伤寒论·六经脉象》言："阳明脉大，大主诸实，亦主病进，统主阳盛。大偏于左，邪盛于经；大偏于右，热盛于腑。大坚而长，胃多实热；大坚而涩，胃必胀满。浮取小涩，重按实大，肠中燥结；浮取盛大，重按则空，阴竭阳越。"

《临证脉学十六讲·大脉》言："虚阳外越者，脉可浮大中空。元气暴脱者，脉可虚大而空。精大亏者，可见革脉。"

（五）大脉医案举隅

1.阳脉大而尺欲绝，乃阴竭于下而阳越于上之象

尹某，女，67岁，家属。1977年5月12日患心肌梗死并发心源性休克，心电图示后侧壁广泛心肌梗死，经西医全力抢救三日，血压仍在20～40/0～20mmHg。为保证液体及药物输入的静脉通路，两侧踝静脉先

后剖开，均有血栓形成而且粘连。因静脉给药困难，抢救难以继续，仅间断肌内注射中枢兴奋药。家属亦觉无望，亲人齐聚，寿衣备于床头，以待时日。此时请中医会诊：病者喘促，气难接续，倚被端坐，张口抬肩，大汗淋漓，头面如洗，面赤如妆，浮艳无根，阳脉大而尺欲绝，舌光绛无苔且干敛，此乃阴竭于下，阳越于上。急用山茱萸45g，检净核，浓煎频服。下午三点开始进药，当日晚九点，血压升至90/40mmHg，喘势见敛。连续二日，共进山茱萸150g，阳脉见敛，尺脉略复，喘促大减，血压110/70mmHg。至第五日，两关脉转弦劲而数，并发胸水、心包积液，胸脘疼痛憋气，改用瓜蒌薤白加丹参、赤芍、白芍，化痰活瘀宣痹。至第八日拍胸片，诊为心包积液并发胸水，两寸脉弦。中医诊为饮邪犯肺，上方加葶苈子10g，大枣7枚。一剂胸中豁然，再剂症消。后用养阴佐以活瘀之品，调理月余，病性平稳。两踝剖开处溃烂，骨膜暴露，转外科治疗四个月方愈。出院时心电图示仅留有病理性Q波。

按：脱证乃真气虚极而脱越于外，乃危笃之症。张锡纯认为"凡人元气之脱，皆脱在肝""因人虚极者，其肝风必先动。肝风动，即元气欲脱之兆也"。症多表现为大汗不止，寒热往来，甚则目睛上窜，怔忡，或气短不足以息，或兼喘促，脉搏微细或欲绝等。对脱证的治疗，张氏主张从肝论治，运用收敛补肝之法，重用山茱萸。肝虚极而元气将脱者，服之最效。张氏曰："人之元气将脱者，恒因肝脏疏泄太过，重用萸肉以收敛之，则其疏泄之机关可使之顿停，即元气可以不脱。此愚从临床实验而得，知山茱萸救脱之力十倍于参芪也。"肝主脱，是张氏首倡，也是张氏对中医理论的发展。于《医学衷中参西录》一书，附列大量山茱萸救脱的验例，对我颇有启迪。临床按张氏理论，用山茱萸救脱，确有卓效。

辨识阴竭阳越的要点，首重于脉。阳脉大而阴欲绝，此即阴竭阳越之脉。阳脉之大，可三四倍于尺脉，此为关格之脉。若脉难遽断，可进而查舌，其舌光绛乃其特征。颧红如妆，亦为阳越之特征。其红，色艳无根，部位主要表现在两颧，面部其他部位可暗滞、青黄、青白。愈红艳，阳愈脱；阳愈脱，愈红艳娇嫩。

李士懋、田淑霄《相濡医集·医案·脱证2（心源性休克、心房纤颤合并脑梗死）》

2. 两寸关弦紧，尺脉沉微，乃阳虚阴盛之象

一人冒风寒，身体发热三四日，邀余诊视，脉甚洪大而有力。余曰：此属阳症也，不久当愈，但粒米不可下咽。戒之者至再至三。不意余踪未旋，觉胸前大饿，索食不已。值不晓事馆童，私与米粥二瓯，未及半夜，谵语哓哓，人事不省，而昏沉舌挢，且有白苔，更多芒刺，两脸甚红，口不能道只字者二日矣。按其六脉沉伏不见，余进以柴胡、黄芩、厚朴、山楂、麦芽、防风、枳壳、知母，一二剂而始至。口亦能言，始有生机，调理二月而痊可。

秦景明《大方医验大成·伤寒章》

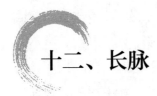

十二、长脉

（一）长脉指感

《诊家枢要》言："长，不短也。指下有余，而过于本位，气血皆有余也。为阳毒内蕴，三焦烦郁，为壮热。"

《诊家正眼》言："长脉迢迢，首尾俱端，直上直下，如循长竿。"

《诊宗三昧》言："长脉者，指下迢迢而过于本位，三部举按皆然。"

《脉诀刊误》言："从尺至关连寸口，直过如竿，此三部之长脉也；又有过于本位者，谓或尺或关或寸，过一指之外，此各部之长脉也。"

《脉学正义》言："长短二脉，皆以寸尺言之，惟关部则与阳寸阴尺，联属一气，不能有长短之分。……高鼓峰言：有形体之长，有往来之长。往来之长，谓来有余哉也。"

《脉说》言："长为阳脉，指下如持竿之状，举之有余，长过本位者也。有形体之长，有往来之长。形体之长者，有一部之长，有三部之长；往来之长者，谓来有余韵也。"

《文魁脉学》言："长脉，是上搏过寸、下搏过尺的一种不大不小、柔和均匀条达的脉象。……脉形上至鱼际，下过尺部。"

《脉学心悟》言："长脉过于本位。上过于寸，下过于尺……若仅上部脉长，名之曰溢，若仅下部脉长，名之曰覆。"

《临证脉学十六讲》言："长脉是对于指下感觉到的脉管长度而言，寸口脉盈越三指，不仅寸部与尺部满指，在寸之前或（和）尺之后依然有脉搏的跳动，脉体较长。甚者，向上超逾寸部至鱼际，向下超逾尺部。"

1. 标准长脉

长脉，主要包括"三部之长"与"各部之长"。三部之长者，即寸关尺三部之脉连贯一体，中间无有间断。各部之长者，即平素常言之长脉，包括过寸之溢脉、过尺之覆脉、关脉之长。

2. "三部之长""尺寸之长""往来之长"

《脉说》言长脉有"形体之长"与"往来之长"之分；《脉诀刊误》言长脉有"三部之长"与"各部之长"之分。故知，长脉者，主要分三部之长、各部之长、往来之长三种。

"形体之长"，包括"三部之长"与"各部之长"，此主要从脉形言之，为病理性长脉，平素所言长脉即指此。

"三部之长"者，即诊察之，如长竿从指下而过，贯通寸关尺，而无间断者，即《脉诀刊误》之"从尺至关连寸口，直过如竿"。

"各部之长"者，主要针对寸与尺而言，即寸脉长与尺脉长。寸脉长名曰溢，尺脉长名曰覆。一般认为，关无长脉，故张山雷认为《脉诀刊误》之"或关"两字，乃"浅者传写，误衍"所致，而《临证脉学十六讲》亦言："长脉只能于寸尺两部感觉到，不可能在关部感觉出来。"但要注意的是，关脉亦可见长。

"往来之长"者，从脉动言之，是正气充盛使然，为生理性长脉。如《脉学正义·长脉形象》言："往来之长，不论形体，而论气态。所谓积之深深，达之亹亹者，知其人之得天者厚，蕴蓄者丰，此气治脉长之最难能而可贵者。"《脉学辑要》言："长短本言形体，而凡脉之以神气悠长为贵者，固可因此说而想见其状矣。"

3. 关脉之长

《濒湖脉学》言："过于本位脉名长"。

《脉诀刊误》言："过于本位，谓或尺或关或寸，过于一指之外，此各部之长脉。"

《诊家正眼·长脉》言："左关见长，木实之殃；右关见长，土郁胀闷。"

《脉确·长》言：“关中少气髀如折”

虽然张山雷认为此处“或关”二字乃“误衍”，认为关脉不可见长。然长脉“过于本位”。“本位”者，本指寸关尺各部，凡超出各部者，即为长脉。

关脉之长，常见者有四象。或上过于寸，而寸关脉长；或下过于尺，而关尺脉长；或仅见于关部而关前关后一体而长；或关长上连寸后，下连尺前，而为过关之长。

《伤寒论》第274条言：“太阴中风，四肢烦疼，阳微阴涩而长者，为欲愈。”此条“阴涩”指脉沉取为涩，为脾阳不足、寒湿内阻之象。但此涩脉具体见于何处？是左右手六部脉皆涩，还是只有右三部脉涩，甚至仅见右关脉涩为主？临证之时，这三种脉象其实皆可见到。若六脉皆涩，则为重证，为气血皆病；若仅右三部涩，则为气分重证；若仅关脉涩，则为气分轻证，只调脾胃即可。因为太阴中风沉取而涩。有这三种情况，故其正气恢复之长脉亦有此三象。

4. 长脉与弦脉

弦脉兼长，故长脉与弦脉间存在着必然的联系。长而强劲则弦，弦而带缓则长。

长脉主肝脾之病，而肝脾者，皆居于中焦。若关脉长而柔和、不徐不疾、不大不小、从容和缓者，为肝脾调和之象；若关脉长而劲急，则为弦，为太过；若长而无力，太过绵软柔和者，则为不及；关脉长而太过、不及者，皆为肝脾不调之象。此长、弦者，指脉形之象；此劲急、绵软柔和者，指脉管之态。

故《脉说》言：“形体之长脉，弦缓相兼之谓也。稍劲即为弦矣，缓者胃阳畅达也。缓而长者，中气充足，水火停匀，升降流通，五脏百脉，一无凝滞亏欠，故形体圆满，上下动静，首尾如一。《内经》长则气治，即此义也。”

5. 长脉的基本脉理

诸邪亢盛，或鼓荡气血，或凝结血脉，而脉见长。肝木失和，或阴虚阳亢，或土虚木乘，或木旺乘土，其脉见长。邪盛之长，长而有力；正虚之长，长而无力。

邪盛而长者，《脉学正义·长脉形象》言之甚详："（长脉）有气火四溢，下凌上僭，则脉乃上鱼入尺，坚刚不挠，是为邪盛之长脉。……邪盛脉长，指下必有暴戾之形。……邪之实者，则或溢于上，或垂于下。"

《脉说》亦言，病理性长脉，其"形体通长，而或浮或沉，必有一部按之挺然指下，无甚来去起伏之势也"。此长为邪阻较甚，气血壅结不行，故其脉"挺然指下"，按之不移，其脉呆板，已"无来去起伏之势"。此象临床甚为常见。

溢覆者，皆病理性长脉，《脉学正义》言："寸偏长者，尺必不及；尺偏长者，寸又不充。其大小刚柔之形势力量，上下必不一致，此则偏胜偏负之脉，古人谓之复溢，不可与长则气治同日而语者也。"

（二）长脉的生理病理

1. 生理性长脉

生理性长脉者，其脉长而有从容和缓、软滑之象，乃正气旺盛、气血充足、五脏健运者。《脉学刊误·九道》言："若不大不小，不浮不沉，不迟不数，则气自治而无病。"又言："深且长，寿脉也。"《脉语》言："长而软滑曰气治。"《脉说》言："缓而长者，中气充足，水火停匀，升降流通，五脏百脉，一无凝滞亏欠，故形体圆满，上下动静，首尾如一。《内经》长则气治，即此义也。"《脉学正义》言："长脉指下迢迢，透达尺寸，是为元气充盈，滂沛有余之象……正气脉长，指下必有和缓之态……且气之治者，脉虽长而尺寸两部，必和调齐等。"

长为胃气充盛之象。《诊宗三昧》言："《内经》又以长则气治，为胃家之平脉。胃为水谷之海，其经多气多血，故显有余之象，然必长而和缓，方为无病之脉。"

长为肝气健旺、升发疏畅之象。《脉说》言："长脉在时主春，肝木之应也。"又言："长主于肝，长而和缓，即合春生之气，而为健旺之征。"《脉学正义》言："若春脉长而秋脉短者，正以春司发泄，气达于表，脉自应之而长；秋生收涩，气渐入里，脉亦应之而短。"

长为心强肾固之象。《诊家正眼》言："李月池（李时珍父亲）曰：心脉长者，神强气壮；肾脉长者，蒂固根深。皆言平脉也。"

2. 病理性长脉

（1）邪盛而脉长

热邪亢盛，鼓荡气血，气血奔冲，搏击于脉，故脉见长。《脉学心悟》言："阳热盛则激荡气血，搏击于脉而脉长。"《诊家枢要》言："长……为阳毒内蕴，三焦烦郁，为壮热。"《诊家正眼》言："长而硬满，即属火亢之形，而为疾病之应也。"然热者，有六气所化之火热，有五志妄动之郁热，有痰瘀食滞蕴生之湿热，诸因不同，其之兼脉亦所不同。临证当参合诸症，而详细分辨之，即《脉学正义》之"邪盛脉长，指下必有暴戾之形。情性既殊，气势自别"，《脉说》之"若细长而鼓指，又须清解"。

五脏失和，皆可见长。如心阳亢盛、邪壅于上而脉长，肺气壅遏而脉长，瘀血阻滞、肝络不利而脉长，胃热壅塞而脉长，中焦壅滞、气不升降而脉长，邪滞于肾、气机不利而脉长。《素问·脉要精微论》言："心脉搏坚而长，当病舌卷不能言……肺脉搏坚而长，当病唾血……肝脉搏坚而长，色不青，当病坠若搏，因血在胁下，令人喘逆……胃脉搏坚而长，其色赤，当病折髀……脾脉搏坚而长，其色黄，当病少气……肾脉搏坚而长，其色黄而赤者，当病折腰。"此处"搏坚而长"者，即太过也，为邪盛所致，脉实病实也。

寒入经腑而脉长。《脉说》言："若寒入经腑，六部细长，治宜辛热。"寒邪伤阳，故见脉细；此长者，常兼脉管拘紧僵硬之紧象，为寒邪凝滞也。所以其脉六部细长者，为阴寒内盛、阳伤阴凝之象；治之以辛热者，乃辛能散寒，热能助阳，寒祛阳复，其病自愈。

肝病而脉长。凡肝火旺盛者，火热内盛，逼迫于肝，肝之气血涌动，使肝失柔和、升发之性，故见其脉搏坚而长。此即《素问·平人气象论》"病肝脉来，盈实而滑，如循长竿，曰肝病"。

七情为病而脉长。七情之邪发于肝，为肝气妄动，五脏失和使然，故《脉说》言："若夫鳏寡思色不遂，心肝两部洪长而溢鱼际，是乃七情为患，非外邪之脉也。"

（2）正虚而脉长

肝阳上亢之脉长。《脉说》言："肝阳有余，横满胸膈，两胁虚胀，头热目昏，神识不清，其脉弦而体不甚劲者，以其无寒也，是其形体全与长无异。惟来盛去衰，浮多沉少，且轻抚于皮毛之间，必隐然挺指，互不移也。"《二十七脉详辨证治·长脉》言："盖长脉之病因……亦有虚阳亢进者……虚阳亢进长则空豁无力。"肝阴不足，经脉失充，故脉见"空豁无力"；阴不制阳，虚阳亢逆，故脉见"长"而"来盛去衰，浮多沉少"；亢阳升达而壅结于上，故见长脉"轻抚于皮毛之间，必隐然挺指，互不移"。治之以益阴平肝，用一贯煎、镇肝熄风汤等。

肝脾失和之脉长。①《脉说·长脉》言："形体通长，而其势怠缓，应指无力，全无精神，此为肝脾并至，虚寒之败象也。张景岳所谓紧而无力者。"所谓"形体通长"者，阳气虚衰而经脉失温，故三部皆长，其长似弦，即《诊家正眼》之"弦脉与长脉，皆主春令"，故曰"肝"也；脉"势怠缓，应指无力，全无精神"者，乃胃气大亏，其脉虚甚。脾胃本为一体，故言"脾"也。故知此为脾本寒而肝往乘之，即木克土之象，故见其脉长而无力。其病主在脾胃而木之失和不甚，故脉以长为主。若脾胃久虚，生血不足，肝失所养，或中气不升降而不调之于肝，致使肝气郁滞者，则脉可由长变弦，而为弦而无力者。②《脉说·长脉》言："脉体素弱者，肝邪发时，如头痛、胸痛、疝痛、宿食停滞等证，往往不甚劲急，如所谓长而缓者，病在下是也。"此"病在下"者，即《伤寒论》第97条之"脏腑相连，其痛必下，邪高痛下。"仲景认为木位高而土位低，故"病在下"者，实指土虚而木乘之，"脉体素弱者，肝邪发时"者，即为土虚木乘的详细描述。

（3）病欲愈而脉长

太阴中风，其脉长者，为欲愈。《伤寒论》第274条言："太阴中风，四肢烦疼，阳微阴涩而长者，为欲愈。"① "太阴中风"者，为邪气跃过三阳经，直接侵袭太阴经。邪气能够直袭太阴者，皆因其人平素脾胃虚弱，脾经、脾脏皆虚使然，此即"邪之所凑，其气必虚""正虚之处，便是容邪之所"。② "太阴中风"，故知其人正气本虚，又为风邪所袭，然正气弱而邪亦少，正邪相争，其势较微，而不见全身不舒，仅见"四肢烦疼"，以脾主四肢而正邪相争于脾故也。③第278条言："伤寒脉浮而缓，手足自温者，系在太阴。"风脉本"浮而缓"，而现其浮缓之脉，逐渐转为"微涩"脉者，以风邪祛而正气无邪所扰，逐渐平复，而尽显虚之本象，即气血亏虚之气虚则微、血少则涩之象。现邪已祛，微涩之脉逐渐转为长脉者，为正气来复、疾病向愈之兆，即"长则气治"者也，故言"欲愈"。④欲理解此条，必当将其分为"太阴中风，四肢烦疼"与"阳微阴涩而长者，为欲愈"两节，并参合太阴中风之本脉，理清其疾病发展变化的先后次序，其理则自明。此条亦见于涩脉之"判断疾病的变化、发展"及微脉之"邪祛正复而脉微"处，参合而阅，则更为完整。

（三）六部长脉主病

《诊家正眼·长脉》言："左寸见长，君火为病；右寸见长，满逆为定。左关见长，木实之殃；右关见长，土郁胀闷。左尺见长，奔豚冲兢；右尺见长，相火专令。"

《脉确·长》言："左寸足疼舌卷缩；右寸分明唾血伤。关中少气髀如折；尺则腰痛不可当。"

《二十七脉详辨证治·长脉》言："大抵浮长多是外感，沉长多是里实。风痰长必兼滑，邪热长兼洪大有力，虚阳亢进长则空豁无力。又病位不同，脉位亦异，如心肺火热，双寸必长；肾命有热，双尺必长。"

（四）长脉兼脉主病

《脉语·诸状脉主病》言："长而软滑，曰气治；长而坚搏，曰气病，上部主吐，中部主饮，下部主疝；长而洪，曰癫狂病；长而搏，曰阳明病。

"女人左关独长，曰多淫欲；男人两尺修长，曰多春秋。"

《脉说·长脉》言："长而洪数有力为阳旺，毒气内蕴三焦，拂郁热盛。长而洪为颠狂热深，长而搏为阳明热伏，沉细而长为积聚。

"若长而硬满，便属有余之病，非阳毒癫痫，即阳明热作矣。若夫鳏寡思色不遂，心肝两部洪长而溢鱼际，是乃七情为患，非外邪之脉也。若癫病而左尺偏长，为宿疾留经。若寒入经腑，六部细长，治宜辛热；若细长而鼓指，又须清解。"

（五）长脉医案举隅

1. 右关弦长，溢出于上，而两尺濡涩，乃思虑气结而脾肾虚弱之象

一人丁年，病起梦遗，变为白浊者久矣。今脉息右关弦长，溢出于上，而两尺濡涩。此因思想无穷、志愿不遂所致。宜却去妄想，庶药易奏效。不然，意淫于外，使内太甚，宗筋弛纵，带脉不引，发为筋痿，及为白浊，病入膏肓，噬脐无及也。

方：茯神、甘草、泽泻、萆薢、远志、生地、麦冬、知母、加皮、杜仲、灯草。

秦景明《大方医验大成·遗精章》

2. 左手肝脉弦长而溢出寸口，余部俱沉结有力，乃气滞血凝之象

一孀妇左手肝脉弦长而溢出寸口，余部俱沉结有力，乃气滞血凝之症。夫气，阳也，阻而塞之，则积阳为火，故令蒸蒸骨热；血，阴也，阻而塞

之，则积阴为痉，故令四肢酸疼，甚至心下引胁俱痛也。此症补之不可，凉之无益，务宜开关起胃为先，则清阳上升，浊阴下降，自无蒸热攻痉之患矣。

方：当归、白芍、川芎、熟地、丹皮、红花、熟大黄、香附、桔梗、柴胡、秦艽。

秦景明《大方医验大成·劳瘵章》

3. 肾脉虚数，肝脉弦长，乃阴虚肝旺之象

一人素有火症，肾脉虚数，肝脉弦长，每夜至子后，便梦交接而遗。余以为昼有所思，夜必入梦。彼曰："无之。"谨按《灵枢·淫邪发梦》篇云：厥风客于阴器，则梦接内。盖阴器者，宗筋之所系也。肾主藏精，肝主疏泄，是以肾之阴虚，则精不藏，肝之阳强，则气不固。若阴火客于窍，与所强之阳相感，则精液溢出而成梦遗矣。必在子后何居？子后者，一阳始生之时也。此水流湿，火就燥之义。

方：山萸、山药、丹皮、泽泻、熟地、茯苓、五味、麦冬。

秦景明《大方医验大成·遗精章》

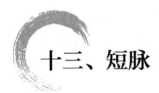

十三、短脉

（一）短脉指感

《诊家枢要》言："短，不长也。两头无，中间有，不及本位，气不足以前导其血也。"

《濒湖脉学》言："短脉惟于尺寸寻。"

《脉语》言："短不及本位，来去乖张，曰短。"

《诊家正眼》言："短脉涩小，首尾俱俯，中间突起，不能满部。……短之为象，两头沉下，而中间独浮也。"

《诊宗三昧》言："短脉者，尺寸俱短，而不及本位。"

《脉说》言："短为阴脉，按之不及本位，应指而回，不能满部。或前有后无，或前无后有，或两头俱无，故曰短。……夫长有来往之长，则短亦有来往之短。"

《脉学正义》言："戴氏《脉诀刊误》：短者，寸口尺中之脉，皆退缩不前，以其阴阳不及，故不能充其本部也。若关上见短，则寸脉下不至关，尺脉上不至关，为阴阳两绝，不可治矣。故关部不诊短。"

《文魁脉学》言："短脉，是脉来上不满寸，下不满尺，两头缩缩的一种脉象。又一方面是指脉来搏指但非常短暂，所以说，这种脉是应指而回。"

《脉学心悟》言："短脉的特点是两头短绌，寸尺不能满部，关脉居中，无短。"

《临证脉学十六讲》言："短脉即指下脉管搏动的长度短。短脉在指下，脉动常见于关部，三指并不全有脉搏跳动，或寸脉的前半指无脉动，或尺脉的后半指无脉动，或兼而有之。短脉的长度短，是因为寸前尺后不应指，无脉动。寸前短就形成了寸短，尺后短就形成了尺短，所以一部的短脉也有。而关部独短的脉很少见，因为后面的脉都会补偿上来，前面的脉也会补偿上来，只有关后沉、关前浮，或关后浮、关前沉，应指弱一点，不会没有……所以寸尺的分部脉短，寸尺都短那就是等于三部都短，三部不足、不满指的跳动就叫短脉。"

1. 标准短脉

短脉者，有"形体之短"，有"往来之短"。"形体之短"者，即"不及本位""不能满部"之短脉；"往来之短"者，即"应指而回"之短脉。

短脉重点在脉形，对脉象的其他要素，不做要求。

2. "形体之短"

平素所言之短脉，即形体之短脉。

（1）"前短""后短""中短"

观诸家论形体之短脉，如《濒湖脉学》《诊宗三昧》《脉诀刊误》《文魁脉学》《脉学心悟》《临证脉学十六讲》等，皆认为短脉仅见于寸尺两部，但并未点明其脉具体处于尺寸何处。而《临证脉学十六讲》又言："或寸脉的前半指无脉动，或尺脉的后半指无脉动，或兼而有之。"似短脉仅见于寸后与尺前。然又观《脉说》之"或前有后无，或前无后有，或两头俱无。"可知，短脉亦可见于寸前、尺后，甚至可见于寸中、尺中，此即《诊家枢要》《诊家正眼》之"两头无，中间有""首尾俱俯，中间突起"之短脉。观《濒湖脉学》《诊宗三昧》《文魁脉学》《脉学心悟》俱仅言短脉见于寸尺，而未言见于尺寸的前中后何部，只因前中后三部，俱可见短脉使然。

若短脉见于寸部，或短脉居于寸前而寸后似无脉者，此为"寸前短"；或短脉居于寸后而寸前似无脉者，此为"寸后短"；或短脉居于寸中而寸部两头似无脉者，此为"寸中短"。

若短脉见于尺部，亦有"尺前短""尺后短""尺中短"之分。

若关有短脉，则亦有"关前短""关后短""关中短"之分。

一般情况下，某一部脉，常仅分前后两部，如寸前、寸后，此为二分法。若三分法者，则有寸前、寸中、寸后之分，具体则当按脉之形象来判断使用。

（2）关短

《脉语·诸脉状主病》言："关短曰宿食"。

《诊家正眼·短脉》言："短在左关，肝气有伤；短在右关，膈间为殃。"

《中医诊断学》（第十版）言："短脉：（脉象特征）首尾俱短，常只显于关部，而在寸、尺两部多不显。……短脉的脉象特点是脉搏搏动的范围短小，脉体不如平脉之长，脉动不满本位，多在关部应指较明显，而寸部及尺部常不能触及。"

察教材所言，实乃对《诊家枢要》《诊家正眼》之"两头无，中间有""首尾俱俯，中间突起"的具体翻译，而《脉学正义》对此种描述评之曰："首尾俯，中间突，两头沉下，中间独浮，全是隔膜，非短字应有之义。以此言脉，走入邪魔矣。"《脉学正义》之言批之过极，然教材者确实描述不够完整，独强调关短，而未言及寸尺。

关脉本可见短。虽常言短脉仅见于尺寸两部。然关可见长，而长与短对，则关亦可见短。笔者临证经常观察到，若关脉，特别是右关脉，在脾虚较甚的患者中，往往右关后之脉沉而弱极，甚至隐伏不显而似无脉，而仅见关前有脉而短大，此为关前短。若言关脉无短，那此当为何脉？

3."往来之短"

往来之短脉，又分应指时间较短之短脉，与从沉至浮之距离较短的短脉。

前者如《文魁脉学》之"短脉……是指脉来搏指但非常短暂。所以说，这种脉是应指而回"。若脉来去之势明显，脉幅大而脉厚，却应手时间短者，以气升之不及而降之有余使然。升不及而降有余者，若脉有力，则为实邪内阻，若脉无力，则为气虚而不能正常升发。

后者如《脉说》言："阳虚阴盛则嘘力微，脉沉而掣掣于肌肉之下，阴虚阳盛则吸力微，脉浮而跃跃于皮肤之上，只分动止而无甚来去之势也；更有萦萦于中候，而上不及浮，下不及沉者，此先天禀赋不足，或气郁而中枢升降不畅，是皆来往之短脉也。"此为脉幅小而脉薄，其脉来去之象不明显，仅见脉有动止之象。此为邪阻太甚或气大虚而不能鼓动气血者。

往来之短脉，仲景皆以"脉促"言之，注家皆以脉来"短促、急促"解之。

如《伤寒论》第 21 条："太阳病，下之后，脉促胸满者，桂枝去芍药汤主之。"第 34 条："太阳病，桂枝证，医反下之，利遂不止，脉促者，表未解也，喘而汗出者，葛根黄芩黄连汤主之。"第 140 条："太阳病，下之，其脉促，不结胸者，此为欲解也。"①此三条之"脉促"，皆不做"数而中止"之促脉解。《广韵》言："促，速也。"促之本意，指时间短。此三条之"促"，皆为急促、短促之意，故其"脉促"者，即脉之来去急速之象。②此三条之脉促者，皆因下之而损伤正气，若正气损伤轻者，其脉虽来去急速但较厚；若正气损伤甚者，则脉来去急速而薄，此时便为短促之脉，其短言脉之薄，其促言气之急。③此三"促"者，言脉来去皆促急，但以来势促急更为明显，以其皆为正气不足而努力抗邪外出之象。若去象反而比来象更急促者，则为表邪入里之象。

如《伤寒论》第 349 条言："伤寒脉促，手足厥逆，可灸之。"《伤寒溯源集》注言："此所谓脉促者，非结促之促，乃短促之促也。"阴寒深入，不仅可损伤阳气，更可壅滞阳气。阳损而抗邪后续不继，故见"脉促"；阳损不温，兼邪滞而阳气不能布达四末，故四肢厥逆。灸者，火气虽微，却温之有力，不仅能散邪外出，更能温养虚损之阳气，为标本兼治之法。

就短促脉的治疗。①观前三条之短促脉，皆与太阳病相关，其邪亦未完全内传，故其脉以浮为主，而兼短促。治之者，或散之而愈，或不治自愈，皆因正伤不重使然。②寒邪深入，其脉必沉，如第 323 条言："……脉沉者，急温之，宜四逆汤。"第 301 条言："少阴病，始得之，反发热，脉沉者，麻黄细辛附子汤主之。"故知，寒邪深入，若其沉而无力，或沉而兼迟兼涩者，当以四逆汤等主之；若沉而有力者，当以麻黄细辛附子汤主之；若沉而短促者，可灸之也。

此促急、短促之脉，亦详论于促脉之"促脉的两重含义"处，参阅读之。

4. 短脉的基本脉理

短脉者，不及本位。《说文解字》言："及，逮也。"《广雅》言："及，至也。"

"及"者，从人，从手，表示后面的人赶上来用手抓住前面的人，其本义为追赶上、抓住。故知"不及本位"者，为气血不续，前行不畅，前后不接，不能遍布脉位，故而脉形短缩。或因邪阻而气血不畅而短，或因气血亏虚不能续接而短。

邪盛而短者，短而有力，为实；正虚而短者，短而无力，为虚。

邪盛而脉短者，主要是因邪气阻滞，气机不展，郁结而短，此短必短而有力、躁急不安，或形短如豆，坚大而梗于指下。其邪者，或为有形之痰饮水湿、瘀血宿食，或为无形之六淫五邪、情志郁结，其阻较重时，皆可见短脉也。故《脉诀阐微》言："短脉者，欲长而不能，欲速而不达，因邪气克犯正气，正负则邪胜也。"《脉说》言："有邪气拘缩，故血气不利而短者。"《脉学心悟》言："七情所伤，亦可因于痰饮、食积、瘀血、火郁等邪气壅遏，阻滞气机，可致脉短。其短，乃因邪实气郁所作，必短而有力，兼有不肯宁静之感。如杨仁斋云：短脉，无力为气虚，有力为阳气伏郁不伸之象。"

正气亏虚而短者，为气血阴阳亏虚，脉管不充，脉体短缩，故为短也。如《脉学正义》言："寸口一寸九分，是脉管之浅显而流露于外者，故气血旺，则流露之位较长；气血弱，则流露之位较短。"《脉学心悟》言："气虚者，既无力鼓荡血脉，又无力帅血以充盈血脉，致脉短。"《文魁脉学》言："寸短多是阳虚，尺短多是阴虚。"《临证脉学十六讲》言："短脉产生的机理，按照临床出现的概率，首位的是阴枯，其次是精亏，第三是心、肺、肾气不足，第四是心气阴大虚，兼有心经瘀血。"

（二）短脉的生理病理

1. 生理性短脉

《难经·四难》言："心肺俱浮，何以别之？然：浮而大散者心也；浮而短涩者肺也。"

生理性短脉者，即肺脉"浮而短涩"。肺应于秋，夏天阳气旺盛于外而脉应之以浮，秋天为阳气收敛之时，其脉亦浮，但相比于夏脉之浮却稍有不及，夏脉之浮为浮甚，秋脉之浮为稍浮，其浮之脉位，已不如夏脉之高，故为稍浮，此以应秋天阳气收敛之象。阳气收敛，气血内缩，故不能充盈于脉管，而见短，此为浮短之象，按之必然不短。涩者，来涩也，阳气收敛，气降多而升少，故现脉来似不畅之象。秋季肺脉浮短涩者，皆应之于阳气收敛之象，若其脉从容和缓，便为应时而无病之脉。

故《脉学心悟》言："秋气敛肃，人亦应之，气血内敛，不能充分充盈鼓荡血脉，故脉见短。"《诊家正眼》言："在时为秋，在人为肺。肺应秋金，天地之气，至是而收敛，人身一小天地，故蓄缩之象相应，而短脉见也。……短中自有和缓之象，气仍治也。"

2. 病理性短脉

（1）邪阻而脉短

邪壅气滞而脉短。《诊家枢要》言："短……为三焦气壅。"第十版《中医诊断学》言："短而有力为气郁……气滞血瘀或痰凝食积，致使气机阻滞，脉气不能伸展而见短脉者，必短涩而有力。"

气滞血瘀而脉短。《临证脉学十六讲》言："气郁血滞者如果见到短脉，则必定是心经瘀血。气滞血瘀出现短脉，且表现为左手脉短，一般心脏都会有器质性的病变，往往会兼有气阴两虚的症状，而不仅仅是气滞血瘀。"

七情郁结而脉短。《脉说》言："有过于悲哀之人，其脉多短。"《临证脉学十六讲》言："心理问题在身体上多体现于心情压抑，日久便发展成气郁血瘀。这类人耗伤了心阴心血，心力难支，情绪压抑，不得宣畅。气郁血瘀往往表现在左寸短，甚至左寸不应指，只有关尺两部脉出现。寸脉微乎其微，又短又弱。"七情发之于心，受之于肝，应之于五脏。若心有所受，而肝不条畅，五脏气行失常，致使脏腑承受外界刺激能力降低，便容易形成七情之病。七情之病最与心肝相关，最与气血相关，以心生血，肝藏血，又肝主疏泄、调畅五脏气机故也。七情为病不仅可郁滞气血，更可耗伤气血，损伤阴阳，更能夹痰湿、夹宿食、夹六淫等为病。

痰阻食塞而脉短。《临证脉学十六讲》言："痰食积滞，也可导致脉短，但在我四十余年的临证中却鲜见典型的短脉，能够见到的是关脉独浮弦旺有力，寸尺偏沉，从而指下感觉这个脉短。因为饮食积滞于中焦脾胃，气机也就郁滞在中焦，所以右关脉独弦旺。脾升胃降，食滞中焦，则会引起脾失健运、胃失和降，患者反而恶食，与脾胃气郁相对而言，身体其他部位的气反不足，于是会出现寸尺沉，反差大一点，便以为是脉短，只是指下感觉有点儿类似于短脉。"《诊宗三昧》言："《经》云：短则气病。良由胃气厄塞，不能条畅百脉，或因痰气食积，阻碍气道，所以脉见短涩促结之状。"

阴中伏阳而脉短。《诊家枢要》言："短……为阴中伏阳。""阴中伏阳"者，见于许叔微《伤寒九十论》之"阴中伏阳证（十）"，其患者见："六脉俱沉不见，深按至骨，则弦细有力。头疼，身温，烦躁，手指末皆冷，中满，恶心。"治以"行气导水"之法，以硫黄、水银、陈皮、青皮四味治之，"使火升水降，然后得汗而解。"《诊家枢要》之短，即言火郁而脉短。

（2）正气亏虚而脉短

阳不足而脉短。①《诊宗三昧》言："有阳气不充而脉短者，《经》谓：寸口脉中手短者，曰头痛是也。"②《伤寒论》第211条言："发汗多，若重发汗者，亡其阳，谵语。脉短者死，脉自和者不死。"汗为阳气蒸化津液而流渗于外所致，故汗多者，即可伤阳，亦可耗阴，若再强迫发汗，可致阴阳大损。此患者汗后现"谵语"者，说明其心阳平素本不足，乃过汗而更损其心阳，阳已衰阴欲竭，神无所主，故乱而谵语也。过汗而阴阳大伤，气血微弱，故见短也，为预后不良；若脉不短而反见平和之象，即使汗后见"谵语"，虽汗之阴阳皆伤，但邪气已祛，正气尚有恢复之机，故预后尚良。③"邪之所凑，其气必虚"。短之为病，亦常虚实夹杂，治之当以扶正祛邪。如《脉理求真》言："短为阳气不接，或中有痰气、食积而成。然痰气、食积阻碍气道，亦由阳气不力，始见阻塞。故凡见有阻塞之症者，当于通豁之内加以扶气之品，使气治而豁自见矣。若使中无阻塞而脉见短隔，急当大用温补以救垂绝，否则便尔不治矣。"

气不足而脉短。①《脉学心悟》言："气虚者，既无力鼓荡血脉，又无力帅血似充盈血脉，致脉短。其短，乃因虚所致，故必短而无力。"《脉说》言："短者气虚不能充满于脉管之中，则气来或前鼓指，而尾衰弱不能应指，故其形似断非断。"②《临证脉学十六讲》言："心肺气不足者可见左寸短，或不应指，或寸上不应指，或沉，亦有右寸短者；而肾气不足者可见左寸短半指，或弱者。"心主血而应之左寸，肺主气而应之右寸，故偏于血虚者则左寸常短，偏于气虚者则右寸常短。姚老主言左寸者，乃"多见于慢性的病人"，久病而气病及血也；又肾居下焦，应之两尺，姚老言"肾气不足者可见左寸短半指，或弱者"，乃是久病而精不生血者。

阴阳虚衰而脉短。①《诊宗三昧》言："戴同父云：短脉只当责之于尺寸，若关中见短，是上不通寸为阳绝，下不通尺为阴绝矣。"《脉理会参》言："家刻《脉语》谓：上不至关为阳绝，下不至关为阴绝，正短而沉涩之脉也。所谓不至关者，非谓断绝不与关脉贯通，以真气虚衰短缩而不能伸耳。"②寸为阳，尺为阴。人体之阴阳者，皆发源于肾，皆以尺为根。然阳气本升，而"阳绝"者，乃阳气大衰，不能正常升达于上焦，布散于肌表，应之于脉，故见寸脉之短；阴气本降，"阴绝"者，乃阴气大衰，不能固守以填满本位，应之于脉，故见尺脉之短。

阴枯精亏而脉短。《临证脉学十六讲》言："短脉的形成机理在临床出现概率最高的是阴枯。阴枯不是阴虚，它是在阴虚基础上的发展，而且比阴虚更严重。阴枯见短脉是病情危重的表现。"又言："（精亏）多见于慢性损耗性的疾病。阴精是构成和维持人体生命活动的基本物质，临床上病人有明显的阴亏、阳亏的表现，但病人不会马上死亡，只会出现生活质量低下、发育不全等特征。精血同源，因此也影响了血。气血亏少，不足以满指而短。"

（三）六部短脉主病

《脉语·诸脉状主病》言："上不至关，曰阳绝。下不至关，曰阴绝。乍短乍长，曰邪祟。寸短曰头痛，关短曰宿食，尺短胫冷。过于悲哀之人，其脉多短，可以占气之病矣。"

《诊家正眼·短脉》言："短主不及，为气虚症。短居左寸，心神不定；短见右寸，肺虚头痛。短在左关，肝气有伤；短在右关，膈间为殃。左尺见短，少腹必疼；右尺见短，真火不隆。"

（四）短脉兼脉主病

《脉象类统·沉》言："凡脉短，为三焦气塞，为宿食不消。兼浮，血涩；兼沉，痞块；兼滑数，酒伤肠胃。"

（五）短脉医案举隅

1. 右关部短而沉，乃中焦不畅之象

一人为臁盆之忧，复多思郁结所伤，渐渐饮食不下，腹中不宽，不觉饥腹鸣，脉右关部短而沉，乃思伤脾也。《素问》云：思则脉短气结。盖由脾不和而食少，且不能统血行气，所以久胀而鸣，久郁乃久积块也。

方：陈皮、山楂、贝母、木香、茯苓、枳实、抚芎、苏梗、厚朴、香附、白蔻。

秦景明《大方医验大成·臌胀章》

2. 脉短促，乃瘀热互结之象

任某，女，36 岁，工人。1981 年 8 月 25 日初诊。

1 个月前先患"上感"，继则胸闷、心悸、心烦、低热，心电图提示：左右心室高电压，ST 段及 T 波改变，心率 98 次 / 分，有早搏。诊断为"病毒性心肌炎"而收住入院。入院后先后给予葡萄糖、氯化钾静脉滴注，脱氧核苷酸肌注，强的松口服等，治疗 10 天，未见明显好转，而转求于中医诊治。刻下：胸闷，心荡，心烦，咽痛、口干，面赤，便秘，舌红绛，苔黄，边有瘀点，脉短促，脉率 94 次 / 分，早搏 10 次 / 分。证系风温化热，逆犯心脉，瘀热互结。治拟泄热解毒化瘀，清心宁脉。处方：

银花 15g，连翘 15g，板蓝根 15g，生地 30g，川连 3g，豆豉 9g，山栀 9g，赤芍 12g，丹皮 9g，苦参 12g，丹参 15g，桃仁 9g，大黄 6g，茅根 30g。

上方 7 剂，药后大便得通，心烦咽痛好转，心荡仍有。原方去大黄，加麦冬 9g。再服 7 剂而心荡、心烦均平，诸恙逐渐消失，复查心电图，T 波恢复正常，心率 70 次 / 分，无早搏。随访 2 年未复发。

《古今名医临证金鉴·心悸怔忡卷·姜春华》

3. 六脉沉滑而短疾，乃痰热内盛之象

一人六脉沉滑而短疾，口眼歪斜，半身不遂，舌强不语，浑如中风。此中酒毒而然，不可作中风治而汗之也。用甘蔗汁日饮一二碗，至旬余而瘥。盖蔗浆能解酒毒耳。唐诗云：饱食不须愁内热，大官还有酒浆寒。则知能醒酒也。夫清阳在上，浊阴在下，天冠地履，无暴仆也。今六脉沉滑，则浊邪风涌而上，清阳倒置，故令暴仆，痰涎壅盛。此风多气涌也。《经》曰：病发而不足，标而本之。用二陈汤，入牙皂、枯矾末调灌，利窍稀涎，先治其标；随用疏风补气，后治其本。

秦景明《大方医验大成·中风章》

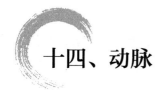

十四、动脉

（一）动脉指感

《伤寒论·辨脉法》言："若数脉见于关上，上下无头尾，如豆大，厥厥动摇者，名曰动也。"

《脉经》言："动脉，见于关上，无头尾，大如豆，厥厥然动摇。"

《千金翼方》言："脉见于关上，无头尾，大如豆，厥厥然动摇，名曰动。动，阳也。"

《诊家枢要》言："动，其状如大豆，厥厥摇动，寻之有，举之无，不往不来，不离其处，多于关部见之。"

《濒湖脉学》言："动脉摇摇数在关，无头无尾豆形团。"

《脉语》言："脉来厥厥动摇，曰动，阳也。其脉多见于关上。"

《诊家正眼》言："动无头尾，其动如豆，厥厥动摇，必兼滑数。……动之为义，以厥厥动摇，急数有力得名也。两头俯下，中间突起，极与短脉相类。"

《诊宗三昧》言："动脉者，厥厥动摇，指下滑数如珠，见于关上，不似滑脉之诸部皆滑数流利也。"

《脉理会参》言："动无头尾，其形豆若，厥厥动摇，必兼滑数。数滑有力为动。"

《脉说》言："动脉上下无头尾，如豆大，厥厥动摇，不离其处，无往无来者是也。乃阴阳相搏，不得上下，鼓击之势，陇然高起，此动脉之形也，为阴阳乖庆可知。"

《脉学正义》言："其至之状态，滑数流利，颇近于数脉滑脉，而一粒厥起，如豆如珠，摇摇活泼，是以形态为名，不以迟数论，亦不以势力言也。"

《文魁脉学》言："动脉，是数而兼紧、兼滑、兼短的一种脉象。这种脉的搏动，无头无尾，如豆大，转转动摇，浮取似滑似数，沉取则短暂不稳，似有晃摇的征象。"

《脉学心悟》言："动脉之形，独一部脉凸起如豆，无头无尾，滑数躁动。脉位可在关，亦可在寸或尺。"

1. 标准动脉

动脉者，其脉如豆之短、如豆之圆，按之滑数流利，常躁动鼓指之象。

动脉者，可见于寸、关、尺，其脉可沉可浮，其来去之势常不明显。

2. 动脉的形、动、位

（1）动脉之形

对动脉之脉形，诸家皆承《伤寒论》辨脉法之"无头尾，如豆大"。

形如豆者，即中间高高突起，两头却低伏不见，即《脉理会参》之"两头俯，中间起"，《脉说》之"上下无头尾……陇然高起"，《脉学心悟》之"独一部脉凸起……无头无尾"。

又《脉学正义》言："所谓关上无头尾者，盖以形容其颗粒崛起之状，亦非上不至寸之阳绝、下不至尺之阴绝也。此脉状态，寻常本不多见，然时一遇之，竟有如珠子一丸，在指下动摇活泼者，见于妊妇为多，益信古人之不我欺也。"

动脉脉形短圆如豆者，即在形容其脉短而凸起，形如豆圆，体积亦如大豆般大小，故曰如豆。

动形如豆者，实为短、大、实、滑、数等相兼之象。

动脉之形象，观其脉短，中间如拱桥般高高突起，而头尾却潜伏不显。

（2）动脉之动

对动脉之动，诸家亦承《伤寒论》辨脉法之"厥厥动摇"。

厥者，本指憋气发力，采石于崖，后引申为或因尽全力、或因憋气发力而昏倒。故"厥厥"者，形容其脉动而有力，即《脉理会参》之"有力为动"、《脉学正义》之"搏指有力"，《中医诊断学》（第十版）之"脉形如豆，滑数有力"等。

"动摇"者，乃指动脉其前后来去之象不明显，而"似滑似数，短暂不稳，似有晃摇"者。故《脉说》言："动乃跳动之意。"《脉学正义》言："滑数流利……摇摇活泼。"《文魁脉学》言："转转动摇……似滑似数……短暂不稳，似有晃摇。"《脉说》言："指下各有如豆厥厥动摇，而无前后来去起伏之势，然有浅深微甚之殊也。"《脉学正义·动脉》曰："脉之所以号为动者，只以滑疾爽利而得此名，原与滑字本义，同此景象，即曰指下如豆，厥厥动摇，亦仍是形容其圆替如珠，绝无迟滞之意。"

故"厥厥动摇"者，在形容其脉动而有力，虽动无迟滞之意，但动之不畅，如有牵制，欲动而不流利者。

动脉之搏动，多动而有力，带有滑数晃摇之象，且无明显"前、后""来、去""起、伏"之势，此即《脉说》之"不离其处，无往无来"之意。

（3）动脉之位

言动脉仅见于关部，如《脉经》《千金要方》《濒湖脉学》《诊宗三昧》等，皆承之一脉。然《伤寒论》辨脉法有"阳动""阴动"之言，《诊家枢要》《脉语》言"关部"见之。《脉说》言："有见于一部，有见于三部。"《文魁脉学》言："尺脉动……寸脉动……关脉动。"《脉学心悟》直言："脉位可在关，亦可在寸或尺。"

所以，动脉者，可见于寸、关、尺三部的任何一部，而非仅见于关部。

3. 动脉的基本脉理

动脉短缩，为气血聚集不畅之象，为气血郁滞不展所致。

故《脉理求真》言："王宇泰曰：阳升阴降，二者交通，安有动见。惟夫阳欲降而阴逆之，阴欲升而阳逆之，两者相搏，不得上下，鼓击之势，陇然高起，而动脉之形著矣。此言不啻与动脉传神。"此言确实甚为

"传神"。

脉见动者，或因邪阻，或因正虚，致使气血不行、壅结一团所致。

邪气亢盛者，则动而有力；正气虚弱者，则动而无力。

故《脉学心悟》言："动而按之无力为虚，乃阳气浮越，根本动摇之象；动而按之有力者为实，为阳热亢盛或瘀血痰浊阻滞。"

（二）动脉的生理病理

1. 生理性动脉

妇女怀子，可见动脉。《素问·平人气象论》言："妇人手少阴脉动甚者，妊子也。"对此争议较大的是，妇人怀子，到底是"手少阴脉动"，还是"足少阴脉动"？

言"手少阴脉动"者，如《脉说》之"人之初受孕，精血下聚以养胎，心主血，血下聚，则心气乱而不宁，故脉动。而心之手少阴，非隶于左寸者乎"。故知"手少阴脉动"者，即左寸见动脉！

言"足少阴脉动"者，如《脉学正义·动脉主病》之"考宋校，谓隋全元起注本作'足少阴'，始知胎元乍结之时，本当以肾脉为据。阴阳别论言：阴搏阳别，谓之有子，亦指阴部之脉，搏疾动滑，显然与阳部之脉有别，则必以尺脉为主可知，岂可以手少阴脉之诊于左寸者同日而语"。故知"足少阴脉动"者，即两尺见动脉！

言寸动尺动皆为有子者，如《诊宗三昧》之"肾藏精，心主血，故二处脉动，皆为有子。辨之之法，昔人皆以左大顺男，右大顺女为言。然妊娠之脉，往往有素禀一手偏大偏小者，莫若以寸动为男，尺动为女，最为有据"。

观此三者，仅从脉理而言，皆有理也，但似《脉学正义》之言，却最有道理！

笔者临床阅历有限，实难定其动之所处，故三者之说，皆录而存之！

2. 病理性动脉

（1）阴阳相搏而脉动

《伤寒论》辨脉法第7条言："阴阳相搏，名曰动。阳动则汗出，阴动则发热。形冷恶寒者，此三焦伤也。若数脉见于关上，上下无头尾，如豆大，厥厥动摇者，名曰动也。"此条从病机言动脉可见于寸与尺，从脉象言动脉可见于关。所以，动脉本见于三部也。只因此乃秦及两汉之写作方法，从不同角度描述动脉，只是我们"死于句下"而已。

1）阴阳相搏，名曰动。阳动则汗出，阴动则发热。形冷恶寒者，此三焦伤也

搏者，搏斗也。凡有邪气，正气必然与之相搏。"阴阳相搏"者，即正邪相争也。一般正邪相争不会出现动脉，若见之，则必然为正盛邪实，正邪剧争所致。

凡脉动之处，便是邪侵之所，亦是正邪剧争之地。"阳动则汗出"者，即邪气侵袭于表，正邪剧争，迫津外泄，故见汗出，如《伤寒论》第134条："太阳病，脉浮而动数……头痛发热，微盗汗出。"又言："阴动则发热"者，邪气直袭于里，正邪剧争，邪热炽盛，故见发热也，如阳明热实诸证。故"阳动""阴动"者，皆为邪气盛而实之证，其脉必然动而有力。然"形冷恶寒"者，乃阴寒之邪长驱直入，损伤肾阳，温煦失常所致，脉虽动但必然乏力。其动为阳虚邪扰之象。肾者，诸阳之根也，位居下焦，肾阳已损，肺脾之阳必然已伤，故曰"三焦伤"也，即《脉学正义》之"若脉动而形冷恶寒，则三焦阳气已伤，故不能外温肌肉，则其脉动，非为阳盛有余之状，而为阳虚扰乱之征矣"。此乃从脉位与症状相结合，以言动脉之主虚主实。

"阳动则汗出，阴动则发热"又有以下几层含义：

"阳动则汗出"为里热炽盛，迫津外泄；"阴动则发热"为阴虚内热。《脉学心悟》言："阳亢搏阴：阳热亢盛，搏于阴分，激荡气血外涌而脉动。仲景曰：'阳动则汗出。'此乃热盛，迫津外泄而为汗。"又言："阴虚阳搏，由于阴虚不能制阳，阳动而搏击于脉，故脉凸起如豆，厥厥动摇……仲景

曰"阴动则发热"。此热乃阴虚内热。"

"阳动则汗出"为虚阳外越，津随阳泄；"阴动则发热"为阴虚发热。《脉学正义·脉动主病》言："阳脉动者，阳不能潜藏，故知其当汗出；阴脉动者，阴不能涵阳，故知其当有发热。此阳动阴动之阴阳两字，当指尺寸言。寸脉主外，寸部搏动，是为阳越于外，则汗出固宜。尺脉主里，尺部搏动，是为阴不内守，则虚热发矣。"

"阳动则汗出"为阳虚汗漏，"阴动则发热"为阴虚火炎。《诊宗三昧·动》言："有阴虚发热之脉，动于尺内；阳虚自汗之脉，动于寸口者。所谓虚者则动，邪之所凑，其气必虚。"《诊家正眼·动脉》言："成无己曰：阴阳相搏，则虚者动，故阳虚则阳动，阴虚则阴动。以关前为阳，主汗出，关后为阴，主发热，岂不精妥！"又言："关前为阳，关后为阴。故仲景云：阳动则汗出。分明指左寸属心，汗为心之液，右寸属肺，主皮毛而司腠理，故汗出也。又曰：阴动则发热。分明指左尺见动，为肾水之不足，右尺见动，谓相火虚炎，故发热也。"

综上。"阴动则发热"主要指阴虚发热，及里实证的发热；"阳动则汗出"者，有里热炽盛者，有虚阳外越者，有阳虚汗漏者，各自不一，但自有其理，皆当留而观之，验之于临床，以具体问题具体分析。只因阴阳者，可总括宇宙万物，辨脉法未说明其具体为何，故当由人解之。

2）若数脉见于关上，上下无头尾，如豆大，厥厥动摇者，名曰动也

"若"字说明动脉见于关部只是举例，即动脉并非仅见于关部，亦可见于其他部位。"阳动"者，寸见动脉；"阴动"者，尺见动脉；并关脉见动，合而为三部动脉。故《脉学辑要》言："何西池：辨脉法曰：若数脉见于关（观"若"字，则关是偶举，可见动脉非只见于关脉也），上下无头尾（状其圆而突耳，非真上不至寸下不至尺也），如豆大，厥厥动摇者，名曰动。"并评曰："《脉诀》之论动脉，含糊谬妄，濒湖已辨之，然犹言只见于关，尔后诸家，亦多依之。至何梦瑶、黄韫兮，乃就'若'之一字，为之解释，极为明备，可谓千古卓见。"

两个"上"字，其中一个为衍文。《脉说·动脉》言："其动脉不仅在关上，则两上字其一乃衍文，明矣。"《脉确·动》言："两上字，其一乃后人误添者，当是数脉见于关上下……王叔和著《脉经》，不知两上字，其一乃衍字，因曰动脉见于关上，遂令后之论脉者，皆曰动脉，只见于关，与《经》不合矣。"

（2）邪气盛实而脉动

大惊猝恐而脉动。惊而神慌，气机紊乱，气血妄动，故见脉动。①《脉学心悟》言："惊则气乱，气血妄动，搏击血脉，脉亦动。"《脉学辑要》言："何梦瑶曰：数而跳突者名为动，乃跳动之意，大惊多见此脉，盖惊则心胸跳突，故脉亦应之而跳突也。"《脉说》言："动脉之为病，多属之大惊猝恐。有不因惊恐而得此脉者，亦曰惊。其为惊也，即如睡梦中忽而惊掣之类也。"又言"阴阳不和，无所见而身自惊惕""如惊痫状，时瘛疭""虚则善恐，如人将捕""肾水凌心，则人善恐"，此皆为动脉所主者。②自惊者属肝，物触而惊者属阳明，皆由心神不安所致。《脉确》言："《经》谓：肝主惊，阳明主惊。按：胆附于肝，肝气强者胆大，肝气弱者胆小，胆小尝有畏惧之心，故易惊，此惊之生于内者也；阳明属土，土性静，故闻木声惕然而惊，此惊之生于外者也。由是观之，则自惊者属肝，物触而惊者属阳明，然而惊则皆归于心也。"此惊者，不仅包括惊本身，实包含了各种情志的刺激，如暴怒而血崩于下者，《文魁脉学》言："'女子崩'，也是由于暴怒之后，络脉胞宫受热迫而成之血液忽然大下。"③惊者，左寸脉多动，以"惊则皆归于心"使然。如《脉说·动脉》言："大惊猝恐，左寸脉多动。"

惊悸而寸动弱。正虚而邪袭之，致使心无所依，神无所归，又见气血不顺，神失所养，故见惊悸。《金匮要略·惊悸吐衄下血胸满瘀血病脉证治》言："寸口脉动而弱，动即为惊，弱则为悸。"此乃心之气血本不足，神本失养，又为诸邪扰动，心神不安，诸邪阻滞，气血不通，故为惊为悸者。此即《诊宗三昧》之"因其虚而旺气乘之"之意。

瘀血阻滞而左寸动。《脉学心悟》言："临证确有一些'冠心病'，而属中医瘀血型者，出现寸动，尤多见于左寸。此动，当因瘀血所致……临床亦见痰浊涌肺之哮喘病人寸脉动者，此动当因痰饮所致。"瘀血阻滞常见左寸动，痰浊壅肺常见右寸动。若痰浊壅肺反见左寸动者，气病及血也；若瘀血阻滞反见右寸动者，血病及气也。

痰浊阻滞而关脉动。《脉说》言："梦遗泄精，见关中有动脉如豆大圆者，此痰凝中焦也。"又言："气与痰食诸有形之邪相搏，则脉亦动。"《文魁脉学》亦言："若是中阳不足，痰浊蕴热阻于中焦，故关脉动。"

（3）正气亏虚而脉动

肺气将绝而右寸动。《脉说》言："久病人见右寸脉动摇摇如豆，是肺气将绝之候也。"

心脾阳气大衰而脉动。《脉说·动脉》言："若夫脉动，指下散断，圆坚有形无力，此真阳已息，阴气凝结，而大气不能接续，如心脉如循薏苡子，如麻豆击手，按之益躁急者，心阳散歇而不返也。至如丸泥，乃肝挟寒水克制脾阳而不复也，此皆动脉而见真脏者也，是动脉又不得概作有余论也。"

失精而脉动。《金匮要略·血痹虚劳病脉证并治》言："脉得诸芤动微紧，男子失精，女子梦交，桂枝加龙骨牡蛎汤主之。"久患失精而阴损及阳，故脉"芤动""微紧"。"芤"者，精失而脉中空也；"动"者，阴不制阳而阳妄动也。故"芤"言正虚，"动"言有邪，此言精损阳浮而脉见"芤动"者。"微紧"者，即弦而乏力也，为肝血不足，精伤及血，精血不足。精损则不生阳，血少则不养气，精血不足则脉管失养，阳气不温则脉管拘急，故见"微紧"。"芤动"言阴损，"微紧"言阳伤，以精本能生阴阳使然，只是因为体质的影响，而有偏阴损、偏阳伤之别。此条亦见于芤脉之"清谷亡血失精而脉芤"处，解之详细，可参阅之。

（4）其他所见动脉者

"动为痛，为惊，为虚劳体痛，为崩脱，为泄利《诊家枢要》"。

"动脉主证，为寒热，为癥瘕，为怔忡，为痹，为胃脘痛也《脉说》"。

（三）六部动脉主病

《诊家正眼·动脉》言："动脉主痛，亦主于惊。左寸得动，惊悸可断；右寸得动，自汗无疑。左关若动，惊悸拘挛；右关若动，心脾疼痛。左尺见之，亡精为病；右尺见之，龙火奋迅。"

（四）动脉医案举隅

右关短滑，左关弦大，乃土木不和之象

一人因伤食，咽酸饱胀，食少嗳气，大便溏泄，糟粕不化，寒热如疟，右关短滑，左关弦大，此足阳明太阴经虚，木虚土位，所以咽酸，转输之官失职，不能运化精微。故清气在下，则生飨泄；浊气在上，则生䐜胀。嗳气者，亦清气下陷，浊气泛上所致。阳虚则寒，阴虚则热，阳明太阴两虚，则寒热交作而如疟矣。须疏肝气，温脾胃、节饮食为主。

方：柴胡、秦艽、白术、茯苓、豆蔻、白芍、益智仁、泽泻、山楂、骨皮。

《经》曰：脾胃交通，水谷自化。今脉右寸关弦滑，其尺虚大无力，病见少食，食后痞满，便溏体倦，此系少火衰微，坎水不温，不能上蒸脾土，冲和失布耳。宜用六味丸壮火生脾，脾温则土自治，故曰补脾不如补肾。

秦景明《大方医验大成·饮食伤章》

笔者按：此非标准动脉。

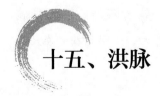

十五、洪脉

（一）洪脉指感

《脉经》言："洪脉，极大在指下。"

《诊家枢要》言："洪，大而实也。举按有余，来至大而去且长，腾上满指。"

《濒湖脉学》言："洪脉，指下极大，来盛去衰，来大去长。"

《脉语》言："洪犹洪水之洪，脉来大而鼓也。若不鼓，则脉形虽阔大，不足以言洪，如江河之大，若无波涛汹涌，不得谓之洪。"

《诊家正眼》言："洪脉极大，状如洪水。来盛去衰，滔滔满指。"

《诊宗三昧》言："洪脉者，既大且数，指下累累如连珠，如循琅玕，而按之稍缓，不似实脉之举按愊愊，滑脉之软滑流利，大脉之大而且长也。"

《脉说》言："洪脉似浮而大兼有力，故举按之则泛泛然满三部，状如水之洪流，波之涌起，脉来大而鼓也。若不鼓，脉形虽阔，是大脉，非洪脉也。"

《文魁脉学》言："洪脉，在指下感觉粗大，来势充盛，去时缓弱濡软，所以说它是'来盛去衰'。"

《脉学正义》言："洪乃大而有力之脉，其形既粗，而力又猛，有洪涛汹涌之象，则虽轻手按之，已得其澎湃震撼之势，故古人多谓洪脉兼浮。其实则形势洪大，而又滑数流利，乃浮中沉三候俱然，是为洪水喷溢之状，固不独见于浮部也。……洪脉以形势之壮盛而言，其来也踊跃奋迅，有余于外，必不足于中，古人多谓浮大而洪者，正以气火上炎，发见于外也。虽其势甚盛，重按之未必豁然中空，然必不能尽如轻取之有势。"

《临证脉学十六讲》言："洪脉，脉大而有力，来势较汹涌。无论浮中沉取，洪脉的脉体都较正常脉象宽大。浮取时脉象有力，比正常人明显得多；中取也很有力，与浮取相差无几，或大，也比正常人的力度大；沉取时，脉力较浮中取减小不少，甚至有的会带有虚弱之象。"

1. 标准洪脉

洪脉者，脉体粗大，脉来时上涌外鼓之感明显，去时其力逐渐减弱。洪脉以来象为主。来时常有力，去时却力减。洪脉"不独见于浮部"，亦可见于沉部。

2. 洪脉之体、势

（1）洪脉之体

洪脉之体，以大为主，且大之明显，故常以"粗大"称之。

即《脉经》之"极大在指下"，《诊宗正眼》之"洪脉极大"，《脉说》之"脉来大"，《脉学正义》之"其形……粗"，《文魁脉学》之"在指下感觉粗大"，《临证脉学十六讲》之"无论浮中沉取，洪脉的脉体都较正常脉象宽大"。

所以，洪脉之体，比正常脉体，宽而粗大。

（2）洪脉之势

洪脉之重点，在于其脉势。《脉学正义》言："不知从气势上着想，终非洪脉正旨。"又言："洪脉正义，全在气势力量辨出。"此深得洪脉之要领。①《素问·玉机真脏论》言："……其气来盛去衰，故曰钩。"此在强调其来势。洪脉本以来势为重，故《脉说》言："若不鼓，脉形虽阔，是大脉，非洪脉也。"②至于去势，《脉学心悟》言："去衰，却难体会。当脉回落之时，脉势皆衰，非独洪脉。所以，去衰并非洪脉独有之待征。"洪脉之"去衰"乃与其"来盛"相比较而言，即脉去之势没有脉来之势那么强盛。

就来势而言：洪脉来势相对有力，因其脉体粗大，来势有力，故给人一种洪涛汹涌之感。故《诊家枢要》言其"举……有余，来至大……腾上满指"，《诊家正眼》言其"状如洪水，来盛……滔滔满指"，《脉学正义》言其"有洪涛汹涌之象，则虽轻手按之，已得其澎湃震撼之势……洪脉以形势之壮盛而言，其来也踊跃奋迅，有余于外"。

就去势而言，洪脉去势脉体仍大，但比来势明显乏力，此乃正气稍有不足使然；其脉去时较长，故称"去长"；若正气严重亏虚时，其脉去之时，甚至有一种突然消失之感，乃正气不足、后续不继之象，为"去短"之象。如《诊家枢要》言其"……按有余……去且长"，《濒湖脉学》言其"……去衰……去长"，《文魁脉学》言其"去时缓弱濡软"，《临证脉学十六讲》言其："浮取时脉象有力……中取也很有力……沉取时脉力较浮中取减小不少，甚至有的会带有虚弱之象。"

洪脉之洪者，旨在形容其脉来如洪水奔腾而有汹涌之象。其脉来时，满指滔滔，应指有力，有明显上涌外鼓之感，来势最强，故曰"来盛"；"去衰"者，脉去之时力减，其力量常由浮至沉而逐渐减弱，为正气匮乏、后续乏力之象，即《脉学正义》言洪脉去势为"不足于中"所致。

3. 洪脉的基本脉理

洪脉来盛去衰。"来盛"者邪气亢盛，"去衰"者正气虚而后续乏力。

洪脉之象，主要包括三种：一者，即来盛去衰，为阳盛阴伤之象；二者，即来盛去亦盛者，为里热邪亢盛而阴液损伤不甚之象；三者，即来不盛去反盛之脉，为正气虚弱，祛邪无力，邪气欲内陷深入之象。故《脉确》言："若来盛去亦盛，此为太过；来不盛，去反盛，此为不及。"

洪而有力为邪实，洪而无力为正虚。《脉说》言："洪为大热燔灼之候。洪而有力，实火。"又言："洪而无力，虚火。"《脉学心悟》言："丹溪曰'大，洪之别名'……久病脉大无力为真气外泄。"

（二）洪脉的生理病理

1. 生理性洪脉

《素问·脉要精微论》言："夏日在肤，泛泛乎万物有余。"

生理性洪脉，即《黄帝内经》之钩脉，其主要见于夏季。夏季阳气旺盛，万物生长欣欣向荣。夏季天气炎热，阳气旺盛，升多降少，人亦应之，故见气血奔涌于外，鼓荡血脉，见洪脉。故《素问·玉机真脏论》言："夏脉者，心也，南方火也，万物之所以盛长也，故其气来盛去衰，故曰钩。"

至于为何称洪为钩，尚无定论。诸说皆似有理，而又似是而非。如《脉说》言："洪脉来盛去衰，其中微曲而起，如环如钩，故夏脉曰钩，即洪也。"《脉确》言："如钩者，浮候之来盛下垂，曲如钩状，去衰，则又柔和矣，故为平脉。"《脉理会参·浮脉统领》言："名钩者，言重而下垂如钩也。洪以水喻，钩以木喻，钩即是洪，名异实同。"《脉学心悟》言："洪脉盛大，来时如洪波涌起。波涛奔涌之时，浪头前曲，其状如钩，故古人将洪脉以钩相喻，亦即以洪波喻洪脉。"

夏月脉来盛去衰，势不太过，又兼从容和缓者，方为生理性洪脉。

2. 病理性洪脉

（1）邪气盛实而脉洪

洪脉常为热邪炽盛使然。《脉神》言："洪脉为阳……为血气燔灼，大热之候。"又言："浮洪为表热，沉洪为里热……此阳实阴虚，气实血虚之候。"《诊宗三昧》言："火性虚炎，所以来盛去衰，按之不实。"又言："洪为阳气满溢、阴气垂绝之脉。"此皆言热盛脉洪之要义，为热盛脉洪之纲领，其既有实热内盛之象，又有阴液不足之象，但以热盛为主要矛盾，故治疗之时，重在清其热，稍兼养其阴。

汗后伤阴，表邪未解而脉洪大。《伤寒论》第25条言："服桂枝汤，大汗出，脉洪大者，与桂枝汤，如前法。"此条言本为太阳中风证，在服用桂枝汤后，因发汗不得法，导致大汗出而太阳病未尽解，脉由浮缓变为洪大的后续治法。"脉洪大"者，乃因服桂枝汤致"大汗出"使然。洪大脉本为阳明病主脉，然观此条，脉虽洪大但无口渴、烦躁、热盛之象，故知非阳明病里热炽盛之洪大，乃邪气在表而正气外出抗邪之象也，"与桂枝汤"者，乃扶正解表之意。虽汗之过度，但其邪气已减少，脉本不应"大"，但现见"洪大"，乃大汗之后，阴液损伤，而阳气浮盛于外，与表邪并居故脉形大，正气外出祛邪，故脉之来势如洪脉之汹涌，然其来势虽汹涌但按之乏力明显。桂枝汤者，本能调脾胃，扶正气，促使阴液生成，使阴济于阳，更能祛邪外出，而使营卫和合，其病得解。本条亦见于大脉之"邪盛而脉大"处，两者参阅，更为完整。

汗后伤阴，里热炽而脉洪大。①《伤寒论》第26条言："服桂枝汤，大汗出后，大烦渴不解，脉洪大者，白虎加人参汤主之。"此条紧跟第25条之后，旨在说明太阳病之洪大脉与阳明病之洪大脉的鉴别关键在于是否具有"大烦渴不解"等，即烦躁甚，口渴甚，甚至"欲饮水数十升"者。此为阳明津伤重证，故以白虎汤制其热，以人参生其津，标本并治也。其洪为内陷之里热外透，又兼阴损阳亢、两阳相加、洪盛之象；其大为里热亢盛、充斥内外之象。但因其阴液损伤较重，故其脉来象洪盛而去象不及；若损伤更甚者，或见有来无去之阴虚阳亢见里热上冲之象。②第25条与第26条，皆为太阳中风，而服用桂枝汤后，解表不得法，发汗太过，阴液损伤使然。只是第25条汗后阴液虽伤，但余留之少量邪气仍然在肌表，尚未入里化热，故仍服桂枝汤、啜热稀粥以调脾胃、补阴液、滋汗源，以祛邪外出。而第26条为汗后阴液大伤，正气不足，表邪内陷，从阳化热，里热亢盛，故以白虎加人参汤以清透里热，兼补阴液。此两洪皆为来势汹涌盛极，而去势无力者，为邪盛阴伤之象。③阳明燥热证的轻重与津液的损伤程度密切相关，津伤轻者病轻，津伤重者病重。津伤轻者，其邪热能随汗液外透，热邪有外透之机，故其脉往往以浮为主，即第176条之"伤寒脉浮滑，此以表有热，里有寒，白虎汤主之"之"浮滑"脉。津伤不重，故以白虎汤直解其热，热解津自不再伤，脾胃运转，津液续生，连绵不断，虽未补津，其津自充；津伤重者，阴不济阳，阳气浮盛于外，故见"脉洪大"，治之不仅当解其热，更益津液，故以白虎加人参汤主之。若其病未治，或治不得法，津液继续损伤，不能作汗外出，则阳热之邪不能外透而逐渐内壅，与糟粕相结，脉必由浮变沉，而成诸承气汤证，只是因结滞程度的轻重不同，故有三承气汤证之分。④阳明燥热腑实证者，里热虽已内结，然热邪必欲外透，火性炎上使然，故其脉必来势有力而凶猛，此自带洪象，只是因糟粕的阻滞程度有轻有重，故又见沉"滑而疾"（第214条）、沉而或"弦"或"涩"（第212条）等象。

肠痈脓成而脉洪数。①《金匮要略·肠痈疮痈浸淫病脉证并治》言："肠痈者，少腹肿痞，按之即痛，如淋，小便自调，时时发热，自汗出，复恶寒。其脉迟紧者，脓未成，可下之，当有血。脉洪数者，脓已成，不可下也。大黄牡丹汤主之。"此言肠痈未成脓的治法。肠痈乃热邪壅遏气血，病发于少腹肠中所致。若脉"迟紧"有力者，乃血瘀热结、气血壅遏不畅、正邪相争剧烈之象，其尚未化脓，故以大黄牡丹汤逐瘀泄热以治之；若脉"洪数"者，乃热壅血瘀肉腐而脓已成，郁遏之势得减，热邪得以外透，故其脉沉而洪数有力。②根据肠痈的病理发展过程及临床研究可知，凡肠痈，无论脓成与否，皆可以大黄牡丹汤治疗之。当然，具体操作则根据其血壅、热遏、脓滞、正虚的不同，选用相应的方药以加强其疗效。此条又见于迟脉之"瘀血阻滞而脉迟"及数脉之"沉而数者，热闭在里"处，参合阅之，得其全面。

痰火内结而脉洪弦涩。《脉说》言："若洪兼弦涩，主痰红火炽之证，治宜清凉。"洪者热甚，弦涩者，痰浊阻滞，气机不畅，可以祛痰清热调气之法治之，如小陷胸汤、半夏泻心汤、黄连温胆汤、贝母栝楼散等。一般认为，洪为热甚，常兼滑象，但此处反言兼有涩象，所以滑非为洪之本象，洪脉可兼滑，亦可兼涩，此皆与邪气阻滞的程度相关。兼滑则阻轻，兼涩则阻重。

蛔虫扰动而脉洪大。《金匮要略·趺蹶手指臂肿转筋阴狐疝蛔虫病脉证治》言："问曰：病腹痛有虫，其脉何以别之？师曰：腹中痛，其脉当沉若弦，反洪大，故有蛔虫。"此主要从脉象辨蛔虫之病。腹痛者，寒热虚实皆有。此"腹中痛，其脉当沉若弦"者，乃举例之意。沉者主里，里证腹痛，有属虚寒之大小建中汤，有属实热之大小承气汤，然必然伴有相应的虚寒与实热等其他症状。"若"者或也，"当沉若弦"者，或沉或弦也。沉主里，主邪气内结，弦主气结，邪结之较甚，气机不畅也，所以尤在泾在《金匮要略心典》言："腹痛脉多伏，阳气内闭也；或弦者，邪气入中也。"即邪气入里而阻滞气机，内闭阳气，故脉沉弦。而此患者，脉"反洪大"者，知其腹痛并非寒热所致，乃蛔虫扰动，气机逆乱使然，且必伴有蛔虫病的其他症状，如白睛有蓝斑、下唇黏膜有半透明状颗粒、面有白斑、鼻孔瘙痒、吐蛔便蛔等。

风水化热而脉浮洪。《金匮要略·水气病脉证并治》言："脉浮而洪，浮则为风，洪则为气。风气相搏，风强则为隐疹……气强则为水。"此言风水之成因。"浮"者风邪袭表，"洪"者水气内盛。"脉浮而洪"者，乃水气阻滞，阳气不通，郁而化热使然。风邪为阳邪，若风邪旺盛，风水相合，化热壅营，故生隐疹；若水气旺盛，壅遏风邪，风击水起，泛滥于头面皮肤，故见风水水肿。此浮洪者，因风水夹热外盛使然。

温病气分热甚而脉洪。《诊宗三昧》言："脉洪为温病……脉多浮洪而混混不清，每多盛于右手。"《脉确》言："新病身强，及洪见寸关者，升阳散火可也。"

（2）正气亏损而脉洪

阴虚而阴阳离决者脉洪。①阴虚阳浮之脉洪。《脉学心悟》言："阴虚不能内守，阳气浮于外而脉洪。或阴竭于下，阳越于上，阳脉洪大，阴脉沉细。阴虚阳浮者，舌当光绛无苔。"《脉确》言："久病身弱，及洪见两尺者，又宜以滋阴降火为是。"又言："真阴不足，邪气相攻。"②若病情继续发展，则见阴虚假热之脉洪。《脉说》言："若浮按则洪，重按全无，或阔大者，为阴虚，孤阳泛上，气不归原之候，切勿误用凉药，此为有表无里，内阴虚而外假热也。"又言："若阴虚假热，阳虚暴证，脉虽洪大，按之应指无力，此又不得投以凉剂，致败胃气。"此为阴液大虚，阳无依附而浮散于外，若病情继续发展，必然阴竭于内而阳越于上，而为阴阳离决。

阳虚而阴阳离决者脉洪。①阴盛格阳而脉洪。《脉学心悟》言："阳气衰微，阴寒内盛，格阳于外而脉洪。此洪也，必沉取无力，舌质淡胖。"伤寒少阴病"脉微细"者，乃因气血阴阳不足，而又寒邪内盛使然，此处言洪者，乃此洪似散脉之意，为少阴病之阳气将欲上脱之象，为少阴寒化证之危重者，治之以白通加猪胆汁汤，或可一救。②若病情继续发展，则见阴阳离决之脉洪。《脉神》言："若洪大至极，甚至四倍以上者，是即阴阳离决，关格之脉也，不可治。"③若病情继续发展，则见临死阳气已然外散之脉洪。《脉说》言："凡人临死，从阳散而绝者，脉必先见洪大滑盛，乃真气尽脱于外，不可不察。"

阴虚阳陷而脉洪。①《脉说》言："阴虚阳陷，内热蕴蒸，脉中候亦见洪，则不必兼弦矣。"《伤寒论·辨脉法》言："问曰：病有洒淅恶寒而复发热者，何？答曰：阴脉不足，阳往从之；阳脉不足，阴往乘之。曰：何谓阳不足？答曰：假令寸口脉微，名曰阳不足，阴气上入阳中，则洒淅恶寒也。（问）曰：何谓阴不足？答曰：假令尺脉弱，名曰阴不足，阳气下陷入阴中，则发热也。"此为"阴虚阳陷"之源处。②辨脉法此条主要言阳虚、阴虚之人感邪而出现恶寒发热的原因。"从""乘"者，邪气侵袭之意。寸为阳，尺为阴。阳虚故"寸口脉微"，阴虚故"尺脉弱"。"上""下"两字，不当动词解，乃指部位。"上"者，心肺也，心肺阳虚，寒邪直袭，两寒相加，故"洒淅恶寒"；"下"者，尺脉也，肾阴不足，阳热有余，温热之邪侵袭，虚热与邪热相加，故"发热"。③此两处"阴虚阳陷"意义相同，皆为阴不足之人又感受温热之邪。阴不足，则虚热无津所依，而不能外出作汗而散，必然壅结于内，若再感温热之邪，则两热相结，里热内盛，阴不制阳，故脉见脉洪。"中候……见洪"者，为热邪内结而不外散之象。

气虚化热而脉洪。《脾胃论·饮食劳倦所伤始为热中论》言："脾证始得，则气高而喘，身热而烦，其脉洪大而头痛。"又言："盖阴火上冲，则气高喘而烦热，为头痛，为渴，而脉洪。"此为脾胃虚弱，营卫不足，卫虚而滞，滞而生热，又见营虚不能资助卫气，卫亢阳盛而热，故见诸症，治之以小建中汤或补中益气汤。实乃东垣仿仲景小建中汤而作论。

脾虚湿滞而脉洪。《脉说》言："浮沉俱见细弱，独中候形体宽大，应指有力，此主脾阳不足、中气不畅、胸满腹胀之证，大抵多由湿郁中焦，阴霾充塞，阳气不得宣行通畅也。然中候洪脉，必隐带一分弦意。"此为脾虚湿滞在中焦、上下不通之象，以浮中沉者，中取专候中焦。大为湿滞之象，亦为湿邪弥散之象，湿滞而大者，常常岸畔不清，脉无边际；洪而有力为脾阳虽虚，但不甚，能于邪气相争使然。

（3）以洪脉判断疾病的预后

洪大有力为邪盛，洪大无力为正虚。《脉说》言："夫洪大之脉，最不宜空，以其正气当盛也；不宜过实，以其邪气内蓄也。空则根不坚，实则邪内痼也。"洪而"空"者，即按之乏力，为正气不足之象；洪而"实"者，即按之力盛，为邪气旺盛之象。洪本为邪气甚，按之乏力者正气虚，以旺盛之邪加之于虚弱之正气，则正气更损，疾病将近，预后不良，故曰"空则根不坚"；洪而空甚者，有来无去者，则为正气亏虚而真气浮越于外之象，为大虚而危重者。洪本邪甚，若按之有力者，为邪气太甚，根深蒂固，不易祛除，故曰"实则邪内痼"。

洪大有力为邪气亢盛，其病将进。洪本兼大，大则邪盛，其病加重，故亦可为"洪则病进"。《脉学心悟》言："《素问·脉要精微论》曰'大则病进'，丹溪曰'大，洪之别名'。新病脉大有力为邪盛，久病脉大无力为真气外泄。皆为病势将进一步发展恶化，故曰病进。"

洪大为阴虚阳亢、正气浮越，其病危重。《脉说》言："诸失血遗精，白浊盗汗，脉洪曰难已。伤寒汗后脉洪，曰死。"又言："形瘦脉洪大，多气者死。"《诊宗三昧》言："若病后久虚，虚劳失血，泄泻脱元，而见洪盛之脉，尤非所宜。"

（三）六部洪脉主病

《诊家枢要·洪》言："为表里皆热，为烦，为咽干，为大小便不通。左寸洪，心经积热，眼赤、口疮、头痛、内烦。关洪，肝热及身痛，四肢浮热。尺洪，膀胱热，小便赤涩。右寸洪，肺热毛焦，唾黏咽干。洪而紧，喘急。关洪，胃热，反胃呕吐口干。洪而紧，为胀。尺洪，腹满，大便难或下血。"

《诊家正眼·洪脉》言:"洪为盛满,气壅火亢。左寸洪大,心烦舌破;右寸洪大,胸满气逆。左关见洪,肝木太过;右关见洪,脾土胀热。左尺洪大,水枯便难;右尺洪大,龙火燔灼。"

《脉确·洪》言:"寸洪身热兼肤痛,咳唾烦心亦可穷。呕与胀,察关中。尺虚宜壮水,泄痢不宜逢。"

(四)洪脉兼脉主病

《脉语·诸脉状主病·洪》言:"阳也,火也,病则为热。洪而有力,曰实火;洪而无力,曰虚火。洪而急,曰胀满;洪而滑,曰热痰;洪而数,其人暴吐,曰中毒。"

(五)洪脉医案举隅

1. 脉洪大,清之而死案

某,女,24岁。诊为急性多发性神经根炎。呼吸已停五日,心跳尚存,靠人工呼吸维持生命。于1992年7月13日会诊。面赤,舌红,苔干黄起刺,脉洪大,腹软。此属阳明热盛,予白虎加人参汤,鼻饲共服三剂。脉症依然为上,原方加安宫丸一粒。至18日亡。

按:脉洪、面赤、苔黄,予人参白虎汤尚属对症。后悟及,面赤乃大量使用激素所致,脉洪大乃血管活性药物反应。设若无西药,或现一派亡阳之象,当非人参白虎汤所宜。所以,中医辨证时,尚须考虑因用西药所产生的影响,否则易为假象所惑。

李士懋、田淑霄《温病求索·医案十则·急性多发性神经根炎》

2. 两手脉息洪滑,按之弦实有力,乃阳明热实之象

祁左,45岁。善食渴饮,半年来日渐增重,两手脉息洪滑,按之弦实有力,舌红且干,大便秘结,汗出夜间尤甚。此属中消,病在阳明,急当

泄热攻腑，茹素减食。

处方：生石膏一两，知母五钱，花粉三钱，醋大黄三钱，元明粉三钱（冲），元参一两，生地黄一两，寒水石五钱，飞滑石五钱，紫雪丹三钱（冲）。

绍琴按：两脉洪滑，按之弦实，知标本皆热；且消饥渴饮，汗出便结，舌红且干，全是阳明热盛之象。故急急清泄阳明，用白虎、承气、甘露、紫雪合方。重病重治，非大将不能克敌也。

赵文魁　赵绍琴《文魁脉学与临证医案·文魁脉案选要·中消脉案一则》

3. 六脉浮洪而大，按之不鼓，乃气虚阳越之象

一人呕吐痰涎，发热作渴，胸膈痞满，用清气化痰降火之剂，前症益甚，痰涎愈多，六脉浮洪而大，按之不鼓。此系脾胃气虚、虚阳上越之症，正所谓内真寒而外假热也。治当温补脾胃，升发元阳，则请症自退矣。

方：人参、白术、茯苓、炙甘草、陈皮、木香、炮姜、半夏。

秦景明《大方医验大成·呕吐章》

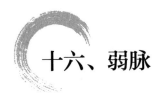

十六、弱脉

（一）弱脉指感

《脉经》言："弱脉，极软而沉细，按之欲绝指下。"

《诊家枢要》言："弱，不盛也。极沉细而软，快快不前，按之欲绝未绝，举之即无。"

《濒湖脉学》言："弱脉，极软而沉细，按之乃得，举手无有。……弱乃濡之沉者。……弱来无力按之柔，柔细而沉不见浮。……弱主气虚之病。仲景曰：'阳陷入阴，故恶寒发热。'又云：'弱主筋，沉主骨，阳浮阴弱，血虚筋急。'柳氏曰：'气虚则脉弱。'寸弱阳虚，尺弱阴虚，关弱胃虚。"

《诊家正眼》言："弱脉细小，见于沉分。举之则无，按之乃得。……弱之为义，沉而细小之候也。"

《脉说》言："弱脉极软而沉细，快快不前，按之欲绝未绝，举之即无。……弱，阴脉，极软而沉细，按之如欲绝指下者是也。"

《文魁脉学》言："弱脉，沉软而又比较沉细。这个细不是像细脉那样细如线，而是说弱脉的脉形不宽，比较细软一些，轻取摸不着，必须重按才能切得。"

《脉学心悟》言："弱脉居于沉位，按之细而无力。"

《临证脉学十六讲》言："弱脉，浮取时指下感觉不明显；中取、沉取虽能感到明显的脉搏跳动，但均无力。"

1. 标准弱脉

弱脉者，沉取极无力，欲绝未绝。

弱脉主言其力之弱极，对脉形、脉势、率律等方面不做要求。

弱脉与微脉相对，两者一沉一浮，均言其力微弱之极，而有"欲绝"之象。

2. 弱脉之力、位、形

（1）弱脉之力

观诸家言弱，对于弱脉其力之大小，皆从叔和认识一致。诸家皆以"软""弱"等词形容弱脉之无力。因弱脉极无力，故"按之欲绝未绝"，或"按之欲绝指下"。

故《脉学正义·弱脉形象》言："弱之为义，不过气势力量。"又言："弱之为义，不刚不强之谓，以言脉状，但觉其稍稍无力而已。"又言："脉有虚、软、弱三种，皆以形况其应指之稍为不及，俱在气势力量上研求，既不以大小为断，亦不能以浮中沉三候区别。"

弱脉总属无力，根据其力的大小，可分为三级：按之稍稍无力者，稍无力，为稍弱；按之欲绝未绝者，为无力，为弱脉；按之欲绝指下者，极无力，为弱甚。

（2）弱脉之位

弱脉者，其居沉位。自叔和以下，皆言弱脉居于沉位。

如《脉经》言其"沉……按之欲绝指下"，《濒湖脉学》言其"沉不见浮"，《诊家枢要》言其"举之即无"，《诊家正眼》言其"见于沉分。举之则无，按之乃得"，《文魁脉学》言其"轻取摸不着，必须重按才能切得"，《脉学心悟》言其"居于沉位"。

就诊取弱脉的具体操作指法，《临证脉学十六讲》言之详细："弱脉，浮取时指下感觉不明显，中取、沉取虽能感到明显的脉搏跳动，但均无力。"

（3）弱脉之形

弱脉，并不一定兼细。

叔和虽言弱脉"沉细"，实际上弱脉并不一定兼细。

故《脉学正义·弱脉形象》批之曰："叔和于此，竟开手即是'极软'二字，措辞已嫌不当，且弱之与软皆以脉之力量言，不以形体言，有脉体不大而软弱者，亦必有脉体不小而软弱者，叔和必谓之细，亦未免偏见。"

故《脉确·细濡弱》辩之曰："《脉经》以浮细为软，沉细为弱，岂细脉无浮沉二候，独于不浮不沉候之乎？而《内经》何以有沉细之说也。且《经》曰：脉弱以滑，是有胃气。滑者流利如珠之谓，若以沉细为弱，则沉细如丝之中，不能见滑矣。且《脉经》既以沉细为弱，而论肺痿，何以又有浮弱之言乎？今据《内经》，以弦脉软弱为肝之平脉，则所谓软弱者，无力之谓，不得以浮细为软，沉细为弱矣。况软弱所主之病，大概与细同。"

至于为何常言弱脉兼细软者，《临证脉学十六讲》则直指其本："临床上，弱脉往往会兼有细象，也有的不兼；还有很多弱脉带有脉软，这实际上是脉搏动无力的衍生感觉。"

所以，弱脉并不一定兼细，而细脉亦非弱脉必兼之脉。

故知，弱脉对脉形不做要求，其形可大可细。

3. 弱脉的基本脉理

弱脉者，沉取无力。或为正气亏虚，脉道失充，鼓荡无力，而见脉搏无力。或为水湿浸淫，脉体濡软无力；或为水湿阻滞，气血不畅，而见脉搏无力。

弱脉者，虽然可主虚证可主实证，但主要与正气的亏损相关，主要与气虚、阳损、血亏、液耗、精亏相关。《临证脉学十六讲》认为，弱脉的形成机理，主要与脾胃气虚、阳虚以及其他脏腑之气虚、阴液虚相关。《脉学心悟》认为弱脉"是由于阳气、阴血的虚衰，气血无力敷布于外而脉沉，充盈鼓荡无力而脉细无力"。《脉说》认为弱脉主"精气不足……为阳虚恐怖，为胃虚食少，为精力短少，气血亏损之候"。《脉语》言："此气血不足，又病羸弱之人多有之。"

气虚者，以脾肺为主，特以脾气虚最为常见。脾胃者，后天之本，气血从此而生，脾胃虚弱，必然气虚。气虚脾气升发不能，故其脉沉而不起；气虚不能鼓荡血脉，故其脉必然乏力。故《临证脉学十六讲》言："弱脉最常见的形成机理，第一位的是脾胃气虚……脾胃气虚的脉象。从理论上讲，应该是关脉弱，但不尽然，有的就表现为寸关尺三部都弱，甚至有的六脉都弱。"若右关见弱，特别是关后弱者，乃脾气虚弱之象；至于三部或六部皆弱者，乃弱之重者，为脾气大虚，不能长养诸脏，使一身之气皆不足使然，此时除了大补脾胃之气外，更当加用人参，以补周身之气。

阳虚者，气虚之重证。脉搏跳动力度之大小，主要与阳气的量相关：若阳气旺盛，气血沸腾，脉可洪大有力；若阳气虚弱，鼓荡无力，脉自微弱而乏力。微者，浮取极无力；弱者，沉取极无力。微弱者，皆主阳气虚衰，其两者本质差别不大，只是从仲景角度而言，微脉更偏于阴盛伤阳之证，弱脉更偏于阳损阴损之证。如《伤寒论》第286条言："少阴病，脉微，不可发汗，亡阳故也。阳已虚，尺脉弱涩者，复不可下之。""脉微"乃"亡阳"故也；"不可下"乃阳虚而不能固摄阴液，阴液已伤，故迟脉"弱涩"，以尺专候阴故也。

血及津液者，皆有形而属阴之品，其主充养；气者，无形而属阳之品，其主鼓动。气者，必依附于津血，方不妄动而浮散；津血者，必依托于气，方能运行而布散。若血亏、液耗，气亦随之而损，故可见脉弱。

血亏、液耗之弱，不仅脉动无力，亦因脉道失充，而常兼细。但若阴损过甚，阴不制阳，虚阳妄动，充斥脉道，则其脉可弱而兼大。

气虚及阳衰之弱，主要表现为脉动无力，不一定兼细。

弱脉主虚，亦主湿甚。主虚者是十之八九，主湿者十之一二。临证自当参合诸症，并病势的发展、平素的体质、慢性病的有无以辨别之。

（二）弱脉的生理病理

1. 生理性弱脉

（1）长夏之时，其脉常弱

《素问·平人气象论》言："长夏胃微软弱曰平。"

《脉学正义·弱脉形象》注曰："长夏之令，天地发泄之气，造乎极端，于脉应之，宜乎滑大有力，然必于滑大之中，不偏刚劲，而微有软弱之态，方是平人无病之脉。……软弱二字，绝非柔细而了无精彩之坏脉。"

长夏之时，阳气升动，天气阳热，热蒸湿起，热湿加杂，弥散与天地之间，而长养于万物，故见天地间一派欣欣向荣之象。人本于天地，长夏之时，阳气涌动，津液布散，阴阳和谐，机体得养，健康无病。此时，其人脉软者，为津液充盛之象，只有充足的津液，方能涵养于旺盛的阳气；脉微弱者，阳为液滋，而阳气呈现一派和谐之象。此时，其脉虽软而微弱，但从容和缓、不大不小、不快不慢，而为应时之脉。

（2）脉弱以滑是有胃气

《素问·玉机真脏论》言："脉弱以滑，是有胃气。"

此弱者，无邪扰也，为脉不劲急之象。与强相对，为不强之意；

此滑者，正气充沛，气血旺盛，而后续不绝、连绵不断之象。

脉有胃气，则脉动之时，不强不弱，不徐不疾，从容和缓，为正气充沛而又无邪扰之象。

2. 病理性弱脉

（1）脾肺气虚而脉弱

1）脾胃气虚而脉弱

弱脉为太阴病主脉。病在三阳阶段，以邪气盛的实证为主，故治疗之时，或发汗，或清下，或和解，旨在祛邪外出，稍兼扶正；而病至三阴，正气已虚弱，脏腑已损伤，故三阴病以正气虚弱为主，治疗之时重在扶助正气，兼以透邪。而太阴病者，三阴病之初期阶段，正气虽伤但不重，其脉常见"弱"象，乃脾阳不足，运化失常，气血不生，脉道失充使然。若病及少阴，心肾阴阳气血衰微者，则其脉"微细"。

太阴病病机为"脾阳虚弱，寒湿内盛"。仲景讲伤寒之病，重在言寒邪从表入里、由浅及深的入侵过程中，患者所发生的各种病变。言脾阳虚者，乃寒邪深入、损伤脾阳所致。凡脾阳损伤者，脾气无不受损，脾虚不运则气少，且阳虚乃气虚之重证。故脾胃气虚轻证者为气虚，气虚重者，波及其阳，为脾胃阳虚证。在临证之时，若其病在气虚阶段，亦可兼扶阳气，桂枝汤、小建中汤、苓桂术甘汤是也；若在阳虚阶段，自当兼扶其气，理中汤、桂枝人参汤、四逆汤是也。

《伤寒论》第280条言："太阴为病，脉弱，其人续自便利，设当行大黄、芍药者，宜减之，以其人胃气弱，易动故也。"太阴为病，脾阳虚弱，气血生化不足而脉道失充，故脉弱。太阴病者，或"续自便利"，或"自利益甚（273条）"，皆在言随着脾虚的进一步发展，可致脾气陷而不升，清气不升，下注而作利，且这种下利若不及时治疗，可使脾气更进一步的损伤，致使其利更甚于前。

《伤寒论》第98条言："得病六七日，脉迟浮弱，恶风寒，手足温。"本为太阳病，但已病"六七日"，病久而不愈，必因正气不足使然，观其脉"弱"即知。病久不愈，或已传变，发热恶寒者，六经皆有，而"手足温"主要与太阴病相关，故第278条言："伤寒脉浮而缓，手足自温者，系在太阴。"以脾主四肢故也。除了"手足温"，太阴病亦可见"四肢烦疼（274条）"。故第98条者，其病即久，已从太阳病发展为太阴病，从脉浮、恶风寒可知，当为太阴中风病。治疗当以桂枝汤扶正祛邪，如第276条言："太阴病，脉浮者，可发汗，宜桂枝汤。"

观《方剂学》（第十版）言四君子汤"脉虚缓"，言补中益气汤"脉虚软"，软弱者，本为虚类，气血亏虚，脉亦可弱，故此两方证之脉，若为弱，有何不可！

2）肺气大虚而脉弱

《素问·经脉别论》言："饮入于胃，游溢精气，上输于脾，脾气散精，上归于肺。"此虽言津液及水谷精微的吸收布散过程，实则言脾肺之关系。小肠主液，大肠主津，津液的吸收主要在大小肠完成；小肠化物而泌别清浊，乃指其对水谷精微的吸收。脾的运化水谷及水液的功能，实则靠胃及大小肠完成。津液及水谷精微在大小肠吸收后，"上输于脾"，再经脾的升清作用"上归于肺"。故知，若脾气强健，精微生成充足，自可上输于肺而长养之，此即"土能生金"之实质。凡肺气、肺阳、肺阴之虚，皆可以用"补脾益肺"之法治之，如参苓白术散、甘草干姜汤、麦门冬汤等，皆从脾胃而治肺者。

《金匮要略·痰饮咳嗽病脉证并治》言："久咳数岁，其脉弱者可治；实大数者死；其脉虚者，必苦冒。其人本有支饮在胸中故也，治属饮家。"患者久咳不愈者，乃"本有支饮在胸中故也"，此乃饮家作咳。饮为阴邪，饮留而久不去者，必因肺气虚弱使然，又"久咳数岁"，更伤肺气，肺气大虚，生气不能，脉失充养，其脉必弱，病脉相附，故言"可治"；肺气已伤，不耐邪扰，其脉"实大数者"，皆邪气侵袭之象，虚不胜邪，其病难治，预后不良，故言"死"；虚者，乏力也，肺气虚弱，不主行水，水气泛益流窜，上扰清窍，故见头昏重。此条亦见于实脉之"正气大虚而脉实"处，两者参合而阅，方能全面。

（2）阳气虚衰而脉弱

阳衰者不可发汗。《伤寒论》第286条言："少阴病，脉微，不可发汗，亡阳故也。阳已虚，尺脉弱涩者，复不可下之。"第27条言："脉微弱者，此无阳也，不可发汗。"此仲景从脉象言少阴病禁忌治法。少阴病者，仲景主从阳衰阴盛角度讨论，虽也言阴衰阳盛诸证，但言之少而粗。若脉见微，为肾阳衰微、亡失之象。肾阳衰微，自不可发汗，汗出则卫阳外泄，而诸阳皆本于肾阳，故间接使肾阳更损，甚至可致亡阳之变；弱涩为阴液不足，阳衰而阴液不足，少阴阴阳两虚，故不可用汗下之法治之，以汗伤阳而使阳气上脱，下伤阴而使阴液下竭。在临证之时，若患者平素体弱多病，脉弱，又为风寒之邪所袭，治疗之时，自当重用扶正之品，而稍加发散之味，甚至在正气大虚的情况下，当重补其正气，稍加疏散之品即可，如炙甘草汤、四逆汤等。

表阳衰而反汗之，伤及肾阳。《伤寒论》第38条言："若脉微弱，汗出恶风者，不可服之（指大青龙汤）。服之则厥逆，筋惕肉瞤，此为逆也。"大青龙汤为发汗之峻猛之剂，其发散之力，甚强于麻黄汤。麻黄汤过汗可亡阳竭阴，大青龙汤更有过之。"脉微弱"者，阳气本衰微，阴亦有不足；"汗出恶风"者，卫外本不固，营阴本外泄。其为在表之阴阳虚弱之象，但在阳衰与阴弱之间，更偏向于阳气的虚衰为主，故治之自当扶正祛邪，以桂枝加附子汤以治疗之。若辨证错误，而处以大青龙汤峻发其汗，散其真阳，泄其阴液，致使阴阳大伤。阳伤而衰，不能温养四末，故见四肢"厥逆"；阴泄而脱，不能濡养筋肉，故见"筋惕肉瞤"。在表之阳本不足，若再以峻猛之剂发泄之，必然使衰弱之阳更伤，而病及肾阳，从而使肾阳衰弱，以卫阳根于肾阳故也。此虽阴阳两伤，但如同桂枝加附子汤证，以阳伤为重，故治疗之，重点仍在扶阳气为要，可以四逆汤、真武汤救之。

阳衰而呕利者，四逆汤主之。《伤寒论》第377条言："呕而脉弱，小便复利，身有微热，见厥者难治，四逆汤主之。"此论阴盛格阳而呕。身热而厥者，寒热之证皆可见之，若兼小便利者，则仅见于寒也，故知此条诸症，皆为阳衰寒甚所致。故身热为格阳于外之象，厥为阳气衰微不能温养之象，小便利为阳虚不能摄阴之象，呕为阴寒内盛逼迫胃气上逆之象，弱为阳气衰弱鼓动无力之象。故以四逆汤回阳救逆，阳回而阴寒自散，胃气因和，呕逆自止。

阳回阴续，正复邪退时其脉弱。《伤寒论》第360条言："下利，有微热而渴，脉弱者，今自愈。"第365条言："下利……脉微弱数者，为欲自止，虽发热，不死。"此两条主言阳复而寒利欲止。仲景言下利，表里寒热虚实诸证皆有，然预后不良者，主要多因"寒邪深入，阳气衰微"所致，以阳气大衰，阳不制阴，阴液下趋，严重时可致阴竭于下而阳脱于上之阴阳离决的危重症。现虽见下利，然不见腹痛、四肢厥逆、恶寒蜷卧等阴寒内盛之象，反见微发热而渴，此乃因下利而阴液损伤，现虽阳气逐渐恢复，然阴液不济其阳故渴，阳气有余故热。360 条主要从证言阳回之机，365 条主要从脉言阳回之机，微者阳不足，弱者阴损伤，数者阳回而阴不济。阳有余之象，待阳气运转，阴液自化，故利"自止"；阳气在恢复，病情在好转，故"不死"。

（3）气血亏虚而脉弱

《素问·玉机真脏论》言："脉弱以涩，是谓久病。"

《素问·平人气象论》言："脉小弱以涩，谓之久病。"

病久不去者，必然因气血亏虚，或不能护养于损伤之脏腑，或不能透邪以外出使然。久病而脉弱者，气不充而脉动无力；久病而脉涩者，气血亏虚，脉道不充，运行蹇涩，即"气虚气易滞，血虚血易瘀"之象；久病而脉小（细）者，气血亏虚，脉道不充使然。故知，久病而脉小（细）、弱、涩者，皆因气血虚弱使然。

桂枝汤者，在内调脾胃以益气血，在外祛邪气以和营卫。营卫者，气血也。营卫者，主言气血之运动；气血者，主在言气血之量的多与少；虽言营卫，实言气血。所以，桂枝汤者，本身为益营卫、调气血、祛邪气之基本方。又观其方诸药，桂枝、白芍、炙甘草、大枣者，皆为益气补血、扶阳益阴之品，唯生姜合桂枝，虽能发散邪气，但因诸酸甘之制，使其发散之力较弱。故桂枝汤者，补养扶正之力明显强于其祛邪外出之力。观仲景用桂枝汤，若邪气强者，则在其方基础上，或加葛根、麻黄等发散解表之品，或去芍药类阴柔收敛之品，以加强桂枝汤发散祛邪之力；若正气弱者，则在其方基础上，或加人参、白芍以益气补血，或加附子、桂枝以扶阳助卫，此皆在于加强其扶助正气之力。

桂枝汤其方，扶正祛邪，标本并治，内外并调，通达周身，无所不至。其通过加减化裁，可用于各种外感病，如风寒加麻黄、附子，风热加金银花、连翘，气虚加黄芪、党参，阳虚加附子、细辛，阴虚加生地黄、麦冬，精血亏虚加熟地黄、当归等。桂枝汤透邪，邪在体表可汗之外出，邪入体内可透之外出，凡六淫之邪在表里内外者，皆可化裁而治。其祛邪不伤正，扶正不碍邪，更能扶正气而治病本，以六淫侵袭，未有不乘虚而入者，"两虚相得，乃客其形《灵枢·百病始生》"故也。桂枝汤本被誉为千古第一方，可解百病，而识之者却少，观笔者侍诊的诸位老师及所阅览的诸多医著，唯傅元谋老师最擅运用桂枝汤者，笔者学生时跟随老师学习五年，所见病案万余，其中未用桂枝汤者却不足两手之数，傅老所用桂枝汤，早以达至臻化境。

《伤寒论》第12条言："太阳中风，阳浮而阴弱。阳浮者，热自发，阴弱者，汗自出……桂枝汤主之。"①一般认为，浮取为阳，或寸为阳；沉取为阴，或尺为阴。然无论浮为阳还是寸为阳，脉浮者，皆为风寒之邪袭表之象；无论沉取为阴还是尺为阴，脉弱者，皆为正气不足之象。"阳浮而阴弱"者，正气虚而邪气侵袭之，故治以桂枝汤扶正以祛邪。②"阳浮"之象有三种：一者仅寸脉浮紧，关尺沉弱，此为邪气微而正气大虚，笔者常以小青龙汤加附子以治疗之；二者寸关浮紧，尺沉弱，此为邪气稍强，正气虚弱，此可以桂枝汤治疗；三者寸关尺皆浮紧，按之稍乏力，此即"脉阴阳俱紧（第3条）"之象，为邪气亢盛，正气稍弱，此常用麻黄汤治疗。

《伤寒论》第42条言："太阳病，外证未解，脉浮弱者，当以汗解，宜桂枝汤。""太阳病，外证未解"者，即仍见恶寒发热、头身疼痛等表证，即虽前已服药，但表证仍未解。解表有麻桂两汤，麻黄汤其脉浮紧有力，乃"正邪俱盛，相争激烈"之象，故治之以峻散邪气为主；桂枝汤其脉虽浮紧但稍显乏力，乃"正气较弱，相争平缓"之象，故治之以扶正祛邪为主。此条见其脉浮弱，浮者表未解，弱者正气损伤已重，故治之时，以桂枝汤益营卫、助正气以祛邪气。此"浮弱"亦说明，弱脉的重点在于脉力不足，只是后人为了更细致地辨别，言无力而浮者为濡、软，无力而沉者为弱，但其本质实为相同，有"几希之异"？

（4）血不足而脉弱

心血不足而脉弱。《金匮要略·惊悸吐衄下血胸满瘀血病脉证治》言："寸口脉动而弱，动即为惊，弱则为悸。"《脉学正义·弱脉主病》解之曰："脉弱者血不足，而血为心之液，血少者，心气心衰，故曰为虚为悸。"《灵枢·本神》言："任物者谓之心。"突受惊吓，心神受惊，致使心神浮越而无所依，心气散乱而无所归，气血逆乱，故脉见动，此言邪气实；若平素本心血虚少，可使神无所养，妄动而悸，此言正气虚；若动弱并见者，乃在心血虚的基础上，又为惊吓所扰，可以桂枝去芍药加蜀漆牡蛎龙骨救逆汤加减治疗之。

精血不足而脉弱。①《金匮要略·中风历节病脉证并治》言："寸口脉沉而弱，沉即主骨，弱即主筋，沉即为肾，弱即为肝。汗出入水中，如水伤心，历节黄汗出，故曰历节。""沉即主骨""沉即为肾"者，乃指肾精亏虚，骨失所养；"弱即主筋""弱即为肝"者，乃指肝血亏虚，筋失所养。此条言肝肾精血亏虚，筋骨失养，是历节病发展的主要内因之一。②《金匮要略·中风历节病脉证并治》言："少阴脉浮而弱，弱则血不足，浮则为风，风血相搏，即疼痛如掣。""少阴脉"者，主要指足少阴肾也，以历节之病，主要发生在筋骨之处，与肝肾关系最为密切。少阴脉"弱则血不足"者，乃肾本藏精，精能生血，精不足者血必少。精血不足，筋骨失养，邪气易袭，风邪侵袭，其脉见浮。邪气壅滞经脉，血行不通，故"疼痛如掣"。③此两者历节病，皆为肝肾亏虚，精血不足，而受邪为病者。只是一者以水湿浸渍、郁而化热之黄汗为主要表现；一者以风寒邪侵袭、凝滞不通为主要表现。病本相同，而受邪不一，故临床表现有所不同也。

血虚阳浮而脉弱。《金匮要略·惊悸吐衄下血胸满瘀血病脉证治》言："病人面无血色……浮弱，手按之绝者，下血。""面无血色"者，失血使然。血失而脉道失充，故脉弱；血者阴也，阴血流失，阳气无所依附，虚阳浮越于外，故见脉浮，按之则无。虚阳外浮，血失阳摄，脱之于下，故见下部出血之证。

产妇血虚而脉弱。《金匮要略》产后病言："产妇郁冒，其脉微弱，不能食，大便反坚，但头汗出，所以然者，血虚而厥，厥而必冒。"郁冒者，头目眩晕，郁闷不舒也。新产之后，阴血大失，脉道失充，故"脉微弱"；阴血流失，阳明失润，燥热内生，胃气不和，故见"不能食，大便反坚"之象；阴血流失，阳无所恋，浮越于上，壅滞于脑，故见"郁冒"；阴血不足，无以运达阳气于四肢以温之，故言"血虚而厥"；"厥而必冒"者，血虚不能运达阳气于四末，而阳气独自浮盛于上也。

（5）精津不足而脉弱

精气清冷而脉弱。《金匮要略·血痹虚劳病脉证并治》言："男子脉浮弱而涩，为无子，精气清冷。"脉"浮弱"者，浮而乏力也，为阳气不足之象；涩而无力者，为肾精不足，脉道失充，又乏阳气之推动，故见脉动而其势涩滞不畅。阳气不足则精失温养，生成不续，"男精女血，盛而成胎（《金匮要略编注》）"。现精冷而稀，故不能生子。

津液不足而脉弱。《伤寒论》第 113 条言："弱者必渴，被火必谵语，弱者发热脉浮，解之当汗出愈。"患者发热、口渴、脉浮，此乃感受温热之邪所致，而口渴、脉弱者，阴液不足。其人本津液不足，又感受温热邪气而为病，治之必不可以用火灸之法，否则以热助热，热邪炽盛，扰动心神，故见谵语。当以辛凉透表、甘寒养阴之法治之。

（6）水湿阻滞而脉弱

寒饮内停而脉弱。《伤寒论》第 139 条言："太阳病，二三日，不能卧，但欲起，心下必结，脉微弱者，此本有寒分也。反下之，若利止，必作结胸；未止者，四日复下之，此作协热利也。""太阳病，二三日"者，为太阳病初期，其病多未发生传变，治当以解表散邪之法；"本有寒分"者，说明其人平素阳气本不足，而寒饮内盛；"心下必结"者，乃寒饮停聚心下，饮凝而气结，故见心下如物之结聚而痞塞不舒；"不能卧，但欲起"者，以饮邪属寒属阴，必得阳气之温化，方能舒缓其结之势，人静卧则阳静而归潜，人动起则阳升而布达，阳布达则自然能温能化，此为痰饮水湿诸病之特点——静则加重，动反觉舒；其脉不浮紧而见反"微弱"，说明其邪并非以表邪为主，而是以寒饮内停为盛，此"微弱"之脉，并非因阳气衰微所致，乃寒饮内盛使然，若确为阳气衰少，下后必然成少阴之戴阳格阳之证，而非为阳明寒湿之寒实结胸证或阳明湿热之协热下利证！

暑湿阻滞而脉弱。《金匮要略·痉湿暍病脉证治》言："太阳中暍，身热疼重，而脉微弱，此以夏月伤冷水，水行皮中所致也，一物瓜蒂汤主之。"《说文解字》言"暍"为"伤暑也";《前汉书·武帝纪》言:"夏,大旱,民多暍死。"故知"中暍"者,中暑也。"夏月伤冷水"者,言其病因,夏月天气炎热,贪凉饮冷,外则暑热侵袭,内则水湿壅滞;暑性炎热上行,其性属阳散发,暑邪直趋阳明,激迫水湿上趋,壅滞肌表,故见"身热"且"疼"且"重";"脉微弱"者,绝非暑伤气阴所致,乃水湿阻滞之象,实与《温病条辨》二加减正气散之"脉象模糊"同义。故治疗则以瓜蒂宣泄湿郁,湿去则无形之暑随之而散,以瓜蒂本能宣发上焦而开发腠理、宣通阳气而行水化湿。

(三)六部弱脉主病

《脉经·平三关病候并治宜》言:"寸口脉弱,阳气虚,自汗出而短气。宜服茯苓汤、内补散,适饮食消息,勿极劳。针胃脘,补之。关脉弱,胃气虚,胃中有客热。脉弱为虚热作病。其说云:有热不可大攻之,热去则寒起。正宜服竹叶汤,针胃脘,补之。尺脉弱,阳气少,发热骨烦。宜服前胡汤、干地黄汤、茯苓汤,针关元,补之。"

《诊家枢要·脉阴阳类成·弱》言:"左寸弱,阳虚,心悸自汗。关弱,筋痿无力,妇人主产后客风面肿。弱,小便数,肾虚耳聋,骨内酸痛。右寸弱,身冷多寒,胸中短气。关弱,脾胃虚,食不化。尺弱,下焦冷痛,大便滑。"

《诊家正眼·弱脉》言:"弱为阳陷,真气衰弱。左寸心虚,惊悸健忘;右寸肺虚,自汗短气。左关木枯,必苦宁急;右关土寒,水谷之病。左尺弱形,涸流可征;右尺若见,阳陷可验。"

(四)弱脉兼脉主病

《素问·玉机真脏论》言:"脉弱以滑,是有胃气;脉弱以涩,是谓久病。"

"真脾脉至，弱而乍数乍疏，色青黄不泽，毛折乃死。"

《伤寒论·平脉法》言："寸口脉弱而迟，弱者卫气微，迟者荣中寒。荣为血，血寒则发热；卫为气，气微者心内饥，饥而虚满，不能食也。""寸口脉弱而缓，弱者阳气不足，缓者胃气有余，噫而吞酸，食卒不下，气填于膈上也。"

（五）弱脉医案举隅

1.寸口无脉，为吐利亡阳之象

李某，男，2.5岁。1964年3月12日诊。麻疹已退，下利十余日，日趋加重，水泻无度。渐肛门不收，视之如洞，粪水外淫，难分便次，味腥色青。手足厥冷，周身欠温，闭目不睁，呼之不应。寸口脉已无，趺阳脉时隐时现。症已极危，合家抱头痛哭。急予附子理中汤，回其垂绝之阳。

炮姜3克，炮附子4.5克，人参6克，肉蔻4.5克，炙草6克。浓煎频喂。

半日许，趺阳脉已出，手足转温，但有粉红色血水从肛门流出。此阳虚不能摄血，仍当回阳，宗前方加阿胶6克。次日精神好转，已能睁眼。再依前方加茯苓6克，生芪6克。三剂而愈。

按：疹后本宜养阴清余热，然下利无度，导致亡阳，故不拘常法，急以附子理中汤挽其垂绝之阳。下粉红色血水者，乃阳不摄阴，脾不统血，仍当回阳摄阴。检讨原方，若加赤石脂，不仅止泻固脱，尚能涩血，更为妥帖。

凡重证当诊趺阳脉。趺阳主胃气，虽寸口脉已绝，只要趺阳未绝，说明胃气尚存，尚有生机，有挽救之希望。若趺阳亦绝，难以复生。

李士懋、田淑霄《温病求索·医案十则·吐利亡阳》

笔者按：弱为沉取无力，弱之极者，则为无脉之象。观《伤寒论》317条言："少阴病，下利清谷，里寒外热，手足厥逆，脉微欲绝，身反不恶寒……或利止脉不出者，通脉四逆汤主之。……利止脉不出者，去桔梗，加人参二两。"315 条言："少阴病，下利脉微者，与白通汤。利不止，厥逆无脉，干呕烦者，白通加猪胆汁汤主之。"观李老此案，实乃依通脉四逆加人参法以救其亡失之阴阳。此案与白通加猪胆汁汤亦甚为合拍，但此案仅是阳气衰微而阴液尚存，故不用白通加猪胆汁汤以救其阴阳，而以通脉四逆汤救其衰弱之阳为主，并加人参以生津益阴。药后而见下利血水者，仲景治之以桃花汤。

2. 阳脉数不任重按而尺脉弱，乃肾虚阳浮之象

芦某，女，21 岁，学生，1995 年 10 月 16 日诊，咽痛半年，心烦有痰，后头及两侧头痛。阳脉数，不任重按，尺脉弱。此肾虚阳浮于上。宗济生肾气丸主之：

炮附子 9g（先煎），肉桂 5g，山茱萸 12g，干地黄 12g，茯苓 12g，泽泻 10g，牡丹皮 10g，怀牛膝 9g，五味子 6g。

1995 年 10 月 24 日诊：上方共服 4 剂，咽痛头痛皆缓。以其尺脉尚弱，于上方加巴戟天、肉苁蓉各 10g，再服 4 剂而愈。

按：……阳旺阴弱之脉，大致有三种：一是阳脉数大有力，尺脉细数，此为肾水不足，心火独亢，当予泻南补北，黄连阿胶鸡子黄汤、玉女煎类主之；二是阳旺按之减，尺脉细数且舌光绛者，此为阴不制阳，水亏阳浮，当滋阴潜阳，方如三甲复脉；三是阳旺不任重按，尺沉弱且舌淡者，此阴盛格阳，当温补下元，引火归元，方如济生肾气、右归饮之类。此例虽咽痛心烦，寸数然尺弱，知为下焦阴盛，虚阳上浮，故予济生肾气引火归元。此种阳浮，赵养葵称之为龙雷之火，此火不可水灭，不可直折，必以热药引火归元。

李士懋、田淑霄《相濡医集·医案·咽痛 2（肾虚阳浮）》

笔者按：李老又于《相濡医集·医案·真寒假热 2》言："龙雷火动之真寒假热证，其脉之特点为阳脉大而尺脉沉细。此种阳强阴弱之脉，可见于三种情况：一是心火旺而肾水亏，水亏不能上济心火，心火独亢而不下交，呈现水火不济、心肾不交。其阳脉之大也，必按之有力；其尺脉之细也，按之必细数。治之当泻南补北，代表方为黄连阿胶鸡子黄汤。二是阴虚不能制阳，阳浮而大按之虚，其阴脉当细数躁急。治当滋阴潜阳，方如三甲复脉之类。三是阴盛格阳，由于阳气虚衰，阴寒内盛，虚阳浮越于外，成为格阳、戴阳。尺脉当沉细无力，或沉细拘紧无力；阳脉浮大按之虚。治当引火归元，使浮游于外之阳得以下归宅窟。方如白通汤、白通加猪胆汁汤，桂附八味之类。此三者脉象，皆阳旺而阴弱，然病机、治则迥异，差之毫厘，谬之千里。若脉象难以遽断，当进而察舌。水亏火旺者，舌红而坚敛苍老；阴虚阳浮者，舌当嫩而光绛无苔；阴盛格阳者，舌当淡嫩而润，或淡嫩而黯。"此段可与上案参合而读。

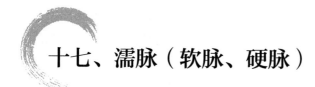

十七、濡脉（软脉、硬脉）

（一）濡脉指感

《脉经》言："软脉，极软而浮细。"

《诊家枢要》言："濡，无力也。虚软无力，应手散细，如棉絮之浮水中，轻手乍来，重手即去，为血气俱不足之候。"

《濒湖脉学》言："濡脉，极软而浮细，如帛在水中，轻手相得，按之无有。……帛浮水中，重手按之，随手而没之象。"

《脉语》言："软亦作濡。脉来按之无力，如水上之浮帛，曰濡。"

《诊家正眼》言："濡脉细软，见于浮分。举之乃见，按之即空。……濡之为名，即软之义也。必在浮候见其细软，若中候沉候，不可得而见也。"

《诊宗三昧》言："濡脉者，虚软少力，应指虚细，如絮浮水面，轻手乍来，重手乍去。"

《脉理会参》言："浮小为濡，按之无力，如水上浮帛，阴阳俱损之脉。"

《脉说》言："濡脉极软而浮细，如帛衣在水中，软手乃得，不任寻按也。"

《脉学正义》言："虚软之脉，虽沉部必不及浮部之应指有力，然如中按尚属有神，再重按之，其力不及，即为软脉，更不能谓为必浮。"

《文魁脉学》言："濡脉，是一种极柔软而软浮的脉象，如水中漂浮棉絮之状，又好像是水上的浮泡一样，轻软圆滑。"

《脉学心悟》言："软脉，即是濡脉，软同软。软脉的特点，就是脉来柔软，仿佛水中之棉。所谓软脉，就是脉力逊于平脉，但又强于弱脉。对脉位的浮沉、至数的疾徐、脉体的长短阔窄，都无特定的要求。……湿为阴邪，其性濡。湿盛者，大筋软短，血脉亦软，持之软。再者，湿阻气机，气机不扬，气血不能鼓荡血脉，亦是湿盛致脉软的一个因素。痰、饮、水等与湿同类，皆可致脉软。软脉与濡脉主病有异，濡可主阴虚，但软脉一般不主阴虚。"

《临证脉学十六讲》言："（濡脉）脉搏搏动的力度明显不足，且指下感到脉管壁软绵绵，甚至感到脉体模糊，边界不清。……有一部分濡脉的脉管细，但是有一些濡脉脉管不细，因为濡脉的脉管软绵绵，因此就有可能感到脉体模糊不清，边界不清。甚者，可能会与脉管周围的组织难以分辨，相反，这个濡脉就会脉大。……脉管壁不紧张，很松弛，就叫软脉，指下脉软的感觉是很像你摸在一根有弹性很薄的橡胶管子上一样。你摸它，它里面有流动液，表面却软绵绵的，这就是软脉。但是，如果脉软绵绵程度到了一点儿弹力都没有，跟按在棉花上一样，甚至脉体的边界都很难分辨，那就叫濡脉……濡脉比软脉更软，皮塌塌的，就跟手指按在棉花上的感觉。棉花没有什么弹性，太软塌了，那就是典型的濡脉。"

1. 标准濡脉

硬脉、软脉、濡脉者，皆主言脉管应指之软硬的状态。硬脉脉管僵硬，应指有力；软脉脉管绵软有弹性，应指稍乏力；濡脉脉管绵软无弹性，应指乏力。

硬脉、软脉、濡脉者，对脉形、脉位等不做要求，皆可沉可浮、可大可小。

硬脉者，挺然指下，缺乏弹性，毫不柔和，如切硬塑胶管一般（《临证脉学十六讲》）。

软脉者，能摸到脉管壁，但脉管不僵硬，如摸有弹性的橡胶管子者（《临证脉学十六讲》）

濡脉者，常见形象有二种：

一为濡细脉，其形体泡松，虚软少力，应指虚细，如絮浮水面，轻手乍来，重手乍去，乃气血不充之象（《脉说》）。

二为濡大脉，其脉形模糊，脉管软绵绵而无有弹性，脉大而无边无界，指下感觉一大片在搏动，且其搏动往往乏力（《临证脉学十六讲》）。此即《温病条辨》二加减正气散之"湿郁三焦"而"脉象模糊"者。

2. 软脉与濡脉

濡、软两脉自由分别。观诸家论濡、软二脉，大多数认为濡即软也，濡软当不分，主病亦不别。如《脉学正眼》言："濡之为名，即软之义也。"然张山雷言，濡为濡，软为软，此二脉，自当辨别！其《脉学正义·软脉形象》言："惟考之字义，濡为濡湿、濡滞，自有一字，必不可误以为软之古文。其软字之所以变为濡者，实由汉人作隶，软、濡二字混同无别之故，而唐以后人各为一说之误也。"又言："软之为义，但言其重按不如轻按之有力，以力量之不及言，不以形状之不及言，故有细小而软者，亦有虚大而软者。"

濡脉与软脉的关系，李老、姚老之言甚是，皆认为濡脉归属于软脉，濡脉为软脉的一种。软脉脉管比濡脉稍有力者，不似濡脉按之绵软如泥而无任何反弹感觉者；濡脉脉形可大可小，故有濡大岸畔模糊不清之脉，有濡细似微却常有之脉。

软脉脉管壁如橡皮管者，实乃脉管失养之象，其可因虚，亦可因实，临证四诊合参，自然明了。如《脉学心悟》言："软脉的形成，是由于气血鼓荡力弱而脉软。何以鼓荡力弱？可因于气血虚、脾虚、阳虚、湿盛所致。"

观诸家之言及临证所察可知，濡脉比软脉为更常见，故软脉才逐渐脱却，但欲临证者，亦当重点研究濡、软脉的相关理论。

3. 软脉与硬脉

有软脉，自有硬脉。如《临证脉学十六讲·硬脉》言："脉来时挺然指下，缺乏弹性，毫不柔和，不是像紧脉一样绷急左右弹指，也不是有力而弹指。日常生活中，有一种直径约 2mm 左右塑料线，半软半硬。硬脉脉来挺然指下，指下感觉就如同切按此类硬塑胶管一般。硬脉就是不柔和脉，不柔和即脉管失却弹性。"

硬脉者，脉管壁坚硬劲急，刚强有力；软脉者，脉管壁软绵柔和，脉自乏力。

硬、软、濡、虚、微脉者，皆言脉管应指之力。从脉力方面言，硬脉＞软脉＞濡脉＞虚脉＞微脉。故《脉学正义·软脉形象》言："软脉为无力中之最佳者；其甚者，则为虚脉；又其甚者，则为微脉；而弱脉则沉而无力者耳。"

但要注意的是，硬脉、软脉、濡脉更多的是在描述脉管壁的应指软硬的状态，而虚脉、微脉则主言脉动之时的力量大小。即硬脉、软脉、濡脉主言脉体，虚脉、微脉主言脉力。

虚脉、微脉常主虚证，硬脉、软脉、濡脉常主实证，但是在某些情况下，微脉亦能主实证，濡脉、软脉、硬脉亦能主虚证，如"很多病的晚期到了胃败的时候都可以硬（《临证脉学十六讲·硬脉》）"。到底为虚为实，此必当四诊合参以鉴别之。

4. 濡细脉与微脉

微脉为正气大虚之象，濡细脉为正气不足之象，其虚弱之程度差异明显。

微则按之欲绝，按之甚为无力，常常较薄，为"为气血两败之象（《脉说》）"正气大虚之象；濡细脉则按之力减，按之常有，常常较厚，为"气血不充之象（《脉说》）"；此两者再参合以四诊及相关病史、病情，自能鉴别。

5. 仲景言濡，主要指腹诊

《伤寒论》第 151 条言："脉浮而紧，而复下之，紧反入里，则作痞，按之自濡，但气痞耳。"第 154 条言："心下痞，按之濡，其脉关上浮者，大黄黄连泻心汤主之。"第 375 条言："下利后更烦，按之心下濡者，为虚烦也，宜栀子豉汤。"第 347 条言："伤寒五六日，不结胸，腹濡脉虚，复厥者，不可下，此亡血，下之死。"

观以上诸条可知，仲景言濡，主要指胃脘部或者腹部按之绵软者。其或因无形之热与有形之湿壅滞于心下胃脘处所致，此非热与有形之痰水相结，故按之不硬，反软；或因亡血而腹濡者，言其里无实邪结聚，非属"胃家实"者，观其脉为虚，知为亡血而脉道失充所致。

又如《金匮要略·肠痈疮痈浸淫病脉证并治》言："肠痈之为病，其身甲错，腹皮急，按之濡，如肿状，腹无积聚，身无热，脉数，此为腹内有痈脓，薏苡附子败酱散主之。"此乃肠痈已然化脓，气血尚为通畅，故腹部按之濡软。

6. 濡脉的基本脉理

濡脉者，有主虚、主湿之别。

主虚方面，气血亏虚、脾虚、阳虚、阴虚，其脉皆可为濡。脉见濡者，或为脾虚则气血生化乏源，气血不足，鼓荡乏力，脉力亦减，故按之濡；或为阳气不足，温煦、推动血脉乏力，故脉力减而为濡；或阴液不足，脉道失养，阳气失制，可呈濡象。

因气血亏虚而濡者，其"形体泡松，虚软少力，应指虚细……轻手乍来，重手乍去 (《脉语》)"。气血亏虚，脉失充养，故其脉"形体泡松"；气不足则脉动乏力，故见"虚软少力"；血不足而脉道不充，故其脉体"虚细"；阴不足则脉道失养而软无弹性，或阴不制阳而见濡大之脉。

主湿方面，观濡字以"氵"为部首，知其必与水湿相关，故有"濡湿""湿胜则濡泻"之言，故《临证脉学十六讲》言："出现濡脉第一位的机理是气分湿邪较甚。"

湿盛而濡者，主要包括三种原因：一者，湿性本濡，湿邪内盛，浸淫血脉，致使脉管绵软乏力，按之稍有弹力，而为濡软者，此即《素问·生气通天论》之"湿热不攘，大筋软短，小筋弛长"之意；二者，湿邪内盛，阻滞气机，气血不畅，脉管失充，故而为濡细者；三者，湿邪内盛，泛滥周身，弥散气分，则见濡大无边者。此三种脉象，于川渝地区甚为常见者。

要注意的是，痰、饮、水本为湿类，三者内盛，亦可为濡。

濡脉有主虚、主湿之别，但水湿的产生，必然是脾胃不及，运化失常所致，故《脉说》言："濡为湿病之脉，又为胃气不充之象。"故湿盛而濡者，并非纯为实证，而乃为虚实夹杂，以实为主者。故临证凡见濡脉者，无论是主虚、主湿，必当加用一定扶脾之品，方为之妙，故《脉理求真》言："濡脉多责胃气不充，或外感阴湿。故治宜温补而不可用伤残之药耳。"

（二）濡脉的生理病理

1. 正气亏虚而脉濡

气血亏虚而脉濡。《诊家枢要》言："（濡）为少血，为无血，为疲损，为自汗，为下冷，为痹。""少血""无血"者，血不足也；"疲损""自汗"者，气不足也。气血不足，故见前四证。"下冷"者，为水湿下注，阳气不通不温使然；"痹"者，为水湿流注关节，痹阻气血使然。水湿阻滞，故见后两证。

脾气不足而濡者，治当温补。《诊宗三昧》言："濡为胃气不充之象，故内伤虚劳，泄泻少食，自汗喘乏，精伤痿弱之人，脉虽濡软乏力，犹堪峻补峻温。"

阴虚而脉濡。《诊家正眼》言："濡主阴虚，髓绝精伤。"《脉学心悟》言："濡可主阴虚。"此处所言"濡可主阴虚"之濡者，乃指"浮而柔细"之濡脉。

误治而损伤正气，其脉或可见濡。《脉说》言："但病后经汗、吐、下，乍见此脉，虽曰邪退，尤属正虚，急宜扶养，若渐见势微形细，便非佳兆矣。"

2. 湿邪内盛而脉濡

湿甚之濡，其脉常濡大。《临证脉学十六讲》认为，濡脉"主要是湿邪困阻所致，特别是出现脉体模糊、边界不清者，临床上的事实也是如此，比如有的肠伤寒的病人出现了脉体模糊不清、边界不清，这时候一点儿也不能用补药。薛雪《湿热条辨》所载的关于濡脉的病案，差不多全部都没用补药，这从反面可以说明一点问题，就是濡脉的形成机理多因为湿邪困阻所致。"

二加减正气散其脉濡大。《温病条辨》卷二言："湿郁三焦，脘闷，便溏，身痛，舌白，脉象模糊，二加减正气散主之。"

三仁汤其脉弦细而濡。《温病条辨》卷一言："头痛恶寒，身重疼痛，舌白不渴，脉弦细而濡，面色淡黄，胸闷不饥，午后身热，状若阴虚，病难速已，名曰湿温。汗之则神昏耳聋，甚则目瞑不欲言，下之则洞泄，润之则病深不解，长夏深秋冬日同法，三仁汤主之。"

脾虚湿盛，其脉常濡。《脉说·濡脉》言："濡为湿病之脉，又为胃气不充之象，故内伤虚劳泄泻，食少自汗，喘乏精伤，痿弱之人，多见濡脉。若中气胀闷，腰背酸疼，肢体倦怠，舌腻口黏，皆当作湿治，不可断为无根虚损之脉也。"

（三）六部濡脉主病

《诊家枢要·濡脉》言："左寸濡，心虚，易惊，盗汗，短气。关濡，荣卫不和，精神离散，体虚少力。尺濡，男为伤精，女为脱血，小便数，自汗，多痣。右寸濡，关热憎寒，气乏体虚。关濡，脾软不化饮食。尺濡，下元冷惫，肠虚泄泻。"

《诊家正眼·濡脉》言："左寸见濡，健忘惊悸；右寸见濡，腠虚自汗。左关逢之，血不营筋；右关逢之，脾虚湿侵。左尺得濡，精血枯损；右尺得之，火败命乖。"

（四）濡脉兼脉主病

《文魁脉学·濡脉》言："濡为湿阻、气机不畅，滑属痰……濡滑者为湿郁之象。濡为湿邪，弦则主痛、又主木郁……濡弦之脉乃湿郁之象……濡兼弦是血少湿阻之象。濡本气分不足，湿阻之象一。细乃阴伤血少……濡细是气虚血少……濡细相兼，气血双亏。濡为湿阻气虚，缓为阳衰……濡缓皆为阳虚气弱……濡缓乃湿郁气阻。濡虚全是气弱……濡虚相兼，气分不足……濡虚之脉，本是气衰。濡为阳虚湿阻，迟主寒邪遏制……濡迟本是阳虚且寒……濡迟并见，多为气衰且寒。濡主湿郁，数乃热象……濡数乃湿郁且热……濡数并见为湿热互阻。"

（五）濡脉医案举隅

1. 脉濡数而苔黄厚腻，乃湿热蕴阻之象

刘某，男，67岁，鞋厂退休工人。1977年2月18日诊。患肝硬化腹水，肝昏迷前期，经某空军医院住院治疗数月，无效回家。嗜睡蒙眬，呕吐不食，发热38℃左右，身目皆黄，口中秽臭，腹水中等。脉濡数，苔黄厚腻，证属湿热蕴阻，蒙蔽心窍，治以清热化浊，方用甘露消毒丹合藿朴夏苓汤加减：

茵陈18g，白蔻仁6g，藿香12g，黄芩9g，滑石12g，通草6g，石菖蒲8g，连翘12g，川厚朴9g，半夏9g，茯苓12g，泽泻12g，猪苓12g。

经上方治疗3周，黄退呕止，腹水渐消，精神如平昔，可外出晒太阳。后予健脾化湿，利尿善其后。

按：此案虽已属肝昏迷前期，然依其脉濡数，苔黄腻，遂诊为湿热蕴阻。湿热蕴蒸而身目黄，湿阻三焦而肿，湿热蒙蔽清窍而昏蒙，胃为湿热壅塞而上逆，致呕吐不食，口中臭秽，予清化湿热，竟得缓解，岂清化湿热可降低血氨乎？

忆当时尚有一例青光眼呕吐、一例下肢痿软不能站立、一例男子龟头被虫咬后肿如灯泡，皆因其脉濡数、苔黄腻，而予服甘露消毒丹加减而愈。此数案本风马牛不相及，然依中医辨证来看，其病机皆属湿热，因而异病同治，一方皆效。当然，甘露消毒丹所治之湿热诸症，远不止此数端，要辨证论治，谨守病机。若执一僵死套路，只能瞎猫碰死老鼠，难以机圆法活，*丝丝*入扣。

李士懋、田淑霄《相濡医集·医案·浊热蒙蔽心窍（肝硬化腹水，肝昏迷前期）》

2. 脉濡数而关弦尺弱，乃肾虚肝郁而水饮不化之象

赵某，女，21岁，学生。1994年12月20日诊。下肢肿，抚之热，入

夜身热如蒸汗出。脉濡数，关弦尺弱，舌尚可苔白。此肾虚肝郁，水饮不化。下注为肿，蕴而化热，入夜阳入于阴，更助其热，故身热如蒸，迫津外泄而汗出，治宜温肾疏肝，清利湿热。

炮附子 10g，柴胡 8g，橘红 8g，紫苏叶 6g，吴茱萸 6g，木瓜 12g，槟榔 15g，桔梗 8g，防己 9g，薏苡仁 15g，晚蚕沙 15g，通草 6g。

共服 8 剂，诸症皆除，两关弦细，加白芍 12g，再服 3 剂以固疗效。

按：下肢肿热且脉濡数，本当清利湿热即可，方如《温病条辨》之宣痹汤。湿热何来？以其尺弱关弦，知为肾虚肝郁，水饮不化，下注而肿，蕴久而热。予清利湿热之时，尚需温肾疏肝，故加附子温肾阳，柴胡疏肝郁。水湿性阴，化热又兼阳，故以鸡鸣散逐其寒湿，又以宣痹汤清利湿热，二方相合，亦可谓寒热并用分消之法。

鸡鸣散为《证治准绳》治脚气的一张方子，《汤头歌诀》称其为"绝奇方"。此方的组成、服法及疗效，都很独特，值得很好地揣摩。1961 年冬，我伯父高度水肿，自山东老家来京看病，请余冠吾先生诊治。余先生书鸡鸣散，于凌晨空腹冷服两大碗，天明泻黑水半脸盆，自此水肿遂消。当时我大学尚未毕业，此乃亲眼所见，颇感惊奇。我从事临床四十多年来，虽曾多次应用该方，均无此奇效，叹自己学业不精。此案鸡鸣散与宣痹汤合用，虽未泻黑水，但肿亦消。记之以俟明者。

李士懋、田淑霄《相濡医集·医案·水肿》

3. 脉细数而软，乃气阴不足之象

方某，男，58 岁，公务员，我校学生家长。1997 年 3 月 16 日诊。两上肢肌萎缩，酸痛无力，不能举，左甚于右。诊脉时，双手一起费力将手托于脉枕上，不能拿筷子端碗吃饭，解手时提裤子、系裤子都很费力，颈、背、下肢肌肉均亦萎缩，尚可行走，颈不能抬起，吞咽困难，音嘶，语言謇涩。自汗，头晕，生活不能自理，睡眠二便尚可。经省二院专家诊为脊髓性肌萎缩，脊髓前角神经坏死。脉细数而软，舌暗红，此气阴不足，肌肉失养。宗虚劳诸不足、取之于中的经旨，予黄芪建中汤加味。

生黄芪 15g，桂枝 10g，白芍 30g，炙甘草 6g，大枣 4 枚，饴糖 30g（烊

化），葛根 15g，木瓜 18g，桑枝 18g，巴戟天 12g。

1997 年 5 月 6 日复诊：因家住唐山，相距千里，故一直服上方 50 余剂，肌肉见长，吞咽声音均好转，颈部已能抬起、转动灵活，已可自己吃饭、解手，左手握力 500g。上方加浮小麦 30g，肉苁蓉 12g，继服。另取马钱子 100g 炮制后轧细面，每服 0.2g，每日 2 次。

1997 年 9 月 2 日三诊：开学后，随女儿一起前来，肌肉基本恢复，生活已可自理，嘱其原量继服。后未再来。

按：肌萎缩治疗甚难，依《内经》之旨，脾主肌肉，脾主四肢，肉有软瘘，责之于脾。与黄芪建中汤补其中，益其生化之源，加马钱子强其肌力，然有毒，不可多服。若能长期坚持，可获得一定疗效，并非持续恶化不可逆转。

李士懋、田淑霄《相濡医集·医案·肉痿（脊髓性肌萎缩）》

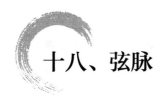

十八、弦脉

（一）弦脉指感

《素问·玉机真脏论》言："端直以长，故曰弦。"

《伤寒论·辨脉法》言："弦者，状如弓弦，按之不移也。"

《金匮要略》言："夫痉脉，按之紧如弦，直上下行。"

《脉经》言："弦脉，举之无有，按之如弓弦状。"

《诊家枢要》言："按之不移，举之应手，端直如弓弦。"

《濒湖脉学》言："弦脉，端直以长（《素问》）；如张弓弦（《脉经》）；按之不移，绰绰如按琴瑟弦（巢氏）；状若筝弦（《脉诀》）；从中直过，挺然指下（《刊误》）。"

《脉说》言："弦，絃，同。脉来如按琴瑟絃，曰弦。"

《脉神》言："弦脉按之不移，硬如弓弦。"

《诊家正眼》言："弦如琴弦，轻虚而滑。端直以长，指下挺然。……弦之为义，如琴弦之挺直而略带长也。"

《脉诀刊误》言："指下左右皆无，从前中后直过，挺然于指下，曰弦。"

《诊宗三昧》言："弦脉者，端直以长，举之应指，按之不移。"

《脉理会参》言："弦如琴弦之挺直，而略带长也。"

《文魁脉学》言："弦脉，是端直且长，如张开的弓弦一样，按之不移。又象琴弦一般，挺然有力于指下。"

《脉学心悟》言："弦脉的主要特征是指脉来端直以长，直上下行，状如弓弦。弦脉对脉位、至数没有特定要求。脉位可浮可沉,至数可快可慢。典型的弦脉,脉力当满张有力,但亦可出现弦而无力之脉。脉体可细、可不细,或大,但定要长。"

《临证脉学十六讲》言:"弦脉……其脉搏跳动时,指下有如按绷直琴弦的感觉。……弦脉的指下感觉,就是脉来的那一跳,应指的那一下,绷得直直的,像根琴弦,这种感觉……尤其是在二胡的琴弦上面比较明显,当然还可以去摸摸弹棉花的那个弦,更典型,它是直上下行,绷得很紧。"

1. 标准弦脉

弦脉者,又长又直,边界清楚,如琴弦梗于指下状,其动则直上下行。

弦脉主言其形,对脉位、脉力、脉率等不做要求。

弦脉可沉可浮,可大可小,可快可慢,可有力可无力,可偏外可偏内。

2. 弦脉之形、动、位

（1）弦脉之形

弦者,同絃,琴弦之意,以琴弦形容弦脉之感。

《说文解字》言:"端,直也。"故"端直以长"者,言弦脉又直又长,即其脉形不弯曲。

弦脉者,可大可细。如《脉诀刊误·七表》言:"以弦本状,端直以长为弦。然有弦而细,有弦而粗,看在何部。"

弦脉之形,如以手按琴弦,觉其即直又长,边界清晰。

（2）弦脉之动

弦脉,其动应指,"直上下行"。

"上下行"者,言弦脉之动以来去为主。此乃与紧脉之"左右弹"相对比。

（3）弦脉之位

弦脉,沉浮皆可见。《脉经》言弦脉"举之无有,按之如弓弦状"。似弦脉只见于沉,而不见于浮,有沉弦而无浮弦!观《脉学正义·弦脉形象》言:"弦脉本不以浮沉而定,而《脉经》竟谓其举之无有按之如弦,则只知有沉弦,而遗浮弦一层,太落偏际,不可为训。"并言:"弦脉……但以形状言，并以气势言，不以指下之大小，及部位之浮沉而定。故有浮大，即有沉细，有浮弦，亦有沉弦。"《脉学心悟》亦言："弦脉对脉位、至数没有特定要求。脉位可浮可沉，至数可快可慢。"

弦脉可偏外、偏内。《脉诀刊误》言："指下左右皆无，从前中后直过。"此言弦脉无偏内偏外之象，然观之于临床，弦有偏外者，亦有偏内者。观诸家之言，似唯有《脉诀刊误》言"从中直过"，一片之言，不可当真。

（4）小结

弦脉为临床最常见脉象之一，为必须掌握者。

弦脉特在强调其脉形，其特征为"端直以长"，为又直又长，但在直与长之间，更强调其脉形之直，直如琴弦而不弯曲。至于脉形之长，与长脉之长有所不同。长脉之长主见于寸尺两部，但弦脉可见于六部，甚至可见于每一部之前后，如关前弦，或关后弦。弦脉之长乃相对而言，因其脉管边界如琴弦般清楚，所以给人一种相对的"长"感。如细脉也是岸畔清楚，但因脉管细而清楚，所以常常也给人一种脉"长"之感。若脉细而脉管如琴弦般稍有紧直感者，一般谓之细弦；若紧直感明显者，则为弦细脉。

3. 双弦、偏弦、单弦

双弦、偏弦者，始见于《金匮要略·痰饮咳嗽病脉证并治》："脉双弦者寒也，皆大下后善虚，脉偏弦者饮也。"

（1）双弦者，有两种认识

一者，指左右两手脉俱弦，如本科教材《金匮要略》（第十版）、《金匮要略》（中医药学高级丛书第二版），又如《诊家正眼》言："两关俱弦，谓之双弦。若不能食，为木来克土，土已负也，必不可治。"

弦为肝脉，若两关脉俱弦而乏力，此为土虚木乘之象；若俱弦而有力，则为木旺乘土之象。观《金匮要略》言"脉双弦者寒也，皆大下后善虚"者，因大下之，而大损脾肾之阳，里阳虚弱，经脉失温，拘急挛缩，故两手脉皆弦。此即阳虚而脉弦者，此脉弦而乏力。

二者，指一手有两条弦脉，如《金匮要略论注》言："有一手两条脉，亦曰双弦。此乃元气不壮之人，往往多见此脉，亦属虚边。愚概温补中气，兼化痰，应手而愈。"《脉语》言："双弦者，脉来如引二线也，为肝实，为痛。"《脉诊三十二辨·辨浮脉所统有十》言："又有双弦，脉来如引二线，为肝实，为寒痼。"

此两种脉象临床皆可见到，特以两手脉俱弦者，最为临床多见。然一手双弦者，至目前为止，笔者也仅见五六例而已。①曾在课间，一学生问笔者脉诊问题，以其手为例讲解时，突觉其右手寸脉浮而细极，其形稍弯曲而绷紧感明显，内外侧竟各有一条。将此象告知学生，然其摸而不可得，随以笔在脉所对应的皮肤上划线两条，再告知其按压力度之大小。再摸，学生惊呼"真有两条"。余二三学生试之，亦然。观其舌苔白而厚腻，知为寒湿壅滞肌表所致。②又，笔者2019年在重庆时，所在诊所一工作人员，冬月感冒咳嗽，前医治疗一周而未见明显好转，转向我处，察其右寸浮而双弦，细极、稍弯曲，无明显来去之象，沉取形不清而稍大，舌苔水滑而质稍暗，断其寒湿偏甚，壅滞表里，以小青龙汤加附子、茯苓、藿香、羌活等，三剂诸症明显减轻，双弦之脉已然消失。③又，在2023年夏，笔者在修改本书第四稿期间，遇某局局长，本为慢性胃病，然摸脉却发现其左手寸前脉浮，并见三四条极细而紧直之脉并列于皮肤之下，稍按之则脉大而紧，边周模糊。察其右手寸后短而稍大，脉管稍僵硬，外偏明显，问之乃新冠愈后2周，并无头身、肌表不舒之症，但此脉象却为表邪未解、壅滞极甚之象。即使无有任何不舒，治之也当重用解表之品。药后果然浑身通透，胃痞也有所缓解。④此三例浮取双弦、多弦者，虽言弦，但非标准端直而长之弦脉，其形正是"如引二线""如引多线"者。其脉似弦而有弯曲者，正是"如蛇"之状。《金匮要略·痉湿暍病脉证治》将"如蛇"之脉与痉病主脉（弦脉）相提并论，正是因其形及病理意义甚为相似使然。⑤此三例双弦、多弦之因，皆为邪气凝滞，迫使气血运行异常。此为无形之寒，与有形之痰湿水饮两相结合、壅滞堵塞所致。笔者所遇双弦之脉竟皆见于两寸浮部，其病因竟也相似，至于沉而双弦或他处双弦者，尚未曾看到。只叹临证时间之短少，见识之浅薄！

关于双弦者，又见《脉经·平杂病脉》言："双弦则胁下拘急而痛，其人涩涩恶寒。"《三十年临证探研录·脉学三题·自病亲验脉双弦》言："余当年于病中所现，乃左右手各有两道弦细挺劲之脉，平行而驶，稍带数象，按之不衰。亦有人曾见患者一手之两道弦脉并不平行，而呈高低昂藏之形，理亦可通，而余未之见也，存之以待明者。……就余当时之病状而论，为心肝痰热内扰，兼阴虚气郁，经巢念祖先生治以清肝涤痰、养阴安神而效。……如为寒痼，必双弦而兼见沉、迟、紧、涩等象。"

又如《脉简补义·脉有双线》言："双线必一大一细，未见有两线并大者，或细脉加于大脉之上，或细脉伏于大脉之下，或两脉平行，大居细外，细居大外。尝诊寒湿脾败，下泻上喘，浮之细脉滑疾，重按大脉坚牢挺亘，无甚起伏，此虚阳外浮，死阴内结也；又尝诊身生疮疖，浮之细脉滑疾，重按大脉缓弱，此风热搏于表也；又尝诊下部生疮，浮之大脉散弱，重按细脉滑疾，此湿热深蕴于营分也。故据此以辨表里，尤为显然而无遁者。其在平人，细脉常弱于大脉，重按即不见也。"此处周学海所言"双线"脉，主在发挥浮取与沉取之脉象不同的病理意义。气之运行，上之下之，表之里之，升降出入，不能停息。故脉气应之，其动而有来去之象。应之于临床，故有沉象、浮象，有沉取如何，有浮取如何，此本为临床最常见者，亦是中医生必须掌握者。而《文魁脉学》所探讨者，皆为此"双线"之脉，确实深得临证之要。"双弦"者，本属"双线"脉类。周氏对于"两脉平行，大居细外，细居大外"者，未作发挥，上述笔者及邹氏医案尚可补充之。

故知，双弦脉者，可为两手皆弦，亦可一手双弦。特别是一手双弦者，其有寒热虚实之异，论治之必当参合诸诊，方能明了。

要注意的是，临证时，不仅有双线脉，亦可见多线脉。笔者曾见一新冠阳性患者，在打针输液后，咳已止，但神疲乏力，时见低热（38℃左右）。察其脉：右寸稍浮稍、紧而内偏，左寸轻取即见三四条长短不一、细软而弯曲如蛇、毫无来去之脉，两关尺沉；六脉无力，来急去缓，按之形大而边界不清。此为表证误治而阳气大损，部分邪气内陷，表里同病。其以寒湿为病，在里则邪偏甚于中下焦，在表则邪偏阻于血分。察舌脉皆一派寒湿之象，故其发热，非为有热。正气欲祛邪外出，故见发热；正气退缩，故见热止。察六脉无力而舌淡嫩，故知为阳气不足，不能一鼓作气祛邪使然。故治之当以辛温散寒，除湿利湿，兼温扶阳气为主，以小青龙汤加附子、茯苓、泽泻、羌活、川芎等主之，仅服两剂便不再发热。唯两剂药后未再继续服用，后随访言两侧风池穴处仍肿痛不止，此乃邪气郁结过甚使然，正应于左寸浮而多线之脉。

（2）偏弦脉者，有三种认识

一者，指一手（或左或右）脉独弦，如本科教材《金匮要略》（第十版）、《金匮要略》（中医药学高级丛书第二版）言"脉偏弦者饮也"，此乃饮邪内盛，而偏向于流注身体一侧，造成某处水饮停聚，故见一手脉弦。

二者，乃形容脉弦之程度，即没有标准弦脉那么弦劲绷急，如《临证脉学十六讲》言："脉偏弦：没有'弦脉'那么绷紧，即比标准'弦脉'弦的程度要低点。"此乃从脉势而言之。

三者，指脉似弦但歪斜而不端直，如《脉语》言："偏弦者，脉来弦而敧斜也。"并认为其为"流饮"阻滞、经络不畅所致，可见诸"痛"之症。标准弦脉长而直，然亦多见弦而外斜、弯曲者，乃邪阻更甚使然。

此三种"偏弦"之脉，临床亦皆常见。

第一种言标准弦脉，第二、第三种者，皆言非标准弦脉。

（3）单弦者，有三种认识

一者，即指一手（或左或右）脉独弦，与偏弦第一层含义相同。

二者，单弦与双弦相对而言。如《脉语》言："双弦者，脉来如引二线也……若单弦，只一线耳。"《脉说》亦顺其说："有偏弦、双弦、单弦之别。偏弦者，脉敧斜也；双弦也，如引二线也；单弦者，止一线也。"

三者，与相兼脉相对而言。如《脉诀刊误》言："时时带数，则是弦数二脉相兼，非单弦脉也。"

（4）小结

古人对于弦脉的描述，虽言"双弦""偏弦""单弦"三种，但展开其意，反而错综复杂，此种描述不甚适用于临证。可用更为清晰之词描述之，如"右寸浮而双弦""两关沉取皆弦""左寸浮弦而寸前外斜""左关尺沉弦而细""右关沉而弦滑"等，反而最为明了。

4. 弦脉与坚、紧、劲、揣、喘

脾肾阳衰而脉弦坚。《金匮要略》言："脾死脏，浮之大坚。……肾死脏，浮之坚。"此坚者，坚实、坚硬也，为脾肾大损，脏器虚衰，阴寒内盛，经脉僵硬而已失柔和之象。正如《脉说·弦脉》之言："弦脉宽大，细按中间更有一条劲线，隐隐挺于指下，此或脾肾二脏有一偏竭……阳气不到之处。"

诸脉书之紧、劲、揣、喘脉，皆弦脉之类。《脉学正义》言："坚也，紧也，皆主阴凝为病，而指下分明，挺然有力，岂非与弦直、弦劲之义，无甚区别？惟推而衍之，既劲且直，亦属形势之有余，阴凝已甚者，当有此脉。"又言："古书中多有脉搏之句，亦或曰劲、曰揣、曰喘，其义皆为应指有力、实皆弦急之类。"

5. 弦脉的基本脉理

（1）弦脉有虚实之分

弦脉者，弦劲如按琴弦，为经脉挛急而失柔和舒达之象。其或为气血亏虚、脉失所养，或为邪气阻滞、气血不畅，而经脉拘挛不舒。因虚而弦者，弦而乏力，按之不劲急；因实而弦者，弦而有力，按之劲急。

虚者，气血阴阳之亏虚，经脉失养而挛急，为弦；实者，六淫痰饮瘀血宿食诸邪阻滞，气血不通，经脉失充而挛急，为弦。

虚实之辨，皆在其力之强弱，并参合以诸诊。

（2）弦脉属虚者为多

《诊宗三昧》言："历诊诸病之脉，属邪盛而见弦者，十常二三；属正虚而见弦者，十常六七。其于他脉之中，兼见弦象者，尤复不少。"《脉说》亦言："凡病邪盛而见弦脉者，十常三四；正虚而见弦脉者，十常六七。"

《诊宗三昧》言："弦少弦多，以证胃气之强弱；弦实弦虚，以证邪气之虚实；浮弦沉弦，以证表里之阴阳；寸弦尺弦，以证病气之升沉。"

（二）弦脉的生理、病理

1. 生理性弦脉

《素问·宣明五气》言："五脉应象：肝脉弦、心脉钩、脾脉代、肺脉毛、肾脉石。是谓五脏之脉。"

《素问·玉机真脏论》言："黄帝问曰：春脉如弦，何如而弦？岐伯对曰：春脉者，肝也，东方木也，万物之所以始生也，故其气来软弱，轻虚而滑，端直以长，故曰弦，反此者病。"

《素问·平人气象论》言："平肝脉来，软弱招招，如揭长竿末梢曰肝平。"

《难经·十五难》言："春脉弦者，肝东方木也，万物始生，未有枝叶，故其脉之来，濡弱而长，故曰弦。"

《濒湖脉学·弦脉》言："弦脉在卦为震，在时为春，在人为肝。轻虚以滑者平。"

弦为肝脉，弦应于春。

生理性弦脉，虽弦，但"软弱而长""轻虚而滑"，其脉不强不弱，不大不小，从容和缓，"自有和意（《类经》）"，是胃气充盛、肝气条畅、升发疏泄正常之象。

弦脉、长脉皆应于春，然自有别。初春大寒之后，阳气虽然复苏，但不旺盛，天气犹寒，阴邪仍盛，经脉收缩，有紧急之象，故为弦；暮春寒气已去，阳气旺盛，万物生长，升发疏畅，经脉柔和通利，迢直而长，故为长。故《诊家正眼》言："弦脉与长脉，皆主春令，但弦为初春之象，阳中之阴，天气犹寒，故如琴弦之端直而挺然，稍带一分之紧急也。长为暮春之象，纯属于阳，绝无寒意，故如木干之迢直以长，纯是发生之气象也。"

此皆为天人相应之象！

2. 病理性弦脉

生理性弦脉者，弦而柔和，为气血通畅、肝气升发、百脉调和之象。病理性弦脉者，弦之或太过，或不及，为气血不和、经脉失养、拘急不舒之象。故《脉学心悟》言："其脉为血脉拘急，欠冲和舒达之象。……经脉之柔和调达，赖阳气之温煦，阴血之濡养。当阳气或阴血不足时，脉失温煦、濡养而拘急，则为弦。或因气机不畅，邪气阻隔，气血不得畅达，亦可使脉失阳气之温煦，阴血之濡养，拘急而弦。"

（1）肝胆病多见脉弦

肝胆疏泄失司，气不运行则不能温养，血不畅行则不能濡养，经脉失和，挛急而弦。《古今医案按·肿胀》及《症因脉治·饮症论》皆言："弦为气结。"《临证脉学十六讲》亦言："弦脉产生的第一个机理就是肝胆气郁、气结……肝胆主疏泄，主气机的疏泄。如果气机不疏泄就郁，郁而结，脉象就可以弦。"

若肝不藏血，疏泄失司，脉管失养，亦可见弦。

1）弦为少阳病主脉

在外感病发展过程中，若邪入少阳两经、两腑，致使"胆火内炽"，或"枢机不利"，而见口苦、咽干、目眩、往来寒热、胸胁苦满、默默不欲饮食、心烦喜呕等者，称之为少阳病。其病性为里证、热证、实证，治法以和法为主，为和中偏清法。

少阳者，为胆，为三焦。胆者，能助肝疏泄；三焦者，为诸气及津液运行之通道。邪入少阳，内扰于里，则胆失和而不能助肝调畅气机，三焦失调而不能畅气行津。故从少阳胆与三焦的功能察之，少阳病者，重点在于少阳胆及三焦通调气机功能的失常。

而从治则、治法、方药察之，少阳病的治疗亦重在调畅气机。纵观少阳病全篇及相关条文、方证可知，少阳病的治疗，主要是在小柴胡汤的基础上化裁而来。观小柴胡汤者，其最重要、最能体现少阳病治疗特点者为柴胡、黄芩，此两药重在调畅气机：①重用柴胡。柴胡味辛气凉，辛则能散，凉则清热，可疏散风热而引邪外出，调畅气机而和其脏腑。重用柴胡八两者，以加强其祛邪、调气、解热之能。②柴胡久煎。《伤寒论》第96条言："以水一斗二升，煮取六升，去滓，再煎取三升。"有研究表明，桂枝汤最佳煎煮时间为30分钟左右，若以此为标准，从七升水煮至三升，则蒸发掉每升水所需要的时间为7分钟左右，而小柴胡汤从十二升水煎至三升，其煎煮时间当在1小时左右。久煎者，取其味。柴胡性本凉而升散，久煎而得火热之制，寒凉解热之性更弱，走表祛邪之力亦减，但内守而辛行调气之性反而明显。③辛开苦降以调畅气机。柴胡辛散，黄芩苦降，两药久煎者，重在取其味以辛开苦降，调畅气机。

风寒之邪，入侵少阳之部，邪气蕴结，气机不利，经脉失养，故拘急而弦。①《伤寒论》第265条言："伤寒，脉弦细，头痛发热者，属少阳。"此论少阳伤寒之病。邪入而气血壅滞，经脉不畅，故"头痛"；风寒入里，郁而化热，故"发热"；热蕴气结，气血不畅，经脉失养，拘挛不舒，故"弦细"。②第140条言："太阳病，下之……脉弦者，必两胁拘急。"此论太阳病误用下法，引邪内陷，结于少阳，少阳胆经经气不利，故"两胁拘急"；气机壅结，经脉失养，故脉弦。③第142条言："太阳与少阳并病……慎不可发汗，发汗则谵语，脉弦。"此言少阳病当禁发汗。并病者，发病有先后也，此先病太阳，后及少阳，致使两经同病。少阳为热郁于里，热甚而津本不足，而汗法者，主在以辛温之品迫津外出，津伤则燥热更甚，辛温又能助热更炽，故汗后表邪可解，但少阳热壅气结更甚，故其脉弦象尽显。少阳病本有心烦，现见谵语者，为热陷阳明使然。④第100条言："伤寒，阳脉涩，阴脉弦，法当腹中急痛，先与小建中汤，不差者，小柴胡汤主之。"阳脉者浮取，阴脉者沉取；言伤寒者，为风寒之邪侵袭。风寒袭表，脉当浮紧或浮缓，但现见浮涩者，皆因"脾胃虚弱，营卫不充"使然，此浮而涩者，必然乏力。沉取而弦者，为风寒之邪趁虚内入少阳，经脉为之拘挛。邪入少阳，波及于肝，木气不和，横逆克土，故见腹中拘急而痛。先用小建中汤者，健其中，益气血，扶其正，正充自能祛邪，土旺自能御木，此言"土虚木乘"，治当"扶土抑木"；服用小建中汤后，弱土得扶，外邪得祛，本当再无腹痛，但若腹痛仍不解者，乃少阳之邪未祛也，此言"木旺乘土"，治当"泻木补土"，故再服用小柴胡汤。

《脉学心悟》言："少阳主枢，乃阴阳出入之枢。少阳为邪所客，枢机不利，阴阳出入乖戾，气血运行失常，脉失气血之温煦、濡养，致拘急而弦。"《诊宗三昧》言："伤寒以尺寸俱弦，为少阳受病。……如弦而兼浮兼细，为少阳之本脉；弦而兼数兼缓，即有入腑传阴之两途；若弦而兼之以沉涩微弱，得不谓之阴乎！"

故知，弦为少阳病主脉，为邪气蕴结、气机不利、经脉拘急所致。少阳病者，重在气机不利。枢机不利者，即气机不利。故治疗少阳病时，重在条畅气机，以气机利则里邪易透，气机利则热不壅结，气机利则津行不滞，气机利则木不犯土，气机利则邪不内传。

2）诸肝病脉多弦

《脉神·弦脉》言："弦从木化，气通乎肝，可以阴，亦可以阳。但其弦大兼滑者，便是阳邪；弦紧兼细者，便是阴邪。"

厥阴阳伤而脉弦。《脉学心悟·弦脉》言："肝为厥阴，为刚脏，为阴尽阳生之胜。邪客于肝，阳气之升发失常，阳不胜阴，温煦不及，致脉拘急而弦。"因寒而肝阳不能正常温升者，可用桂枝、细辛诸药，温而散之，如当归四逆汤者。桂枝汤之桂枝本能温肝升肝疏肝，白芍者本能凉肝敛肝、泄肝养肝，桂枝汤本为调和肝脾之剂。

厥阴热利而脉弦。《伤寒论》第365条言："下利，脉沉弦者，下重也；脉大者，为未止；脉微弱数者，为欲自止，虽发热，不死。"此从脉象判断厥阴下利的各种转归。"下利"指厥阴下利，有寒有热。"脉沉弦者，下重也"。"下重"指里急后重，第371条言："热利下重者，白头翁汤主之。"故此当指厥阴热利。沉者主里，弦为肝气郁结之象。邪及厥阴，肝气郁结，疏泄失常，肝脏气郁则化火，大肠气滞则湿生，火热下迫，湿热胶结，故见里急后重之象。脉沉而弦者，重在言邪结气滞之甚；大者邪甚，故言利"未止"；若脉从沉弦或大转为"脉微弱数"，为邪气去而正气欲复之象，故言"欲自止"。

肝虚火炎而脉弦。《金匮要略·惊悸吐衄下血胸满瘀血病脉证治》言："病人面无色，无寒热。脉沉弦者，衄；浮弱，手按之绝者，下血；烦咳者，必吐血。"此言衄血、下血、吐血之脉证的不同。心主血而其华在面，经常失血之人，血少不能荣养其面，故色白无血色；"无寒热"者，其失血之证，非为外邪扰动所致，排除了外感之因，故知此处所言失血者，为脏腑失和所致。"面无色""无寒热"为内伤而至衄血、下血、吐血的共同症状。沉者为肾，弦者为肝，衄者肺伤。肝肾同源，精血互生，失血即久，肝无所藏，肾无所养，虚火内盛，肝火炎上，木火刑金，灼伤肺络，故见衄血。寒疝腹痛之大乌头煎亦见沉弦之脉，寒疝沉弦者，必兼迟兼紧；虚火炎上而衄血，若其脉沉弦者，则必兼大、兼数、兼滑。

外寒袭肝而脉弦。《金匮要略·腹满寒疝宿食病脉证治》言："寸口脉弦者，即胁下拘急而痛，其人啬啬恶寒也。"寸口脉主表，寸口脉弦者，为阴寒之邪侵袭，不仅犯表，更及肝经，肝经因寒而拘挛不利，故见"胁下拘急而痛"。"啬啬恶寒"者，言表有寒也，"胁下拘急而痛"者，寒在里也，此为表里皆寒之证。

里寒犯肝而脉弦。①《金匮要略·腹满寒疝宿食病脉证治》言："跌阳脉微弦，法当腹满，不满者必便难，两胠疼痛，此虚寒从下上也，当以温药服之。"此言"中阳不足，木失温养，肝失疏泄"之证。跌阳脉隶属于足阳明，跌阳脉微者，脾胃虚寒，中阳不足；弦为肝脉，为气结，为寒，为痛。中阳不足，阴寒凝滞，气聚不散，故生"腹满"；中阳虚而不养于肝，又腹中寒邪而上逆于肝，致使肝寒气郁，下不疏大肠则便难，不上温其经则两胁疼痛。治当用温药，以温补其阳、制其寒，以辛畅其气、通其经。②又言："胁下偏痛……其脉紧弦，此寒也，以温药下之，宜大黄附子汤。"此条乃上条便难、胁痛的具体论治，以及用温药治疗的具体举例。"胁下偏痛"者，乃指胁腹之处，或偏左痛，或偏右痛；紧脉、弦脉，皆主寒主痛，"此寒也"知其为寒邪侵袭、经脉挛急所致，紧为寒脉，紧在弦前，意在强调寒邪为病；"以温药下之"者，言其病邪主在阳明，为阴寒内盛于阳明，与糟粕相结，寒实壅结而脉紧，上侮于肝凝滞其气而脉弦。故以附子配大黄散寒泄实，祛阳明之邪；以细辛、附子温肝暖肝，散上逆之寒。肝寒可以犯胃，胃寒亦可侵肝。肝寒犯胃者，吴茱萸汤；胃寒侵肝者，大黄附子汤。若大便无明显异常而因寒腹满、腹痛者，亦可用大黄附子汤，其亦为辛开苦降之剂，本可调畅气机，又大黄入血分，本能活血散瘀而止腹痛。③又言："其脉数而紧乃弦，状如弓弦，按之不移。脉数弦者，当下其寒。"此处是将紧脉与弦脉做比较。此处之"数"，非数脉，乃脉来急促、急迫之意，为邪甚而正邪相争剧烈之象；"按之不移"者，非指弦脉之"直上下行"，乃指紧脉之"左右弹"，为寒邪凝滞甚，至气不能畅行之象。故"弦"而急促者，乃寒凝气滞、邪正剧争之象，为正气不弱使然，故直以祛邪，仍用大黄附子汤。④此三条脉证，逐渐递进，相互补充，为病在阳明而上迫厥阴、土强侮木之象。阴寒内盛，本当腹泻，此反见便难，皆因寒凝气滞所致，亦为病在阳明而未入太阴所致，故为邪实，下之即愈，泻之即安，散之即和。

（2）诸虚证而脉弦

阳虚阴虚皆可脉弦。《脉学心悟》言："经脉之柔和调达，赖阳气之温煦，阴血之濡养。当阳气或阴血不足时，脉失温煦濡养而拘急，则为弦。"《脉说》亦言："若诸失血，见弦大为病进，见弦小为阴消。阴阳两亏，寒热似疟，脉亦见弦，宜急扶真元，误作疟治，必死。"

虚寒兼瘀而脉弦。紧脉者左右弹，弦脉者直上下行，当紧脉左右摆动的幅度比较小的时候，则跟弦脉甚为相似，所以有弦紧、紧弦之言。弦紧者，弦甚似带紧象；紧弦者，脉稍紧似弦。《金匮要略·妇人杂病脉证并治》言："寸口脉弦而大，弦则为减，大则为芤，减则为寒，芤则为虚，寒虚相搏，此名曰革，妇人则半产漏下，旋覆花汤主之。""弦则为减""减则为寒"者，言阳虚不温，阴寒内生，经脉失养，故见弦象，阳虚而不能温养经脉，故虽弦但乏力；"大则为芤""芤则为虚"者，言阴血虚少，脉管不充，故按之虚，阴虚不能敛阳，阳气浮盛，故脉见大；弦大无力，脉管虽空虚，但僵硬如按鼓皮，故为革脉。此为虚寒瘀阻而革，详细分析见革脉主病。

肾阳亏虚，阴寒内生而脉弦。弦紧皆为寒，弦者，紧之微者，阳虚而里寒内生。内生之寒，不似外寒之酷烈，故脉不紧而弦。《金匮要略·妇人妊娠病脉证并治》言："妇人怀娠六七月，脉弦发热，其胎愈胀，腹痛恶寒者，少腹如扇，所以然者，子脏开故也，当以附子汤温其脏。"此为肾阳虚而阴寒内生。阳虚不温养于经脉，经脉挛急而弦；肾阳不足，卫阳虚弱，通行不畅，壅滞于外而不行，故见发热，为格阳于外之象；肾阳虚不温于里，故腹痛、腹冷；肝主开而肾司合，子宫开者，非肝开使然，乃肾阳虚而不主其合也。故以附子汤温阳回阳、散寒安胎。

肾之阴阳两亏而脉弦。《金匮要略·血痹虚劳病脉证并治》言："男子脉虚沉弦，无寒热，短气里急，小便不利，面色白，时目瞑，兼衄，少腹满，此为劳使之然。"此"脉虚沉弦"者，即沉取弦而无力，为肾阴阳两亏、经脉失养、经脉拘挛所致；"无寒热"乃强调此证为内伤所致，而非外感，且又说明其发热非表邪所致；"为劳使之然"乃更进一步强调此条所言为内虚劳伤所致。虚劳病为气血阴阳亏损的慢性病，涉及多个脏腑。肾阳虚，不纳气故"短气"，不化气故"小便不利""少腹满"，不温经故"里急"；肾阳虚则面色㿠白，肾阴虚而精不生血则色淡白，故言"面色白"；阴虚阳浮，壅滞于上，使在上之脑络不清、经脉不利，故见"时目瞑"及鼻衄之证。

胃气衰败而脉弦。①《金匮要略·呕吐哕下利病脉证治》言："脉弦者，虚也，胃气无余，朝食暮吐，变为胃反。寒在于上，医反下之，今脉反弦，故名曰虚。"此言误用下法，损伤中阳，导致胃反。此条由上条"问曰：病人脉数，数为热，当消谷引食，而反吐者，何也？师曰：以发其汗，令阳微，膈气虚，脉乃数，数为客热，不能消谷，胃中虚冷故也"发展而来。上条因发汗太过而损伤中阳，阳虚而浮，虚阳亢进，故见数脉。医者见汗之不愈，而其脉数，又伴吐及食不消之证，以为汗之邪不解而内传化热，热盛于内，故又下之。中阳本微，而又以苦寒下之，致使中阳完败，纳化失常，朝食之而暮吐出，暮食之而朝吐出，而成胃反。此处胃反而见弦者，乃中阳衰微，阳虚不温，经脉失养，故见弦。前条脉数者，为中阳损伤尚轻，尚能表现出的一定的虚性亢奋，若待中阳更损而衰微之时，则虚性亢奋之象也不能表现于外，仅见阳衰不温之弦象，且其脉必然极为无力，故言"脉弦者虚也"。②《诊宗三昧》言："无论所患何证，兼见何脉，但以和缓有神，不乏胃气，咸为可治。若弦而劲细，如循刀刃；弦而强直，如新张弓弦，如循长竿，如按横格，皆但弦无胃气也。"《四圣心源·脉法解·弦牢》言："脉以胃气为本，木得胃气则和缓，不得胃气则弦牢。……所谓无胃气者，但得真脏脉，不得胃气也。病肝脉来，如循长竿，曰肝病；死肝脉来，急益劲，如新张弓弦，曰肝死。新张弓弦者，弦牢之象，肝家之真脏脉也。"此言肝之真脏脉的具体形象。弦牢者，只见肝气亢盛之劲急坚强，不见胃气濡养之柔和从容。此皆言胃气衰败而弦之脉象。③《脉说》言："有胃气衰败之弦，如虚损劳瘵，饮食减少，大便秘结，肌肉削瘦是也。"此言胃气衰败而弦之兼症。胃气衰败，纳运失常，故"饮食减少"；升降失调，津液不布，故"大便秘结"；气血不生，肌肉失养，故"削瘦"。至于胃气衰败之因，皆乃"虚损劳瘵"，久病不愈，持续耗伤胃气使然。胃气衰败，气血不生，肝失温煦濡养，体用失常，致使肝败，肝之真气外泄，应之于脉，便见"弦而劲细，如循刀刃；弦而强直，如新张弓弦，如循长竿，如按横格"之象。中央土败，四周诸脏皆已失养，而仅见肝败者，乃肝脏平素本虚弱不足，本功能低下、有病患使然。

心之阴阳亏损而脉弦。《金匮要略·五脏风寒积聚病脉证并治》言："心伤者，其人劳倦，即头面赤而下重，心中痛而自烦，发热，当脐跳，其脉弦，此为心脏伤所致也。"其人心之气血本不足，又因劳倦而更耗之，致使阴血伤而虚热内生，故见头面赤、发热、心烦；虚热壅结，气血不畅，故见心中痛；脾胃为气血生化之源，而《素问·经脉别论》言："食气入胃，浊气归心，淫精于脉。"故心虚而过度汲取气血，日久脾气必损，清气不升，故见下重。心阳虚而不能温养于下，肾寒则不能制水，阴寒之水气欲上冲，故见"当脐跳"，此与心阳虚欲作奔豚之苓桂甘枣汤证同义；心主血脉，心之气血阴阳亏虚，经脉失养，挛急而弦。《高注金匮要略》认为，此证可用小建中汤加参、芪、归、麦治之。炙甘草汤亦主心之气血阴阳亏虚之证，两者一轻一重，自然有别。

虚劳病而脉弦。《脉说》言："若夫非寒非热，津液耗竭，脾肺不濡，不能淫精于脉，而见浮候弦劲，按之濡弱，精不化气，气不化精之虚劳弦脉，则其治难。"《诊宗三昧》亦言："虚劳之脉，多寸口数大，尺中弦细搏指者，皆为损脉，卢、扁复生奚益哉！"

（3）诸邪阻滞而脉弦

风寒外袭而脉弦。《脉说》言："外感之弦，如风寒邪在少阳。"又言："弦脉在风寒外侵诸证。病之浅者，元阳未亏，虽见弦紧之象，不宜过用温药，转动内热也。其久病亡阳，下利而见弦者，为火土两败，非重用桂、附，不可拘回。"

寒凝气滞而脉弦。①《金匮要略·腹满寒疝宿食病脉证治》言："腹痛，脉弦而紧，弦则卫气不行，即恶寒，紧则不欲食，邪正相搏，即为寒疝。寒疝绕脐痛，若发则白汗出，手足厥冷，其脉沉弦者，大乌头煎主之。"②仲景虽言寒疝，实指腹痛。卫气者，人体之阳气，寒为阴邪，易伤阳气，易凝气机。阳伤则不温，更兼阴寒凝滞收引，故见恶寒而脉弦紧；腹痛、不欲食者，皆为阳明所主之病，此言阴寒之邪所袭之部位。脐周者，大腹，为阳明所主之位，"绕脐痛"者，更进一步强调邪之所处；腹痛则冷汗出，此寒邪之甚；手足厥冷、脉沉弦言寒邪凝结，气机不利，阳气不能通达之象。③此条之弦者，皆在强调气机不利之象，特别是脉"沉弦"，为气结之甚，不能宣通畅行，故见阳气不通达之"四肢厥冷"象。四逆汤也可见"四肢厥冷"，但为肾阳大虚、阴寒内盛之象，为正虚而邪甚。而此条者，则主要在言寒邪之内盛。寒邪虽内盛，但阳气损伤却不甚，以其脉为沉弦而紧，为寒凝气滞之象，非为肾阳大伤之象，故治以祛邪为主，主以乌头散寒止痛为主，而非以附子回阳散寒。④又言："胁下偏痛……其脉紧弦，此寒也，以温药下之，宜大黄附子汤。"大黄附子汤重在言阳明寒甚，上侮及肝，其寒甚而气滞之象不明显，故其脉"紧弦"；大乌头煎重在言其气机不利乃寒邪凝滞所致，故其脉"弦而紧"，甚至"沉弦"而气不能通达。仲景言寒甚则脉紧，言气结之甚则脉弦，故紧弦在强调其寒之凝，弦紧在强调其气之滞。

痰饮内盛而脉弦。①《伤寒论》第324条为寒痰实邪阻滞而脉弦："饮食入口则吐，心中温温欲吐，复不能吐。始得之，手足寒，脉弦迟者，此胸中实，不可下也，当吐之。"②《金匮要略》言痰饮病其脉多弦："脉偏弦者，饮也。……脉弦数者，有寒饮，冬夏难治。……脉沉而弦者，悬饮内痛。……咳家，其脉弦，为有水，十枣汤主之。"③《脉学心悟》言痰饮脉弦产生的机理："弦主痰饮：痰饮为阴邪，痰饮的产生，缘于阳气不振，温煦不及，故脉弦。且痰饮既已形成，复又阻隔气机，气血不得畅达，脉失温煦濡养，故尔脉弦。"④《脉因证治·饮症论》言痰饮脉弦的相兼诸脉："痰饮之脉，或见弦数，或见弦紧，或见双弦，甚则沉伏。弦紧寒饮，弦数热痰。"

痰瘀阻滞而脉弦。《脉说》言："有弦脉宽大，细按中间更有一条劲线，隐隐挺于指下，此或脾肾二脏有一偏竭，或脏腑中有死血凝痰，阳气不到之处。"又言："有细紧（注：弦甚似紧）有力，见于左手寸关之分，此为痰藏包络，防作颠厥；见于右手寸关之分，为痰结胃脘，防作噎膈，并且防胸膈急痛如刀切，及洞泄注下。盖热则急痛，寒则注上也。"

七情郁结而脉弦。《脉学心悟》言："因情志拂逆，气机逆乱，或气机亢逆，或气机郁结，脉皆可弦。气逆者，气升血升，气血搏击于血脉，致脉弦长而强劲搏指。气机郁结者，气血不能畅达敷布，脉失气血之温煦濡养，故拘急而弦劲。"

（4）《金匮要略》诸杂病其脉多弦

如水气病、黄疸病、胸痹病、转筋病、蛔虫病、疟病、痉、暍等。

水气病而弦脉。"寸口脉弦而紧，弦则卫气不行，即恶寒，水不沾流，走于肠间""趺阳脉微而弦，微则无胃气，弦则不得息"。

黄疸病而脉弦。"酒黄疸者，或无热，靖言了了，腹满欲吐，鼻燥，其脉浮者，先吐之；沉弦者，先下之"。

胸痹而见脉弦。"夫脉当取太过不及，阳微阴弦，即胸痹而痛，所以然者，责其极虚也。今阳虚知在上焦，所以胸痹、心痛者，以其阴弦故也"。

转筋病而脉弦。"转筋之为病，其人臂脚直，脉上下行，微弦。转筋入腹者，鸡屎白散主之"。

蛔虫病而脉弦。"问曰：病腹痛有虫，其脉何以别之？师曰：腹中痛，其脉当沉，若弦，反洪大，故有蛔虫"。

疟属少阳，其脉自弦。"师曰：疟脉自弦，弦数者多热，弦迟者多寒。弦小紧者下之差；弦迟者可温之，弦紧者可发汗、针灸也，浮大者可吐之，弦数者风发也，以饮食消息止之"。

痉病脉弦。"夫痉脉，按之紧如弦，直上下行""脉如故，反伏弦者痉"。

暍病脉弦。"太阳中暍，发热恶寒，身重而疼痛，其脉弦细芤迟"。

故《诊宗三昧》言："迨夫伤寒坏病，弦脉居多；虚劳内伤，弦常过半。所以南阳为六残贼之首推也。他如病疟寒饮，一切杂病，皆有弦脉。"

3. 弦脉可判断病位及病情

（1）从弦之形象以判断肝病之轻重

《素问·平人气象论》言："病肝脉来，盈实而滑，如循长竿，曰肝病。死肝脉来，急益劲如新张弓弦，曰肝死。"

《脉学心悟》解曰："盈实而滑，乃有坚意。状如循长竿，为弦长坚挺，已乏柔和之象。"

《脉神》言："弦而软，其病轻；弦而硬，其病重。"

病肝脉者，脉弦甚；死肝脉者，脉弦之过极。此两者皆为过弦之脉，为胃气衰少，肝失濡养、气血不和，经脉不养、拘挛不舒之象。死肝脉者，真脏脉也，有肝无胃，肝无胃气滋养，肝气完全暴露于外之象，为脏腑衰败，为难治，故曰"死"。

（2）从弦之来势以判断正气之强弱、病位之表里

《素问·玉机真脏论》言："其（指弦脉）气来实而强，此谓太过，病在外。其气来不实而微，此谓不及，病在中……太过则令人善忘，忽忽眩冒而巅疾；其不及，则令人胸痛引背，下则两胁胠满。"

《类经》注曰："忘，当作怒。本神篇曰：肝气虚则恐，实则怒。气交变大论曰：岁木太过，甚则忽忽善怒，眩冒巅疾。皆同此义。忽忽，恍忽不爽也。冒，闷昧也。巅疾，疾在顶巅也。足厥阴之脉会于巅上，贯膈布胁肋，故其为病如此。"

《素问》此条主要通过脉之来势以判断病位。

弦而柔和者，为生理性肝脉；弦而有力或弦而乏力者，为病理性肝脉。

有力者，为邪盛，正气强而祛邪有力，其脉来势"实而强"，故曰"太过"；乏力者，偏正虚，正气虚而抗邪无力，其脉来势"不实而微"，故曰"不及"。

弦而太过者，为弦脉来时强而有力者，为脉势趋上、趋外，气以走上、走表，为肝气升发太过之象，为邪在上、在表之象；弦而不及者，为弦脉来时力弱而微，脉势无明显外趋，为邪气外闭而肝气升发不畅之象，为肝虚而有邪侵袭之象。

邪客于肝，壅滞肝气而不疏泄，扰动肝气而不升发，致使肝气不能正常升降，并能使肝不藏血而行血失常。气不行则不温养，血迟滞则不滋养，气血失调，诸脉失和，挛急不舒，故见脉弦，此为太过；或阴血不足，不养肝脏，不滋诸脉，再加邪扰，百脉不和，挛急不舒，故见脉弦，此为不及。

太过者，暮春之时，天气转暖，风热扰动，肝气亢逆，升之过极，上壅清窍，故见头目不爽、眩冒、巅顶不舒等风热加肝气壅滞在上之象；不及者，初春之时，大寒刚退，天气仍凉，风寒仍甚，若肝气不足，邪气侵袭，凝滞其经，经筋挛缩，故见胸背拘急牵引而痛，经气不舒故两胁胀满。

太过者，祛其邪而泄其肝，小柴胡汤、四逆散之类加减之；不足者，扶其正而养其肝，一贯煎之类加减之；"邪之所凑，其气必虚"。正虚而邪盛者，扶正祛邪合用，当归四逆汤之类主之。

（3）从弦脉之力以判断病情之轻重及预后状况

《素问·平人气象论》言："平人之常气禀于胃，胃者平人之常气也，人无胃气曰逆，逆者死。春胃微弦曰平，弦多胃少曰肝病，但弦无胃曰死。"

《脉神》言："弦而有力，为肝有余；弦而无力，为血不足。"

《濒湖脉学》言："弦脉……轻虚以滑者平，实滑如循长竿者病，劲急如新张弓弦者死。"

《诊宗三昧》言："无论所患何证，兼见何脉，但以和缓有神，不乏胃气，

415

咸为可治。若弦而劲细，如循刀刃；弦而强直，如新张弓弦，如循长竿，如按横格，皆但弦无胃气也。所以虚劳之脉，多寸口数大，尺中弦细搏指者，皆为损脉，卢、扁复生奚益哉！"

"春胃微弦曰平"者，生理性弦脉也；"弦多胃少曰肝病"者，弦而有力也；"但弦无胃曰死"者，弦而僵硬、劲急也，为真脏脉。

生理性弦脉，弦而柔和，为胃气充盛、肝气条畅、木得胃气滋养之象。若脉弦而乏力，按之柔软者，为正气虚弱、邪气不甚之象，为病轻；若脉弦而有力者，为正盛邪强、正邪相争有力之象，为病轻；若脉弦而坚硬劲急，已失柔和之象，为胃气大虚、肝气独亢之象，为病重。

如《伤寒论》第212条言："伤寒若吐若下后不解，不大便五六日，上至十余日，日晡所发潮热，不恶寒，独语如见鬼状。若剧者，发则不识人，循衣摸床，惕而不安，微喘直视，脉弦者生，涩者死。"此条言大承气汤重证的脉证及预后。伤寒吐下之后，津液大伤，燥热内生，邪气内传，从阳化热，与糟粕相结，壅滞于腹。腑气不行，津液不润，故见"五六日，上至十余日"不大便；病在阳明，而阳明之气旺于傍晚，气旺之时，人体正气得天之正气相助，则可见祛邪外出之象，故日晡潮热；邪已全入阳明，表无邪，故不恶寒；热扰心神，语言错乱，故"独语如见鬼状"，此已接近谵语。此时必当以大承气汤急下之，尚可救之于危亡之际，若坐失良机，亢热无津可制，则下灼真阴，致使精血亏少。精亏血少则神无所养，火热炽心而神不守舍。两者相合，致使心神浮越则混乱不清、心神不安则惊恐难定，故见"不识人，循衣摸床，惕而不安"。阴精枯竭，肺气欲绝，又肾不纳气，故见"微喘"；津精亏枯，肝血枯竭，经脉失养，挛急不利，故见"直视"。此邪炽盛而诸脏枯竭，已至危亡顷刻之间。若此时见脉弦，说明其邪虽然阻滞较甚，但气仍有升降之机。虽然诸脏皆枯，但仍能行使一定的功能，故仍有一定挽救之机；若涩者，则津、血、精已枯竭，而又气不能升降，脏腑完败，了无生机，命已难续。

如《金匮要略·呕吐哕下利病脉证治》言："下利，脉反弦，发热身汗者，自愈。"此条言虚寒性下利，阳复向愈之证。"发热""身汗"皆为阳象，且其病欲"自愈"，故知"发热身汗"者，为阳复之象。而此下利，必为虚寒性下利。虚寒性下利，其脉当沉，现不见沉而反见弦，故曰"反弦"。阳复之弦，当为浮弦乏力之象。典型之弦脉，直上下行，来去之象明显。脉之来去者，乃气升降之象，脉偏来者主气偏升，脉偏去者主气偏降。弦脉直上下行者，为气能升降之象，故常言弦主生发之气。脉浮、身热、汗出，在表属阳，为阳复气能升发之象。阳虽复但较弱，不能温养于经脉，经脉拘急，故见弦。但要注意的是，"这里的发热并不一定指体温的升高，而是对阳气不足恶寒症状的否定，即表现为恶寒减轻或不恶寒，甚至全身有一种暖洋洋的舒适感，遍身可絷絷小汗出［《金匮要略》（中医药学高级丛书第二版）］"。

（三）六部弦脉主病

《诊家枢要·弦》言："左寸弦，头疼心惕，劳伤盗汗，乏力。关弦，胁肋痛，痃癖；弦紧为疝瘕，为瘀血；弦小寒癖。尺弦，少腹痛；弦滑脚痛。右寸弦，肺受寒，咳嗽，胸中有寒痰。关弦，脾胃伤冷，宿食不化，心腹冷痛，又为饮。尺弦，脐下急痛不安，下焦停水。"

《诊家正眼·弦脉》言："弦为肝风，主痛主疟，主痰主饮。弦在左寸，心中必痛；弦在右寸，胸及头疼。左关弦兮，痰疟癥瘕；右关弦见，胃寒膈痛。左尺逢弦，饮在下焦；右尺逢弦，足挛疝痛。"

《脉说·弦脉》言："细紧有力（笔者按：此紧即弦紧之意，弦甚似紧），见于左手寸关之分，此为痰藏包络，防作颠厥；见于右手寸关之分，为痰结胃脘，防作噎膈，并且防胸膈急痛如刀切，及洞泄注下。盖热则急痛，寒则注上也；见于两尺者，肝气入肾，为病痛腰急，不能俯仰也。《脉经》曰：尺脉牢而长，少腹引腰痛是也。然亦有大便久秘，右尺沉实而弦者，又不可不知。"

（四）弦脉兼脉主病

《诊家枢要·弦》言："弦数为劳疟，双弦胁急痛，弦长为积。"

《脉语·弦》言："弦而激，曰怒；弦而浮，曰外感风；弦而数，曰热生风；弦而搏，曰饮；弦而急，曰疝；弦而沉，曰肝气；弦而乍迟乍数，曰疟。"

《诊家正眼·弦脉》言："浮弦支饮，沉弦悬饮。弦数多热，弦迟多寒。弦大主虚，弦细拘急。阳弦头痛，阴弦腹痛。单弦饮癖，双弦寒痼。"

《脉说·弦脉》言："弦兼洪，为火炽；弦兼滑，为饮痰，为内热；弦兼迟，为痼冷；弦不鼓，为脏寒；弦兼涩，秋逢为老疟；弦兼细数，为阴火煎熬，精髓血液日竭，劳瘵垂亡之候也。"

（五）弦脉医案举隅

1. 脉弦大强劲有力，乃阴虚阳盛之象

蔡某，男，58岁，邻居岳父，市郊赵陵铺社员，素腰病。1982年6月3日，冒小雨关鸡窝，渐腿痛日重，服保泰松等罔效。强挨旬余，步履维艰，至夜尤剧，卧则骨如锤击，终夜扶炕沿呻吟。6月27日用车推至家中求诊。诊其脉弦大有力，又因冒雨而发，故予疏风散寒、除湿通痹之剂治之。四诊共服15剂，疼痛如故。冥思苦索，忽悟及从阴求阳，从阳求阴之训。雌脉之弦大强劲，乃阳盛有余之象。阳盛者，必阴不能制也。且平素腰痛，知为肝肾不足，骨失养、筋失柔而剧痛。忆张锡纯先生有山茱萸治腿痛之先例，余仿效之，宗曲直汤加味。方用：

山茱萸30g，白芍15g，山药20g，知母6g，乳香、没药各9g，当归

10g，丹参 15g，怀牛膝 9g。

　　两剂而痛减可忍，五剂痛竟大减，可自己骑车来诊。共服九剂，痛除。嘱服六味地黄丸一个月，至今劳作如常。

　　按：痹者闭也，气血经脉不通而痛。何以不通？不外虚实两大类。实者乃邪阻经脉，气血不通，其邪当包括六淫，气血痰食；虚者，包括气血阴阳之虚，运行无力而不通。欲分清痹证之病机，首要在于分其虚实。欲分虚实，首重于脉。脉之沉取有力者为实，沉而无力者为虚，此乃脉诊最吃紧处。若脉过大强劲搏指，反是胃气衰，真气外泄之象，是大虚之脉，而非实脉，此等脉象最易误人。如脉如刀刃、弹石、薏苡仁等真脏脉，皆因胃气败，失其冲和调达之象而弹指，不可误为邪实之脉。诊脉之道，不仅要正看，且要反看，从阳求阴，从阴求阳。弦大搏指为阳有余，反面恰为阴不足，故据此断为肝肾虚，重用补肝肾、收敛真气之山茱萸而愈。

　　山茱萸，《神农本草经》谓其"逐寒湿痹"。因功擅收敛元气，补肝肾，正复而邪去，故痹得通。张锡纯谓其"得木气最厚，收涩之中兼具条畅之性"。张氏治周某腿痛案，卧床不能转侧。投以曲直汤，10 剂而痛止，步履如常。此与本案雷同，惟脉有异也。

　　　　　　李士懋、田淑霄《相濡医集·医案·痹证 1（肝肾不足）》

2. 脉弦数大而有力，乃热毒炽盛之象

　　刘某，女，52 岁，家属，患肝硬化已 7 年，腹壁静脉怒张，状似爬满蚯蚓，反复鼻衄、齿衄，曾大呕血 3 次，自觉躁热，食少削瘦。脉弦数大而有力，舌红苔少。此热毒炽盛，迫血妄行，予清瘟败毒饮加味：

　　水牛角 30g（先煎），羚羊角 3g（先煎），炙鳖甲 30g（先煎），生牡蛎 30g（先煎），大青叶 10g，生石膏 30g，牡丹皮 12g，知母 6g，赤芍 12g，连翘 15g，芦荟 10g，焦栀子 10g，龙胆草 6g，生地黄 15g，竹叶 6g，玄参 15g，黄连 10g，生甘草 6g。

　　上方加减，服药 36 剂，血止，热退，脉和缓。后改用活血软坚，养阴柔肝法：

　　炙鳖甲 30g（先煎），败龟甲 30g（先煎），生牡蛎 30g（先煎），牡丹皮 10g，

莪术 10g，生地黄 15g，姜黄 10g，白芍 15g，海藻 12g，夏枯草 12g，赤芍 12g，地龙 10g，三棱 10g，水蛭 5g。

上方加减，历经 9 个月，症状消除，腹壁静脉怒张消失。

按：年过五旬，且已久病，不可概以虚论，此案即呈一派热毒炽盛表现，以清热凉血而获效。近年大凡中风、高血压、糖尿病等，因属中老年病，常见有些文献动辄曰本虚标实，非也。老年病实者并不占少数，不能以概念推论代替具体的辨证论治，不能想当然地做结论。虚实之辨，固应四诊合参，然四诊之中，以脉为准，脉沉取有力为实，沉取无力为虚。此诊脉之要，亦为辨证之要。千病万病，无非虚实；千药万药，不外补泻。倘能辨明虚实，诚乃名医也。脉之有力无力，典型者，固易分辨，但多有疑似之脉，难以明断，深感虚实之辨，亦非易事。

李士懋、田淑霄《相濡医集·医案·热毒炽盛（肝硬化腹水）》

笔者按：前案与本案皆为弦大有力之脉，一者为阴虚阳盛，一者为热毒炽盛。而其辨证重点，前案则在其强劲有力，本案却在其脉数象明显。脉弦而强劲有力者，乃阴不制阳而阳气亢盛不守之象；脉弦数有力者，乃火热之邪内盛蕴结之象。故一者治之重在益阴敛浮阳，一者治之重在清热潜亢阳。

3. 浮取弦滑而硬，沉取细弦略急，乃阴虚阳亢之象

孙某，女，65 岁。

素患眩晕，每于恼怒之后，病势必作。发则眩晕呕吐，心中烦热，急躁易怒，夜间恶梦惊醒，甚则夜游。形体削瘦，面色不华，两颧发红，舌干瘦中裂、糙老质红，两手脉弦滑而硬，按之搏指有力，沉取细弦略急。老年血虚阴液早亏，虚热上扰，脏躁已久，当以甘寒泄热之法。忌辛辣油腻，当戒烟酒为要。

处方：生石决明一两（先煎），旱莲草三钱，女贞子三钱，生地黄三钱，白芍三钱，竹茹二钱，黄芩三钱，龙胆草一钱。

服前方药三剂后，眩晕大减，原方续服六剂而愈。

绍琴按：老妪眩晕，怒则必作，烦躁易怒，形瘦颧红，舌干红中裂，显系肝热阴伤。切脉弦滑而硬，按之搏指，知其肝热无疑。沉取细弦略急，此全属阴伤，肝失涵养，肝阳必亢。故投甘寒泄热而愈。

赵文魁、赵绍琴《文魁脉学与临证医案·文魁脉案选要·眩晕
脉案三则》

笔者按：观临证患者脉象，最常见沉浮不一、六部不同之脉象，此时必当细细解读其脉象所示之医理，再参合舌诊、问诊，必然中的。

4. 脉弦而按之不足，乃肝阳虚之象

案1 李某，女，38岁，工人。1995年7月25日诊。自去年春节后，两手第二至第五指遇冷则胀痛、发凉、红紫，西医诊为雷诺病，服药半年不见缓解反增重。食可经调。脉弦细按之不足，舌略淡。此阳虚血弱，血行凝泣，予当归四逆汤：

当归12g，桂枝10g，赤芍、白芍各10g，细辛9g，通草8g，炙黄芪10g，炮附子10g，王不留行30g。

共服药120余剂，曾先后加鸡血藤18g，巴戟天10g，淫羊藿10g等，手痛渐愈。

按：阳虚血弱者当养血通阳，主以当归四逆汤。不以辛热回阳者，恐伤阴血，顾此失彼。此案因寒凝较重，故亦于当归四逆汤中加附子温阳，后方所加之巴戟天、淫羊藿等，温阳兼益精血。此案奇者，双手每个指甲前端都有一红线，手痛时愈显。余认为此乃血瘀所致，待手痛愈，红线亦消。

李士懋、田淑霄《相濡医集·医案·痹证2（雷诺现象）》

笔者按：当归四逆汤出自《伤寒论》第351条，其所用通草者，实乃现在之木通，故《本草纲目·通草》言："有细细孔，两头皆通，故名通草，即今所谓木通也。今之通草，乃古之通脱木也。"通草有大小通草之分，大通草为五加科通脱木的茎髓，小通草为旌节花科旌节花的茎髓；木通有木通、川木通、关木通之分，木通为木通科木通的藤茎，川木通为毛茛科小木通的藤茎，关木通为马兜铃科东北马兜铃的藤茎。关木通因含马兜铃酸而具有肾毒性，所以现在基本不用。大小通草功效相似，但小通草比大通草价格便宜，所以临床用之较多。通草色白，入肺胃而能清肺热、利湿、

通胃气，又能催乳。木通色赤而能入心肝，清火热、通经脉。当归四逆汤所使用者，实乃木通，取其通经脉之义。

案2 赵某，男，28岁，工人。1976年5月28日诊。患肝炎一年来始终不愈；头晕无力，食欲不振，脘腹胀满，午后为甚，口苦黏腻，口渴咽干，右胁胀痛，劳则加剧；精神负担较重，忧郁寡欢，面色萎黄，脉弦滑沉取濡软，舌质正常，苔白薄腻，中心微黄。肝肋下2.5cm，脾肋下2.0cm，GPT 850U（正常值为100U以下），TTT（+++），ZnTT（++），HBsAg阳性，属肝阳不足，清阳不升，脾郁湿困。法宜温肝化湿，升发清阳。方如下：

僵蚕8g，柴胡6g，升麻4g，炮附子7g，生麦芽15g，生黄芪9g，茯苓9g，苍术7g，陈皮8g，紫苏梗10g，淫羊藿8g，党参8g。

服上药12剂后，头晕、腹胀、胁痛均减。复查肝功：GPT 300U，TTT（+），ZnTT（+）。原方加减，35剂后，症状基本消失，唯劳累后右胁尚觉胀痛，无力。肝功两次复查均正常，肝肋下1.0cm，脾肋下0.5cm。予逍遥丸善后，两个月后，恢复正常工作，至今情况良好。

按：慢性肝炎，以清热解毒法治之者多，屡用虎杖、板蓝根、白花蛇舌草等，论其意，以抗病毒为务。但以温补法益肝之用者鲜。肝为阴尽阳生之脏，其政舒启，其德敷和，其用为动，敷和荣泽。自然的生长化收藏，赖春生之气的温煦升发；人体的生长壮老已，亦赖肝的春生之气的温煦升发。肝木的条达疏泄，一是阳气的温煦，一是阴血的涵养，缺一不可。肝应春，为阴尽阳生，阳始萌而未盛，易受戕伐而阳伤，致肝阳馁弱，肝用不及，郁而不达，治之当益肝气、温肝阳，令其升发。

肝阳虚者，余常掌握如下指征：①脉弦，弦则为减，或兼滑、兼缓、兼数、兼细等，沉取必无力。②舌淡胖有痕。③面色萎黄，㿠白，晦滞。④症见头晕倦怠，精力不济，脘腹胀满，胁肋胀痛等。上述诸症未必具备，主要是脉弦按之不足，舌较淡，又有头晕无力、脘满胁胀等。即可断为肝气虚，若兼畏寒肢冷等寒象者，即可断为肝阳虚，温肝之法即可用之。

常用药物有炮附子、桂枝、巴戟天、淫羊藿、黄芪、党参、茯苓、白术、升麻、柴胡、当归、川芎等，用附子其意有四：①附子辛热，补命门壮心阳，通行十二经，走而不守，肝得阳之温煦乃能升发条达。②附子味辛，辛者可行可散，"肝欲散，急食辛以散之，以辛补之"，从风木之性，助其升发条达，故曰补肝。③清阳不升，浊阴用事，用附子使离照当空，阴霾自散，阳气可伸，复肝用之职，升降之序；④补火以生土，土旺以制寒水之上侮。胃纳脾输，方能散精于五脏六腑，肝得其荫而用强。附子一味，功莫大矣。阳虚者，可用至 30～60g，久煎即可无碍。

李士懋、田淑霄《相濡医集·医案·肝虚（慢性肝炎）》

笔者按：观仲景论述厥阴病，其有寒热错杂证、寒证、热证之分。一般认为以寒热错杂证为主，而厥阴病寒热错杂证之主方乌梅丸者，本以温阳散寒为主，其温的是肝阳，散的是肝家气分之寒；而当归四逆汤者，在温肝阳的同时，散的是肝家血分之寒。肝阳虚的论述较为少见，李老之论可细细品之、悟之。

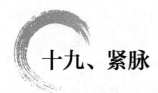

十九、紧脉

（一）紧脉指感

《素问·五脏生成》言："青脉之至也，长而左右弹，有积气在心下，肢胠，名曰肝痹。得之寒湿，与疝同法。腰痛足清头痛。"

《伤寒论·辨脉法》言："脉紧者，如转索无常也。"

《脉经》言："紧脉，数如切绳状。"

《脉诀刊误》言："来往有力，左右弹人手。既如转索，又如切绳。"

《诊家枢要》言："紧，有力而不缓也。其来劲急，按之长，举之若牵绳转索之状。"

《濒湖脉学》言："紧脉：来往有力，左右弹人手（《素问》）；如转索无常（仲景）；数如切绳（《脉经》）；如纫箅线（丹溪）。……举如转索切如绳，脉象因之得紧名。"

《脉语》言："状如转索，劲急曰紧。"

《脉神》言："急疾有力，坚搏抗指，有转索之状。"

《诊家正眼》言："紧脉有力，左右弹人。如绞转索，如切紧绳。"

《诊宗三昧》言："紧脉者，状如转索，按之虽实而不坚。"

《脉确》言："左右弹手其力强，状如转索名为紧。"

《脉说》言："紧脉似数非数，似弦非弦，如切绳状。……紧之为义，不独纵有挺急，抑且横有转侧也。"

《文魁脉学》言："紧脉，是脉搏往来有力，像绳索一样搏动弹手；又好像手摸着绷紧的绳子一样，上下左右弹手，又好像用藤条穿算子眼一样，左右上下弹动。这都是形象地说明它的紧、颤、抖的特点。"

《脉学心悟》言："紧脉的主要特征就是左右弹指，不拘于指下一定部位。"

《临证脉学十六讲》言："古人形容紧脉'如切绳转索'，即为指下脉感紧绷之意，脉搏跳动时，不仅左右弹指，而且横向也有绷急感，脉管与周围组织截然分明。"

1. 标准紧脉

紧脉者，左右摆动。

紧脉主言其动，对脉位、脉形、脉率、脉力等不做要求。

紧脉者，其形紧束，边界分明；可浮可沉、可大可小、可数可迟、可虚可实。

故《脉学心悟》言："紧脉，脉位不定，可见于浮位，亦可见于沉位，至数，或迟或数。因紧为拘束之象，故脉体一般不大，或竟偏细。脉力可强可弱，因虚实不同而异。其象如切绳，故脉多长而不短细。"

2. 紧脉之动、形、势

（1）紧脉之动

紧脉者，重点在强调其脉动之所呈现的脉象，即"左右弹人手"。

濒湖言"左右弹人手"出自《素问》，然遍查《黄帝内经》，于"五脏生成"篇有言："能合脉色，可以万全……青脉之至也，长而左右弹，有积气在心下支肤，名曰肝痹，得之寒湿，与疝同法，腰痛足清头痛。"

"青脉"者，色与脉也。观其色见青，察其脉长而左右弹击手指。"心下"者，胃脘之处；"肤"者，腋下，胸胁。此即言有邪气积聚于心下，延及胸胁而使其支撑胀满不舒，其为肝痹之病，是因受寒湿而得，与疝气的生成原因相同，其临床表现还可见头痛、腰痛、足冷等寒湿之症。

色青，主寒、主痛。此为寒湿内侵，痹阻于肝，横犯于胃，凝滞于经，内外皆寒，而阳气不能通达所致。脉"长而左右弹"者，为寒湿凝滞痹阻，阳气不通，经脉失养所致。《脉诀刊误》言："《内经》……曰来而左右弹人手，有紧脉之状，未有紧脉之名。"此处肝痹其证属寒、属实，其脉动自然有力，故《濒湖脉学》冠名"紧脉"，并言："紧脉，来往有力，左右弹人手。"确实如此。

元代戴起宗承《素问》之意，于《脉诀刊误》言紧脉"左右弹人手"，后《诊家正眼》《濒湖脉学》《脉确》《文魁脉学》《脉学心悟》《临证脉学十六讲》皆承而发挥之。

现之中医，多从内伤言病，而觉六淫所病者，少之又少。何以如此，皆因不识紧脉，不知"紧则为寒"使然。笔者在读研期间，幸得傅元谋老师所授，方知紧脉之道。

紧脉的核心在于"左右弹"，即左右摆动，故《脉诀刊误·紧脉》言："紧脉来之状，左右弹人手也。"

脉有内、外两侧。就右手而言，外侧为右，内侧为左；就左手而言，外侧为左，内侧为右。故左右摆动者，实为内外摆动之状。

紧脉的左右摆动状态，主要体现在以下三个方面：①摆动幅度：常见之紧脉，表现为左右两侧各跳一下。其左右摆动的幅度可大可小，幅度大者，为大紧（紧甚），幅度小者，为小紧（稍紧）。当左右摆动幅度非常小时，与弦脉难以分辨时，则以紧弦（弦紧）言之。②摆动次数：其脉左右两侧跳动次数可不同，或内多于外，或外多于内。③摆动力量：摆动有力，偏邪实；摆动乏力，偏正虚。

所以，可通过紧脉左右摆动的幅度、次数、脉力，判断疾病的相关情况。①幅度：左右摆动的幅度越大，脉越有力，则邪气越甚，阻滞程度越重。所以大紧者，正盛而邪实，治以重在祛邪，如麻黄汤证；小紧者，正虚而邪微，治之以扶正祛邪，如桂枝汤证。②次数、脉力：紧脉左右摆动时，所表现出来的次数、脉力往往不一样。如偏向于外侧跳动，且跳动次数多或跳动有力，为邪气在外、在表，或正气祛邪出表之象；若偏向于内侧跳动，且跳动次数多或跳动乏力，为邪气在里，或正气不足而表邪欲入里之象。

（2）紧脉之形

常言紧"如转索""如切绳""如纫算线"，此乃以"转索、切绳、纫算线"以形容紧脉之动，如《脉学心悟》言："紧脉的主要特征就是左右弹指，不拘于指下一定部位。这个特点，古人喻为转索、切绳、纫算线。"

"如转索"者，见于《伤寒论·辨脉法》及《金匮要略·腹满寒疝宿食病脉证治》，此说无论是从脉象还是具体脉义，皆无太大探讨价值，特别是在脉象方面，望文生义，牵强附会，各自乱凑，最为无理。至于脉义方面，《脉学正义·紧脉形象》言之最确："《金匮》有脉紧如转索无常者一条，则明言其为宿食，于是始有转索无常之明文，是为紧脉之别一态度。盖以宿食积滞结实，故脉紧益甚，其非寻常之紧脉可知。"又言："《脉经》又谓脉如卷索者死……此其坚强不屈，有乖戾而无和柔，是亦真脏脉及七怪脉之类，宜为死证，孰谓寻常紧脉，皆必如此？若果如辨脉篇之所云，不几乎凡是紧脉，胥为必死之候，岂不大骇物听？此即以叔和之书证之，而自矛自盾，必不可通者也。日本人丹波元简《脉学辑要》述其乃父之言，以转索一说为谬，诚非过贬。今颐辑此编，即本此意，凡前贤承用转索旧说者，皆从删落薙，爰志所见，以祛俗学之惑。"

"如切绳"者，见于《脉经·紧脉》，《脉学正义·紧脉形象》解之最明："叔和所谓切绳，固言其指下有物，按之不挠，抑且畔岸分明，描摹形态，惟妙惟肖。"紧为邪气紧束，经脉拘急，故有挺然之下、脉形清晰而边界分明之感。紧脉如切绳线者，乃与"弦脉如切琴弦"相对比者。

"如纫算线"者，濒湖言为丹溪所言，查《说文解字》《康熙字典》《古汉语词典》《新华词典》言"算"，而不见"算线"，却有"竹算算""纱算算"之言！观《脉学心悟》言："如纫算线，指竹算纵横交错编织，凹凸不平，摸之凹凸交替出现，亦如转索无常。"

紧"如转索""如切绳""如纫算线"者，本在借诸物以形容紧之形象，欲求明了紧之脉形，然诸作者只做形容却不做解释，看似已清楚，却反而更让读者糊涂，只能望文生义，各自理解。此种借助形容，最为无理，不如不读，不如不解。

（3）紧脉之势

紧脉来时，常带有急迫之感，此即《脉经》"数如切绳状"之"数"的本意，此"数"绝非脉率之数。故《脉学正义·紧脉形象》言："谓之数，则主寒主痛，当无数疾之理。但形势拘急，追促不舒，其来去也，必不能和缓自如，有似于数。"

典型的紧脉，其左右摆动之时确实带有来势急迫、迫切之象。因紧脉常主寒证，寒邪从外向内入侵，阳气自然从内向外以抗邪。从内向外者，应之于脉势，即见来势明显，去势反缓。若脉紧而去势反明显者，则为阳气退缩，寒邪将欲内陷深入之象。

如《伤寒论》第301条之"脉沉者，麻黄细辛附子汤主之"。此条之"脉沉"，实指表寒将欲内陷，其脉虽仍浮紧，但去势明显。此"沉"脉，实乃浮脉将欲变为沉脉之意。正气退缩而邪气将欲内陷，治之者，自当加强温阳散寒之力。

3. 紧脉的基本脉理

紧脉者，脉形拘急清楚，而左右弹人手。形清者，即脉形紧束，岸畔分明；左右弹者，即脉动劲急，左右摆动。

脉紧束、劲急者，皆因气血被邪气阻滞，或者气血本身不足，致使经脉失去阳气之温养、阴血之濡养，而收敛拘急，故见紧象。

邪气阻滞，气血不畅，而拘急紧束者，其脉紧而有力，为实；气血不足，不温不养，而拘紧紧束者，其脉紧而乏力，为虚。

故《脉学心悟》言："紧脉为拘急敛束之象。脉的调和畅达，正常搏动，取决于气血的和调、畅达。当气血为寒束或邪阻，不能调和畅达，则脉失气的温煦鼓荡，以及阴血的充盈濡养，脉即拘急敛束，而呈现紧象。若阳气、阴血不足，无力温养濡润，脉亦可拘急而紧。二者一虚一实，当以沉取有力无力加以区分。"《脉学正义》言："紧脉主表有寒，为经络之壅塞，亦主里有积，有食，有痛，为腑脏气血之不通。故脉道皆凝结重滞，而不活泼，其状有类于弦，且搏击重着之势，殆又过之。"

4. 紧则为寒

观《黄帝内经》言紧者甚多，如《素问·平人气象论》之"盛而紧曰胀"，《素问·示从容论》之"切脉浮大而紧"，《灵枢·禁服》之"紧则为痛痹"者，查原文，顺其意，知其皆为因寒而紧者。

观仲景言紧，合《伤寒论》《金匮要略》两书，共有 60 余处，皆与寒与痛相关。仲景于《伤寒论》中言紧者，最多见于太阳表证，如太阳伤寒脉"阴阳俱紧"，太阳中风脉浮而稍紧。在《金匮要略》者，诸杂病，如痉、中风、血痹、虚劳、水气、黄疸、胃反、寒疝、宿食、肠痈等病皆可见紧，且于中风病及黄疸病言"紧则为寒"，于水气病言"紧为寒""紧则为痛"。

观仲景言紧，无论寒邪外袭，还是里寒内盛，其脉皆可为紧。寒为阴邪，邪则阻气机，阴则伤阳气。寒凝气滞则脉拘急，阳损不达则脉失温，故紧者，主寒；寒凝脉缩而血不通，阳损不运则血不行，血滞不通则生痛，故紧者，主痛。

观紧脉，其脉形拘急紧束者，乃寒邪收引之象；其左右弹者，以寒邪最易损伤阳气，阳气与之剧烈相争使然；其来势急促者，乃阳气抗邪外出之象。

故《脉学辑要》言："紧即不散也，谓其广有界限，而脉与肉划然分明也。以寒主收引，脉道为之紧束，而不敢开散涣漫。"《脉确》言："紧主寒，浮紧表寒，沉紧里寒。"《诊宗三昧》言："紧之所在，皆阳气不到之处，故有是象。"《脉神》言："紧脉阴多阳少，乃阴邪激搏之候，主为痛为寒。"《千金要方·分别病形状》言："紧则为寒……凡亡汗，肺中寒，饮冷水，咳嗽，下利，胃中虚冷，此等其脉并紧。"

"紧则为寒"，依笔者临证所察，平素所见之紧脉，确实以寒邪所致者最多。一般而言，若脉见紧，而无诸般热象者，即可从寒论治，且可适当加强温散、温行、温通之力。

5. 紧脉古多称坚脉

紧者，从臤（qiān），坚；从糸（mì），细丝。

《说文解字》曰："紧，缠丝急也。"《广雅》曰："紧，急也。"

坚者，从臤，从土，本指泥土坚硬。《说文解字》曰："坚，刚也。"《广雅》曰："坚，坚土也。"

在唐以前诸多文献中，紧脉多被称为坚脉。如《脉学正义·紧脉形象》

言："紧之与坚，以字义言之，本不甚近，但以脉形拟议，则皆形容其团结凝聚，不同涣散之意，故字义有别，而脉状难别。且今本《伤寒论》，脉紧字样，数见不鲜，而证以《千金翼方》之伤寒二卷，则凡是紧字，彼皆作坚。可见坚、紧二字，占所通用。又如《甲乙》《脉经》《千金》《千金翼》四种……近贤陆九芝尝谓古本当是坚字，在隋时为文帝讳，改用紧字，今之《伤寒论》，盖即本于隋时所缮写，是以多用紧字，而后遂因之。至《千金翼》则孙在初唐，不避隋讳，于是从古而仍作坚。……今本《素问》多作坚者，其本固是王启玄所注，宜乎不为隋文讳写。"

然坚与紧，确实有别。观《素问·五脏生成》之"赤脉之至也，喘而坚……青脉之至也，长而左右弹……黑脉之至也，上坚而大"。可知，"坚"与"左右弹"并列出现，其两者自然有别。坚者坚硬，主在形容寒邪收引而脉形"拘急紧束，抗指有力，挺然指下"之象；紧则除了脉形紧束外，特以左右弹人手之"急象"为主，主在形容"正气抗邪，与邪剧争，互有进退"之象。

（二）紧脉的病理

1.寒邪凝滞而脉紧

（1）风寒袭表而脉浮紧

1）太阳病表证，其脉浮紧

六淫袭表，营卫不和，气血不畅，经脉所养，拘急挛缩，其脉浮紧。太阳病表证，有太阳中风（《伤寒论》第2条）、太阳伤寒（《伤寒论》第3条）、太阳温病（《伤寒论》第6条）、太阳风湿（《金匮要略·湿病》）、太阳中暍（《金匮要略·暍病》）者。六淫之邪侵袭人体，从皮毛而入者，正气与之相争，正邪剧争，营卫不和，通行郁滞，营不通不濡其经，卫不行不温其经，经脉挛缩，故见紧象。只是因邪气不同，其紧脉的状态有所不同，如太阳伤寒为大紧，太阳中风为小紧，太阳温病微紧等。

六淫侵袭人体后，在皮毛停留时间长短不一，如风寒之邪停留时间较长，所以其表证明显，而温热之邪停留时间短暂且邪气继续深入，所以其表证常常不突出，恶寒发热、脉浮紧之象不明显。特别是在就医之时，温热之邪已然深入，所以临证基本难见温病而表证明显者。虽然温热之邪在肌表停留时间短暂，表证不突出，但却不能否定其表证的存在。

2）温病初期，其脉浮紧

观《温病条辨》，在感受温热之邪的最初期，因邪气壅滞，营卫不通，卫气不能正常温煦，故恶寒明显而发热次之，此时治之以桂枝汤，以调和营卫，祛邪外达。若疾病发展，温热之邪得以敷展，则发热明显而恶寒次之，方治之以银翘散，寒温并用，以透邪外出。此吴氏深得仲景传变之大意。

3）太阳伤寒，脉浮而大紧

太阳伤寒为风寒之邪侵袭肌表，闭郁卫气，凝滞营阴，以脉浮紧、无汗、恶寒发热为主要临床表现。

《伤寒论》第3条言："太阳病，或已发热，或未发热，必恶寒，体痛呕逆，脉阴阳俱紧者，名为伤寒。"此条是太阳伤寒定义性条文。

"或已发热，或未发热"者，皆与患者体质相关：若平素阳气旺盛，身痛强壮，则感邪后往往正邪剧争，化热迅速，则发热出现较早，治之以麻黄汤类发汗解表；若平素阳气较弱，身体虚弱，则感邪后正邪相争之象较为平缓，邪阻气滞，郁久方能化热，其发热出现较迟，治之以桂枝汤类以扶正解表；若平素身虚弱较甚，特别是阳气虚弱明显者，在感邪后而常不见发热者，治之以麻黄细辛附子汤，甚者合用四逆汤以助阳解表。

"脉阴阳俱紧者"，阳为寸，阴为尺，此指寸关尺三部皆紧。因其为风寒之邪郁闭肌表所致，此紧必然为浮紧；因其证为实，故此紧者，必为大紧之脉，且紧而有力，故直以麻黄汤发汗以祛邪。

4）太阳中风，脉浮而小紧

太阳中风为风寒之邪侵袭肌表，导致卫开营泄，以脉浮缓、汗出、恶寒发热为主要临床表现。

《伤寒论》第2条言："太阳病，发热，汗出，恶风，脉缓者，名为中风。"此"汗出"之证，当注意其程度，太阳中风的汗出，以手摸之，可觉皮肤有潮湿之感，一般不会汗出太过；若汗出过多，伤津耗气，疾病可能迅速发生变化。

太阳表证的诸多变证，大多是因发汗太过使然。如《伤寒论》第62条言："发汗后，身疼痛，脉沉迟者，桂枝加芍药生姜各一两人参三两新加汤主之。"第63条言："发汗后，不可更行桂枝汤，汗出而喘，无大热者，可与麻黄杏仁甘草石膏汤。"若发汗过多，津液损伤，正气亦损，抗邪乏力，邪气内传，其病则易内陷入里，如第245条言："阳脉实，因发其汗，出多者，亦为太过。太过者，为阳绝于里，亡津液，大便因硬也。"此条即言本为太阳表证，仅寸脉为实而非寸关尺三部皆实者，乃正气不足使然。正气本不足而却大汗之，津液重伤，正气虚损，抗邪无力，表邪内陷，入里化热，热邪炽盛，更灼津液，津少不润，大便干结，此为无形之热将欲与糟粕相结使然。所以张仲景强调发汗者，当"遍身漐漐微似有汗者益佳，不可令如水流离，病必不除（第12条）"。

第2条言太阳中风其脉为缓，此缓者，绝非迟缓之缓脉。此缓，乃与第3条之"紧"相对比而言，即不像太阳伤寒之紧那样大紧而有力的意思。太阳伤寒为正盛邪实，剧烈抗争，其脉应之，而见大紧有力之脉；太阳中风者，其正虚而邪实，彼此抗争较弱，应之于脉，故见其脉稍紧且力不足，故以桂枝汤扶正以祛邪。

5）太阳病表证的治疗，当重视患者体质

风寒中人，因其邪气的侧重及患者体质等因素的不同，可有不同的临床表现。

如第38条言："太阳中风，脉浮紧，发热恶寒，身疼痛，不汗出而烦躁者，大青龙汤主之。"此为偏于风邪中人，而见太阳伤寒之象者，仍用麻黄汤变方以治之；如第39条言："伤寒，脉浮缓，身不疼但重，乍有轻时，无少阴证者，大青龙汤发之。"此为偏于寒邪中人，而见太阳中风之象者，仍用麻黄汤变方以治之。若第2条、第3条言太阳中风、太阳伤寒之常，则此两条主言其变。

仲景于此，旨在告诉我们，外感诸病，重在观人察病，重在把握其机，按机论治，而邪气仅作为主要参考点，而非决定点。本来六淫之邪的确定，主要是通过观察患者所生之病的临床表现而归纳总结出，而非真的为外风外寒诸邪所致。当然，外风外寒诸邪确实是疾病发生的重要引子，但因患者身体具体差异的不同，即使相同邪气侵袭人体之后，也会产生诸多不同的变化，所以在论治之时，则必当以其人具体病机为主。

即使在盛夏之时，若其脉为浮紧者，仍从寒治之。特别是最近两年，新冠瘟疫严重，其邪亢盛，寒邪甚多甚强。即使在三伏之时，感寒而病者比比皆是，甚至其寒之重，不用附子、淫羊藿、干姜、细辛之属，竟难以祛达！

（2）表寒内陷而脉沉紧

《伤寒论》第140条言："太阳病，下之……脉紧者，必咽痛……脉沉紧者，必欲呕。"汗吐下之法，最易损伤正气。本为太阳病，或兼见腹满、不大便等阳明不和诸证，便用苦寒之品以下之，徒伤无邪之处，正损而邪气乘机内陷。若正气损伤轻者，邪气尚未内陷于里而仅凝结于内外之关隘——咽喉之处，故见"咽痛"；其脉只言"紧"，说明其仍为浮紧之脉，以表邪未内陷于里，仍偏向于表使然。若因下而徒伤中阳，表邪乘机直接内陷于中焦，寒邪壅滞于中，经脉失养，故脉"沉紧"；中气失和，胃气上逆，故见"欲呕"。"欲呕"为想呕而不能之状，其病势向上向外，为中焦正气欲抗邪外出，但终因正气损伤较重，无力祛之，故想呕而又不能。此为下后正伤而邪气内陷，却有轻重之别，自当分辨之。

内陷之内者，为向内之意，为动词，非内部之名称。

2. 诸邪阻滞而脉紧

诸邪阻滞，阳气不通，阴血不畅，经脉不温不养，拘急挛缩而为紧。

故《脉学心悟》言："气血为邪气所阻遏，脉失阳气之温煦鼓荡、阴血之充盈濡养，可拘急而为紧。"

（1）痰水、宿食、瘀血阻滞而脉紧

饮停中焦而脉沉紧。《伤寒论》第67条言："伤寒若吐、若下后，心下逆满，气上冲胸，起则头眩，脉沉紧……茯苓桂枝白术甘草汤主之。"①吐者伤胃，下者伤脾，吐下之后，脾胃两伤，中阳不足，运化失常，水饮停滞。寒饮凝滞，阳虚不温，经脉失养，故脉沉紧。此即《金匮要略·水气病脉证并治》病所言："脉得诸沉，当责有水。"②"心下逆满，气上冲胸，起则头眩"者，乃吐下之后，中阳虽然损伤，但不甚重，正气仍具有向上祛邪外出之势，故见诸水气上冲之象；若损之甚者，必然见水气下流而腹泻诸症，桂枝人参汤是也。③此证因中阳损伤不重，故不用干姜、附子以温脾阳，仅以桂枝温脾阳而助气化，标本并治，以促进饮邪的消失。桂枝人参汤为脾阳虚重证，故用干姜、桂枝温脾阳；四逆汤为脾阳虚极重证，故用附子、干姜以温脾阳。审疾问病者，必当明了其邪有几分，其正虚为几何，再结合表里、寒热，此时处方用药，方能效如桴鼓。

寒饮滞塞而脉细紧。《金匮要略·胸痹心痛短气病脉证治》言："胸痹之病，喘息咳唾，胸背痛，短气，寸口脉沉而迟，关上小紧数，瓜蒌薤白白酒汤主之。"此言胸痹典型证的症与治。①胸痹者，乃"阳微阴弦"所致，仲景进一步解释道"今阳虚知在上焦，所以胸痹、心痛者，以其阴弦故也。"②胸痹之病，乃胸中阳气不足，中下焦阴寒之邪（痰饮水湿诸邪）乘虚上逆，滞于胸中，痹其胸阳而成。邪阻于肺，肺气不利，故见"喘息咳唾""短气"；阴寒浊邪盘踞胸中，胸背之阳不能正常交接通达，故见胸痛、背痛。③"寸口脉沉而迟"者，为上焦"阳微"而又阴寒凝滞之象。"关上小紧数"者，即"阴弦"也，紧而似弦，小者细也，小紧者，细而紧也，为阴寒凝聚阻滞之象；紧数者，紧急也，其象属阳，为阴寒之邪欲动而上迫于胸之象。

饮热结实而脉沉紧。①《伤寒论》第135条言："伤寒六七日，结胸热实，脉沉而紧，心下痛，按之石硬者，大陷胸汤主之。""结胸热实"者，言其病位、病机，病位在胸，病机为水饮与热邪互结不解；"脉沉而紧，心下痛，按之石硬"者，常被称为"结胸三证"，为典型结胸证的主要临床表现。水饮内停，故脉见"沉"；饮热结实，气机不利，血行不畅，经脉拘急，故见脉"紧"。典型结胸证以饮停为主，热结为次，故以大陷胸汤重在攻逐水饮，而邪热可随水而祛。②第132条言："结胸证，其脉浮大者，不可下，下之则死。"此条乃结胸证初期，夹有表证，表邪尚未全部内陷结实使然。此虽言结胸，但尚未结实，故不可单纯而直接下之，以免引邪内陷，反结实于中，使其脉从浮大变为沉紧。

支饮重证其脉沉紧。《金匮要略·痰饮咳嗽病脉证并治》言："膈间支饮，其人喘满，心下痞坚，面色黧黑，其脉沉紧。得之数十日，医吐下之不愈，木防己汤主之。虚者即愈，实者三日复发，复与不愈者，宜木防己汤去石膏加茯苓芒硝汤主之。"此言支饮重证的证治。①饮停胸膈者，为支饮，其上及心肺，使心肺气机不利而见气喘胸满；下及胃脘，痞塞气机，故见心下痞坚。肺主气属卫，心主血属营，脾胃者营卫生成之源。现水饮停滞，不仅可壅滞气机而化热，更能壅滞诸脏而使营卫运行失常；营卫不利则肌表不和，若饮热上攻，不能外散，必携营卫，壅滞于头面，故见面黑带黄，黑者饮热滞营，黄者湿热熏蒸。饮热壅结在里，气机不通，故其脉沉紧。②"得之数十日，医吐下之不愈，木防己汤主之"。得病即久，说明正气本弱，医以吐下之法，反而更伤正气。此时，不仅饮热未解，正气反而更伤，正虚邪结，而成支饮重证，治之以桂枝、人参通阳扶正，以木防己、生石膏利水清热。③若饮热结滞不重者，服木防己汤后，"心下痞坚"之象缓解，为疾病向愈之征。若服药后，痞坚之象改变不明显者，当以加强消饮散结之力，故于原方去石膏，加茯苓、芒硝以治之。去石膏者，因前服木防己汤，热邪有所消减故也，且饮热结实者，重在治饮，饮祛热易消，如大小结胸汤即如此，皆在重点治疗有形之邪为主。此两方甚为精妙，凡痰饮水湿而兼热者，于变化加减后，皆可用之。

风水病其脉浮紧。《金匮要略·水气病脉证并治》病言："太阳病，脉浮而紧，法当骨节疼痛，反不疼，身体反重而酸，其人不渴，汗出即愈，此为风水。"风水者，为风袭肌表，郁闭卫气，肺气不宣，水液不布，聚成水湿，壅滞肌表而成。太阳病为六淫之邪，侵袭肌表，营卫不和所致，以脉浮紧、头身诸痛为主证；风水者，为风邪夹水气郁闭肌表，营卫不和，亦可见骨节疼痛之症，而多见于风水初期。现见其人脉浮紧、身体酸重，为风水凝滞肌表之象；邪在肌表，里气尚和，津液自化，故口不渴。"汗出即愈"者，言风水病的具体治法，当以汗法为主，以邪在肌表，病在人体最外层，当遵"就近祛邪"原则，故用汗法以解之。风水病，若偏虚者，治之以防己黄芪汤祛风利水除湿，若偏热者可用越婢汤、大青龙汤、麻杏苡甘汤清宣水热，若偏寒者可以麻黄加术汤、小青龙汤发汗散水。

痰滞食积而脉乍紧。《伤寒论》第 355 条言："病人手足厥冷，脉乍紧者，邪结在胸中。心下满而烦，饥不能食者，病在胸中，当须吐之，宜瓜蒂散。"此言痰饮、宿食之有形之邪聚集内停，壅滞胸中，气机不畅，故见诸证。言有宿食停滞者，即《金匮要略·腹满寒疝宿食病脉证治》所言："脉乍紧如转索无常者，有宿食也。"又言："脉紧……腹中有宿食不化也。""手足厥冷，脉乍紧"者，乃有形之象突然内盛而结聚，气机乍然结滞而不利，阳气结聚不能外散四布以温养，故见之，此为邪气突然聚集结滞使然。"脉乍紧"者，或为痰食本内盛，现又多食肥甘厚腻之品，更助其邪，而触发之；或为正气欲祛其邪，两者相争，结滞益甚，而见于欲吐将吐之时。

瘀热互结而脉迟紧。《金匮要略·肠痈疮痈浸淫病脉证并治》言："肠痈者，少腹肿痞，按之即痛如淋，小便自调，时时发热，自汗出，复恶寒。其脉迟紧者，脓未成，可下之，当有血。脉洪数者，脓已成，不可下也。大黄牡丹汤主之。"此条又见于迟脉之"瘀血阻滞而脉迟"及数脉之"沉而数者，热闭在里"、洪脉之"邪气盛实而脉洪"处，参合阅之，得其全面。

（2）邪热壅结而脉紧

少阳邪结而脉沉紧。《伤寒论》第 266 条言："本太阳病不解，转入少阳者，胁下硬满，干呕不能食，往来寒热，尚未吐下，脉沉紧者，与小柴胡汤。"此言太阳之邪，传入少阳，已成少阳病。邪在少阳，枢机不利，气机不通，经脉失和，故见"胁下硬满"；正邪纷争，各有胜负，故见"往来寒热"；少阳胆者，六腑也，而胃者六腑之大主，故胆气失和，胃亦失调，胆不疏胃，胃气上逆，故见"干呕不能食"。弦为少阳主脉，弦者直上下行，紧者左右搏指，当紧脉左右摆动幅度过小，则与弦脉无异；若脉弦甚，出现左右摆动之象时，则似紧脉。故此条之紧，乃弦之甚者。沉者，邪在少阳，壅结气机，邪不外透，为邪结较甚之象。故少阳病而见脉沉紧者，乃邪结较甚使然。

阳明热结而脉浮紧。①有阳明中风而脉浮紧，如《伤寒论》第189条言："阳明中风，口苦咽干，腹满微喘，发热恶寒，脉浮而紧，若下之，则腹满小便难也。"有阳明里热结滞而脉浮紧，如第201条："阳明病，脉浮而紧者，必潮热，发作有时，但浮者，必盗汗出。"第221条："阳明病，脉浮而紧，咽燥口苦，腹满而喘，发热汗出，不恶寒反恶热，身重……若下之，则胃中空虚，客气动膈，心中懊憹，舌上苔者，栀子豉汤主之。"②阳明燥热病而见脉紧者，皆因热与有形之邪结滞于里，气血为之壅滞不行，经脉为之不畅而拘急使然。其紧者，必然不在浮部，而在沉部，若邪结甚者，可见沉涩，如第212条；其浮者，说明里热与有形之邪胶结不甚，热邪尚能透发于外，若结滞逐渐转甚，热邪不能外透，则脉由浮转沉；其浮者，亦说明病位较浅，不能单纯使用下法治疗，若仅下之，则正气伤而邪气内陷，易生变证。③此浮此紧者，皆在言其病机，浮者热能外透，结之尚轻；紧者，邪结于里，结亦尚轻。此浮者，必然兼大，《金匮要略·腹满寒疝宿食病脉证治》言："脉大而紧者，阳中有阴，可下之。"即此意也。但《金匮要略》此条，乃沉紧而大之意，故用下法治之；而189条乃浮大而紧，故不可直用下法治之。

阳微结证其脉沉紧而细。《伤寒论》第148条言："伤寒五六日，头汗出，微恶寒，手足冷，心下满，口不欲食，大便硬，脉细者，此为阳微结，必有表复有里也，脉沉亦在里也……脉虽沉紧，不得为少阴病……可与小柴胡汤。"此主要论述阳微结的脉证与治法。阳微结者，表里同病，而里证重于表证。伤寒五六日，病时较长，疾病可能已发生变化，观其后论，确实已变。邪气传变，表邪已微，故恶寒不重，仅"微恶寒"。大部分邪气内传而壅结于里，邪壅而气机不利，阳热之邪不能外透遍身以作汗，仅能炎之于上，熏蒸于头，迫津外邪，故见"头汗出"；热壅阳明，中气失和，升降失调，故见心下满、口不欲食；热壅气结，津液不布，肠道失润，故见大便硬；热壅气机不利，阳气周转失调，不能温养四末，故见手足冷；邪闭于表，热壅于里，结阻于肠，表里之气皆为之不畅，但以里邪壅结为重，邪壅而气机不利，经脉不畅，故其脉沉紧而细。此被称之为阳微结者，乃与阳明腑燥实三证相对比，此证较轻故也。

3. 正气亏损而脉紧

（1）汗伤津血而脉紧急

《伤寒论》第 86 条言："衄家不可汗，汗出必额上陷，脉紧急，直视不能眴，不得眠。"此为麻黄汤禁忌证之一。"衄家"者，即久患鼻衄者，其人平素易流鼻血。血者，津液合营气而生，故久失血者，必然津液不足；血者，阴之类也，失血即久，必然阴分受损而燥热内生。鼻衄者，上部出血。头面者，六阳之会，故衄家之失血多为阳热内盛，迫血上冲，击破经脉，血在上溢所致。所以，久衄者，不仅血虚阴伤，更常兼燥热内盛之象。若衄家感邪，切不可直予麻黄汤，迫津外泄，作汗解表，以津泄则血更伤，故《灵枢·营卫生会》言："夺血者无汗，夺汗者无血。"又观麻黄汤，麻黄、桂枝性本燥热，特别是桂枝更辛燥，辛则温通经脉，燥则枯伤阴血。故麻黄汤发汗者，不仅直接伤津，亦能直接伤血，且能助其燥热。若衄家用之，必然津血更伤、燥热更甚，而变证自生，故汗后可见"额上陷，脉紧急，直视不能眴，不得眠"等证。

麻黄汤者，可发汗而迫泄津液，又可辛温而更助燥热，更灼津血，诸因相合，可使津血不足而经脉失充、经筋失养，故见"额上陷，脉紧急"。"直视不能眴，不得眠"者，以肝藏血，心主血，目得血濡方能视，神得血养方能安，汗后津血更伤，心肝失养，目、神不用，神魂不安，故见之。

"额上陷，脉紧急"者，或言其为额上肌肉下陷，经脉拘急，或言其为额两侧太阳穴处陷脉急紧弦劲。《聂氏伤寒论》为第一种解释，其言："临床所见亡阴失水患者，额部肌肉多呈干瘪塌陷之象。衄家外感，可取小柴胡汤加生地黄、白茅根、丹皮、白芍等清热凉血之品。"《医宗金鉴》采用第二种解释，笔者在傅老处跟学期间，遇一患者，长期失眠，经前医治疗后，反觉左太阳穴深部，甚为拘紧不舒，但观皮肤并无异常，针药治之无效，后于傅老处，久治方解。

（2）少阴阳微寒盛而脉沉紧

《伤寒论》第283条言："病人脉阴阳俱紧，反汗出者，亡阳也，此属少阴，法当咽痛而复吐利。""阴阳俱紧"者，寸尺皆紧，即三部皆紧，此为寒邪太盛使然，其为少阴病而见三部皆紧，故此紧者，为沉紧，为少阴阳虚、阴寒内盛之象。寒盛则阳弱，盛寒则杀阳，弱阳不固，冷汗淋漓，汗出阳又泄，故此非一般少阴病，乃是少阴病已发展至亡阳之危重阶段。阳杀阳泄，肾阳衰微，虚阳浮越，壅结于咽，故见咽痛；阳微脏不和，升降已无序，气机已逆乱，故上见吐、下见利。此条重点在强调冷汗淋漓，其为虚阳上脱，阳不上固使然；少阴病后期，亦可阳损及阴，导致下利无度而的阴从下竭的阳不下固之证；此两者，皆可以白通加猪胆汁汤救之。

《伤寒论》第287条言："少阴病，脉紧，至七八日，自下利，脉暴微，手足反温，脉紧反去者，为欲解也。虽烦下利，必自愈。"第288条言："少阴病，下利，若利自止……手足温者，可治。"少阴病而见脉沉紧者，乃阴寒内盛之象，此不仅正虚，邪气亦盛。下利者，阴液下泄也，其在少阴虚寒证中，有两种转归：①虽然阴液下泄，但其脉突然由紧转微，并伴随手足转温者，这是邪气退却而阳气来复之象，故脉由紧转微而现少阴阳虚之本象。"烦"者，阳复祛邪，正邪相争使然；"下利"者，阳复祛寒，邪随利泄，排之于外；此两者皆为阳复而正气祛邪之象。阳气来复，火能暖土，其利自止，手足转温，疾病向愈，故言"必自愈"。288条是对287条的进一步说明。言少阴阳复者，必然见"利自止"与"手足温"两证。②若少阴病下利无度，利之不止，并伴四肢厥逆、恶寒踡卧、冷汗淋漓、躁扰不安、身热面赤者，此为阳损及阴，阴液从下而竭，阳气从上而脱，阴阳离决，预后不良。

少阴病主脉为微脉、细脉，故少阴病提纲条文第281条言："少阴之为病，脉微细，但欲寐也。"一般认为，微脉为少阴寒化证主脉，细脉为少阴热化证主脉，而上两条皆为少阴寒化证范畴，其脉不微反紧者，以阴寒之邪内盛使然。少阴之寒者，主要有三种形态：一者外感六淫之邪，传经而入，寒化而成；二者，肾阳不足，寒邪内生，为内生之五邪；三者，寒盛而津液不化，为水为湿。前二者治之以四逆汤类，回阳散寒；第三者治之以真武汤、附子汤以温化水湿。

（三）六部紧脉主病

《诊家枢要·紧》言："左寸紧，头热目痛，舌强。紧而沉，心中气逆冷痛。关紧，心腹满痛，胁痛肋急；紧而盛，伤寒浑身痛；紧而实，痃癖。尺紧，腰脚脐下痛，小便难。右寸紧，鼻塞膈壅；紧而沉滑，肺实咳嗽。关紧，脾寒腹痛吐逆；紧盛，腹胀伤食。尺紧，下焦筑痛。"

《诊家正眼·紧脉》言："浮紧伤寒，沉紧伤食。急而紧者，是为遁尸；数而紧者，当主鬼祟。"

（四）紧脉兼脉主病

《脉语·紧》言："紧而洪，曰痈疽；紧而数，曰中毒；紧而细，曰疝瘕；紧而实，曰内胀痛；紧而浮，曰伤寒；紧而涩，曰寒痹；紧而沉，曰寒积。"

《诊家正眼·紧脉》言："左寸逢紧，心满急痛；右寸逢紧，伤寒喘嗽。左关人迎，浮紧伤寒；右关气口，沉紧伤食。左尺见之，脐下痛极；右尺见之，奔豚疝疾。"

（五）紧脉医案举隅

1.脉沉弦紧，乃厥阴肝寒之象

张某，女，47岁，会计。1977年7月23日诊。巅顶痛已十三年，时好时犯，屡治不效。夏夜于室外乘凉，感受风寒，头剧痛，巅顶尤甚，痛欲撞墙，面色青，手足冷，恶心，吐清水，无臭味。脉沉弦紧，舌质略紫暗，苔白润。诊为厥阴头痛，予吴茱萸汤：

吴茱萸 12g，党参 12g，生姜 15g，炙甘草 6g，大枣 4 枚。

配合针刺上星透百会、合谷、太冲。2 剂而痛缓，6 剂痛止。后予逍遥散加吴茱萸，至今未发。

按：吴茱萸汤暖肝散寒，温胃降逆，治厥阴头痛，余屡用屡效。概肝阳虚衰，阴寒内盛，或肝阳虚，外寒直中厥阴者，吴茱萸汤皆可用之。厥阴寒逆，干于巅顶则头痛，乘于胃则下利吐涎沫，逆于胸胁则胸满胁痛，淫于下则阴缩少腹痛。肝属厥阴风木，其政舒启，其德敷和，主春生升发之气，春生之气得以升发，周身之气机才能生机勃发。肝阳一衰，五脏六腑之气机升降出入皆可乖戾，由兹引发广泛病变，如筋挛瘈疭、痹痛、胸痹、脘腹痛、吐利、肢厥、躁烦等。

余运用吴茱萸汤治疗头痛的指征有四：

（1）疼痛部位主要在巅顶，旁及他处。这种头痛或剧或缓，时轻时重。重者可面色发青，有的可绵延十余年，每次生气或受风寒时易发。

（2）呕吐涎沫。其呕，多呈干呕或恶心；或呕吐，其吐涎沫，多为吐清水，无酸腐食臭味。有的僻僻多唾，有的是舌下及两颊时时涌出清水。

（3）手足凉。其程度有轻有重。

（4）脉常是弦、弦紧、弦迟。

凡具此四条，均可诊为厥阴头痛，以吴茱萸汤治之，常可取得突兀之疗效。

李士懋、田淑霄《相濡医集·医案·厥阴头痛》

2. 脉弦紧数，乃风寒闭郁之象

孙某，男，2.5 岁，1978 年 3 月 5 日诊。昨因玩耍汗出感受风寒，于晨即恶寒发热，喷嚏流涕，体温 39.8℃，灼热无汗，头痛烦躁，手足发凉，突然目睛上吊，口噤手紧，抽搐约 3 分钟。今晨来诊，见面色滞，舌苔白，脉弦紧数，诊为刚痉。予荆防败毒散加僵蚕 2 剂，3 小时服 1 煎。翌日晨，周身汗出热退，抽搐未作。

按：……筋脉的柔和，须阳气的温煦，阴血的濡润，二者缺一不可。造成阳气不得温、阴血不得濡的原因，不外虚实两大类。实者，或为六淫、痰湿瘀血阻于经脉，或因惊吓、恚怒、忧思、虫积、食滞等扰乱气机，使阳气不布，阴血不敷，筋脉失养而拘急为痉；虚者，可因正气素虚，减邪气所耗，或汗、吐、下、失血，或因误治伤阴亡阳，使阴阳气血虚弱，无力温煦濡养筋脉，致筋急而痉。

……此案之痉，乃汗出腠理开疏，风寒袭于肌表，致腠理闭郁，邪壅经络，阴阳气血不能畅达，致筋失温煦濡养而痉。治当宣散表邪，祛其壅塞，气血调达，其痉自止。方用荆防败毒散而未用葛根汤者。二者机制相通，唯败毒散较和缓些，少些偏弊，于稚嫩之体更相宜。

李士懋、田淑霄《相濡医集·医案·刚痉》

笔者按：弦甚似紧，紧而不及似弦。脉弦紧者，乃言其寒之不甚。

3. 左脉和，右脉紧，乃气分不和之象

一人左脉和，右脉紧。《脉法》谓：气口紧盛，为食伤脾胃。胃伤则不司纳，所以食少；脾伤则不司运，所以难饥，治当健脾和胃为主。

方：藿香、茯苓、白豆仁、神曲、广皮、厚朴、干葛、半夏、白术。

秦景明《大方医验大成·饮食伤章》

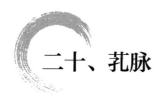

二十、芤脉

（一）芤脉指感

《金匮要略》言："大则为芤……芤则为虚。"

《脉经》言："芤脉，浮大而软，按之中央空，两边实。"

《脉诀刊误》言："举之浮大而软，按之两边实中间虚。"

《诊家枢要》言："浮大而软，寻之中空旁实，旁有中无，诊在浮举重按之间。"

《脉语》言："脉来形大，如葱，按之中央空，两边实。……芤，草名，似葱而有指按之形，以斯脉似之，因以得名。"

《脉神》言："浮大中空，按如葱管。"

《诊家正眼》言："芤乃草名，绝类慈葱。浮沉俱有，中候独空。"

《诊宗三昧》言："芤脉者，浮大弦软，按之中空，中按虽不应指，细推仍有根气，纵指却显弦大，按之减小中空。……刘三点以为绝类慈葱，殊失弦大而按之减小中空之义。盖虚则阳气失职，芤则经络中空，所以有虚濡无力，弦大中空之异。"

《脉确》言："芤脉浮大而软，按之两旁浮实，而中央独陷下。"

《脉说》言："芤是草名，状类葱叶，故似洪，浮大无力而中空，以指重按之如无，而但动于每指之两边。"

《脉理求真》言："芤则如指慈葱，浮取得上面之葱皮，却显得弦、大，中取减小空中，按之又著下而之葱皮而有根据。"

《脉学心悟》言："芤脉浮大，按之边实而中空，如按葱管。"

《临证脉学十六讲》言："芤脉，脉搏浮取虽明显，但稍重按即无力，中取即两边略弹指而中空。"

1. 标准芤脉

芤脉者，浮取宽大乏力，按之中央空而两边实。

2. 芤之本意

观《内》《难》两经，皆无芤脉，其首见于仲景书。

芤为葱之别名。观《濒湖脉学》言："芤，慈葱也。"又《本草纲目》言："冬葱即慈葱，或名太官葱，谓其茎柔细而香，可以经冬。"

葱白者，即冬葱之白茎。川蜀之地常用之小葱，即其也，取其叶切碎为葱花，用同香菜，以之调味。

以芤名脉者，即《脉语》之"芤，草名，似葱而有指按之形，以斯脉似之，因以得名"。

3. 芤脉的形、力、位

（1）芤脉主言其形

从古至今，诸医家皆认为"中空旁实"是芤脉的特点，然何为"中空"，何为"旁实"，却各有说法，各有见解，此主要分为三类：

一者，旁即内外两侧，中即中间。

如《脉诀刊误》《脉确》《脉说》《脉学心悟》《临证脉学十六讲》等。

以《脉说》《脉学心悟》描述最详。《脉学心悟》言："两边，应指脉的左右两边。边实中空，是指中取时的感觉，此时上部之脉管已经按下，搏指之力顿减，现中空之感，而左右两边之脉壁抗指之力尚存，因而呈'边实中空'。"《脉说》言："芤脉浮大而软，举指三部俱有；按之则指下无，但动于每指之两边；若重按之，则三指指下全无，但动于食指无名指之两头矣。"

以《脉确》之论最详："《内经》论浮脉云：其气来毛，中央坚，两旁虚，此谓太过。由是推之，则两边指两旁也。盖芤脉浮大而软，按之两旁浮实，而中央独陷下，此血不充之象，故主失血诸症。"又言："吐血、衄血、肠痈、血崩、血淋、大便下血等症，皆阳盛阴虚也。惟阳盛，故其脉浮大；惟阴虚，故其脉中空。"

二者，旁即浮取与沉取，中即中取。

如《诊家枢要》《诊家正眼》《诊宗三昧》《脉理求真》《脉学正义》等。

以《诊家正眼》之"浮沉俱有，中候独空"最为扼要，以《脉学正义》描述最为入微："轻按之，则浮部虽大，而其力甚软；少重按之，则即豁然中空；而再重按之，得其脉管之底，则仍似大也。"。

三者，旁为四周，中即中间。

《濒湖脉学》言："中空外实，状如慈葱。"又言："刘三点云：芤脉何似？绝类慈葱，指下成窟，有边无中。"

就笔者而言，临床认识所限，尚未识得芤脉真相，故存各家之说，以待后续细研。

就在笔者将交此书稿之时，突遇一长期遗精患者，遗精已有十余年，其六脉乏力，左脉偏细稍紧，左尺似无，而右三部却浮大而紧甚，按之脉管稍稍有抵抗感，整个脉象确实似"脉有四边而中央成窟"之象。遂忆《金匮要略》有"脉得诸芤动微紧，男子失精"之言，其脉以紧、细、芤为主，故断之以"阳虚不摄"，以温阳固摄、补肾填精法治之。及复诊之时，见右紧之象有所减缓，但细芤如故。此为长期肾精耗伤所致，非一时能效，继续按前法调理即可。

（2）芤脉之脉力、脉位

芤脉，或"浮大而软"，或"浮大弦软"，或"浮大无力"。

芤脉主见于浮部，其力较小，不仅浮取如此，按之更为乏力。

4. 芤脉的基本脉理

芤脉者，常因亡血、失精、耗津，而使人体阴液不足，脉道失充，故按之中空；又因诸阴损伤而使阳无以系，浮越于外，故浮大而软。

芤脉者，实为阴虚阳浮之象。故《脉神》言："（芤）为孤阳脱阴之候。为失血脱血，为气无所归，为阳无所附……芤虽阳脉，而阳实无根，总属大虚之候。"《脉说》言："芤为阴去阳存之脉，故主脱血。凡诸失血过多，及产后，每见此脉……芤为血不统气，有外坚内虚之义也。"

（二）芤脉的病理

1. 血亡气浮而脉芤

芤主诸失血之证。阴血突然大量流失，脉道不充，故见按之中空；气无所恋而浮越于外，故浮大乏力。故《诊家枢要》言："芤……为失血之候。大抵气有余，血不足，血不能统气，故虚而大，若芤之状也。"《脉理刊误》言："脉以血为形，血盛则脉盛，血虚则脉虚，故芤脉中空者，血之脱也。"此脉主见于多种急性出血症，而各种慢性出血者，却多不见芤。

失血诸因不同，芤所兼脉亦不同。如《脉学心悟》言："芤脉以亡血为多见。亡血的原因，可因热盛迫血妄行；情志所伤，气逆血逆，肝血不藏；瘀血阻塞经脉，血不循经；阳虚不摄阴血；气虚不能固摄；阴虚火旺，灼伤阴络；或外伤出血等。因出血原因不同，虽皆可见芤，但兼脉、兼症有别。"

大出血之人以数脉最为多见。如《脉学心悟》言："出血尚有缓急之分，量有多少之别。缓慢而少量出血，脉多呈细数、微弱之脉，少数亦可见洪大、虚大的脉象。大量急性出血，血暴脱而气暴浮，多见虚大、洪大、芤或革，少数亦有细数虚弱之脉。笔者曾多次于大失血后，即刻诊病人的脉，未诊得典型的芤脉，倒是多见数大或细数之脉。"

2. 清谷亡血失精而脉芤

《金匮要略·血痹虚劳病脉证并治》言："夫失精家，少腹弦急，阴头寒，目眩发落。脉极虚芤迟，为清谷、亡血、失精。脉得诸芤动微紧，男子失精，女子梦交，桂枝加龙骨牡蛎汤主之。"此言清谷亡血失精久者，阴阳两亏，然有偏阳损、偏阴亏的不同。

"夫失精家，少腹弦急，阴头寒，目眩发落"。此言久患遗精滑精者，其人阴阳两亏。"失精家"者，指常有遗精或滑精者，亦包括房事或手淫频繁者。精属阴，为有形之物，必得阳气之摄方能固存于体内，久患遗精滑精，阳随精泄，血随精损。肾阳不足，经脉失温，拘急不舒，故见"少腹弦急，阴头寒"；精亏血减，精血不足，不能上养于目，故见"目眩"；发为血之余，血荣则发秀，血衰则发枯，血竭则发落。

"脉极虚芤迟，为清谷、亡血、失精"。此言清谷亡血失精之人其脉芤迟。"清谷"者，下利清谷也，为脾肾之阳不足，不能温煦固摄使然。清谷久者，津随谷泄，阳随谷损，阴阳两伤。"极虚"者，虚之极也，虚者无力，极虚者，极无力，此乃为芤迟脉定性。清谷亡血失精即久，阴液亡失，脉道失充，故按之中央空；阴损而阳无所恋，阳气浮越于外，故脉浮大极虚。清谷亡血失精既久，阳随阴泄，气血失温，行之不畅，故见脉迟。此芤者，主言阴损甚于阳伤，故阴不恋阳而阳有浮越之象；此迟者，主言阳损甚于阴伤，故阳不温通而气血行之迟缓。

"脉得诸芤动微紧，男子失精，女子梦交，桂枝加龙骨牡蛎汤主之"。此言清谷、亡血、失精家的论治。清谷、亡血、失精既久，必然阴损及阳，致使阴阳两虚。男子属阳，"男子失精"者，主在强调阳损甚于精伤，故与"微紧"相对应。弦似紧，微无力，"微紧"者，紧而乏力也，为阳损而经脉不温，阴伤而经脉不养，故见拘急者。言紧者，因紧脉主寒使然，即在强调阳损更甚。女子属阴，"女子梦交"者，主在强调阴损甚于阳伤，故与"芤动"相对应。阴损不敛其阳，阳气上浮，扰动心神，故见梦交。芤脉、动脉者，皆阴不敛阳之象，即《脉学心悟》之"芤为亡血，气无所依；动为阴虚阳搏，阳失所附"意也。

桂枝加龙骨牡蛎汤者，为桂枝汤中桂枝仅用二两，再加龙骨、牡蛎而成。桂枝汤本能内和阴阳、外调营卫。清谷、亡血、失精之人，其阴阳两伤，必得桂枝汤而方能调之。谷、血、精者，必得龙骨、牡蛎之固摄，方能内守而不亡失。此标本并治。然清谷、亡血、失精既久，必然其病归之于肾，损及肾之阴阳，而桂枝汤者，为调和脾胃之剂，用补益气血之药，仅能从气血阴阳化生之源微调之，不能峻补之。此法可用于初期治疗，及清谷、亡血、失精之症明显者，待病情平缓之时，必当从阴阳之根论治，故原文于桂枝加龙骨牡蛎汤后，紧随天雄散者，即其意也。

观桂枝加龙骨牡蛎汤、天雄散者，皆偏温之剂，本为阴阳两伤，何以偏于温补其阳？《脉学正义》揣测："古之虚劳，皆属虚寒，良由其时地旷人稀，凝寒甚盛，固与今之大江以南，人烟稠密者，迥乎不同，故虽失精梦交，亦属阳虚气陷，清阳无权，所以有少腹弦急，阴头寒，及大便完谷诸证，无一非阴寒见象。而脉又于虚芤之中，或迟或紧，瘤阴洰寒，确乎有据。此桂枝通阳，所以为必需要药，而后人且以天雄散方，附入《金匮》。汉唐之心，皆为是脉是证而设。此与今人之阴虚火扰、淫梦失精者，相去奚啻霄埌。"观仲景之书，确以诸寒证偏多，确实如张山雷之言。

3. 津伤阳浮而脉芤

（1）虚寒津泄而脉芤

清谷者，阳虚不固其阴也。清谷久者，阳随津泄，阴阳两伤，阴损阳浮，故脉浮芤，治之以桂枝加龙骨牡蛎汤和阴阳，敛下泄，治其标。待泻止，则可以用四逆加人参汤、桂枝人参汤等扶其阳，养其阴，断其根。

（2）热甚津伤而脉芤

若热甚而耗伤津液，脉道空虚，阳气外浮，亦可见芤。

《伤寒论》第246条言："脉浮而芤，浮为阳，芤为阴，浮芤相抟，胃气生热，其阳则绝。""其阳则绝"即245条之"阳绝于里"，皆指阳热之邪炽盛于里。阳热炽盛于里，不仅能迫津外泄，亦可直接灼伤津液，津液大伤，阳无所制，炎之于里，浮之于外，故见脉浮而芤。其病在阳明，故言"胃气生热"。就其论治，可用白虎加人参汤，即《温病条辨》上焦篇第8条之意："太阴温病，脉浮大而芤，汗大出，微喘，甚至鼻孔扇者，白虎加人参汤主之。"《温病条辨》第8条与《伤寒论》第246条呈递进关系，吴鞠通擅读仲景。

《金匮要略·痉湿暍病脉证治》言："太阳中暍，发热恶寒，身重而疼痛，其脉弦细芤迟。小便已，洒洒然毛耸，手足逆冷；小有劳，身即热，口开，前板齿燥。若发其汗，则其恶寒甚；加温针，则发热甚；数下之，则淋甚。"脉弦细芤迟者，言暑热之邪重伤其津使然。弦、细者，阴伤而脉不充；芤者，阴伤而阳浮越；迟者，阳随汗泄，温通失常。小便者膀胱阳气所化，皮毛者膀胱卫阳所主。"小便已，洒洒然毛耸，手足逆冷"者，阳随津泄，卫外温煦不能，此即"迟"之本意。"阳气者，烦劳则张"。人静则阳潜而不用，人动则阳浮而阴耗，故见"小有劳，身即热，口开前板齿燥"。劳则阴耗而不养，此即"芤"之本意。阴阳本已两伤，此时若发汗则阳随汗泄而更伤，不能温煦，故恶寒甚；"火气虽微，内攻有力（《伤寒论》第116条）"。温针亦是，阴本伤而又以温针更助其阳，则阴更损而更不制其阳，两阳相加，自然发热更甚；阴本下流，常从下而皆。若下之不仅阴更伤，且能引热下陷，壅滞于下，故见淋病，当以热淋、血淋为主。此证虽为中暑而至阴阳两虚者，但更偏于阴之损，以后文主从阴损言之故也。原文以"弦细芤"主阴损，"迟"言阳伤；以汗伤阳气，而温针、下则伤阴。对于此条的治疗，可选用王孟英清暑益气汤，以益阴兼清暑热。

4. 瘀血结滞而脉芤

《四诊诀微》言芤主瘀血，其言："寸芤积血在胸中。"后世《诊家枢要》《濒湖脉学》等皆随而从之。然赞同者，确实稀少。

就血瘀而脉芤之脉理，《脉学心悟》析之最详："芤脉是否主积血，我是倾向于肯定的。临床曾诊治过多例属于瘀血型的'冠心病'患者，其寸脉出现动脉。其中约半数独左脉动，症见胸中闷痛，常于凌晨憋醒，以血府逐瘀汤加减获效。虽动脉非芤，但二者病理意义相通。芤为亡血，气无所依，动为阴虚阳搏，阳失所附。动可主瘀血，芤当亦可主瘀血。"又言："血脱气浮而脉芤，易于理解。血瘀脉当涩，何以会出现芤脉？盖一则因瘀血不去，新血不生，新血不生而血虚，气失依附而浮越；再者，血瘀既久则化热，热动而气浮，故可造成芤脉。"

就血瘀而脉芤之具体脉象，《诊宗三昧》言之清楚："凡血脱脉芤，而有一部独弦，或带结促涩滞者，此为阳气不到、中挟阴邪之兆，是即瘀血所结处也。所以芤脉须辨一部两部，或一手两手，而与攻补，方为合法。"

诸般百脉，皆不独见，唯有相兼，芤结互见，方主血瘀。观《文魁脉学》言："芤兼结，带弦细，沉取迟缓而有停跳者。芤为失血，结乃气血结滞之象，弦细属阴伤热郁。沉取迟缓且有停跳，是热邪结滞，血脉受阻。"

又言："芤兼结，按之濡缓，沉取虚软无力者。芤结互见，主失血与气血结滞，濡缓乃湿郁之象。沉取虚软无力，是阳虚正气不足。当用益气补中之法。"

5. 痈疡溃后而脉芤

《濒湖脉学》言："关里逢芤肠胃痈。"

《脉学心悟》解之："关芤，为中焦失血。左关脉芤为肝血不藏，右关脉芤为脾血不摄。肠胃痈疡，乃气血为热邪腐败而为痈脓，致血伤气浮而为芤。尤其痈疡破溃之后，气血大伤易见芤脉。"

（三）六部芤脉主病

《诊家枢要·芤脉》言："左寸芤，主心血妄行，为吐，为衄。关芤，主胁间血气痛，或腹中瘀血，亦为吐血目暗。尺芤，小便血，女人月事为病。右寸芤，胸中积血，为衄，为呕。关芤，肠痈，瘀血，及呕血不食。尺芤，大便血。"

《诊家正眼·芤脉》言："左寸呈芤，心主丧血；右寸呈芤，相傅阴伤。芤入左关，肝血不藏；芤现右关，脾血不摄。左尺如芤，便红为咎；右尺如芤，火炎精漏。"

（四）芤脉兼脉主病

《文魁脉学·芤脉》言："芤浮相兼，失血多在阳分，可能是浅表部位。

"芤缓相兼，失血而又兼气伤。芤兼促，是火热之郁迫血妄行。芤结互见，主失血与气血结滞。芤结按之虚弱，虽是失血，却有中气不足部分。虚大芤代结合是阳虚中气不足。芤代之脉，如按之弦细是血虚肝郁之象。芤数按之细弦小数，说明阴伤液亏，虚热化火。芤迟结合，为正衰失血。芤迟而按之弦滑，为痰热蕴郁之象。芤兼洪为热郁失血，内热过炽。芤虚是失血气衰。芤微相兼，失血气伤，中阳大亏。"

（五）芤脉医案举隅

1. 左脉大而芤，乃心血不足之象

一人性多忧虑，苦惊喜忘，不寐多汗，遗精溲赤，咳嗽吐血，咽痛口疮，左脉大而芤。左手属血，《脉诀》云：脉大而芤者，为脱血。《经》云：忧愁思虑，曲运神机，则伤心。此为心血不足、天君不宁之症。天王补心丹主之。

方：人参、白苓、玄参、丹参、远志、桔梗各五钱，五味、当归、天冬、麦冬、柏子仁、枣仁各一两，生地四两。

秦景明《大方医验大成·虚损章》

2. 右手脉芤濡无力，乃中气虚寒，不能摄血之象

一人脏毒色黯而浊，腹中作痛，右手脉芤濡无力。乃中气虚寒，不能摄血归经。宜补脾生阳，以降涩之。

方：人参、白术、柴胡、升麻、当归、甘草、炮姜、乌梅、白芍、茯苓、川芎、桂枝。

秦景明《大方医验大成·便血章》

3. 舌边光而脉芤，乃脾虚不摄之象

徐某，男，40 岁。1974 年 8 月 18 日初诊。便血乌黑已近 1 月，面部及下肢浮肿半月，胃脘隐痛反复发作 1 年余。嗳气，泛溢清水，胃纳尚可，进食后痛缓，面色萎黄，苔中根薄白腻、质胖、边光，脉芤。久痛中虚，阴络受损，脾失健运，水湿潴留。拟黄土汤加减：

焦白术 9g，淡附片 9g，炙甘草 9g，炒黄芩 9g，赤石脂 9g（包），焙白及9g，白芍 9g，广木香 9g，党参 12g，煅瓦楞 12g，炮姜炭 3g，茯苓皮 15g。

7 剂后胃痛已止，嗳气泛酸消失，大便成形，面色转正常，下肢浮肿未退，舌质淡白而胖、中略剥，口不干，脉芤。原方去黄芩、赤石脂，加山药 30g，鸡血藤 18g。继服 10 剂。于 10 月 10 日再次复诊时，浮肿已退，余症未见复发。血红蛋白从原来 60g/L 改善为 82g/L。

　　患者中气素虚，络脉失养，致胃脘隐痛经久不愈。中阳不运，寒从内生，上为泛溢清水。血失统摄，下渗大肠为便血。气血俱虚，故面色萎黄，舌胖边光，脉芤。治以温阳健脾止血，仿黄土汤方义，用赤石脂代灶心土涩肠固下，附子、白术、炮姜、党参振奋脾阳，益气摄血，又用黄芩之苦寒为佐，甘草合芍药缓急敛阴，刚柔相济，不使刚燥动血，配伍白及止血，木香理气，瓦楞散结，茯苓皮渗湿。

《古今名医临证金鉴·血证卷·朱承汉》

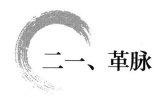

二一、革脉

（一）革脉指感

《脉经》言："革脉，有似沉、伏，实大而长，微弦。"

《诊家枢要》言："沉伏实大如鼓皮，曰革。"

《濒湖脉学》言："革脉形如按鼓皮，芤弦相合脉寒虚。"

《脉语》言："按之如鼓皮，虚大而坚，曰革。"

《诊家正眼》言："革大弦急，浮取即得，按之乃空，浑如鼓革。"

《诊宗三昧》言："革脉者，弦大而数，浮取强直，重按中空，如鼓皮之状。"

《脉说》言："革脉，浮兼实大而长，微弦，按之中空如鼓皮，虚大而坚者是也。……革脉者，弦大而浮虚，如按鼓皮，内虚空而外绷急也。"

《文魁脉学》言："革脉浮位而弦，并虚晃不稳，加力压之则无。"

《脉学心悟》言："革脉乃弦芤相合之脉，中空外急，浮取弦大有力，如按鼓皮，沉取则豁然中空。"

《临证脉学十六讲》言："浮大而弦紧，中取沉取按之明显无力且弦紧顿失。"

1. 标准革脉

革脉者，轻按之脉管有绷急感，重按之又虚大无力。

革脉者，正如按鼓之皮，有"外强中空"之感，故命之为革。

革脉者，浮取弦大而硬，按之空豁无力。

2. 仲景言革

自仲景定义革之脉象，后世诸家皆随而从之。

《金匮要略·血痹虚劳病脉证并治》言："脉弦而大，弦则为减，大则为芤，减则为寒，芤则为虚，虚寒相搏，此名为革。妇人则半产漏下，男子则亡血失精。"此言革脉之脉象、产生机理及所主之病。

"脉弦而大，弦则为减，大则为芤……此名为革"。此言革之脉象。

"脉弦而大"者，言革脉由弦、大二脉复合而成，但此弦、此大，非标准弦脉、标准大脉，故其对组成革脉的弦脉、大脉形象做了进一步的说明："弦则为减"者，弦脉绷急，按之不移，而革脉稍按之如鼓皮绷紧感，但重按之又觉其绷紧之感明显减弱，甚至消失；"大则为芤"者，大脉形体大，芤脉按之中空无力，此言革脉按之虚大无力。

故《脉学正义·革脉形象》言："以气势绷急，故谓之弦；而脉形铺张，故谓之大。惟轻按之，虽弦劲且大，而重按之，却又不及，则既非坚劲搏指，按之不移之弦，因谓之减；且亦非洪实有力之大，因谓之芤。后人所谓革脉，如张鼓皮者，即以状其外强中空之象，譬犹革之绷鼓，外虽坚刚而中无所有。"

3. 革之本意

《说文解字》言："革，兽皮治去其毛。"故知革者，本兽皮去其毛并加工而成，传统的鼓为皮革蒙制而成，以手按鼓面，最具"外强中空"之感。

《玉篇》言："革，改也。"即革有变革、更改之意，观仲景所言，革非典型之弦脉、大脉，但由弦脉、大脉变化而来，若言为改变之意，亦可。

4. "中空外急"是革脉的典型特征

《脉学心悟》言革脉"中空外急"，笔者深以为然。

观诸家之述，皆在强调"中空外急"之象！如《诊家正眼》言"浮取即得，按之乃空"，又言"其于中空外急之义，最为亲切之喻"。《诊宗三昧》言"浮取强直，重按中空"，《脉说》言"内虚空而外绷急"，《脉学正义》言"外强中空"，《脉学心悟》言"浮取弦大有力……沉取则豁然中空"等。

就临证具体操作而言，《临证脉学十六讲》描述最为明了："浮取大而弦紧，中取沉取按之明显无力且弦紧顿失。"

5.《脉经》《诊家枢要》以牢作革

《脉经》有革无牢，观其言"革脉，有似沉、伏，实大而长，微弦"。

《脉经》虽名之曰革脉，实则在言牢脉！

故《脉学正义·革脉形象》言："《脉经》开卷，则首列脉形二十四种，独无革脉明文（今本《脉经》有革脉一条，则牢脉之误字），可见此条犹是古人所遗，尚非叔和编次之本，所以竟与《脉经》不能符合。"

《濒湖脉学》亦言："诸家脉书，皆以为牢脉，故或有革无牢，有牢无革，混淆不辨。不知革浮牢沉，革虚牢实，形证皆异也。"

6. 革脉的基本脉理

凡血虚、气虚、阳虚、阴虚的亏虚，皆可产生革脉。如《脉学心悟》言之最为详细：

"革脉何以中空？阴血不足，血脉失充，脉中无物故尔按之空。革脉何以外急？乃血虚不能内守，阳气奔越于外，搏击血脉，脉乃浮大而绷急。

"气越的原因，包括血虚、气虚、阳虚、阴虚四类。血虚，气无所倚而浮越，搏击于外而为革；气虚，不能固于其位，浮越于外而为革；阳虚，阴寒内盛，格阳于外，搏击血脉而为革；阴虚不能内守，阳浮于外，脉亦为革。"

（二）革脉的病理

1. 阴阳两虚而脉革

《金匮要略·血痹虚劳病脉证并治》言："脉弦而大，弦则为减，大则为芤，减则为寒，芤则为虚，虚寒相搏，此名为革。妇人则半产漏下，男子则亡血失精。"

"弦则为减……减则为寒"者，此言革脉的形成主要与寒邪凝滞，经脉拘紧相关，以弦同紧，皆主寒；"大则为芤……芤则为虚"者，此言革脉的形成亦与精血的亏虚相关，故按之虚大无力，为阴伤不制其阳，阳气浮越之象；"虚寒相搏，此名为革"，此言革之机理，精血不足，阳气浮越，故脉似芤；阳气不足，阴寒内生，故脉似弦。

"妇人则半产漏下，男子则亡血失精"。此言革脉的临床所主。"半产""漏下""亡血""失精"者，皆为有形之阴下泄之象，阴泄则阴伤，阴伤不制其阳，阳气浮盛于外，故脉虚大无力。然阴泄之因，乃阳虚不固使然。故仲景言革为"虚寒相搏"，"虚"者精血亏损，"寒"者阳气亏虚。"虚寒"者，即阴阳两虚，治疗可用桂枝加龙骨牡蛎汤、天雄散、胶艾汤、旋覆花汤等主之。

2. 虚寒瘀阻而脉革

《金匮要略·妇人杂病脉证并治》言："寸口脉弦而大，弦则为减，大则为芤，减则为寒，芤则为虚，寒虚相搏，此名曰革。妇人则半产漏下，旋覆花汤主之。"

半产者，小产也，若小产不净，则瘀阻于内；漏下者，下血也，亡血必留瘀。故半产漏下者，虽为阳虚不摄，阴泄于下所致，然亦常兼瘀血内阻之证。若失血不甚，而兼瘀血阻滞之象者，即使其脉见革，亦当先祛其瘀血，再益其阴阳，此即旋覆花汤之意。

旋覆花汤者，以旋覆花咸温开结气、通血脉，新绛行血化瘀，葱白行气通阳散结，共同以开结、散瘀为主，气畅瘀散则其漏自止。以方测证，此为"气血虚寒，瘀血阻滞"所致，重在治其通阳瘀阻，阳通则气血自能温生，瘀去则新血自能化生。半产、漏下病，偏实证者，此方主之，偏虚证者，桂枝加龙骨牡蛎汤、天雄散、胶艾汤等主之。

3. 阴虚风劲而脉革

《脉说·革脉》言："若中风得之，阴虚风劲也。"中风之病，后世多从内风言之。此"阴虚风劲"者，为肝阴不足，虚风内动。

李世民《赐萧瑀》言："疾风知劲草，板荡识诚臣。"王维《观猎》言："风劲角弓鸣，将军猎渭城。"劲者，本指强而有力。故"风劲"者，风动之象明显，故"阴虚风劲"者，即阴虚风动也。

肝阴不足，经脉失充，故按之脉管空虚；阴不制阳，肝阳浮越，壅滞于上，充盛于外，故脉浮取而弦大。两者相合，故显革脉。

4. 正虚感寒而脉革

《诊宗正眼》言："革主表寒，亦属中虚。"又言："表邪有余，而内则不足也……浮举之而弦大，非绷急之象乎！沉按之而豁然，非中空之象乎！惟表有寒邪，故弦急之象见焉；惟中亏气血，故空虚之象显焉。"

《脉说》言："革脉则实反在上，空反在下。其空固血虚也，其实非血实，亦非气实，乃阴寒凝结，自成形体，阻塞清道，非有形亦非无形，如满天阴霾，雨泽不降。治之仍在气分，设法力透重阴，使阴气下降而内守，旋即益阳以收功。"

气虚不能固守其位而浮盛于外，血虚不制其阳而浮逆于外，故见脉大；气血亏虚，脉管失充，故按之乏力；寒邪外袭，凝滞于脉，故见弦紧。

5. 土不疏木而脉革

《诊家枢要》言："（革脉）为中风寒湿之诊也。"湿邪充盛于内，弥散于中，故脉大而按之无力；风寒闭阻于外，经脉挛急，故见浮而弦紧。此与软脉甚似。

《素问·五常政大论》言："土疏泄，苍气达。"土者，脾胃也；苍气者，青气也，为肝；此言土能疏木。肝主疏泄，中焦为气机升降之枢纽，现气壅中焦，横逆于肝，土不疏木，必然使肝木壅塞，疏泄不利，而肝必病。故《脉说》言："（革脉为）感湿得之，土亢而风木柔也。"此即土不疏木之举例。脾虚生湿，壅滞中焦，中气不畅，升降失常，病及于肝，土不疏木，故见浮弦濡软似革之脉。

（三）六部革脉主病

《诊家正眼·革脉》言："左寸之革，心血虚痛；右寸之革，金衰气壅。左关遇之，疝瘕为祟；右关遇之，土虚为疼。左尺之革，精空可必；右尺之革，殒命为忧。"

（四）革脉兼脉主病

《文魁脉学·革脉》言："革属精伤血少，弦则血虚阴伤。……革弦之脉，阴精大伤。……革脉兼细，说明血虚气衰。……革滑相见，是血虚较重，然属胃气尚存。"

（五）革脉医案举隅

脉大而硬，微兼洪象，乃内伤外感并重之象

外孙王竹孙，年五十，身体素羸弱，于仲夏得温病。心中热而烦躁，忽起忽卧，无一息之停。其脉大而且硬，微兼洪象。其舌苔薄而微黑，其黑处若斑点。知其内伤与外感并重也。其大便四日未行，腹中胀满，按之且有硬处。其家人言，腹中满硬系宿病，已逾半载，为有此病，所以身形益羸弱。

因思宿病宜从缓治，当以清其温热为急务。为疏方用白虎加人参汤，方中石膏用生者两半，人参用野台参五钱，又以生山药八钱代方中粳米，煎汤两盅，分三次温饮下。一剂，外感之热已退强半，烦躁略减，仍然起卧不安，而可睡片时。脉之洪象已无，而大硬如故。其大便犹未通下，腹中胀益甚。遂用生赭石细末、生怀山药各一两，野台参六钱，知母、玄参各五钱，生鸡内金钱半。煎汤服后，大便通下。迟两点钟，腹中作响，觉瘀积已开，连下三次，皆系陈积，其证陡变，脉之大与硬，较前几加两倍，周身脉管皆大动，几有破裂之势，其心中之烦躁，精神之骚扰，起卧之频频不安，实有不可言语形容者。其家人环视惧甚，愚毅然许为治愈。遂急开净萸肉、生龙骨各两半，熟地黄、生山药各一两，野台参、白术各六钱，炙甘草三钱。煎汤一大碗，分两次温饮下，其状况稍安，脉亦见敛。当日按方又进一剂，可以安卧。须臾，其脉渐若瘀积未下时，其腹亦见软；惟心中时或发热。继将原方去白术，加生地黄八钱。日服一剂。三剂后，脉

象已近平和，而大便数日未行，且自觉陈积未净，遂将萸肉、龙骨各减五钱，加生赭石六钱，当归三钱。又下瘀积若干。其脉又见大，遂去赭石、当归，连服十余剂全愈。

张锡纯《医学衷中参西录·医论篇·论革脉之形状及治法》

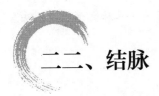

二二、结脉

（一）结脉指感

《难经》言："结者，脉来去时一止，无常数，名曰结也。"

《脉经》言："结脉，往来缓，时一止复来。"

《诊家枢要》言："脉来缓，时一止，复来者，曰结。"

《脉语》言："结迟，时一止，曰结，有结滞之义。"

《脉神》言："脉来忽止，止而复起，总谓之结。……促类数也，未必热；结类缓也，未必寒。但见中止者，总是结脉。"

《诊家正眼》言："结为凝结，缓时一止。徐行而怠，颇得其旨。……结之为义，结而不散，迟滞中时见一止也。"

《脉说》言："结脉往来缓，时一止，复来无定数，盖有结滞之义也。"

《脉学心悟》言："结脉缓中时一止。"

《临证脉学十六讲》言："脉搏迟中一止，行止无定数。"

1. 标准结脉
结脉者，脉来缓而时有一止，止无规律。

2. "仲景之结脉"与"扁鹊之结脉"
观诸家论结脉，皆以"动而时止，止无定数"为特点。

然，对此特点者，却有两种不同认识。或认为此特点是发生在缓脉的基础上，或认为无论脉缓脉数，若具此特点，即为结脉。

（1）"缓而时止，止无定数"者，为仲景之结脉

《伤寒论》第178条言："脉按之来缓，时一止复来者，名曰结。又脉来动而中止，更来小数，中有还者反动，名曰结，阴也。"

"动而中止"，即指"脉按之来缓，时一止"；"更来小数""还者反动"者，是对"复来"特征的进一步说明，指结脉在跳动中突然歇止，紧接着，其后续之脉有一二次跳动较快，好似前面未跳动的那次紧接着进行了补偿性跳动，《伤寒溯源集》言此为"郁而复伸"之象，可谓传神。

至于仲景结脉之"更来小数"之象，可有可无。观诸家诸论，重点在言其脉"缓"及"有歇止"此两点，重点在言其气血不通畅之象，而非在强调其"郁而复伸"之象。轻重点自当辨别。

观后世《脉经》《诊家枢要》《脉语》《诊家正眼》《脉说》《脉学心悟》《临证脉学十六讲》等皆宗仲景之说。观现代中医教材及中医界言结脉亦多宗此说，如第十版《中医诊断学》言结脉脉象特征："脉来缓慢，时有中止，止无定数。"

（2）"但见中止，总是结脉"者，为扁鹊之结脉

观《难经》言结，只言"脉来去时一止，无常数。"此未言其脉为缓为数。扁鹊结脉，未对脉之至数作要求，故凡见"脉来忽止，止而复起，总谓之结。"这实则包含了后世结脉与促脉两者。后世景岳宗而从之，并言之透彻："但见中止者，总是结脉。"但景岳以下，宗此说者甚少。

观《脉神》言："旧以数来一止为促，促者为热，为阳极；缓来一止为结，结者为寒，为阴极。通谓其为气为血、为食为痰、为积聚、为癥瘕、为七情郁结……此固结促之旧说矣。"所以，结脉、促脉之病因可相同，其皆可为正虚或邪滞，导致气血运行不畅使然，更言"促类数也，未必热；结类缓也，未必寒"。李士懋老先生对此做了进一步解释，其《脉学心悟》言："促与结，虽有缓数之异，然皆有歇止。造成歇止的原因，有虚实两类，机理是相同的。当全面分析，不可囿于促为阳，结为阴，而以偏概全。"

至于扁鹊言结脉之原因，《脉学正义》解释甚为清楚："此但以歇止无

定之脉，名之为结，正以气血偶有结滞，而脉象亦因而乖其运行之常，此并未言及来去之迟速。盖结之为结，固仅仅以偶然歇止得名……但以只之有定无定为断，固不问其为迟为速。"

3. 结脉其歇止次数不定

结脉歇止的次数是不定的，其歇止无规律可循。同时，若歇止现象出现的频率越高，说明气血运行越滞塞不前，其病亦越重。

故《难经·十八难》言结脉"时一止，无常数"，又言："结甚则积甚，结微则气微。"《古今名医汇粹·平人脉准》言："缓而一止为结……其止或三或五，或七八至不等。"《脉说》言："若二三十至内，有一至接续不上，而指下虚微者，此元气骤脱之候也。"《诊家正眼》言："止数频多，参伍不调，为不治之症。"

4. 结脉的基本脉理

结脉的重点在于其脉的歇止。脉搏歇止的原因，或虚或实。

虚者，正气亏虚，气血不续，故见时有停歇，待气血稍复，故又能代偿性加速运行，正如老年久病体弱之人，走路缓慢，时不时停步以歇息后，再继续前行。

实者，邪气阻滞，气血不畅，故见时断时续、运行艰难之象。

虚实的判断主要依靠其结脉之有力无力。《脉说》言："实者有形之癥癖气块属郁滞，其脉结而有力；虚者无形之气血渐衰，其精力不继，断而复续，属劳损，其脉结而无神。"

观仲景言结，一为气血阴阳亏虚之"脉结代，心动悸"的炙甘草汤，一为蓄血发黄而"脉沉结"的抵当汤证，此两者一虚一实。"一属津衰邪结，一属热结膀胱，皆虚中挟邪之候，诊脉当知活法，运乎一心，不独结脉为然也（《脉说·结脉》）"。

（二）结脉的生理与病理

1. 生理性结脉

生理性结脉者，唯见景岳有言。其《脉神》言："有无病而一生脉结者，此其素禀之异常，无足怪也。"此为禀赋使然，犹如妇女之暗经。

2. 病理性结脉

凡病，纯虚纯实者少，虚实兼杂者最多，或偏于邪盛而实，或偏于正虚而虚。结脉者，多为正虚邪滞使然。故《诊家枢要》言："为气，为血，为饮，为食，为痰。盖先以气寒脉缓，而五者或一有留滞于其间，则因而为结。"《诊家正眼》言："少火衰弱，中气虚寒，失其乾健之运，则气血痰食，互相纠缠，营运之机缄不利，故脉应之而成结也。"

（1）气血亏虚而脉结

气血亏虚，脉搏不续，故见缓而歇止，其脉必然乏力。《脉学心悟》言："气血虚衰，无力相继而脉见止。其缓也，因气血虚，运行缓慢而脉缓。缓中时一止，结脉乃成。此结当无力，属虚。"《脉神》言："（结脉）多由血气渐衰，精力不继，所以断而复续，续而复断，常见久病者多有之，虚劳者多有之，或误用攻击消伐者亦有之……凡病有不退，而渐见脉结者，此必气血衰残，首尾不继之候，速宜培本，不得妄认为留滞。"

结脉无力，多偏阳虚，当温补之。①《脉神》言："缓而结者为阳虚。"《诊家正眼》言："结而无力者，是真气衰弱，违其运化之常，唯一味温补为正治也。"②《伤寒论》第177条言："伤寒，脉结代，心动悸，炙甘草汤主之。"此"伤寒"者，乃广义伤寒。伤寒病初期，其邪在表，故见恶寒发热、脉浮等表证，然现不见诸表证，反见"脉结代，心动悸"之里证者，乃表邪陷之于内，盘踞手少阴使然。感邪初期而邪气即内传者，非因邪盛，实乃少阴气血阴阳亏损，不能抗邪使然。"脉结代"者，结脉、代脉，皆有歇止，可为邪实，可为正虚，然从炙甘草汤其方推测，此结代脉者，乃正气亏虚，气血不续使然，故其脉动之，必然无力。"心动悸"者，一为正虚不养心神，心神不安而悸动；一为邪气盘踞少阴，扰动心神，心神不安而悸动。观炙甘草汤者，以炙甘草、大枣、人参益心气，以桂枝、炙甘草助心阳，以阿胶、麻仁养心血，以生地黄、麦冬滋心阴，以桂枝、生姜、清酒通心脉祛邪气。诸药配合，气血阴阳得补，邪气得祛，神安无扰，动悸自除。

心阳不足而脉结。《伤寒论》第 64 条言："发汗过多，其人叉手自冒心，心下悸，欲得按者，桂枝甘草汤主之。"《聂氏伤寒论》注曰："临床所见证候特征为心下悸动，或空虚或空悬感，脉微缓或结，苔白，常伴有体瘦乏力、短气或心前区憋闷不适等。"桂枝甘草汤证为发汗过多，损伤心阳，寒邪内陷少阴，扰动心神，故见"心下悸，欲得按"。后世一般将其称之为心阳虚心悸证，并有桂甘龙牡汤之心阳虚烦躁证，与救逆汤之心阳虚惊狂证，此三证逐渐加重。观后世甚少言及心阳虚证，正如甚少言及肝阳虚证、肝气虚证、肺阳虚证等，致使众人皆知有心阴虚、心血虚、心气虚证，好似无心阳虚者，实乃仲景论述心阳虚证以达至微，后人难以对其进行补充。心阳不足，寒邪凝滞，气血不畅，运行迟缓，甚至不续，故脉见微而或缓或结者。脉见稍缓者，为轻证；脉见结者，为重证。

（2）诸邪阻滞而脉结

凡邪气，如气滞血瘀、热壅寒凝、痰饮水湿、饮食积滞、七情郁结、癥瘕积聚等，阻滞气血，运行不续，皆可至结，其结有力。故《脉神》言："留滞郁结等病，本亦此脉之证应，然必其形强气实，而举按有力，此多因郁滞者也。"《诊家枢要》言："为癥结，为七情所郁……又为气，为血，为饮，为食，为痰。"《脉说》言："此脉皆大怒不出，郁闷日久，气滞不能疏通；或痰结脉络血不流行，气因稽滞，以致歇至不匀也。"

蓄血发黄而脉沉结。《伤寒论》第 125 条言："太阳病身黄，脉沉结，少腹硬。小便不利者，为无血也；小便自利，其人如狂者，血证谛也，抵当汤主之。"仲景言发黄，主要有湿热发黄与蓄血发黄，此条主在辨两者的区别及论蓄血发黄的证治。身黄，若小便不利者，为水湿内停、湿热熏蒸、脾色外露之湿热黄疸；若小便自利者，为气化正常，津液畅行，体内无湿，故其身黄，非为湿热，而为他因。人身之病，非在气，则在血，以抵当汤治疗者，知其病必然在血分，而为蓄血发黄使然。故"脉沉结"者，必然有力，为瘀热结滞，气血不利；"少腹硬"者，乃言病位之所，为瘀热结于下焦；"如狂"者，为瘀热上扰，心神不安；"小便自利，其人如狂"，故"血证谛也"，治之以抵当汤破瘀结、泄实热，邪祛黄自退，神自安。

（三）六部结脉主病

《诊家正眼·结脉》言："左寸心寒，疼痛可决；右寸肺虚，气寒凝结。左关结见，疝瘕必现；右关结形，痰滞食停。左尺结兮，痿躄之疴；右尺见兮，阴寒为楚。"

（四）结脉兼脉主病

《诊家枢要·结脉》言："浮结为寒邪滞经，沉结为积气在内。"
《濒湖脉学·结脉》言："浮结外有痛积，伏结内有积聚。"

（五）结脉医案举隅

1. 脉结代，乃阳虚饮停之象

刘某，女，77 岁，2001 年 11 月 26 日初诊。

患肺气肿、冠心病 20 多年，去年由某省级医院诊断为"病态窦房结综合征"。20 多天前感心中悸动，动则心累，咳嗽气紧，痰白量多，胸闷气喘，不能平卧，下肢肿，按之凹陷，曾服西药（药名不详）治疗，未获寸功。询知除上症外，尚伴纳少，大便稀，小便量少，舌淡胖，苔薄白润，脉结代。陈老谓：此阳虚饮停，治以温补肾阳，温肺化饮，以真武汤合苓甘五味姜辛夏汤加味：

茯苓 20g，白芍 10g，法半夏 15g，五味子 10g，桂枝 10g，北细辛 6g，

生姜20g，白术20g，红参10g，炙甘草10g，黄芪20g，制附片（先煎40分钟）
15g。

上方连续服15剂后，诸症平息，整个冬天未再复发。

贾波、沈涛《陈潮祖医案精解·内科病·心悸》

2. 六脉沉结，乃气陷不升之象

一人忧思太过，六脉沉结而病泄。盖忧思过度则伤脾，致气结而不升
举，陷入下焦也。宜开郁健脾，使谷气升发，泻当自止。

方：柴胡、升麻、人参、白术、茯苓、甘草、黄芪、白芍、广皮、
木香。

秦景明《大方医验大成·泄泻章》

3. 脉结代，乃气血阴阳亏虚之象

刘某，男，65岁，有冠心病史。突然发生心绞痛，症见舌红无苔垢、
脉结代、心动悸，治疗必须兼顾。宜用仲景复脉汤为基本方，其中地黄、
麦冬、阿胶养心血，人参、桂枝、炙甘草扶心阳，益心气。因疼痛明显，
加强活血祛瘀之品，常用的有丹参、红花、五灵脂、蒲黄、延胡索、田
三七等；又见心悸、烦躁、失眠，佐以安神宁心药，如远志、酸枣仁、柏
子霜等，此方是具有传统经验的。

刘光宪《刘炳凡临证秘诀·内科学术经验拾萃·冠心病论治经验钩玄》

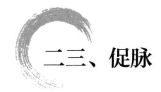

二三、促脉

（一）促脉指感

《脉经》言："促脉，来去数，时一止复来。"

《诊家枢要》言："脉来数，时一止，复来者，曰促。"

《脉语》言："促数，时一止，曰促，有断促之义。"

《诊家正眼》言："促为急促，数时一止。……于急促之中时见一歇止。"

《诊宗三昧》言："促脉者，往来数疾中忽一止复来。"

《脉确》言："数时一止何其促。"

《脉语》言："促脉来去数，时一止复来，止无定数，盖有断促之意。"

《脉学心悟》言："促脉数中时一止。"

《临证脉学十六讲》言："脉搏数中一止，行止无定数。"

1. 标准促脉

促脉者，包括两种脉象：一者，指数而时一止，止无定数。此与结脉相对，皆从脉率、脉律言之。二者，指脉来急促。此从脉势言之，为来势较盛，病势向上向外之象。

2. 促之本意

《广韵》言："促，速也。"《说文解字》言："迫也。"

促者，从人，足声。本指紧迫，又指急促、赶快。故促者，有时间短而紧迫之意，故有急促、短促、仓促之说。

3. 促脉的两重含义

（1）其脉来时，急遽迫促。

《素问·平人气象论》言："寸口脉中手促上击者，曰肩背痛。"①《脉诀刊误·九道》言："指下寻之极数，并居寸口，曰促。"言"促""上击""并居"者，《脉说》言其"乃气争于上而不下之义"。《脉学正义》更言："'促上'二字连读，则其脉之独盛于寸，而下不及尺，已无疑义。是以所主为上部之病，但仅聚于寸部，亦未上溢入鱼，故主病不为巅顶痛而仅为肩背痛，固显然不涉歇止之象。"《脉诀刊误·九道》亦言："促脉，尺微关细，寸口独实而滑数，并居于上。"②故知，《素问》《脉诀》之"促"，实乃急促之意。其乃阳热之邪壅滞于上焦而脉变见于寸部，故言"独盛于寸""寸口独实而滑数"。③东汉荀悦《申鉴》言："气短者，其息稍升，其脉稍促，其神稍越。"《脉学正义》注曰："此虽非医家之言，而形容气短者息高脉促，正与促脉独盛寸部之意，若合符节。然则东汉儒生，皆知促为气升之脉象，是亦可为促脉无关歇止之旁证者也。"

《伤寒论》第21条言："太阳病，下之后，脉促胸满者，桂枝去芍药汤主之。"第34条言："太阳病，桂枝证，医反下之，利遂不止，脉促者，表未解也，喘而汗出者，葛根黄芩黄连汤主之。"第140条言："太阳病，下之，其脉促，不结胸者，此为欲解也。"①观此三条，皆本为太阳病，其邪在肌表、在皮毛，为表证，表邪自当以汗法发之，祛邪外出即可，然医者不查，反用下法，泄其正气，引邪内陷，壅滞于里，而见诸证。②若下后损伤胸阳，邪陷胸中，壅滞气机，气行不畅，故见"胸满"；若下伤阳明，邪气入里，郁而化热，下迫大肠，故见"利遂不止"。此两者，一为下后邪入从寒而化，一为下后邪入从热而化，故治之或通阳散寒，或清热透邪，自有不同。若太阳病虽下之，但无结胸等邪气内陷内结之证，而反见脉来急促者，为正气虽伤但不甚，且仍在积极地祛邪外出，下后表邪虽然没有祛邪，但已微弱，现正气升发，微邪将祛，故病将愈。③此三条皆因太阳病下之而脉促，此促者皆为急促之意，其意有二：一者，误下后，正气虽伤，但不甚，仍有祛邪外出之势，故其脉来时"急遽迫促《脉学正义》"。脉来者，气之升也；脉来急促者，气升之着急；邪从表陷，必从表而祛之。故脉来急促者，为人体正气正在祛邪外出之象。二者，急促，亦是气血慌张之象，是已虚之正气而急欲祛邪外出之象，此脉来急促者，必然乏力。

《伤寒论》第349条言："伤寒脉促，手足厥逆，可灸之。"此促者亦为急促之意。伤寒而见"手足厥逆"者，多为少阴阳衰阴盛使然，其脉当沉微，甚至沉微欲绝，治疗自当以四逆汤类方为主。然此反见脉来急促，正气抗邪外出之象，及用灸法治之者，自知其"手足厥逆"必非阳衰阴盛使然，而为阳虚不甚，阴寒阻滞，阳气不能通达温煦使然。故此脉急促者，为阳气虽虚，但仍能与寒邪相抗争，而欲伸展外达之象。故以灸法，以火之炎热以助阳气、消阴气，以火之急迫以畅气行，如此则阳气复，阴寒散，气机畅，病自解。

脉急促者，即可主阳虚，亦可主阴虚。《聂氏伤寒论》第349条注言："脉促，搏指有力，为阳盛主热；促而无力，为阳虚主寒。"观《伤寒论》，第21条桂枝去芍药汤证者，实为下后损伤胸阳，寒邪内陷使然，故治之以扶胸阳、透邪气、和营卫；而第34条葛根黄芩黄连汤证者，实为下之损伤阳明阴液，津伤生热，表寒入里，从阳化热，内陷其处使然。

观仲景言促，仅有以上四处，并皆仅见于《伤寒论》，其促之因皆是正气不足而有外邪，为虚弱之正气欲抗邪外出之象，见之于脉，故皆见脉来促急之象。

促急之象，亦见于短脉之"往来之短"处，参合阅之。

（2）数而时止，止无定数

《脉经》以下，凡言促，皆宗其旨，言促为"数而时止，止无定数"。

促脉之数，包括疾脉、极脉、脱脉；促脉之止，止无定数。

故《古今名医汇粹·平人脉准》言："数而一止为促，其止或三或五，或七八至不等。"

4. 促脉的基本脉理

（1）促脉为气血不能正常续接使然

促者，脉来数而时一止，止无定数。

脉有歇止者，因气血运行不畅使然，或因气血亏虚不能正常续接使然，或因邪气阻滞而气血不能正常畅达相续使然。

两者一虚一实，自当辨别。促之虚实，亦从脉之有力无力别之。促而有力者为实，促而无力者为虚。

故《脉说》言："促而有力，洪实为热，为邪滞经络；促而无力，损小为虚脱，阴阳不相接续之候。"《类经·五脏之气脉有常数》言："缓而一止为结，数而一止为促……所主之病，有因气逆痰壅而为间阻者，有因血气虚脱而为断续者，有因生平禀赋多滞而脉道不流利者，此自结促之谓也。"

（2）促脉以热盛为主

热邪内盛，迫使气血疾速运行，故见脉数；热盛灼津，其阴不足，脉气不续，时见歇止。故促脉者，阳盛而阴伤，主虚实夹杂之证。故《濒湖脉学》言："促主阳盛之病。"《脉确》言："数时一止何其促，阳有余，阴不足。"《脉说》言："后世云数中一止，乃为阳极亡阴。"

促脉之止，止无定数。其脉突止者，乃邪气阻滞，气血一时不能续接使然。故《濒湖脉学》言："促、结之因，皆有气、血、痰、饮、食五者之别。一有留滞，则脉必见止也。"

数者阳盛，气血为之急行；止者邪阻，气血为之滞塞。数止相合，其脉为促。故《诊家正眼》言："促因火亢，亦因物停。"《诊家枢要》言："为气，为血，为饮，为食，为痰。盖先以气热脉数，而五者或一，有留滞乎其间，则因之而为促，非恶脉也。"

（3）促脉以偏实多见

促脉热盛而阴伤，但在热盛与阴伤之间，偏于热盛为主。

故《诊家正眼》言："脏气乖违，则稽留凝泣，阻其运行之机，因而歇止者，其止为轻。若真元衰惫，则阳弛阴涸，失其揆度之常，因而歇止者，其止为重。然促脉之故，得于脏气乖违者，十之六七；得于真元衰惫者，十之二三。"

5. 促可判断疾病的预后

促之数，乃热盛使然，无论实热、虚热，脉愈数，热愈盛。

促之止，或为邪阻，或为阴不济阳，止愈频，气血愈为之不续。

脉愈数，止愈频，则其病愈重，预后愈为不良。

故《诊家枢要》言："加即死，退则生。"《脉语》言："渐退者生，渐进者死。"《诊家正眼》言："止数渐稀，则为病瘥；止数渐增，则为病剧。"《脉说》言："后世云数中一止，乃为阳极亡阴……若势进不已，则为可危。新病得此，元气未败，不必深虑。且夫促脉若渐见于虚劳垂危之顷，死期可卜。若暴作于惊惶造次之候，气复自安。脱阴见促，终非吉兆。肿胀见促，不交之否，促脉则亦有死者矣。"

（二）促脉的病理

1. 诸实热证而脉促

数为热盛，止为邪滞。数止相合，热盛邪滞，其脉为促。其热者，为实热；其邪者，或为外感六淫，或为内伤七情，或为痰饮宿食，或为气血郁滞。

故《诊家正眼》言："促脉之故……或因气滞，或因血凝，或因痰停，或因食壅，或外因六气，或内因七情，皆能阻遏其运行之机，故虽当往来急数之时，忽见一止耳。"《诊家枢要》言："或怒气逆上，亦令脉促。为气粗，为狂闷，为瘀血发狂。又为气，为血，为饮，为食，为痰。"《脉确》言："数时一止何其促……痰火煎熬，或为喘嗽，或斑毒。"《诊宗三昧》言："温热发斑，瘀血发狂，及痰食凝滞，暴怒气逆，皆令脉促。"《脉说》言："为气怒上逆，为胸满烦躁，为汗郁作喘，为血瘀发斑，为狂妄，为痈肿诸实热之候。"又言："主痰壅阴经，积留胃腑，或主三焦郁火炎盛。"

2. 阴液干涸而脉促

阴液干涸而不济，故脉止；阳失阴制而亢盛，故脉数。

此即"阳盛而阴不能和之《诊宗枢要》"之象。

471

故《诊家正眼》言："真元衰惫，则阳弛阴涸，失其揆度之常，因而歇止者。"

（三）六部促脉主病

《诊家正眼·促脉》言："左寸见促，心火炎炎；右寸见促，肺鸣咯咯。促见左关，血滞为殃；促居右关，脾宫食滞。左尺逢之，遗滑堪忧；右尺逢之，灼热为定。"

（四）促脉兼脉主病

《文魁脉学·促脉》言："促滑相见，是痰浊蕴热互阻。促为气血痰饮食等有形之邪阻滞不畅，弦脉多为郁象。促弦是郁热夹有形之邪。促为热郁痰食积滞，虚乃中气不足。促虚并见为气虚痰食郁热互阻。"

（五）促脉医案举隅

1. 脉短而促，乃阳衰饮伏之象

沈某，女，41岁，工人。1981年10月29日初诊。

素有肺气肿、慢性肺源性心脏病。数日前受凉后曾发高热，经急诊用抗生素治疗后热已退，但心悸咳喘反甚，痰多清稀，胸闷，气急，不能平卧，畏冷，浮肿，尿少，口唇青紫，舌胖苔白腻，脉短而促，脉率110次/分，早搏10次/分。心电图示：肺型P波，右心室肥大，频发房性早搏。证属心肾阳衰，肺伏痰饮，气不化水，水气凌心。拟温化痰饮，宣畅心脉，俾离照当空，则阴霾自散。处方：

桂枝6g，附片9g，川椒1.5g，细辛3g，全瓜蒌15g，薤白9g，制半夏9g，茯苓9g，白芍9g，五味子9g，生姜3g。

二诊：服上方7剂后心悸、咳喘均有改善，浮肿已退，原方加党参、黄芪各 12g。续服 14 剂。

三诊：心悸咳喘已平，浮肿亦退，尿量正常，略有胸闷，脉率 80 次 / 分，无早搏，心电图复查：肺型 P 波，未见房性早搏。予原方续进 7 剂，以资巩固。

《古今名医临证金鉴·心悸怔忡卷·姜春华》

2. 脉细弦数，时促而一止，乃阴虚而脉气不续之象

曹姓，女，67 岁。半月来不时惊跳，同时发出惊叫，跳动时全身一震，似抽搐状，心慌，头晕，失眠，手足时感发麻，口干不多饮，便秘，6～7 日 1 行，舌红少苔，脉细弦数，时促而一止。有高血压史 3 年，查血压 22.6/10.1kPa（170/76mmHg），尿糖阴性。心电图检查报告：窦性心动过速（108 次 / 分），室性期前收缩。证属阴虚风动，神不安舍。予柔肝息风，镇摄心神，选阿胶鸡子黄汤出入，药用：阿胶珠（烊冲）、生地、白芍、钩藤、茯苓、石决明、龙骨、牡蛎、络石藤、制龟板、鸡子黄（冲）。服药半月余，惊叫未再发生，脉率约在每分钟 90 次左右，歇止消失。

《古今名医临证金鉴·心悸怔忡卷·尤松鑫》

3. 右手脉大无伦，时复促而中止，乃气阴不足之象

一人于秋令病咳，痰少声嘶。间或咯血，右手脉大无伦，时复促而中止，此脾、肺、肾三经之病也。盖秋阳燥烈，热则伤肺，加之劳倦伤脾。脾为肺母，母病而子失所养；色欲伤肾，肾为肺子，子伤必盗母气以自养，而肺愈虚矣。法当从清暑益气汤例而增减。

方：白芍一钱，麦冬一钱，茯苓一钱，生地一钱，归身八分，黄柏七分，知母七分，广皮七分，神曲七分，甘草三分。

秦景明《大方医验大成·咳血章》

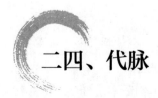

二四、代脉

（一）代脉指感

《脉经》言：“代脉，来数中止，不能自还，因而复动。脉结者生，代者死。”

《诊家枢要》言：“代，更代也。动而中止，不能自还，因而复动，由是复止，寻之良久，乃复强起为代。”

《诊家正眼》言：“代为禅代，止有常数。不能自还，良久复动。”

《诊宗三昧》言：“代脉者，动而中止，不能自还，因而复动，名曰‘代阴’。”

《脉确》言：“动而中止不能还，止有常数斯名代。”

《脉说》言：“代为阴脉，脉动而中止，不能自还，因而复动也。”

《脉学正义》言：“脉来中止，而又不能偶止即续，必少缓须臾，然后复动，有如替代禅代者，因名曰代。”

《文魁脉学》言：“代脉，是脉搏有定数的缺跳一次。”

《临证脉学十六讲》言：“脉搏动中一止，且行止有定数。”

《脉学心悟》言：“代，乃更代之义，是指不同的脉象相互代替、更换，交错出现。其脉象为乍疏乍数，乍强乍弱，乍动乍止。……代脉，当为脉无定候，更变不常，出现歇止、疏数、强弱、大小交替出现的脉象，此即为代脉。”

1. 标准代脉

脉动之时，其脉形之大小、脉力之强弱、脉率之快慢、脉势之盛衰、脉动之滑涩等变幻无常，不得均匀，没有规律者，为代脉。

脉动而歇止，止有规律，止不能自还者，亦为代脉。即代脉有两种：一者，动而中止，不能自还，因而复动。其歇止呈规律性出现。二者，指一种脉象被另一种脉象所更替。其不同脉象交替出现而没有规律。

2. 代之本意

代，从人，从弋。本指更迭、代替。

《说文解字》曰："代，更也。凡以此易彼，以后续前，皆曰代。"

《荀子·天论》曰："日月递炤，四时代御。"

所以，代者，本指代替、代换，以一个替换另一个。

3. 代脉的分类

（1）代者，更代也，禅代也，替代也

指一种脉象被另一种脉象所更替，其可分四时之代、形体之代、至数之代等。

1）四时之代

观四时之脉，知脾无定脉，随四时不同而其脉不一。

《素问·宣明五气》言："五脉应象：肝脉弦、心脉钩、脾脉代、肺脉毛、肾脉石。是谓五脏之脉。""五脉应象"者，即五脏应于四时的脉象，此言五脏的生理性脉象，如肝应春而脉弦，心应夏而脉洪，脾应长夏而脉代，肺应秋而脉浮，肾应冬而脉沉。

脾应长夏，其气旺于四时，"各十八日寄治，不得独主于时也（《素问·太阴阳明论》）"。脾不主时，其脉自然无定态，春时脾脉应之而弦，夏时脾脉应之而洪，秋时脾脉应之而浮，冬时脾脉应之而沉。脾脉随四时之变，在弦、洪、浮、沉之间不停地更替变化，此即为代。

故《诊家正眼》言："代者，禅代之义也。如四时之禅代，不衍其期也。"《脉神·胃气》言："详代脉之义，本以更代为言，如《素问·宣明五气》曰'脾脉代'者，谓胃气随时而更，此四时之代也。"《脉学正义·代脉形象》言："景岳尝谓土寄旺于四季，脾脉当随四时而转移，如春应微弦，夏应微洪之类，以其与四时相为禅代，故谓之代，此解最合脉理之正。"

2）形体之代

形体之代者，言脉动之时，其大小、强弱等变化不定。

《脉学心悟》引《脉诀条辨》之言："若脉平匀，而忽强忽弱者，乃形体之代。"又曰："脉无定候，更变不常，则均为之代。"

《脉神·胃气》言："凡见忽大忽小，乍迟乍数，倏而更变不常者，均谓之代。自王叔和云：代脉来数中止，不能自还，脉代者死。自后以此相传，遂失代之真义。"

《素问·平人气象论》言："长夏胃微软弱曰平，弱多胃少曰脾病，但代无胃曰死，软弱有石曰冬病，弱甚曰今病。脏真濡于脾，脾藏肌肉之气也。"

"脾主长夏《《素问·脏气法时论》》"，其气旺于夏季最后一个月，其脉"微软弱曰平"。农历六月之时，天气炎热，热蒸湿起，雨水充沛，万物得润，生长旺盛，蕴酿生化，华实秀美，此乃土生万物之象，故曰"土爰稼穑"；脾居中焦，为气血生化之源，气血旺盛，脏腑得养，百脉调和，身体强健，此似土能长养万物之象，故曰脾属土而应于长夏。

"但代无胃曰死"者，即《脉学正义·代脉形象》所言："若脉本平匀，而忽强忽弱者，乃形体之代，即《平人气象论》之代是也。"

脉有胃气，则不大不小，从容和缓，往来有力，来去自如；若脉无胃气，则平和之象，而见强弱不匀、大小不等、滑涩失调等者，则为形体之代。

3）至数之代

至数之代者，言脉动时，其快慢不定、至数不匀。

《灵枢·根结》言："一日一夜五十营，以营五脏之精……所谓五十营者，五脏皆受气，持其脉口，数其至也。五十动而不一代者，五脏皆受气；四十动一代者，一脏无气；三十动一代者，二脏无气；二十动一代者，三脏无气；十动一代者，四脏无气；不满十动一代者，五脏无气。予之短期，要在终始。所谓五十动而不一代者，以为常也。以知五脏之期，予之短期者，乍数乍疏也。"

《素问·平人气象论》言："少阳脉至，乍数乍疏，乍短乍长。"

《素问·玉机真脏论》言："真脾脉至，弱而乍数乍疏，色黄青不泽，毛折，乃死。"

"乍数乍疏"者，为点睛之词。脉动快，则前后脉间隔时间短，故似数；脉动慢，则前后脉间隔时间长，故似疏。言"数"言"疏"者，实言脉搏跳动之疏与密、数与缓、快与慢者。

脉四十动而一代者，为密多疏少，为数多缓少，为快多于慢，为气血运行不畅之象尚轻，其病较轻；不满十动而一代者，为密少疏多，为数少缓多，为快少慢多，为气血运行严重不畅，为病危重。

4）小结

综上可知，在脉搏跳动时，其脉形之大小、脉力之强弱、脉率之快慢、脉势之盛衰不匀者，皆为代脉。代本为替代之意，而观代脉，皆前后不一，实应代之本意，故《脉诀刊误》言："代者，此脉已绝，而他脉代之之义。"

笔者在临床所见，其脉动时，大小、强弱、快慢、盛衰、滑涩不匀者，甚为多见，而平素所言二十七脉，竟不包含此种脉象，唯古脉言代，为脉前后不一，更替而动，方知此即代脉，而知张景岳、张山雷所言甚是，李士懋所言更是直指根本。

张景岳《类经·五脏之气脉有常数》言："凡脉无定候，更变不常，则均谓之代。"《脉神·胃气》亦言："凡见忽大忽小，乍迟乍数，倏而更变不常者，均谓之代。"

张山雷《脉学正义·代脉形象》言："不仅以脉至之疏密无定者，谓之代，即脉形之大小不常，脉势之盛衰不一，在古人亦无不谓之代。所以景岳亦谓代以更代为义，谓于平脉之中，而忽见软弱，或乍数乍疏，或断而复起，皆名曰代。"

李士懋《脉学心悟·代脉》言："代脉，除孕及暴病外，皆认为代为脏气衰败，主死脉。可是临床见许多止有定数的脉，即使是二联律、三联律，亦未必死，而且很多都可经治疗而消除。根据这一临床事实，必然出现两个问题：一是假如代脉为止有定数的脉，这个前提是正确的，那么，称代为死脉就不正确，因此有定数的脉象并非死脉。二是假如代为死脉这个前提是正确的，那么代脉的特征就不是动而中止，止有定数。我认为后者正确，代脉确属脏气衰败的死脉，但其脉象的特征却非止有定数。"又言："为了说明问题，借助一点西医知识。假如因功能性的心律紊乱，出现乍强乍弱、乍疏乍数的脉象，并非死脉。若在器质病变的基础上，出现乍疏乍数、乍强乍弱、乍大乍小的代脉，就要引起足够重视。这就说明为什么有些病见代不是死脉，有些病见代却是死脉。"

（2）代者，代息也，停息也

即叔和所言"动而中止，不能自还，因而复动"之脉。

《素问·脉要精微论》言："代则气衰。"又言："数动一代者，病在阳之脉也。"王冰注曰："数动一代息者，阳脉虚也。"故知此处言代，有代息、停息之意，即指歇止之代脉。

《伤寒论》第178言："脉来动而中止，不能自还，因而复动者，名曰代，阴也。"此言代脉歇止的特点。代脉如同结脉，都是"动而中止"之脉，结脉之止是止后"更来小数"，代脉之止是止后"不能自还"。止后"更来小数"者，即脉突然停歇，后续之脉有一或二下跳动较快，似停跳的脉搏紧跟后续脉搏而跳动，故似数；止后"不能自还"者，即脉搏突然停歇，良久复有下次脉动，两次脉动间距时间长，有如两次脉动之间缺失一次脉动。结脉之止，止无定数；代脉之止，止有定数。

故知，歇止之代脉者，其脉动之时，突然缺失一次，此缺失之脉搏，不能补偿性出现，致使与下一次脉搏之间，间隔时间较长。

4. "歇止之代脉"与"脏气绝"的关系

《灵枢·根结》言："五十动而不一代者，五脏皆受气；四十动一代者，一脏无气；三十动一代者，二脏无气；二十动一代者，三脏无气；十动一代者，四脏无气；不满十动一代者，五脏无气。"

《难经·十一难》言："曰：经言脉不满五十动而一止，一脏无气者，何脏也？然：人吸者随阴入，呼者因阳出。今吸不能至肾，至肝而还，故知一脏无气者，肾气先尽也。"

《诊家正眼》言："肾气不能至，则四十动一止；肝气不能至，则三十动一止；脾气不能至，则二十动一止；心气不能至，则十动一止；肺气不能至，则四五动一止。"

《灵枢·根结》主言代脉与脏腑功能的关系，五十动而不代者为脏腑功能正常者，凡脉动不足五十次而见歇止者，便为病脉，为脏腑之气衰竭所致，且歇止的次数与脏腑衰竭的程度密切相关。

《难经·十一难》则以举例的方式进行说明，言其人本为肾不纳气者，若再见其脉"不满五十动而一止"者，便知肾气已然衰竭，其纳气功能严重失常，吸气入于中焦，便返还于上，呼出于外。又观《素问·脉要精微论》言："数动一代者，病在阳之脉也。泄及便脓血。"此乃肾阳虚衰而脉见代也，肾阳虚衰，阳不摄阴，津血亡失，故见溏泄及便脓血之证。此两者，其脉皆代，一为肾衰不能纳气，一为肾衰不能固摄，自当分别。

《灵枢·根结》并未言代之次数与具体脏腑衰竭的关系，而后世《诊家正眼》却补充之。但要注意的是，临证之时，不可死扣《诊家正眼》之言，必当四诊合参，方能准确判定。如脾土衰败，气血生化不足而代者；及寒凝中焦，气血郁滞而代者，故《诊家正眼》言："代主脏衰，危恶之候。脾土败坏，吐利为咎。中寒不食，腹疼难救。"又有炙甘草汤证，为心之气血阴阳亏损而脉代者。

临床见代，自当参合其他症状以断之，绝不可仅以其歇止之数判断具体何脏为衰。故《文魁脉学·代脉》言："新病多考虑实，久病多考虑虚，还应以舌苔、症状、面色等作为辨证的重要依据。"

5. 代脉的基本脉理

代脉大小、强弱、快慢、盛衰不匀者，或见歇止者，皆为气血不能正常运行使然。或为正虚而气血不继，或为邪阻而气血不续，致使其脉或不匀、或歇止。不匀者轻，歇止者重。正虚而代者，其脉必然无力；邪阻而代者，其脉必然有力。

故《文魁脉学·代脉》言："代脉主病可分为两部分。一为偏虚，多为气血不足，元阳亏损，心肾阳虚，心气不足，或血少心阴失养；二为偏于结滞，如气、血、痰、饮、食的阻滞，妨碍血液循环。"

6. 代脉与少阳脉

《素问·平人气象论》言："少阳脉至，乍数乍疏，乍短乍长。"

《类经·三阳脉体》解曰："少阳之气，旺于冬至后六十日，是时阳气尚微，阴气未退，故长数为阳，疏短为阴，而进退未定也。"

（二）代脉的生理、病理

1. 生理性代脉

生理性代脉者，主要包括四时之代、孕期之代。

四时之代，即《素问·宣明五气》之"脾脉代"，脾脉随四时不同而其脉亦不同。

孕期之代，即《脉学心悟》之"孕脉三月而代，此因胎儿发育，气血相对出现不足，故尔脉代。当生化之力增强，代脉自除"，《诊家枢要》之"妊娠亦有脉代者，此必二月余之胎也"，《诊宗三昧》之"妊娠恶阻，呕逆最剧者，恒见代脉。谷入既少，气血尽并于胎息，是以脉气不能接续。然在二三月时有之，若至四月，胎已成形，当无歇止之脉矣"。

2. 病理性代脉

（1）气血阴阳亏损而脉代

气血亏虚，其脉不续，故见代。《素问·脉要精微论》言："代则气衰。"钱天来《伤寒溯源集》言："气血虚惫，正气衰微，力不支给，如欲求代也。"《诊家枢要》言："若因病而气血骤损，以致元气不续。"代脉若见歇止，为气血亏损过甚使然，其病预后多不良，故《伤寒论》第178言"得此脉者必难治"，后世亦有结生代死之说。

脾绝则气血无以化生而脉代。《诊家正眼》言："代为脾绝之候也……脾脉主信，而代脉歇至不愆其期，是后天资生之根本绝也。"

阳虚则推动乏力，气血为之运行不续，故而见代。《素问·脉要精微论》言："数动一代者，病在阳之脉也。泄及便脓血。"王冰注言："数动一代息者，阳脉虚也。故数动一息，即是阴实阳虚，故溏泄便脓血也。"《诊宗三昧》注言："此则阳气竭尽无余之脉耳。"

炙甘草汤证其脉结代，此乃心之气血阴阳亏损，气血不续使然。（详见结脉）

（2）诸邪阻滞而脉代

诸邪阻滞，气血不行，疼痛剧作，尚可见代。《诊家枢要》言："风家痛家，脉见止代，只为病脉……心痛亦有结涩止代不匀者。盖凡痛之脉，不可准也。"《诊家三昧》言："凡有痛之脉止歇，乃气血阻滞而然，不可以为准则也。"

（3）判断疾病之愈后

病而脉见代者，其病尚可治；不病脉反代者，其脏气已绝，为危亡之兆。

故《濒湖脉学》言："病者得之犹可疗，平人却与寿相关。"《诊家三昧》言："若不因病而脉见止代，是一脏无气，他脏代之，真危亡之兆也；即因病脉代，亦须至数不匀者，犹或可生；若不满数至一代，每次皆如数而止，此必难治。"《诊家正眼》言："伤寒心悸，怀胎三月，或七情太过，或跌打重伤，及风家痛症，俱不忌代脉，未可断其必死耳。"

若无病而脉见代者，危候也，其危重情况与歇止次数密切相关。故《诊家正眼》言："两动一止，三四日死；四动一止，六七日死。次第推求，不失经旨。"《类经·五脏之气脉有常数》亦言："五脏和者气脉长，五脏病者气脉短。观此一脏无气必先乎肾，如下文所谓二脏三脏四脏五脏者，当自远而近，以次而短，则由肾及肝，由肝及脾，由脾及心，由心及肺。故凡病将危者，必气促似喘，仅呼吸于胸中数寸之间。盖其真阴绝于下，孤阳浮于上，此气短之极也。"

（三）代脉医案举隅

1. 两脉弦涩，散乱不齐，大小快慢不一，乃正气大虚、气血不续之象

赵某，女，65 岁。鼻塞咳嗽咯痰已 5 天，傍晚气急、浮肿。昨天起胸闷不欲食，气急加重，不能平卧，夜间来院急诊。在急诊室观察 24 小时，使用毒毛旋花子苷 K 0.25mg 4 次未能控制而入院。患者既往类似发作已 4 次。用洋地黄制剂后有恶心呕吐，要求中药治疗。

患者面色苍白，两颧殷红，气急不能平卧，语声低微，咯痰色白，精神萎靡，下肢有可凹性水肿。两脉弦涩，散乱不齐，大小快慢不一，一息约六至，舌正，苔薄白腻。体温 37℃，脉率 100 次 / 分，血压 24/11.7kPa（180/88mmHg），呼吸 24 次 / 分，心尖搏动增强，心界向左扩大，心率 133 次 / 分，律不齐，有缺脉，心尖区收缩期杂音 II 级，肺底部满布湿性啰音，肝肋下 2 指。胸片提示：风湿性心脏病，二尖瓣闭锁不全可能性较大，肺淤血。心电图示：心房纤颤，室性早搏，低电压。血常规：血红蛋白 135g/L（13.5g/dL），红细胞 4.51×10^{12}/L（451 万 /mm³），白细胞 29.7×10^9/L（29700/mm³），中性 0.93（93%），淋巴 0.07（7%）。

中医辨证：阳虚水泛，虚阳外越，肾不纳气，兼外感肺失宣肃。

西医诊断：风湿性心脏病，二尖瓣闭锁不全，心房纤颤，心力衰竭 III 级，肺部感染。

中药处方：别直人参 6g，熟附块 9g，生龙骨 30g，生牡蛎 30g，白芍 4.5g，桂枝 3g，白术 10g，泽泻 9g，猪茯苓各 9g，姜半夏 12g，生姜 3 片。

日服 2 剂，同时使用西药抗生素控制肺部感染。

第 2 天气急减轻，能够平卧，心率减为 110 次 / 分。3 天后每天服药 1 剂。1 周后，颧红明显减退，上方去龙骨、牡蛎。10 天后，自觉症状消失，心率 80 次 / 分左右，肺部啰音消失，血常规在正常范围，肝肋下 1 横指，足背浮肿轻微。又观察 1 周后出院。

本病例根据脉象散乱、精神萎靡与水肿，阳虚水泛的辨证可以确立。本例气急十分严重，在《伤寒论》中称"息高"，是危重征象，将由肾不纳气发展为正气将脱。本病例两颧潮红而不恶寒，这是虚阳外越的表现之一，所以减少桂枝而加用龙骨、牡蛎，使虚阳下潜。

《古今名医临证金鉴·心悸怔忡卷·柯雪帆》

2. 脉细数而代，乃气阴两虚之象

张某，女，47岁，科研人员。1980年8月21日初诊。

思虑过度，劳损心脾，气血两亏，心神不宁，先则眩晕失眠，继则怵惕怔忡，病已2年。入夏后心悸更甚，终日惶恐，口干汗出，手足心烦热，面赤火升，舌质红，脉细数而代，脉率120次/分，早搏16次/分，间歇有规律，心电图示：频发性室性早搏。此系血虚及阴，气阴两耗，心失所养，心神撼摇。治拟益气滋阴，养血宁心。

处方：生地9g，熟地9g，五味子9g，党参9g，黄芪15g，枸杞子9g，制首乌9g，旱莲草9g，女贞子9g，麦冬9g。

上药服7剂，心悸平，夜眠也大有改善，诸羔好转，脉转细数，脉率92次/分，早搏消失。原方续进7剂，复查心电图已正常，随访半年余未发。

《古今名医临证金鉴·心悸怔忡卷·姜春华》

3. 脉小弦结代，乃心阳不振，气机不调，血脉瘀滞之象

孔某，男，50岁，职员，1975年2月6日初诊。

2年来心悸时作时休，胸闷善太息，气短，大便干结，舌质淡红，苔薄，脉小弦结代。1972年查心电图示频发早搏。证属气血亏虚，心失所养，以致心阳不振，气血失于调畅，脉络瘀滞。治当补益心气，调养阴血，兼通心阳，理气活血。

药用：党参12g，炙甘草9g，桂枝6g，赤芍12g，当归12g，淮小麦30g，佛手4.5g，郁金2g，香橼皮9g，茶树根30g，红枣5枚。

二诊（1975年2月20日）：7剂药后心悸略减轻，胸闷已瘥，舌苔薄，脉小弦结代。再拟前法，原方去淮小麦，加磁石30g，7剂。

三诊（1975年2月27日）：心悸续减，每于上午出现胸闷1次，时间

较短。仍守原方，7剂。

四诊（1975年3月13日）：心悸胸闷较前减轻，自觉神疲，舌质淡，苔薄白，脉小弦，结代已少见。最近回单位工作已2天。仍守前法，原方7剂。

五诊（1975年4月3日）：心悸续见减轻，偶有胸闷，精神渐振，舌苔薄腻，脉弦，偶见结代。再予益气养血，活血通阳。

药用：党参9g，炙甘草9g，桂枝6g，赤芍12g，当归12g，丹参12g，郁金9g，茶树根30g。6剂。

六诊（1975年4月17日）：诸症基本消失，纳香，诊脉未见结代。再守前法，原方7剂以巩固疗效。

本例由于气血亏虚，心失所养，导致心阳不振，气机不调，血脉瘀滞，故见心悸气短，胸闷太息，脉来结代等。黄氏用炙甘草汤合甘麦大枣汤，除去生地、阿胶等滋腻药，并佐灵动流通之品，通利血脉，理气行滞。方中以党参、炙甘草补益心气，当归、赤芍、丹参调养心血，桂枝温通心阳为主，淮小麦、大枣养心润燥而安神，佛手、郁金、香橼皮理气开郁而宣痹，用茶树根抗早搏，而治脉结代。"气为血之帅"，依据阴血赖阳气推动之原理，重点在于补心气和通心阳，则脉结代可以消失；合补养心血药以充盈血脉，使阳气有所依附而不致浮越，则心悸亦自止。患者胸闷太息，乃心气不足之象，非属湿阻气滞一类，虚实悬殊，必须加以鉴别。

《古今名医临证金鉴·心悸怔忡卷·黄文东》

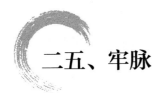

二五、牢脉

（一）牢脉指感

《脉经》言："革脉，有似沉伏，实大而长，微弦。"

《濒湖脉学》言："牢脉，似沉似伏，实大而长，微弦。……弦长实大脉牢坚，牢位常居沉伏间。……沈氏曰：似沉似伏，牢之位也；实大弦长，牢之体也。"

《千金翼方》言："按之实强，其脉有似沉伏，名曰牢。"

《诊家枢要》言："牢，坚牢也。沉而有力，动而不移。"

《诊家正眼》言："牢在沉分，大而弦实。浮中二候，了不可得。"

《诊宗三昧》言："牢脉者，弦大而长，举之减小，按之实强，如弦缕之状。"

《脉确》言："牢即沉脉，长大弦而有力者，主寒主痛，与沉同。"

《脉说》言："牢为阴中之阳，其象沉而有力，劲而不移，牢守其位，不上不下。似沉似伏，牢之位也；实大弦长，牢之体也。"

《脉学心悟》言："牢脉居于沉位，弦长实大，坚挺搏指。《医家必读》曰：牢'兼弦长实大，四象合为一脉也，但于沉候取也'。"

《临证脉学十六讲》言："沉弦实，常兼略大而长。牢脉居于沉位，坚挺搏指。切脉时，牢脉重取弦实有力，而浮取中取时，脉搏力度不明显。"

1. 标准牢脉

牢居沉位，弦长实大，坚挺搏指。

2. 牢脉的位与形

牢脉之位，牢居沉位。

牢脉之形，由实、大、长、弦四脉复合而成。

牢脉之象，自叔和始，皆宗其旨，尚未见异言。

《脉经》之革，实为牢脉，如《脉学正义》言："《脉经》所谓有似沉伏实大而长者，为牢脉言，非为革脉言也。"

3. 牢之本意

牢者，名词，本指关养牛马等牲畜的圈，如《说文解字》曰："牢，闲养牛马圈也。"《战国策·楚策》曰："亡羊而补牢，未为迟也。"后将其引申为监狱，如"画地为牢"。若将其作为形容词，则有坚固、牢固之意，如《韩非子·难一》曰："舜住陶焉，期年而器牢。"韩愈《平淮西碑》曰："并为一谈，牢不可破。"

对牢脉而言，"牢有二义，坚牢固实之义，又深居在内之义。故树木以根深为牢，盖深入于下者也；监狱以禁囚为牢，深藏于内者也（《诊家正眼》）"。以此形容牢脉，确实甚为形象。

4. 牢脉的基本脉理

牢居沉位，弦长而大，有力，主实。牢为诸邪阻滞，气机不畅，气血郁滞于内，与邪剧烈交争，故见脉牢。牢为"邪阻较甚，气血郁滞较重"之象，或为"正气旺盛，正邪剧争"之象。

牢亦主虚。但若其脉过于有力，而失从容和缓之象者，为胃气已绝，真脏脉现。即《脉学心悟》之"若牢而过于坚搏，毫无和缓之象，乃胃气已绝。如肾之真脏脉，即按之如弹石，辟辟然，即属石但无胃之真脏脉。"

（二）牢脉的生理、病理

1. 生理性牢脉

言牢为平脉者，笔者仅见于黄元御之说，查阅其他诸多脉学著作，尚未见之！

《四圣心源·二十四脉·弦牢》言："《素问·玉机真脏论》：春脉如弦。《四难》：牢而长者，肝也。弦牢者，肝家之脉，非病也。"又言："然弦劳之中，而有濡弱之象，则肝平，但有弦牢，而无濡弱，则肝病矣。《平人气象论》：平肝脉来，软弱招招，如揭长竿末梢，曰肝平。长竿末梢者，软弱之义也。盖木生于水而长于土，水土温和，则木气发达而荣畅；水土寒湿，则木气枯槁而弦牢。"

2. 病理性牢脉

牢脉者有虚有实，自当分别。《四诊抉微》言："牢为气结，为痛疝，为劳伤痿极，为痰实气促。"《诊宗三昧》言："若以牢为内实，不问所以，而妄行迅扫，能无实实虚虚之咎哉！大抵牢为坚积内着、胃气竭绝，故诸家以为危殆之象云。"

（1）诸邪阻滞而脉牢

凡寒、热、气、血、痰、食、积等邪阻滞，皆可见牢。《濒湖脉学》言："牢主寒实之病，木实则为痛。"《诊宗正眼》言："牢主坚积，病在乎内……牢脉所主之症，以其在沉分也，故悉属阴寒。以其形弦实也，故咸为坚积。"《脉说》言："为癥瘕痞癖，为气结，为痛疝，为痰实气促……牢主寒实之病，为湿痉、拘急、寒疝、暴逆、坚积内伏，乃有是脉。"

牢居沉位，其病主里，其有偏气分、偏血分之别。《脉说》言"牢为阴冷固结之象，多属肝肾二经，然有气分血分之辨。在血分者，为癥瘕积聚有形之痞块，饮食寒冷之停滞，与夫久受寒湿，侵入筋骨者也；在气分者，即肝肾冷气，为疝痛，少腹引腰控睾也，其轻者为胸腹气结，呼吸不畅，即叔和《脉诀》所谓脉入皮肤辨息难是也"。

牢多主寒邪凝滞为病，治疗自然以辛温通散为主。《诊宗三昧》言："历考诸方，不出辛热开结，甘温助阳之治，庶有克敌之功。"《文魁脉学》言："寒邪郁久，积聚不化而成癫疝、癥瘕一类的痼疾，这种病人常可出现牢脉。"

虽多言牢脉主寒邪凝滞，然火郁热壅，其脉亦可为牢。《脉学心悟》言："阴寒内盛，固可脉牢，若因其脉沉，属于阴位，即云悉属阴寒，则火郁之脉可沉；伏脉位较牢更沉，亦可主火郁，何不以其脉位沉、伏而悉主阴寒，反主火热？可见以脉位来解释，是难以圆通的，以牢脉唯主阴寒坚积，也是片面的。"

牢脉为寒为热，可从迟数断之，然必当四诊参合。《四诊抉微》言："牢而数为积热；牢而迟为痼冷。"

（2）正气亏虚而脉牢

牢多主实，其力虽大，但不失平和之象，若过坚而搏指，无柔和之象者，或为胃气欲绝，或为阴竭阳气独守，皆危候也。

《诊家枢要》言："为里实表虚，胸中气促，为劳伤。大抵其脉近乎无胃气者，故诸家皆以为危殆之脉云。"《诊家正眼》言："若夫失血亡精之人，则内虚，而当得革脉，乃为正象。若反得牢脉，是脉与症相反，可以卜死期矣。"《脉说》言："大抵牢脉近乎无胃气，乃精血遗亡，而气独守之象，故皆指为危脉。"

（三）六部牢脉主病

《诊家正眼·牢脉》言："左寸之牢，伏梁为病；右寸之牢，息贲可定。左关见牢，肝家血积；右关见牢，阴寒痞癖。左尺牢形，奔豚为患；右尺牢形，疝瘕痛甚。"

（四）牢脉兼脉主病

《四诊抉微》言："牢而数为积热；牢而迟为痼冷。"

（五）牢脉医案举隅

1.两脉弦硬不柔，乃阳虚不养之象

王，脾虚气陷，肛门先发外疡。疡溃之后，大便作泻，迄今一月有余。

自云下部畏冷，而两脉弦硬不柔，此谓牢脉，症属阴虚。法以温中扶土，升阳化湿。

党参、防风根、炮姜、陈皮、冬术、川芎、补故纸、砂仁、神曲.

四神丸一两，资生丸二两，和服。日三钱，开水送。

渊按：虽从阴虚而起，目前脾虚阳弱，不得不先治之。

王旭高《王旭高临证医案·虚劳门》

2. 脉轻按濡细而重按牢硬如弦，乃阳虚阴凝之象

夏某，男，20岁，井下工人，1977年10月12日初诊。

背见紫斑瘀点，继及胸腹四肢，斑疹日益增多，面灰白晦滞，眩晕，四肢疲乏少温，夜尿多，易出汗，齿衄不多而每天必见。住院20多天，输血3次，仍无力起床。血象：白细胞$3.6×10^9$/L，红细胞$1.5×10^{12}$/L，血色素35g/L，血小板$32×10^9$/L，经骨髓象检查确诊为再障。脉轻按濡细，重按牢硬如弦。为阳虚阴凝、阴竭阳浮、血虚劳极之候。初用补虚敛阳、生血活血为主。

处方：枸杞、淮山、首乌、女贞、旱莲、赤芍、丹皮、槐花。服4剂，紫斑、瘀点、齿衄均减少，梦多，寐中昏糊，魂蒙颠倒如前，每夜盗汗数次。原方去赤芍、槐花，加党参、北芪、枣仁益气安神，8剂汗止睡安，紫斑消失，但脉重按弦劲。加仙鹤草30g，以防紫斑反复。6剂后脉较柔和，惟贫血外貌并无改善，眩晕耳鸣，浑身脱力如前。形不足者，温之以气，当着重温肾壮阳，补养气阴，取气足生血，肾健髓充，以增进造血机能。

处方：巴戟、大云、黄精、锁阳、党参、生地、白芍、丹皮、黄柏、仙鹤草。

服14剂，面色好转，头晕耳鸣，心慌悸均显效，能室外活动，脉濡细，仅疾行时胸闷心慌。加强补养脾肾，去黄柏、生地，加白术、枸杞、首乌、红枣。服12剂，精神食欲更好，惟连夜梦遗3次，温阳易动相火，故复用黄柏、牡蛎，降火涩精，遗精停止。

复查血象：白细胞$6.9×10^9$/L，红细胞$2.89×10^{12}$/L，血色素69g/L，血

小板 43.3×10^9/L，前后对比显著好转，体力逐渐恢复，去牡蛎、大云、白芍，加熟地、菟丝子、鸡血藤，隔日 1 剂。守服 1 个月，面转光泽，精神食欲接近正常，出院。后又在门诊继续按原方出入服月余，巩固疗效。

《古今名医临证金鉴·血证卷·周炳文》

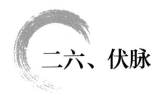

二六、伏脉

（一）伏脉指感

《难经·十八难》言："伏者，脉行筋下也。"

《脉经》言："伏脉，极重指按之，着骨乃得。"

《诊家枢要》言："伏，不见也。轻手取之，绝不可见，重取之，附着于骨。"

《濒湖脉学》言："伏脉推筋着骨寻，指间裁动隐然深。……伏脉，重按着骨，指下裁动。脉行筋下。"

《脉神》言："伏脉如有如无，附骨乃见。"

《诊家正眼》言："伏为隐伏，更下于沉。推筋着骨，始得其形。……伏之为义，隐伏而不见之谓也。浮、中二候，绝无影响，虽至沉候，亦不可见，必推筋至骨，方始得见耳。故其主病，多在沉阴之分，隐深之处，非轻浅之剂所能破其藩垣也。"

《诊宗三昧》言："伏脉者，隐于筋下，轻取不得，重按涩难，委曲求之，附着于骨。……有三部皆伏，一部独伏之异。"

《脉说》言："伏为阴脉，更深于沉。轻候中候寻之，绝然不见；极重按之，以指推筋着骨乃得。"

《脉学正义》言："伏即沉中之最甚者，非极重按之，不至筋骨之分，几不可见，然虽重按可见。"

《临证脉学十六讲》言："伏脉是比沉脉更沉的脉，它浮取没有，中取没有，沉取有一点点，但是不明显，要推筋着骨才能明显感觉到脉搏的跳动，这就叫伏脉。那就是说我们的指头感觉到已经摸到骨头了，已经再按不下去了，这时候感觉到脉搏的跳动，而且是在这个位置上跳动得最明显，这就叫伏脉。所以伏脉比沉脉更沉，位置更沉。"

1. 标准伏脉

伏脉极沉，重按着骨方得。

2. 伏脉的基本形象

伏脉重在强调脉位，对形、率、力等不做要求。

伏为深伏于里，其比沉脉更深，为沉之极者。

沉脉重手按之可得，而伏脉者，必以"极重指"按之，于"着骨"之处方得。

就具体操作之法，《脉诀刊误》言之详细："伏脉者，初下指轻按，不见；次寻之中部，又不见；次重手极按，又无其象；直待以手推其筋于外而诊，乃见……沉脉因按而知，伏脉因推而得。"

伏脉可寸关尺三部皆伏，亦可仅有一处脉伏。

自叔和之后，伏脉之象，皆宗其旨。

3. 伏脉的基本脉理

（1）伏为气血壅滞不能外达之象

伏脉位深，着骨方得。

脉伏者，或因邪气壅滞，或因正气虚衰，致使气血不能外达而郁之于内使然。

故《诊宗三昧》言："伏为阴阳潜伏之候，有邪伏幽隐而脉伏不出者，虽与短脉之象有别，而气血涩滞之义则一。"

（2）伏脉有虚有实

脉伏有力者，为实，为诸邪阻滞，气机不通，气血郁滞于内所致。

脉伏无力者，为虚，为正气虚衰，阳气欲竭，不能鼓动气血所致。

（3）伏脉有寒有热

伏而迟者，并非皆寒，为邪阻更甚者，亦可兼细、兼涩，甚至隐伏不显。

伏而数者，并非皆热，亦可见虚，常为脱象。

4. 伏脉与脱脉

伏脉与脱脉，《脉说·伏脉》言之最详。

（1）原文言："伏脉与脱脉相类，又不可不察。但六部之脉脱伏，十二经动脉中，必有二三部不伏者。诊其不伏之处，涌盛上争，有踊跃之势者，伏脉也；旋引旋收，辙乱旗靡，有反掣之意者，脱脉也。"

此言伏脉与脱脉在"不伏之处"脉势方面的不同。伏乃邪伏于里，气血闭郁不通，正邪剧争，正气欲祛邪于外，故见脉动之时有"涌盛上争"之感，有踊跃上冲之势，其脉势以来为主。脱脉者，乃气血大亏，阴阳衰微，正气欲亡散，不能充盛鼓动经脉，故其动时见"旋引旋收"，而以去势为主。

（2）原文言："夫脉已伏，诊其身有脉之处，涌盛上争者，伏也；旋引旋收者，脱也。此系指病气已定，寸口脉气已伏之后言之。若当病之乍起，寸口脉气未伏将伏之际，诊之指下总是旋引旋收、渐渐退缩之象，此时膻中大气方乱，脱闭机括，本尚未定。其后有因闭而竟脱者，有本脱而生气一线未尽，犹可挽回者。若必欲于万难分辨之中，而曲为之辨，则惟以形细而弦如丝发，梗梗有起伏者，闭之象也。形散而断如麻子，萦萦无起伏者，脱之象也。"

此言伏脱脉随病情发展的具体形成过程。若"病气已定""脉气已伏"，可于"不伏之处"，见脉势偏来者为邪伏，若脉势偏去者为正脱。若"病之乍起""脉气未伏将伏"之时，其脉总是以去为主，是闭是脱，尚未定也。此时若见"形细而弦如丝发，梗梗有起伏"者，为"闭之象也"；若见"形散而断如麻子，萦萦无起伏"者，为"脱之象也"。此时必当参合以平素之体质、病情之起始、用药之治疗、脉力之大小，则于诊断，更为准确。

（3）原文言："夫暴病之脉伏，治宜宣散；久病之脉脱，治宜峻补。"

此言伏与脱之治。伏为邪阻而气血闭郁不通，郁伏于里，故治疗者，必当祛邪以畅通气血。宣者宣通，散者发散。宣通之品，其主辛行，不仅能祛邪外出，更能畅达气血，邪祛而气血畅达，伏脉自愈。脱者邪微而正气愈亡之于外，故治之以甘，大补气血，峻补阴阳，兼以收涩。

（4）原文言："吴又可《温疫论》云：温疫得里证，神色不败，言动自如，别无怪证，忽然六脉如丝，微细而软，甚至于无，或两手俱无，或一手先伏。察其人不应有此脉，今有此脉者，缘应下失下，内结壅闭，营气逆于内，不能达此四末，此脉厥也。亦多有过用黄连、石膏诸寒之剂，强遏其热，致邪愈结，脉愈不行。医见脉微欲绝，以为阳证得阴脉，为不治，委而弃之，以此误人甚众。若更用人参、生脉辈，祸不旋踵。宜承气缓缓下之，六脉自复。"

此乃举例。为温疫而"应下失下"，致使邪气"内结壅闭"，使"营气……不能达此四末"，故见其"六脉如丝，微细而软，甚至于无，或两手俱无，或一手先伏"。此为"脉厥"。此为温邪与糟粕胶结而闭阻于里，气机严重不畅所致，故不可用黄连、石膏仅清其无形之温热，更不可用人参、生脉以阻断其气机而夺其命，治之当以承气汤通积泻热，邪祛而气机周转，气血流通，脉自不伏。

（二）伏脉的病理

1. 诸邪阻滞而脉伏

凡邪，寒、热、气、血、痰、食等阻滞，气血郁滞不通，皆可见伏。此即《诊宗三昧》之"邪伏幽隐而脉伏不出"者。

如阳气潜伏、营卫不通、火邪内郁而脉伏。《脉说》言："阳气潜伏，不得升降，闭塞三关，四肢沉重，手足时冷，为积聚、癥瘕、忧思、痛甚者也……凡气郁血结、暴痛久痛、留饮宿食、霍乱大吐大利，脉见沉伏，皆经脉阻滞、营卫不通之故也……温热病有一二部无脉者，有三四部无脉者，乃火邪内郁，不得发越故也。"《诊宗三昧》言："凡气郁血结久痛，及疝瘕留饮、水气宿食、霍乱吐利等脉，每多沉伏，皆经脉阻滞，营卫不通之故。"《诊家枢要》言："为积聚，为瘕疝，为食不消，为霍乱，为水气，为荣卫气闭而厥逆。"

如火、寒、气等闭阻而脉伏。《脉神》言："或火闭而伏，或寒闭而伏，或气闭而伏。为痛极，为霍乱，为疝瘕，为闭结，为气逆，为食滞，为忿怒，为厥逆，水气。"

2. 七情郁结而脉伏

七情皆从气发，七情郁结，气机不畅，气血郁伏，故见脉伏。故《脉说》言："至若暴惊暴怒，脉亦忽然沉伏，少待经尽气复，不治当自愈。"

3. 妊娠恶阻而脉伏

妊娠早期，气血初聚，或肝失所养而肝气横逆犯胃，或胎阻于下而肝、胃之气不能顺降反逆之于上，故见呕恶等证。故《诊宗三昧》言："妊娠恶阻，常有伏匿之脉，此又脉证之变耳。"《脉说》言："妇人恶阻，常有伏匿之脉。"

4. 正气亏虚而脉伏

正气亏虚而脉伏者，实为《脉语》所言之脱脉，即《脉神》之"因气脱不相接续而伏者……有积困延绵，脉本细微而渐至隐伏者，此自残烬将绝之兆"。

阳气虚衰而脉伏者，如《脉学心悟》之言："由于阳气虚衰，无力推荡气血外达以搏击血脉，致脉伏。此伏，当细而无力，伴肢厥、蜷卧、腰脐冷痛等，此属虚寒证。"

5. 仲景论伏

仲景论伏脉，以《金匮要略》杂病最多，且多为水饮等邪阻滞，气机不畅使然。

痉病而脉伏："暴腹胀大者，为欲解，脉如故，反伏弦者，痉。……夫痉脉，按之紧如弦，直上下行。……痉家其脉伏坚，直上下。"

痰饮病而脉伏："病者脉伏，其人欲自利，利反快，虽利，心下续坚满，此为留饮欲去故也，甘遂半夏汤主之。"

水气病而脉伏："夫水病人，目下有卧蚕，面目鲜泽，脉伏，其人消渴。病水腹大，小便不利，其脉沉绝者，有水，可下之。……趺阳脉当伏，今反紧，本自有寒，疝瘕，腹中痛，医反下之，下之即胸满短气。……趺阳脉当伏，今反数，本自有热，消谷，小便数，今反不利，此欲作水。……沉伏相搏，名曰水。沉则络脉虚，伏则小便难，虚难相搏，水走皮肤，即为水矣。……寸口脉沉而迟，沉则为水，迟则为寒，寒水相搏，趺阳脉伏，水谷不化，脾气衰则鹜溏，胃气衰则身肿。"

（三）六部伏脉主病

《诊家枢要·伏脉》言："关前得之为阳伏，关后得之为阴伏。左寸伏，心气不足，神不守常，沉忧抑郁。关伏，血冷，腰脚痛，及胁下有寒气。尺伏，肾寒精虚，疝瘕寒痛。右寸伏，胸中气滞，寒痰冷积。关伏，中脘积块作痛，及脾胃停滞。尺伏，脐下冷痛，下焦虚寒，腹中癍冷。"

《诊家正眼·伏脉》言："伏犯左寸，血郁之症；伏居右寸，气郁之病。左关值伏，肝血在腹；右关值伏，寒凝水谷。左尺伏见，疝瘕可验；右尺伏藏，少火消亡。"

（四）伏脉兼脉主病

《脉语·伏》言：伏而数，曰热厥，亢极而兼水化也。伏而迟，曰寒厥，阴极而气将绝也。

（五）伏脉医案举隅

1. 两手脉沉伏，乃斑疹内闭之象
某男，1926 年 3 月 10 日于北京。

身热连续已逾六朝，头晕面红，唇口皆青，咽肿白腐，舌红尖锋起刺。前服甘寒滋腻，苦寒泄热，烧势不退，胸闷异常，神志萎靡，面颊青暗，

两手脉象沉伏，溲少深黄。此属烂喉痧疹，斑疹内闭，不能外透，寒凉遏阻，气机不畅，大有内陷之势，亟以芳化疏透，宣其气机，希图郁开气畅，斑透神清，即可转危为安矣。

处方：佩兰叶三钱，蝉衣二钱，僵蚕三钱，杏仁三钱，片姜黄三钱，炙杷叶三钱，前胡二钱，浙贝母三钱，竹茹二钱，炒牛蒡子二钱，菖蒲二钱。

二诊（1926 年 3 月 11 日）：药后幸神志已清，遍体痧疹密布，咽肿白腐依然，面色青暗渐解，舌红起刺如前，两脉弦滑且数，小溲赤短，大便略干，胸中堵满已缓。温热毒邪，痧疹斑疹，壅滞气分，逼入营血。烂喉痧疹险证，虽已得缓解，斑疹透而未齐，仍需清化宣达为治。甘寒滋腻之品，暂勿轻投。

处方：蝉衣一钱，僵蚕三钱，连翘三钱，银花三钱，赤芍三钱，炒牛蒡子二钱，杏仁三钱，陈金汁一两（冲），甘中黄三钱，芦根三钱，茅根三钱。二剂。

三诊（1926 年 3 月 14 日）：前服清化宣解方药二剂，斑点成长，痧疹已透，神志虽清而目眵尚多，口角破裂，咽仍红肿，白腐已退。今诊两脉滑濡略有数象，二便尚可。温热蕴郁渐解，营血之热外达，斑疹出齐，再以甘寒育阴方法。仍须忌口避风，防其本不胜病，诸当小心为务。

处方：鲜生地一两，元参三钱，蝉衣一钱，僵蚕三钱，赤芍三钱，炙杷叶三钱，川贝母三钱，麦门冬三钱，丹皮二钱，黄芩三钱。二剂。

四诊（1926 年 3 月 16 日）：身热退而神志甚清，目眵甚少，喉肿已退，舌红质绛且干，斑疹已退，阴液大伤。仍以甘润益阴方法，饮食寒暖诸需小心。

处方：细生地一两，南沙参一两，麦冬三钱，知母二钱，丹皮三钱，赤芍三钱，芦根一两，茅根一两。二剂。

五诊：1926 年 3 月 20 日。连服宣透清化、甘寒滋润之品，斑疹已退，身热已退净，顷诊脉象两手细小滑匀，咽部肿痛已解，连日来夜寐安好，胃纳已复，二便如常，舌净质红略干。此温热发斑，烂喉痧疹重症，目前初见向愈，阴伤已极，拟再以育阴折热、化瘀和营法治之。仍忌荤腥两周为盼。

处方：鲜生地二两，麦门冬三钱，鲜石斛八钱，赤芍三钱，丹皮三钱，僵蚕三钱，川贝母三钱，郁金二钱，茯苓三钱。三剂。

赵文魁、赵绍琴《文魁脉学与临证医案·文魁脉案选要·烂喉痧痧重证脉案
一则》

2. 脉沉伏不显，乃气随血损之象

李某，男，20岁，布店店员。1943年元旦诊。

患者昨夜饮酒过量，醉后与同事争执，子夜突然呕血，盈碗盈盂，经注射止血针无效，天明急邀沈出诊。入病室，见满地石灰，病者仰卧于木板上，面覆黄纸，血迹满衣衫。待除去面上黄纸，见患者面色惨白，睁目直视，牙关紧闭，昏不识人。诊其脉，沉伏不显；扪其身，逆冷不温。一线生机，仅在微弱呼吸与心口尚温耳。病由酒戕脾胃，暴怒伤肝，肝气横逆，木火乘土，火载血上，气逆血奔，而致呕血汹涌，大有气随血脱之虞。当此病情紧急之时，有形之血宜止，无形之气当固。处方：

童便、生藕汁各1碗，调匀灌服。

乌犀尖（水磨冲服）1.5g，生地炭24g，藕节炭24g，赤白芍炭各9g，大小蓟炭各9g，艾叶炭9g，茜草炭9g，鲜荷叶9g，花蕊石9g，侧柏炭12g，参三七（打）6g，潞党参60g。煎汤频灌。

服药后目渐转动，神志渐清，逾时大便黑血甚多，便后体倦而熟睡。翌日醒后，诸症若失，仅感体乏无力，乃由家属掖扶来复诊。诊其脉细小，舌苔黄。为大病初复，胃中余热未清。转方：

侧柏炭9g，艾叶炭9g，大小蓟炭各9g，花蕊石9g，黄芩炭9g，荷叶6g，茜草炭6g，生地炭12g，茅根12g，藕节炭15g，生甘草3g，潞党参30g，参三七3g。煎汤代茶饮。

连服1个月，并嘱其恬惔摄生，戒烟酒，忌辛燥刺激之物，多食梨、藕等果品，以善其后，未再复发。

《古今名医临证金鉴·血证卷·沈炎南》

3. 六脉沉伏无力而涩，乃脾虚肝侮之象

一妇长夏患泄泻，身凉，四末厥冷，昼夜数次，皆完谷不化，清水如注，饮食下咽即泄出不变，已经六七日矣。予诊之：六脉沉伏无力而涩，脾虚受湿，为肝木所侮。此五泄之一，非怪症也。宜健脾疏风燥湿，升提下陷之气。

方：白术、茯苓、猪苓、泽泻、肉桂、苍术、羌活、防风、炮姜、半夏、厚朴、白芍、砂仁。

秦景明《大方医验大成·泄泻章》

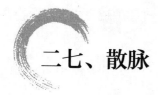

二七、散脉

（一）散脉指感

《脉经》言："散脉，大而散。散者……有表无里。"

《诊家枢要》言："散，不聚也。有阳无阴，按之满指，散而不聚，来去不明，漫无根抵。"

《濒湖脉学》言："散脉，大而散，有表无里（《脉经》）。涣漫不收（崔氏）。无统纪，无拘束，至数不齐，或来多去少，或去多来少，涣散不收，如杨花散漫之象（柳氏）。"

《脉语》言："散脉来涣散不聚，曰'散'。"

《诊家正眼》言："散脉浮乱，有表无里，中候渐空，按则绝矣。"

《诊宗三昧》言："散脉者，举之浮散，按之则无，去来不明，漫无根蒂。"

《脉说》言："散脉来去不明，漫无根底。似浮而散，按之散而欲去，举之大而无力，涣散不聚者是也。"

《文魁脉学》言："散脉，是涣散不收，脉象浮大无伦，搏动极不整齐，好像是花瓣飘扬散落而无根一样。"

《脉学心悟》言："散脉举之浮大，涣散不收，持之则无，漫无根蒂。其状如杨絮之飘落，轻虚飘忽，踪迹散漫。"

《临证脉学十六讲》言："脉搏忽大忽小，忽现忽隐，虽大亦显散乱，乍隐则感飘忽。古人形容'散若杨花无定踪'，形象真切。散脉往往浮大无力而乱，中取渐空，重按欲绝无根；脉搏跳动脉率快慢不一，脉力也会强弱不均。"

1. 标准散脉

散脉者，仅见于浮部，其脉形大而宽泛无边，其脉动无力而位置不定、大小不调、快慢不一。其具体形象为"寸口脉位皮肤之上呈现无数个散在之跳动点，此起彼灭，既无固定之处，亦无规律可循（《三十年临证经验集》）"。邹氏此言甚为传神。

散脉者，脉动不定、脉律不齐、脉率不匀、脉力不均，有人认为与快速房颤脉相似。

2. 散脉的位、力、形、动

（1）散脉之位——仅浮见

散脉仅见于浮部，故曰"有表无里""有阳无阴""漫无根蒂"。

其脉浮取明显，按之力大减，沉取无脉。对此象，诸医做了进一步阐释，如《诊家正眼》之"有表无里，中候渐空，按则绝"，《脉说》之"按之散而欲去，举之大而无力，涣散不聚"，《临证脉学十六讲》之"散脉往往浮大无力而乱，中取渐空，重按欲绝无根"。

《诊家正眼》描述详细："当浮候之，俨然大而成其为脉也；及中候之，顿觉无力而减其十之七八矣；至沉候之，杳然不可得而见矣。渐重渐无，渐轻渐有。明乎此八字，而散字之义得，散脉之形确着矣。"又言："叔和云：'散脉大而散，有表无里。'字字斟酌，毫不苟且者也。崔氏云：'涣漫不收。'盖涣漫即浮大之义，而不收即无根之义，虽得其大意，而未能言之凿凿也。柳氏云：'无统纪，无拘束，至数不齐，或来多去少，或去多来少，涣散不收，如杨花散漫之象。'夫杨花散漫，即轻飘而无根之说也，其言至数不齐，多少不一，则散乱而不整齐严肃之象也。此又补叔和未备之旨，深得散脉之神者也。"

（2）散脉之力——极无力

散为虚之极，故比虚更为无力。

《诊家正眼》言"散有二义"：一为"自有渐无之象"，即指散脉浮取无力，沉取已绝；二为"散乱不整之象"，即指散脉动点不定，无规律可循。散脉其实同时具备此两点。

（3）散脉之形——大

散脉，浮而散乱，脉动无定点，边界宽泛不清，形粗极大。

言"大而散""散而不聚""涣漫不收""涣散不聚""无统纪，无拘束""浮乱"者，皆指散脉脉形宽泛无边、极为粗大之象。

（4）散脉之动——乱

散脉搏动之时，其位置不定，大小不一，快慢不调，故有"散乱不整"之象。

言"散""散乱""搏动极不整齐""至数不齐，或来多去少，或去多来少""至数不齐，多少不一""忽大忽小，忽现忽隐""如杨絮之飘落，轻虚飘忽，踪迹散漫"者，皆指其脉动时，位置不定，成点成片，有飘忽不定之象。言散脉者，正是以脉动之象形容之。

对散脉之"散"，《三十年临证经验集·观雨悟散形》言之最为清楚、详细："盖散脉体状之关键在'散'，然对'散'之含义，一时难得要领。某夏之一日，临窗闲坐，忽闻迅雷阵阵，大雨随之而下。园中地面积水盈寸，雨点落入水中，即起一水泡。雨点下如乱麻，则水泡此起彼灭，形成散乱无序之状。余忽悟散之形，与此极肖。盖二十七脉中，除散脉外，其余二十六脉虽然脉形各有不同，要皆不离脉体之线条形状，即使动脉突起于一部，其形如豆滑数跳动，而于他部仔细推寻，总有线状脉体可得。而散脉则不见线状脉体，于寸口脉位皮肤之上呈现无数个散在之跳动点，此起彼灭，既无固定之处，亦无规律可循。前贤喻为柳絮之飘忽无定，正此之谓也，亦如余观雨所见水泡起伏生灭之状，此即《脉经》所谓'散'也，无有定点，生灭不常，即是'乱'也。余至此始明散脉之形态，以后于临证中以此诊察散脉，从无一失。"

笔者曾于本科临床实习时，遇一脑梗患者，本为头晕，但在等待做脑部CT时，突然脑出血而昏迷，后入ICU救治，带教老师让笔者守之于旁。后摸其脉，有浮无沉，大无边际，甚为无力，动点不定，觉数十点此起彼伏，做无规律之跳动。当时便觉甚似散脉，但又不能确定，后读至"散如雨落"，尚知其确实为散脉。此患者后续抢救未能成功，而又是笔者第一次所见"医闹"事件，故印象甚为深刻。自此至今，尚未在门诊见到散脉，或许在ICU及病房危重患者处，当为常见。

3. 散脉的基本脉理

散脉浮取无力，按之无根，为虚脉之极，为正气亏极，元气不能内守而浮越于外、将散将脱之象。

无论阴虚、阳虚，其病发展至极，其脉皆见散。

故《脉说》言："主阳虚不敛、气血耗散、脏腑衰绝之候，或病甚则亡血而气欲去也。"又言："散为元气离散之象，故多主死也。"更言："散为将死之候，其脉形不一，或如吹毛，或如散叶，或如悬壅，或如羹上肥，或如火薪然，皆浮薄不聚，模糊之义，是皆真散脉，见之必死。"《临证脉学十六讲》言："形成散脉的机理，第一个是气血耗散欲脱，第二个是元阳散脱。"《脉学心悟》言："散脉的形成，是由于气血耗散，浮散于外，故涣散不敛，浮而无根，正气虚极，故极无力，按之则无，漫无根蒂，形成散脉。"

4. 代散则死

若正气虚衰欲绝，气血不能正常续接，而脉见代、散者，皆为危重之候。

故《诊家正眼》言："古人以代散为必死者，盖散为肾败之征，代为脾绝之候也。肾脉本沉，而散脉按之不可得见，是先天资始之根本绝也；脾脉主信，而代脉歇至不愆其期，是后天资生之根本绝也。故二脉独见，均为危殆之候；而二脉交见，尤为必死之候。"《脉说》言："若肾脉软散，诸病脉代散，皆死脉也。"

代者，脉动时止，止有规律，为气血大衰、脉气不续之象。而气血者，生成于脾，故气血衰弱者，为脾败使然，故代脉责之于脾。肾者，人体之根，元气之本，散者，元气不守其根而浮越于外将欲外脱者，故责之于肾。代、散皆属脱脉类，为难治。

（二）散脉的生理、病理

1. 生理性散脉

（1）见于夏季

《脉语》言："散为阳也，火也，夏令之脉也。"

（2）见于妊娠、产妇

《脉说》言："产妇得之则生子……散而滑者为妊娠。"

《脉学心悟》言："临产之际，百脉开，血大下，气浮而散，此为离经之脉，属生理现象，见散勿讶。"

《脉学正义》言："产妇脉散，谓正当临盆之顷，百脉散乱，故至数无定，大而无神，即所谓将产之脉离经，言其异乎经常也，然只此片刻间为然。如产后仍散，则不可为矣。"

（3）见于心肺平脉

《难经·四难》言："浮而大散者心也；浮而短涩者肺也。"

《脉说》言："心脉浮大而散，肺脉短涩而散，皆平脉也。"

《脉学心悟》言："此散乃常脉，当为脉来舒缓不拘之意，为有胃气、有神的表现，与病脉之散不同。若果为散漫无根的散脉，则为死脉，起码也是危重的病脉，根本不是常脉。"

《脉学正义》言："《难经》谓：心脉之浮，浮而大散。盖以心脏之气，比德于火，其气上升，又位居膈上，故于脉象当浮。其所谓大而且散者，第以比于火焰之飚举，其势廓张，不甚凝聚耳，非真散乱无纪之脉，可为无病之真象……若《玉机真脏论》谓秋脉来急去散，又欲借以形容毛浮之意，岂真气血皆竭之散乱可比。"

2. 病理性散脉

（1）久病而脉散，为元气欲脱之兆，为临终状态

病久不愈者，必然气血亏少，此时若见散脉，则为气血枯竭、气将亡散之象，为病危，为临终状态，难以挽回。

故《脉学心悟》言："久病，正气渐被耗竭，致真气极虚浮游于外，已属临终状态，势难挽回……一般认为久病脉散为死脉。"《临证脉学十六讲》言："若散脉出现在一些久病体虚的病人身上，往往属于临终状态，本来就大虚，人体的正气差不多已经快没有了，致使人体元阳浮游于外，一般难以挽回。"

古人常以人参吊一口气者，常指这种状态，然终究难以挽回。

（2）新病而脉散，为阴液亡失，气失所依，浮游于外

新病脉散者，多见于大吐、大下、大汗、大失血等，多为阴液突然大量亡失，阳气无所依附，浮越于外所致。当急治之，峻补其正，益其元气，敛其耗散，或可挽回。《脉学心悟》言："若新病，津气为暑热耗散而见散脉，或急剧吐泻、大汗，失血，气骤失依附而浮越，出现散脉，尚可救疗，当急于收敛浮散之元气。为暑温之津气欲脱，喘而脉散者，予生脉散救之。"《临证脉学十六讲》言："像一些急性病，例如中暑、大出血、急剧的吐泻、大汗等，有可能救得回来。"

阴液亡失，有虚、弱、芤、微、散之别，《临证脉学十六讲·散脉》言："大出血的病人，脉可以见到芤脉，也可以见到虚脉、弱脉，甚至见到微脉，但如果见到散脉，病情就已经很严重了，也可以说距离死亡仅有一步之遥。因为此时气血耗散欲脱，甚至元阳都要散脱了。虚、弱、芤、微这些脉象，虽然不太好，但至少病人一直有脉，而散脉却是脉象忽隐忽现，脉力忽大忽小。但这时是有的救，比如用独参汤大补元气，野山人参来吊命线。"

（3）孕妇见散则堕胎

孕妇堕胎，血随胎失，气无所恋，浮散于外，故见散脉。

故《濒湖脉学》言："孕妇得之堕。"《脉说》："孕妇得之则堕胎。"

（4）散亦主邪实

从古至今，凡言散，主因正虚而气欲亡散所致，然亦有言散主邪实者。故《脉说》言："散脉亦分虚实。实者指下虽无定形，应指却还有力，似结涩而形体更见宽衍不聚也，即《脉经》诸条是也；虚者浮薄模糊，软弱无

力，即亡阴之征是也。"所以，有人将主邪实之散称之为"如散脉"，将主正气散亡之散脉称之为"真散脉"。

（三）六部散脉主病

《诊家正眼·散脉》言："左寸见散，怔忡不寐；右寸见散，自汗淋漓。左关见散，当有溢饮；右关见散，胀满蛊疾。左尺见散，北方水竭；右尺得散，阳消命绝。"

（四）散脉医案举隅

六脉时而散大，时而细小，时而雀啄，乃脾气已绝、真气涣散不续之象

一友因心事不快，遂冒风寒，用发散等剂，身热略成，进腐浆一杯，见疹子无数。一医加升、柴、黄芩、干葛、甘、梗之类，大汗连出，三日不止，头上尤甚，胸前烦闷，颇有发狂之意，叫号不止。至十五日，余至，诊得六脉时而散大，时而细小，时而雀啄，此不治之脉也。虽大进人参，脉略起现，究竟不治而亡。

秦景明《大方医验大成·伤寒章》